国家卫生健康委员会"十四五"规划教材

全国高等学校教材

供研究生护理学专业用

护理学研究方法

第3版

主　　　编	李　峥　刘　宇
副 主 编	刘　可　刘均娥　王红红
数字资源主编	刘　宇
数字资源副主编	肖　倩　吴　雪

人民卫生出版社

·北 京·

图书在版编目（CIP）数据

护理学研究方法 / 李峥, 刘宇主编. -- 3 版.
北京 ：人民卫生出版社, 2025. 5. --（第四轮全国高等
学校新形态研究生护理学专业规划教材）. -- ISBN 978
-7-117-37882-6

Ⅰ. R47-3
中国国家版本馆 CIP 数据核字第 2025Y9N813 号

人卫智网	www.ipmph.com	医学教育、学术、考试、健康，购书智慧智能综合服务平台
人卫官网	www.pmph.com	人卫官方资讯发布平台

护理学研究方法
Hulixue Yanjiu Fangfa
第 3 版

主　　编：李　峥　刘　宇
出版发行：人民卫生出版社（中继线 010-59780011）
地　　址：北京市朝阳区潘家园南里 19 号
邮　　编：100021
E - mail：pmph @ pmph.com
购书热线：010-59787592　010-59787584　010-65264830
印　　刷：人卫印务（北京）有限公司
经　　销：新华书店
开　　本：850×1168　1/16　　印张：37　　插页：4
字　　数：1069 千字
版　　次：2012 年 8 月第 1 版　　2025 年 5 月第 3 版
印　　次：2025 年 6 月第 1 次印刷
标准书号：ISBN 978-7-117-37882-6
定　　价：109.00 元
打击盗版举报电话：010-59787491　E-mail：WQ @ pmph.com
质量问题联系电话：010-59787234　E-mail：zhiliang @ pmph.com
数字融合服务电话：4001118166　E-mail：zengzhi @ pmph.com

编 者（以姓氏笔画为序）

王 洁　南京医科大学护理学院
王红红　中南大学湘雅护理学院
王艳艳　四川大学华西医院
厉 萍　山东大学护理与康复学院
吕爱莉　西安交通大学医学部护理学系
朱秀丽　青岛大学护理学院
刘 可　中山大学护理学院
刘 宇　中国医科大学护理学院
刘均娥　首都医科大学护理学院
孙 皎　吉林大学护理学院
苏春香　北京中医药大学护理学院
李 玲　哈尔滨医科大学附属第二医院
李 峥　北京协和医学院护理学院
李现红　中南大学湘雅护理学院
吴 雪　北京大学护理学院
吴子敬　中国医科大学护理学院（兼秘书）
邹海欧　北京协和医学院护理学院
罗 羽　陆军军医大学护理学院
金胜姬　南京中医药大学护理学院
胡化刚　苏州大学护理学院
洪静芳　安徽医科大学护理学院
黄晓燕　复旦大学护理学院
梁 涛　北京协和医学院护理学院
葛 莉　福建中医药大学护理学院
曾谷清　南华大学护理学院
谢日华　南方医科大学护理学院 / 佛山市妇幼保健院

数字资源编者

3

第四轮修订说明

全国高等学校研究生护理学专业规划教材自2008年第一轮教材出版以来,历经三轮修订,教材品种和形式不断丰富、完善,从第一轮的1种教材到第四轮的13种教材,完成了全国高等学校研究生护理学专业"十一五""十二五""十三五""十四五"规划教材的建设,形成了扎根中国大地、立足中国实践、总结中国经验、彰显中国特色的全国高等学校护理学研究生国家规划教材体系,充分展现了我国护理学科和护理研究生教育的发展历程,对我国护理学专业研究生教育教学发展与改革及高层次护理人才培养起到了重要引领作用。为满足新时代我国医疗卫生事业发展对高级护理人才的需求,服务"健康中国""数字中国"国家战略需求,人民卫生出版社在教育部、国家卫生健康委员会的领导与支持下,在全国高等学校护理学类专业教材评审委员会的有力指导下,在全国高等学校从事护理学研究生教育教师的积极响应和大力支持下,经过对全国护理学专业研究生教育教学情况与需求进行深入调研和充分论证,全面启动了第四轮全国高等学校新形态研究生护理学专业规划教材的修订工作,并确定了第四轮规划教材编写指导思想:强化思想政治引领,落实立德树人根本任务;满足人民需要,服务国家战略需求;紧扣培养目标,培育高层次创新人才;体现护理学科特色,突显科学性与人文性;注重学科交叉融合,打造高质量新形态教材。

第四轮规划教材的修订始终坚持以习近平新时代中国特色社会主义思想为指导,全面贯彻党的教育方针,全面贯彻落实全国教育大会和全国研究生教育会议精神,以及教育部、国家发展改革委、财政部发布的《关于加快新时代研究生教育改革发展的意见》(教研〔2020〕9号)的要求。认真贯彻执行《普通高等学校教材管理办法》,加强教材建设与管理,推进教育数字化,以提升研究生教育质量为核心,推动全国高等学校护理教育高质量、高素质、创新型、研究型人才的培养。

第四轮规划教材的编写特点如下:

1. **坚持立德树人　课程思政**　坚持以习近平新时代中国特色社会主义思想为指导,落实立德树人根本任务,深入推进习近平新时代中国特色社会主义思想和党的二十大精神进教材进课堂进头脑。树立课程思政理念,发挥研究生教育在培育高层次护理创新人才中的引领作用。牢记"国之大者",坚持正确的政治方向和价值导向,严守研究生教育意识形态阵地,强化护理学专业研究生职业素养教育,重点培养研究生知识创新、实践创新能力,助力卓越护理人才培养,推动卫生健康事业高质量发展。

2. **坚持学科特色　专业引领**　立足学科前沿和关键领域,积极吸纳国内外的最新研究成果,科学选取、系统梳理具有护理学科特色的知识体系。在精准把握教材研究性与实践性的基础上,注重科学技术与人文精神的融合,展现护理学科丰富的人文内涵和属性,提升护理学专业研究生的科学素养和综合人文素质,满足人民群众全方位全生命周期的健康服务需求。加强老年护理、重症护理、安宁疗护等专科护理人才培养,为积极应对人口老龄化、全面推进健康中国建设提供坚实人才支撑。

3. **坚持交叉融合　守正创新**　依据《教育部关于深入推进学术学位与专业学位研究生教育分类发展的意见》《研究生教育学科专业目录（2022年）》，坚持学术学位与专业学位研究生教育两种类型同等地位，紧扣两类人才培养目标，分类加强教材建设。调整优化教材结构与布局，紧盯护理学专业研究生教育多学科交叉融合发展的趋势，新增《老年护理理论与实践》《实验护理学》两本教材，适应护理学科发展趋势及新时代人才培养需求，更好地服务高层次护理创新人才高质量培养。

4. **坚持技术驱动　数智赋能**　在教育数字化和数智出版深度推进的背景下，积极构筑新形态护理学专业研究生教材高质量发展的新基石。本套教材同步建设了与纸质教材配套的数字资源。数字资源在延续第三轮教材的教学课件、文本、案例、思考题等内容的基础上，拓展和丰富了资源类型，以满足广大院校师生的教育数字化需求，服务院校教学。读者阅读纸书时可以扫描二维码，获取数字资源。

本套教材通过内容创新、形态升级与质量保障，将为培养具有国际视野、科研能力和人文素养的高层次护理人才提供坚实支撑。也希望全国广大院校在教材使用过程中能够多提宝贵意见，反馈使用信息，以逐步完善和优化教材内容，提高教材质量。

主编简介

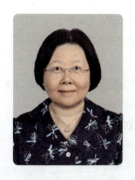

李峥，博士，教授，博士研究生导师，北京协和医学院护理学院院长，美国护理科学院院士。现任中华护理学会副理事长，中华护理学会护理理论研究专业委员会主任委员、国际合作工作委员会主任委员，北京护理学会常务理事。担任《中华护理教育》主编，《中国护理管理》《中国实用护理杂志》《中华现代护理杂志》《护理研究》《护理管理杂志》《护理学杂志》《护理学报》编委。

主要研究方向为成人及老年慢病管理、护理学专业研究生教育。主持国家自然科学基金项目等各类课题研究 20 余项。主编、参编多部教材，以第一作者或通信作者发表国内核心期刊和 SCI 论文 200 多篇。曾获国家级教学成果奖二等奖，北京市教育教学成果奖（高等教育）一等奖、二等奖，中华护理学会科技奖一等奖、二等奖，北京市教育系统育人先锋、北京市优秀教师称号等。

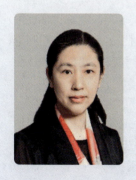

刘宇，博士，教授，中国医科大学护理学院党总支书记兼副院长。现任中国老年保健协会阿尔茨海默病分会常委委员，辽宁省护理学会护理教育专业委员会主任委员。担任 *Nurse Education Today* 副主编，《中国护理管理》《中国全科医学》《中华护理教育》、*Journal of Transcultural Nursing*、*Nursing Research* 编委。

主要研究方向为认知功能障碍老年人的护理与照顾者支持、老年人的综合健康评估与社区居家照护。主持教育部项目、美国中华医学基金会项目、辽宁省自然科学基金项目、辽宁省社会科学规划基金项目、美国大学妇女联合会项目等国内外多项研究课题。作为第一负责人获得辽宁省研究生教学成果奖二等奖。主编、副主编教材 18 部，发表国内外学术论文 150 余篇。

副主编简介

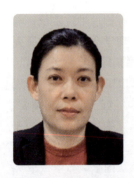

刘可，博士，教授，博士研究生导师，中山大学护理学院教研室主任。主要讲授护理学专业研究生及本科生的护理研究、护理英文论文的读与写、儿科护理、社区护理等课程。

主要研究方向为儿科肿瘤护理、儿童重症护理、社区儿童护理等。以第一作者、通信作者发表论文 73 篇，其中 SCI 收录 14 篇；主持国家自然科学基金项目、广东省自然科学基金项目等 10 项；副主编、参编国家级规划教材 6 部。担任《护士进修杂志》《中国护理管理》《护理学杂志》《中国实用护理杂志》编委、审稿专家。

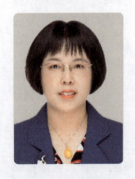

刘均娥，博士，教授，博士研究生导师，长城学者，中国高被引学者，首都医科大学护理学院院长。兼任首都健康老龄化创新研究中心执行主任。主讲护理研究、护理质性研究、科学理性方法与护理理论、护理人际沟通、护理心理学等课程。

主要研究方向为护理人际沟通与癌症康复护理、老年健康护理。主持完成国家自然科学基金项目 2 项、北京市自然科学基金项目 3 项。研究成果获国家级教学成果奖二等奖 1 项、北京市科学技术进步奖三等奖 1 项。主编、参编国家级规划教材 7 部，其中 1 部获北京高校"优质本科教材"。发表核心期刊论文 212 篇，其中 SCI 收录 43 篇，研究论文入选中华医学科技论文 TOP 100 和中华护理百篇优秀论文各 1 篇。

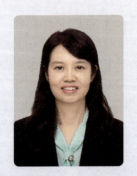

王红红，教授，博士研究生导师，中南大学湘雅护理学院院长，美国护理科学院院士。现任湖南省护理学会副理事长，湖南省护理学会护理教育专业委员会主任委员。担任《国际护理科学（英文）》《中国护理管理》、*Health Expectations* 等杂志编委。

主要研究方向为艾滋病综合防治策略。主编、副主编、参编国家级规划教材多部。近年来主持国家自然科学基金面上项目、美国 NIH 课题、湖南省自然科学基金项目等 12 项。发表 SCI 论文 70 余篇，其他核心期刊论文 100 余篇。获湖南省科技成果奖三等奖 2 项、湖南省医学科技成果奖二等奖 2 项。2014—2023 年连续 10 年被评为"中国高被引学者"。

前 言

在护理学专业研究生教育蓬勃发展的时代背景下，培养具备良好科学研究能力的护理人才，已成为推动我国护理学科发展的关键。《护理学研究方法》作为研究生层次的核心教材，自2012年出版问世以来，历经2018年的第2版修订，迎来了第3版的发布。第3版在继承前两版精髓的基础上，进一步明确了"思政融合、守正创新、交叉渗透、专业引领"的编写指导思想，旨在为我国护理研究领域输送更多具有社会使命感和责任感、创新思维能力和实践探索能力的后备力量。

思政融合，立德树人：本教材在内容构建中深度融合思政教育元素，强调护理研究应服务于人民健康，培养学生的家国情怀和社会责任感。引导学生树立正确的世界观、人生观和价值观，实现知识传授与价值引领的有机结合。

守正创新，追求卓越：本教材在坚守护理学研究方法基本理论与原则的同时，积极吸纳国内外的最新研究成果，引导学生紧跟学科前沿，勇于探索未知领域，推动护理科研的创新发展。

交叉渗透，拓宽视野：护理学作为一门应用性学科，在发展中借鉴了多学科的知识体系。本教材引入相关学科的前沿知识，促进护理学与医学、社会科学、信息技术等领域的交叉融合，拓宽学生的学术视野和研究思路。

专业引领，实践导向：本教材围绕护理学专业研究生的教育目标，注重培养学生的独立研究能力、科学思维能力和解决实际问题的能力。通过前后五篇的结构设计，系统地阐述了护理研究的各种方法设计以及科研项目管理等内容，并配套丰富的数字资源，打造交互式学习体验，助力学习者将理论知识内化为实际能力。

综上，《护理学研究方法》（第3版）是一本集科学性、系统性、实用性和前瞻性于一体的教材，既适合在校护理学专业硕士、博士研究生使用，又可作为从事教育、科研和临床工作的广大护理人员的参考书。我们衷心希望本教材能为护理学专业研究生、教师及科研人员提供有力的支持和帮助，助力大家在护理科研的道路上不断前行，为推动护理学科的进步贡献智慧和力量。感谢所有参与编写和审校的专家学者们的辛勤付出和无私奉献！

由于编写时间仓促、编写水平有限，难免有疏漏和不足之处，敬请广大读者提出宝贵建议，予以批评指正，以便改进。

李峥　刘宇
2024年12月

主编说教材

目　录

第一篇

导 论

第一章

护理研究概述

ER1-1
本章教学课件

 导入案例

　　临床工作中，护士发现一些乳腺癌化疗患者出现认知功能障碍，严重影响生存质量。但根据前期工作基础和相关文献证据，并不能明晰该人群发生认知功能障碍的影响因素。护士同时发现，乳腺癌患者在面对化疗带来的认知功能障碍等问题时，也会不断对疾病与生活进行积极反思，但其完整的心路历程尚未得以探究。

请思考：

1. 护士该如何进行研究设计来探究上述乳腺癌患者的心路历程？
2. 该研究设计可能受到了哪种研究范式的影响？

第一节　护理研究的发展概况

　　护理学具有自然科学和社会科学的双重属性。科学（science）是指运用范畴、定理、定律等思维形式反映现实世界各种现象本质规律的知识体系。科学是人类活动的一个范畴，它的职能是总结关于客观世界的知识，并使之系统化。"科学"这个概念本身不仅包括获得新知识的活动，还包括这个活动的结果。

　　所谓科学研究是以严密方法去探求某项事实或原理，从而获得正确可靠的结果。科学研究是为了增进知识，包括关于人类文化和社会的知识以及利用这些知识去发明新的技术而进行的系统的创造性工作。

　　由以上定义不难看出，护理学作为一门科学，它要求从业者不断开展科学的研究活动，同时也要将科研结果转化为技能和知识，这样才能发展、巩固、精练、扩大自身的知识体系，并促进公众对护理研究结果的理解。

一、护理研究的概念

　　研究是运用科学的方法回答问题和解决问题的系统探究。护士参与科学研究有益于专业发展，有益于服务对象，对整个医疗卫生保健系统都有积极的促进作用。

（一）护理研究的定义

　　护理学是研究人类对现存或潜在的健康问题和生命周期变化产生反应的理论、知识、方法、技术和应用的科学。护理研究（nursing research）是指用科学的方法反复地探索、回答和解决护理领域的问题，直接或间接地指导护理实践的过程。护理研究是为护理专业，包括护理实践、护理教育、护理管理相关的问题形成可靠证据的系统探索。

（二）护理研究的目的

　　护理研究的目的就是回答护理领域的问题，解决护理领域的问题，包括明确（identification）、

笔记栏

3

描述（description）、探究（exploration）、解释（explanation）、预测/控制（prediction/control）。如护士通过对经历乳腺癌治疗的妇女进行深入访谈的研究，明确了这一研究对象中独特的孤独现象。护士通过研究描述了很多护理现象，如患者的焦虑、疼痛、应对等。在简单的观察、描述之上，护士还进一步探究什么因素能增加或减轻患者的焦虑？患者的焦虑和护士的行为是否有关？护士开展解释性研究以解释现象和理论之间的联系，如以疾病不确定感理论解释乳腺癌患者的社会支持对康复过程的影响。护士通过研究精神分裂症患者家属的情感表达，预测患者出院后的复发状况并针对性地采取措施以尝试控制。

（三）护士在护理研究中的角色

关于护士在护理研究中的角色，Polit 和 Beck 在书中指出，每个护士在研究中都应该承担一个或多个角色。在参与研究的这个连续统一体的一端是护理研究的消费者（consumers of nursing research），即指阅读相关研究报告的人，另一端是护理研究的生产者（producers of nursing research），即指积极参与研究并产出证据的人。

可能较多的护理研究人员是在院校从事学术工作，但是越来越多的临床护士也正在参与研究，因为他们想为患者找到更好的护理方法。因此在护理研究的消费者–护理研究的生产者这一连续统一体上有许多的研究活动护士可以参与，这些活动包括：

1. 在临床参加护理研究兴趣小组。
2. 在严谨的研究基础上解决临床问题和做出临床决策。
3. 合作开展临床研究。
4. 讨论研究计划在临床实施的可能性。
5. 招募潜在的研究参与者。
6. 收集研究资料，如汇总监测数据等。
7. 为患者参与研究提供意见建议。
8. 与患者讨论研究发现的影响和相关性。

（四）护理研究的范式

ER1-2
护理研究的
范式和范畴

护理学具有自然科学和社会科学两种性质。护理学的自然科学性质表现在护理学的研究对象——人，具有自然属性。人体是一个生物有机体，人的生命活动是一个不断进行自我复制、自我转换、自我调整的自然过程。人的健康和疾病状况与自身和环境的关系不可分割。护理学作为一门应用科学，依赖于自然科学，包括临床医学、生物学、化学、物理学等，这些学科为护理学的实践、研究、人才培养提供了方法和途径。同时护理学又具有显著的社会科学性质。作为护理学研究对象的人不仅是自然存在物，也是社会存在物。人的生存不仅要与外界交换物质，而且要与他人、与社会发生各种形式的联系。人的健康状况与人的精神活动、社会环境有着直接和/或间接的联系。护理学作为一门应用科学，依赖于人文学科。社会科学也是护理学发展的基础。因此护理学研究方法既受到自然科学范式（paradigm）的影响，也受到社会科学范式的影响。

我国学者陈向明根据美国著名的科学史家和科学哲学家 Thomas Kuhn 的定义，对范式的概念和内容作了论述："范式"是从事某一学科的科学家群体所共同遵从的世界观和行为方式，主要包括三方面的内容：①共同的基本理论、观点和方法；②共有的信念；③某种自然观（包括形而上学的假定）。"范式"的基本原则可以从本体论、认识论和方法论三个层面表现出来，分别回答事物存在的真实性问题、知者和被知者之间的关系问题以及研究方法的理论体系问题。这些理论和原则对特定的科学家共同体起规范的作用，协调他们对世界的看法以及他们的行为方式。

笔记栏

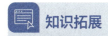 **知识拓展**

Jim Gray 提出的四种研究范式

研究范式由美国著名科学史家和科学哲学家 Thomas Kuhn 在《科学革命的结构》中进行系统阐述。范式是一种对本体论、认识论和方法论的基本承诺，是科学家群体所共同接受的一组假说、理论、准则和方法的总和。图灵奖得主 Jim Gray 于 2006 年发表了《第四范式：数据密集型科学发现》的公开演讲，他认为，人类科学发展先后经历了四种"范式"：早先科学以记录和描述自然现象为主，可称为"实验科学"，即第一范式；文艺复兴以来，科学家们开始利用模型归纳总结过去记录的现象，发展出"理论科学"，即第二范式；随着计算机的出现，催生了"计算科学"，即第三范式，可以对复杂现象进行模拟仿真，推演出越来越多复杂的现象；而大数据时代科学的发展趋势是随着数据量的高速增长，计算机不仅能做模拟仿真，还能对海量数据进行分析总结，进而发现规律，这就是"数据密集型科学"，即第四范式。2007 年，美国国家科学基金会发布了"21 世纪网络信息基础设施建设愿景"，提出了将数据密集型研究范式纳入包括医学和社会科学在内的整个科学领域的必要性。2009 年，《第四种范式》出版，书中进一步论述了数据密集型科学的发展动态，认为密集型数据和大数据应用可为科学界带来新的思维方式和研究方法。从第三范式到数据驱动的第四范式的转变，意味着科学领域认识论和研究实践的变化。

来源：黄萃，陈静，陈惠玲. 第四研究范式：数据驱动下的人文社科研究模式跃迁［J］. 中国高校科技，2021（10）：10-14.

范式以一种范例的形式，决定了一代科学家的科学研究方法和程序。在自然科学史上，牛顿的力学、爱因斯坦的相对论、达尔文的进化论和哥白尼的太阳中心说等，都是自然科学的范式。然而科学是逐步发展的，每个阶段都会有重大的发现和发明，当范式的缺陷随着时间推移而变得越来越明显时，新的范式就会出现并取代旧的范式。自然科学研究范式的哲学基础为实证主义（positivism）。实证主义的科学观强调科学应以经验或对现象的观察为基础，而不应以纯粹的概念思辨为基础；科学研究的目的是获得"实证的知识"；科学研究应采取实证的方法。其特征为，第一，在研究的范围和目标上，规定只以事实为研究对象，把科学研究看作探索纯粹知识的活动。第二，在研究过程方面，同样排除研究主体的价值、态度和个体因素对结果形成的影响。这主要通过客观性、可操作性的方法来保证。其中，最重要的是科学的观察法、实验法及测量法，以及各种仪器的标准化，强调量性研究。第三，在研究的结论上，要求客观准确，用数学语言展示。结果是可检验的，即在相同条件下，运用同样的方法，可得出同样的结论。

社会科学研究范式是从自然科学研究范式中演化而来的，但社会科学研究范式的更替模式与自然科学并不相同。自然科学家相信一个范式取代另一个范式代表了从错误观念到正确观念的转变，而在社会科学中，范式只有是否受到欢迎和受欢迎程度的变化，很少有某种研究范式完全被抛弃，所以在社会科学领域，范式本身并没有对错之分，只有采用多少的分别。目前国内外学者比较推崇的社会科学研究范式有实证主义、解释主义（interpretivism）、后实证主义（post-positivism）、批判理论（critical theory）和建构主义（constructivism）（表 1-1）。

表 1-1　社会科学不同研究范式比较

	实证主义	解释主义	后实证主义	批判理论	建构主义
本体论	朴素的现实主义：现实是"真实的"，而且可以被了解	现实世界的真相是由人的思想主观构建出来的，而不是客观且唯一的	批判的现实主义：现实是"真实的"，但只能被不完全地、可能性地得到了解	历史现实主义：真实的现实是由社会、政治、文化、经济和种族等价值观念塑造而成的，是在时间中结晶化而成的	相对主义：现实具有地方性的特点，是具体地被构建出来的
认识论	二元论的/客观主义的认识论；研究结果是真实的	对于复杂世界的认识是通过研究生活在这个世界中的人群的经验以及观点而实现的	修正的二元论/客观主义的认识论；批判的传统/研究群体；研究结果有可能是真实的	交互的/主观的认识论；研究结果受到价值观念的过滤	交互的/主观的认识论；研究结果是创造出来的
方法论	实验的/操纵的方法论；对假设进行证实；主要使用量的方法	研究者应该深入现实生活去领会并通过科学手段及语言去解释和重建这些概念与含义。比如交互式面谈、参与式观察等手段	修正过的实验主义的/操纵的方法论；批判的多元论；对假设进行证伪；可以使用质的研究方法	对话的/辩证的方法论	阐释的/辩证的方法论

来源：1. 陈向明. 质的研究方法与社会科学研究［M］. 北京：教育科学出版社，2000.
　　　2. 陈向明. 社会科学中的定性研究方法［J］. 中国社会科学，1996（6）：93-102.

二、护理研究的范畴与发展

（一）护理研究的范畴

护理研究可分为基础性研究和应用性研究，目前大部分护理研究的领域为应用性研究。一般只要在护理职责范围内的同人的生物属性和社会属性有关的健康问题以及与护理专业自身发展有关的问题，都属于护理研究的范畴，常见的如下：

1. 护理教育研究　是护理研究中最早被选择的题目，研究的内容有护理专业的课程设置、教学方法、教学评价及护士在职教育、继续教育等方面的问题。

2. 护理管理研究　探讨有关护理行政管理、领导方式、护理人员配置和人才流动、工作考核和护理质量控制等方面的问题。也探讨护理人员自身的发展、如何提高护理人员的业务和心理素质、护理人员工作满意度等问题。

3. 护理学历史研究　着重探讨有关护理学起源、变化及发展方向等内容。

4. 护理理论研究　是指发展有关的护理哲理和各种护理模式及理论的研究。

5. 各专科临床护理研究　包括对各专科的护理技术、护理措施、护患关系及应用新理论、新技术等方面的研究以及评价护理措施、探讨护理措施的优缺点和临床效果等的研究。

6. 社区护理研究　涵盖社区护理和公共卫生领域，为保持和改善社区居民的健康状况而开展的护理研究。

7. 动物基础实验护理研究　在科学研究中使用动物作为实验对象，以探究某些护理相关机制的实验方法。

在 2024 年公布的《研究生教育学科专业简介及其学位基本要求（试行版）》中护理学研究范畴包括探索护理对象在健康问题和生命周期变化作用下身心反应的特征和规律，构建护理评估、护理干预的方法和技术并验证其有效性，探讨护理实践中的管理问题以及护理人才的培养问题等。其主要按照研究内容的形式分类，包括：

1. 人类在健康问题和生命周期变化作用下产生的生理、心理、社会反应及其表现特征、规律和机制，形成护理学特有的概念、原理和理论。

2. 人类对健康问题和生命周期变化产生各种反应的评估、判断和预测。

3. 人类对健康问题和生命周期变化产生各种反应的预防和干预。

4. 现代护理新技术、新设备和新材料的研发。

5. 医疗卫生服务机构及其护理管理新模式、护理质量新理论、新策略与新方法。

6. 护理学科人才和专业人才的培养。

（二）护理研究的发展

1. 国外护理研究的发展　护理研究始于欧洲，但在美国得以迅速发展。护理研究的起源可追溯到克里米亚战争时期，始于弗洛伦斯·南丁格尔（Florence Nightingale）。她研究了克里米亚战争期间导致士兵残疾及死亡的因素，在这个过程中她使用了观察法和统计分析的方法。20 世纪初，多数护理研究关注的是护理教育。例如，1923 年美国护理教育研究委员会（Committee for the Study of Nursing Education）对护理教师、护理管理者的教育背景及护理学生的临床经历进行了研究，指出护士缺乏教育，高等护理教育是必需的。当越来越多的护士接受了高等护理教育后，研究的重点则转向护理学生，包括他们的特点、存在的问题以及满足感。在护理研究发展的早期阶段，受到资助的研究数量很少。最早接受资助的是 Alice Crist Malone，她在 1936 年接受了来自 Sigma Theta Tau（1985 年改称 Sigma Theta Tau International）资助的 600 美元进行护理研究。

20 世纪 40 年代，由于第二次世界大战期间对护士的高度需求，人们对护理教育研究的热情未减。例如，1948 年 Esther Brown 重新对美国的护理教育进行了评价，她建议护士的教育应该在大学的环境下进行。当时许多关于护士的角色及态度、医院环境、护患之间关系的研究均来自 Esther Brown 的研究报告。20 世纪 50 年代，由于高学历护士的人数增多、美国护士基金的建立、Walter Reed Army 研究学院成立了护理研究中心以及护理研究接受资助的可能性大大增加等因素，护理研究开始快速发展。在此背景下，美国于 1952 年创建了《护理研究》杂志（*Nursing Research*），使得越来越多的护理研究者能够将自己的研究结果传播出去。20 世纪 60 年代，一些护理领袖对护理研究中缺乏与护理实践相关的研究表示担忧，从此以护理实践为导向的各种临床主题的研究开始在文献中出现。20 世纪 70 年代，美国护理研究的数目继续增长。为了满足能迅速传播护理研究结果的需求，许多杂志纷纷创刊，例如《高级护理科学》（*Advances in Nursing Science*）、《护理及健康研究》（*Research in Nursing & Health*）等。在此阶段，护理研究的重点由护理教育及护士自身转向对患者的护理，这也标志着护士开始意识到应该将研究结果应用到临床实践中以提高护理质量。同时期的欧洲，由于各国的文化、政治、社会经济状况及护理在医疗卫生体系中地位的不同，护理研究的发展极不均衡。1978 年，欧洲护理研究工作组成立，该工作组的目的是建立欧洲国家之间护理研究者的联系、发展并促进护理领域系统的合作。

20 世纪 80 年代是美国护理研究快速发展的另一时期，探其原因，主要与研究者的素质提高、计算机广泛应用于收集及分析信息以及人们认识到护理研究在护理中的重要作用有关。值得一提的是，1986 年美国国立卫生研究院（National Institutes of Health，NIH）建立了国家护理研究中心（National Center for Nursing Research，NCNR），建立该中心的目的是促进并资助与患者照顾相关的研究项目及培训项目。20 世纪 80 年代末，由于循证医学的兴起及美国国内建立了健康保健政策及研究机构（Agency for Health Care Policy and Research），使护士开始认识到研究所得的结果要比权威者的意见更为有力，它应该成为临床决策的基础。20 世纪 90 年代初，国家护理研究中心改称为国家护理研究院（National Institute of Nursing Research，NINR）。NINR 的建立提升了护理研究在医学研究中的地位，使护理研究成为医学健康相关领域研究中的主流。此时期，对于护理研究的资助金额也越来越大。

1996 年，欧洲护理研究工作组发表了"欧洲护理研究报告及建议"，呼吁政府促进并使用策略积极推动护理研究。报告中还提出了促进欧洲护理研究发展的 5 项主要策略，包括建立研究机构或组织、将研究与实践紧密联系、提供资金资助、培训护士进行护理研究以及进行国内外的合作。该工作组的建立大大促进了护理研究的发展，使欧洲国家的护理研究广度和深度都有了进步。

20 世纪 90 年代中期，护理研究者对于基于临床的研究及对循证实践的热情明显增加，围绕循证护理实践的国际合作也逐渐展开，Sigma Theta Tau International 于 1998 年在加拿大多伦多举办了第一次国际研究应用大会。同年，英国《循证护理实践》杂志（*Evidence-Based Nursing*）诞生。

进入 21 世纪后，护理研究依然在快速发展。2016 年，欧洲护理研究工作组成立了欧洲护理研究基金会（the European Nursing Research Foundation，ENRF），作为其促进护理研究活动的延伸机构。ENRF 根据欧盟当前的健康研究优先项目和欧洲护理研究工作组的战略政策，确定了四个具有科学意义的护理研究领域：专业护理实践积极环境的创建、自我管理（改善慢性病程的健康结果）、欧洲护士的教育和培训、改善护理临床实践的创新举措。目前欧洲各国的护理研究内容虽不大相同，但基本上均涉及促进健康、症状管理、老年护理、健康及疾病的自我管理、将研究成果应用到临床以及重塑医疗健康系统等。

护理研究所接受的资助也在增长。美国 NINR2023 年资助了 1.63 亿美元用于护理研究。新世纪美国的护理研究方向主要表现在：①循证护理实践，与此相关的转化性研究，即将研究结果转化到护理实践中去，这也是一个热点。②产生更为强有力的证据，表现为采取更严谨的研究设计，通过在不同人群、不同临床场所、不同时间去重复某一研究从而保证研究的力度。③强调系统评价，因为最佳的临床实践指南依靠高质量的系统评价。④强调不同领域间的合作。⑤迅速推广研究结果。⑥提升护理研究的可视性，许多人并不认为护士是研究者、学者，因而护理研究者需要宣传自己及自己所做的研究，向更多的专业组织、消费者组织以及政府寻求更多的支持。⑦强调研究中与文化相关的问题及人群中的健康公平性。⑧鼓励患者参与到医疗护理决策当中。另外，一些机构也确定了资助的主要研究方向。例如，Sigma Theta Tau International 资助的重点研究包括健康促进、预防疾病、循证实践的应用及针对弱势人群需求的研究（如慢性病患者）等。NINR 2022—2026 年基金指南提出需利用护理研究优势，促进多层次方法、跨学科和部门合作以及社区共同参与研究，主要支持五大领域的政策或实践相关研究，包括健康公平、健康的社会决定因素、人口和社区健康、预防和健康促进以及护理系统和模式研究。

2. 我国护理研究的发展 我国护理研究工作起步较晚，初期的发展较为缓慢，然而近年来发展快速。1954 年《中华护理杂志》创刊，1985 年后又陆续增加了《实用护理杂志》《护士进修杂志》和《护理学杂志》等。2023 年，中国科技核心期刊（中国科技论文统计源期刊）自然科学卷中共收录了 13 种护理学类期刊，中国科学引文数据库（CSCD）收录护理学类期刊 7 种，《中文核心期刊要目总览》（北大核心）收录护理学类期刊 5 种。这些杂志对于传播和交流护理研究结果起到了一定的促进作用。另外，自 1984 年起全国各高等院校陆续成立护理系，护理研究课程纳入本科生教学计划。1992 年及 2002 年以来，许多院校建立了护理硕士及博士学位教育项目，培养出更高层次的护理人才，这些都推动了护理研究的发展。随着护理学科与多学科的相互渗透、理论互补、方法互恰、技术互鉴，护理学科范围不断发展和完善。2024 年中国学位与研究生教育委员会发布护理学下设 8 个二级学科，包含母婴与儿童护理学、成人与老年护理学、健康与慢病管理学、交叉护理学、中医护理学、精神心理健康护理学等，进一步规范了护理研究的重点内容。

　　我国护理研究的发展主要表现在以下几方面。第一，护理期刊数量和护理论文数量不断增加。2017—2019 年，我国护理科研创新的 SCI 论文数量迅速增长，2019 年位列全球第三。第二，护理研究受资助的比例迅速增加。1999 年《中华护理杂志》等 5 种期刊中发表的文章中只有 37 篇受到资金资助，而 2019—2020 年《中华护理杂志》《护理研究》等 12 种护理核心期刊刊载的受资助的护理研究已高达 2 000 余篇。以国家自然科学基金为例，据统计，2011—2022 年共有 309 名护理学者获批项目 377 项，资助总金额为 13 104.36 万元，获批项目数量呈逐年递增趋势。第三，合作研究课题有增加趋势。护理科研领域已经出现了一些联合的协作组，从事某一专题的护理研究。第四，护理研究的主题呈现多样化。目前的研究主题以临床护理为主，其次是基础研究、护理教育、护理管理以及心理护理。近些年社区护理研究蓬勃发展，精准健康和症状科学、数字健康与护理信息化等研究领域成为发展趋势。护理领域的动物实验研究也迈出了可喜的一步。第五，研究场所由医院为主逐渐向社区、家庭、学校、养老院以及实验室扩展。第六，实验性研究、质性研究等发展较为迅速。有研究报道，2003 年开始有质性研究相关的文献发表，截至 2024 年 2 月共有 6 183 篇质性研究论文发表。2006 年起，在国内护理专业期刊上出现了关于随机对照试验的系统评价报告，新兴的研究综述类型如现实主义综述、混合方法研究系统评价等虽然国内现发文仍较少，但在未来具有一定发展态势。

　　我国香港地区的护理研究历史虽然没有那么悠久，但发展速度非常快，特别是 20 世纪 90 年代以后。有研究显示，1999—2008 年，香港学者在 SCI 收录的期刊发表文章共 414 篇。这与 20 世纪 90 年代后香港启动护理本科教育，迅速开展研究生教育，培养了大量的科研人才有关。此外，香港中文大学、香港大学和香港理工大学等积极参与国际护理研究项目，同时也注重与医学、社会学、心理学、公共卫生等学科的跨学科合作。近年来，精准护理、科技应用、健康促进、跨文化护理和护理伦理等成为研究的重点领域。

　　我国台湾地区早期的护理研究主要受西方影响，20 世纪 70 年代末，随着护理学硕士课程的开设，护理学研究逐渐兴起。早期研究主要集中在护理技术、特殊患者护理以及护士自身的问题（护士的功能、护士的人际关系等）。20 世纪 90 年代至 2000 年初，其护理研究生教育逐渐走向多元化，这一时期干预性研究、质性研究占比明显增加。进入 21 世纪后，我国台湾地区的护理研究逐渐进入了成熟期，近年来护理研究的重点转向了社区护理、老年护理和护理管理等领域。

　　我国澳门地区整体护理研究处于探索阶段，不断向前发展。1998 年以前，澳门地区护理科研和论文发表极少，1998 年之后临床及专科护理、护理教育与护理管理以及社区护理和老年照顾方面的科研项目有了显著的增加。然而，研究的性质主要以描述性研究为主，少有实验及类实验研究。目前澳门地区护理研究的发展方向主要包括临床护理研究和专科护理研究、居民的健康教育及社区老年人照顾方面的研究。随着澳门护理教育水平的迅速提高以及经济的快速发展、专业医药期刊及《澳门护理杂志》的创办，学术交流与日增多，必将带动澳门地区护理研究的进一步发展。

　　综上所述，过去 30 年，特别是近 10 多年来，国内护理研究在质与量方面都有所提高。为鼓励护理科技工作者奋发进取，促进护理学科发展，中华护理学会自 1993 年起设立了每 2 年一次的"护理科技进步奖"，以加速国内护理人才培养和科技进步，提高护理质量，促进患者康复。2008 年，中华护理学会第 25 届理事会在"护理科技进步奖"的基础上，根据科技部《社会力量设立科学技术奖管理办法》的文件精神，组织专家制订了《中华护理学会科技奖奖励办法》和《中华护理学会科技奖奖励办法实施细则》并上报科技部。2009 年 3 月 6 日得到批准确定为"中华护理学会科技奖"。此奖项是中国护理学科最高奖，该奖项的设置极大地鼓舞了国内护理科研工作者的热情，进一步提升了国内护理科研质量。

三、护理研究对护理学科发展的意义

（一）促进护理专业化发展，丰富护理学科内涵

鉴于护理领域和范畴的扩大，护理学科发展的要求也日益增高。通过护理研究可发现并系统总结影响患者健康的新因素、新规律，开发新的护理技术和干预措施，从而不断丰富和拓展护理知识的广度和深度。也可进行基础理论研究，探讨护理本质，揭示护理现象产生的内在机制，建立系统的护理理论，推动护理知识体系向科学理论化、系统化和现代化发展的转变。同时也可借鉴其他学科理论，结合护理实践，发展跨学科的新的研究领域，拓展护理学科的边界。目前护理学科研理念和社会情景的变化呈现出内涵式发展与外延式发展并进的趋势，极大促进了护理学科内容的专业化和丰富性。

（二）促进护理质量提高，助力循证护理实践开展

护理研究可纠正实践误解，改善患者的护理质量，升级医疗保健系统，也可改善卫生工作者的工作条件，并为制订新的治疗方案和临床路径提供证据基础，以实现安全和有效的护理实践。在医疗保健服务、患者护理需求、人口健康需求不断变化的社会背景下，只有突破固有的模式才能使实践不断发展，而护理研究可带来不断的创新变化，通过研究发现实践中存在的现有问题并提出解决对策，优化护理流程，促进护理质量的提高。

（三）促进护士专业成长和素质提高，储备护理学科科研人才

通过参与研究项目，护理人员可以掌握科研理论和实践技能，拓宽专业视野。持续的研究实践利于护理人员形成批判性思维和创新思维，养成严谨的科学态度，激发护理人员的学习兴趣，培养独立思考、勇于创新的能力，不断促进护理人员的专业成长和素质提高，为护理学科建设储备高素质科研人才资源。

（四）促进研究结果的推广应用，提升护理专业的社会价值和地位

优质的研究成果可以提高护理学科的学术声誉，增强学科对外的影响力。活跃的护理研究状态能体现出护理学科的生命力，彰显该学科的发展潜力。同时护理研究也可使护理学更加科学化、专业化，进而巩固和提高该学科在高等教育体系中的重要地位。

第二节　护理研究的基本步骤

分析的、经验的、实证主义的研究范式常应用量性研究（quantitative research）方法；建构主义的、解释学的、说明性的研究范式常应用质性研究（qualitative research）方法；折中主义的实用主义（pragmatism）范式应用混合方法研究（mixed methods research）。

以下简要介绍量性研究和质性研究方法中共性的基本研究步骤，更为详细的内容将在后面的相应章节中逐一介绍。

一、量性研究的基本步骤

在量性研究中，研究者从研究开始提出问题到研究结束获得答案是一个合理的线性的连续步骤，几乎所有研究都是这样，尽管个别研究中有些步骤重叠，或者有些步骤暂时不需要。图 1-1 展示了量性研究的步骤。

（一）形成问题阶段

量性研究的前期步骤具有很强的概念或智力成分。这些活动包括阅读、概念化、理论化、与同事和顾问谈论想法等。在这一步骤中，研究者需运用创造力和演绎推理能力，并具备扎实的研究基础。

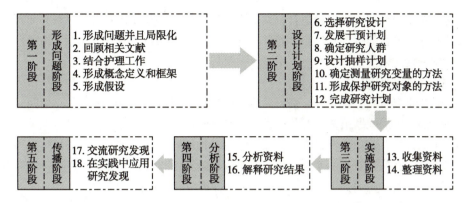

图1-1 量性研究的基本步骤

（二）设计计划阶段

量性研究的第二个阶段，研究者要确定用什么方法回答研究问题。这些方法学的确定会极大程度上关系到结果证据的真实性。如果研究中收集资料、分析资料的方法有问题，研究中产出的证据价值可能就没有那么大。

（三）实施阶段

量性研究的实验、观察阶段包括收集资料和为分析资料做准备。通常这一阶段是研究中最耗时的阶段，常常需要几个星期、几个月，甚至几年。

（四）分析阶段

量性研究不是报告那些未加工过的资料，如一堆数字。资料需要经过分析和解释，这是量性研究的第四个阶段。

（五）传播阶段

研究者还需要对研究结果进行传播。这一过程包括撰写研究报告、研究论文，将研究成果投稿、申请专利、参加学术交流活动，将研究成果转化为产品或应用于实践活动。

二、质性研究的基本步骤

与量性研究的直线型进程相比，质性研究的步骤呈环形推进。质性研究者不断地检验、解释研究资料并决定如何在已有发现的基础上进行下去。质性研究步骤见图1-2。

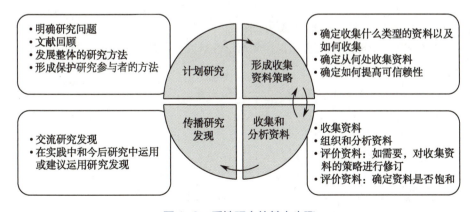

图1-2 质性研究的基本步骤

（一）概念化和计划阶段

即界定研究现象，确定研究问题。与研究的问题相比，研究的现象更宽泛一些，是研究者在研究中将要涉及的领域范围。研究问题是研究现象中提炼出来的一个比较具体、集中的焦点。有

笔记栏

11

些研究问题不适合质性研究，比较适合量性研究，所以质性研究开始前需要对研究问题进行选择和判断。比较适合质性研究的问题有：特殊性问题、过程性问题、情景类问题、描述性问题、意义类问题、解释性问题等。

（二）研究执行阶段

这是资料收集和资料分析阶段。资料的收集看似是一项简单和基础的工作，但同时也是一项复杂的工作，要处理的问题很多、很杂，通常没有预见性。

按照一定的标准，将原始资料进行浓缩，通过各种不同的分析手段，将资料整理为一个有一定结构、条理和内在联系意义的系统。质性研究资料的分析与资料收集同步进行，需要对资料进行归档、分类、编码、归纳分析。也可以用相关的计算机软件进行辅助分析。

（三）研究发现传播阶段

质性研究成果也是以研究报告的形式加以表达，与量性研究报告不同的是，质性研究报告在写作时首先要考虑读者对象、叙述风格、叙述人称、书写角度、研究者的位置（与被研究者、研究问题的关系）等。

（李 峥）

小 结

护理研究是指用科学的方法反复地探索、回答和解决护理领域的问题，直接或间接指导护理实践的过程。护理研究的目的是回答护理领域的问题，解决护理领域的问题。护理研究有利于护理专业化的形成和发展，是推动我国护理学科高质量发展的途径。在量性研究中，其基本步骤包括形成问题阶段、设计计划阶段、实施阶段、分析阶段以及传播阶段。而质性研究的基本步骤则包括概念化和计划阶段、研究执行阶段以及研究发现传播阶段。

• • • • 思考题 • • • •

1. 自然科学范式和社会科学范式的主要区别有哪些？
2. 什么是护理研究的范畴？
3. 护理研究对护理学科发展的意义有哪些？
4. 阅读相关文献，结合本章相关知识，领悟量性研究和质性研究基本步骤的区别。

第二章

护理研究中的伦理问题和学术道德

导入案例

　　某社区正在开展一项老年人的健康跟踪研究项目，主要通过智能手机应用和健康手环获取老年人的血压、脉搏、睡眠状况等数据，并进行远程监测和指导。一名老年人担忧该应用或手环会获取自己的隐私数据，但又认为该健康监测项目对了解自己的健康十分重要，因此他十分犹豫是否要参加该研究。该项目的研究团队应如何向老年人进行解释得到其知情同意？如何确保患者的个人信息得到妥善保护？

　　某研究旨在探讨绝症患者的应对机制。为了研究这个问题，研究者需要深入了解绝症患者的心路历程，从伦理上来讲，再次回顾心路历程会让患者沉浸在过去后悔、难过和痛苦的情境中，这样做对绝症患者来说是痛苦的、受伤害的。但从研究意义来说，通过了解绝症患者的应对机制也许可以帮助研究者设计出有效的干预计划，从而帮助更多的绝症患者更好地应对压力以及悲伤。

请思考：

在上述情形下，研究团队如何确保对研究参与者的保护又不损害研究的质量？

第一节　护理研究中的伦理问题

　　护理研究多涉及人或者动物，这就要求研究者必须认识和遵守伦理原则，尤其当研究者的兴趣与伦理产生冲突时，遵循伦理原则就显得格外重要。20 世纪 60 年代以前，护理研究中的伦理问题很少被提及。20 世纪 60 年代以后，保护人类研究对象的权利受到科学和医疗卫生领域越来越多的重视。国际社会纷纷制定了相关的伦理原则，例如《纽伦堡法典》（*Nuremberg Code*）和《赫尔辛基宣言》（*Declaration of Helsinki*）。1979 年由美国生物医学和行为科学研究委员会制定并通过的《贝尔蒙报告》（*Belmont Report*）在很多领域被当作伦理典范来执行。以下主要介绍研究中的伦理原则及如何贯彻实施伦理原则。

一、研究中的基本伦理原则

　　《贝尔蒙报告》强调研究中应遵循三项基本伦理原则，即有益的原则、尊重人的尊严的原则和公正的原则。

　　1. 有益（beneficence）的原则　即研究者有责任将研究对象的伤害降至最低，获得最大益处。也就是说，研究要给研究对象或其他人群带来益处。有益的原则包括以下两种：

　　（1）免于遭受伤害或不适的权利：研究者有责任避免、预防或减少研究中的伤害。伤害或不适不仅包括生理方面（例如损伤、疲乏），也包括情感方面（例如压力、畏惧）、社会方面（例如丧失社会支持）以及经济方面（例如误了工钱）。即便它们有的是临时存在的，研究者也必须使用各种办法将上述伤害或不适降至最低。

研究要由有经验的研究者来进行，尤其是在研究中使用具有潜在危险的仪器或进行专业操作时。在研究过程中，研究者如果发现继续研究将会对研究对象造成伤害、死亡或给研究对象带来痛苦，应立即中止研究。

（2）不被剥削或利用的权利：在研究过程中，研究对象提供的资料不能被用于对研究对象不利的事情。例如，研究对象提供的手机信息不能被泄露以使其遭遇网络诈骗或接到骚扰短信和电话。另外，研究对象和研究者在研究中建立起来的关系不能被研究者滥用。

2. 尊重人的尊严（respect for human dignity）的原则 即在研究过程中研究对象有自主决定权和充分认知的权利。

（1）自主决定权：是指研究对象有权利决定是否自愿参加研究、有权利提出问题、拒绝提供信息以及有权利随时退出研究。自主决定权还包括免于受到研究者的强迫（coercion）要求。这里强迫包括两方面：一是表现在如果研究对象不参加研究将会受到惩罚；另一方面是如果研究对象同意参加将得到较多的酬劳。在一些情形下，研究者要特别注意保护研究对象免受强迫，例如研究者处于权威或是能影响研究对象的角色时（例如研究者是研究对象的护士）。

（2）充分认知的权利：是指研究开始时研究者要将研究内容、研究对象有权拒绝参加、研究对象的责任以及可能的危险及获益等信息完全地告知研究对象，使其作出是否自愿参加研究的决定。

然而有时让研究对象充分认知会造成偏倚以及样本选取问题。例如，在心理学研究中，如果研究对象知道研究涉及心理干预或评估某种心理状态（如焦虑、抑郁等），有些人可能会因为害怕暴露自己的心理状态或不希望被标记为有心理问题而选择不参与。这样，研究样本可能会排除那些实际上更有可能受益于心理干预或有心理问题的人群，导致结果的偏倚。在此背景下，一些研究技巧应运而生。一些研究者采用隐蔽（concealment）手段收集资料，即资料的收集并未得到研究对象的同意。例如，某研究者想要观察研究对象在真实环境下的行为，研究者担心一旦将研究目的告知研究对象，研究对象会改变自己的行为，因而研究者采用了一些隐蔽手段进行资料收集，如将录像机放置在隐蔽的地方或假装观察研究对象的其他活动。在一些情形下使用隐蔽手段收集资料是可以被接受的，如研究对研究对象无任何危害以及研究对象的隐私权没有受到损害时。而在一些情形下，利用隐蔽手段收集资料是不能被接受的，如研究涉及敏感性话题时。

另外一项颇有争议的技术是使用欺骗（deception）手段收集资料，是指包括蓄意隐瞒有关研究的信息或提供虚假信息。例如，有一项研究旨在调查学生在考试中的作弊行为。研究者可能会故意不告知学生研究的真实目的，而是告诉学生这是个关于学习习惯与考试成绩关系的研究。这样，学生不会因为知道自己是作弊行为的研究对象而改变其行为，从而确保收集到真实的数据。

学者们对于使用隐蔽及欺骗的手段收集资料有着不同的看法，一些人认为这样做违背了研究对象充分认知的权利，而另外一些人则认为要依据研究具体情况而定。美国护士协会对于何时可以使用隐蔽及欺骗的手段作出如下规定：研究者首先应该知道隐蔽及欺骗目前是存在争议的，能否使用需要根据研究具体情形而定。其次研究者在使用隐蔽及欺骗前要看是否符合以下标准：①研究对于研究对象的危害甚小而结果带来的益处非常大。②是否接受使用隐蔽及欺骗的手段与对研究对象带来的危害程度相关。③研究者在此前已经尝试了其他提高研究效度的方法，但效果均不理想。④一旦有可能，研究者要将使用了隐蔽及欺骗手段告知研究对象并向其解释使用的理由。

另外近几年兴起的收集来自网络的数据引发了学者的争议。一些学者认为可以使用发布在公共网络上的文字，无须得到作者的同意；而另外一些学者则认为伦理原则也应该被应用到网络研究中。

3. 公正（justice）的原则　指研究对象有被公平对待的权利和隐私权。

（1）公平对待的权利：包括公平选择研究对象、强调研究者有责任去保护那些已经无法保护自己的个体（例如终末期患者）以保证他们没有被利用。另外，公平对待还强调研究者不能忽视或歧视某些人群，剥夺他们可能从研究中受益的权利。

另外，公平对待的权利还包括研究者对于那些拒绝参加研究或中途退出的人员应公平对待、履行所作出的许诺（例如对研究对象给予一定补偿），对于来自不同背景或文化的研究对象，应尊重其信仰、习惯以及生活方式。此外，研究者需要随时回答研究对象的疑问，研究对象自始至终享有被公平对待的权利。

（2）隐私权：多数与人相关的研究均会触及研究对象的个人生活，研究者应意识到除非是必须触及，否则尽量不要过多地涉及个人隐私。也就是说，研究对象的隐私应该是受到保护的，研究对象有权利要求他们的信息不被外泄。为充分保护个人隐私权，各国政府或地区纷纷出台相关法律或规范性文件。例如，美国的《健康保险负责议案》（*Health Insurance Portability and Accountability Act, HIPPA*），欧盟的《通用数据保护条例》，加拿大、澳大利亚、日本、新加坡等国也建立了相应的数据保护法案。我国目前尚无单独立法，相关保护规定体现在不同的法律、法规中。2018年国家卫生健康委员会出台了《国家健康医疗大数据标准、安全和服务管理办法（试行）》，为健康医疗数据的利用提供了指导意见。

二、研究中伦理原则的贯彻实施

1. 风险/益处评估（risk-benefit assessment）　是指研究者评估研究对象在研究中的获益以及可能受到的伤害比。研究者应将评估结果告知研究对象以便于让其作出是否参加研究的决定。总原则是研究对象所得到的危害永远不能超过所得到的益处。在量性研究中，研究的每个细节均可事先设定好，据此研究者可以事先进行风险/益处评估。而在质性研究中，风险/益处评估与资料收集同期进行，因而研究者需要在整个研究中保持敏感性，及时发现潜在危险。2023年2月18日国家卫生健康委员会等部门更新颁布了《关于印发涉及人的生命科学和医学研究伦理审查办法的通知》（以下简称《办法》），其中第十七条强调将"控制风险"作为涉及人的生命科学和医学研究应当遵循国际公认的伦理准则的首条基本要求。

研究中研究对象可能的获益之一是得到资金补偿，目前大量证据表明这种补偿对于保证研究对象留在研究中发挥了重要作用。在一些研究中，资金补偿更为有效，例如研究对象很难招募、研究较为耗时、参与研究导致研究对象可能会有经济方面的损失等的研究。一般从补偿是否能够弥补参加研究给受试者带来的负担的角度评估补偿金额，同时也需要避免过度诱导。对于研究机构而言，应该根据当地经济水平制订补偿标准，考虑内容包括误工补助、交通补助、住宿及餐饮、营养补助等，应采取合理的多样化补偿和激励措施。

 知识链接

研究中研究对象潜在的获益及风险

潜在的获益：
- 能够进入一项有可能获益的干预研究中，并不是每个人都有这样的机会。
- 能够与他人讨论、分享自己的状况。
- 增加与自身状况或疾病相关的知识。
- 对于参与到一项研究中感到很兴奋。
- 对于自己提供的信息可能会帮助到有类似问题的人而感到满意。

笔记栏

15

- 获得资金补偿或健康宣传材料。

潜在的风险:

- 躯体受到伤害，包括没有预想到的副作用。
- 躯体不适、疲乏。
- 由于反省、自我揭露、对于被问的问题感到生气或尴尬等而导致心理或情绪上出现困扰或折磨。
- 社会方面的危害：受到歧视、对人际关系的负面影响、丧失社会地位。
- 失去隐私。
- 占用了自己的时间。
- 经济方面的损失：交通费用、误工等。

2. **知情同意（informed consent）**　是指研究对象获得足够的与研究相关的信息，而且可以理解这些信息，并且有能力同意或者拒绝参加研究。完整的知情同意书包括研究目的、资料类型、研究过程、每次与研究对象接触的时间以及总次数、资助人的情况、研究对象的选择、为何自己被选到以及样本量、潜在的危险（包括躯体的、心理的、社会的以及经济的）、潜在的获益、参与研究的补偿、对于保密的承诺、自愿的原则、中途退出研究的权利以及联络信息。《办法》明确和细化了知情同意的要点，使之更具可操作性。例如，第三十八条明确，研究过程中发生以下情形时，研究者应当再次获取研究参与者的知情同意：与研究参与者相关的研究内容发生实质性变化的；与研究相关的风险实质性提高或者增加的；研究参与者民事行为能力等级提高的。

3. **保密程序**　最安全的方法是使用匿名，这样研究对象与资料之间无法直接对应起来。例如，在发放问卷时无须写上名字，或者研究者查阅医院记录时有关患者的识别信息如姓名、身份证号码等均被删除。在某些情况下，匿名是较难实现的，那么相应的保密措施应该启动。例如，给每个研究对象一个编号，将有关识别患者身份的信息保护起来，只有与研究有关的人员才可获得相关信息，将资料输入计算机时去掉识别患者身份的信息，凡是接触这些信息的人员均需要签署保密承诺书，在报告研究结果时去掉研究对象的姓名或使用假名。《办法》也进一步强化隐私权保护和数据管理要求。第四条强调，伦理审查工作及相关人员应当遵守中华人民共和国宪法、法律和有关法规。涉及人的生命科学和医学研究应当尊重研究参与者，遵循有益、不伤害、公正的原则，保护隐私权及个人信息。第三十六条规定，知情同意书应当包括研究数据和研究参与者个人资料的使用范围和方式，是否进行共享和二次利用，以及保密范围和措施。第五十二条明确，涉及国家秘密的，在提交伦理审查和获取研究参与者知情同意时应当进行脱密处理。无法进行脱密处理的，应当签署保密协议并加强管理。未经脱密处理的研究不得在国家医学研究登记备案信息系统上传。

4. **保护弱势群体**　弱势群体是指那些不具备签署知情同意的人（例如精神发育迟滞的患者）或者在某些情况下更易受到危害者（例如孕妇）。一般来说只有在研究所带来的风险受益比较低或者没有其他选择（例如研究儿童的发展时，研究对象必须是儿童）的情况下才涉及弱势群体。护理研究中常见的弱势群体包括如下：

（1）儿童：无论是从法律上讲还是从伦理方面考虑，儿童不具备知情同意的能力。因此如果研究涉及儿童，必须事先得到家长或法定监护人的知情同意。如果儿童的年龄超过 7 岁，也应该得到本人的口头同意。如果儿童已经足够成熟能够理解知情同意书中的基本内容，那么也应该同时获得儿童本人签署的知情同意书。这样做的目的是充分保护儿童的自我决定权。

（2）精神或情感障碍患者：有精神或情感障碍的患者通常无法权衡研究中的潜在危险及获益，因而研究中如涉及这些人群，研究者应首先获得其监护人的知情同意。但若有可能，最好同时获得研究对象本人的口头或书面同意。

（3）患有严重疾病或有躯体残疾者：研究者首先要评估这些研究对象是否有能力作出参加研究的理智决定。针对一些特殊的残疾者，获得知情同意的过程可能会特别一些。例如，如果研究对象是听力障碍者，获得其知情同意就需要通过书写来交流。

（4）终末期患者：终末期患者很少期盼自己会从研究中获得什么，因而作为研究者更应仔细地评估风险受益比。另外研究者应确保这些研究对象的舒适度，同时也不应影响其接受治疗。

（5）住院患者或囚犯：研究对象如果包括这些人，应特别注意保护其权利。由于住院患者较多依赖于医务人员，因而他们会感觉参加研究是被迫的，而且如果不参加的话可能会影响他们的治疗。囚犯在很多方面失去了自主权，因而他们会感觉是被迫参加研究。因此如果研究中涉及上述人群，需特别强调研究对象的自愿本质。

（6）孕妇：研究中除非研究目的是满足孕妇的健康需求，并且对于孕妇及胎儿来说几乎是无危害的，否则都不应该选择孕妇作为研究对象。

5. 伦理审查委员会

（1）伦理审查委员会（institutional review board，IRB）设立的机构范畴：除了强调知情同意外，另一项保障研究对象权利的措施是注重对研究项目进行伦理的审查。IRB 是用来保证研究者在实施研究过程中遵守伦理准则的委员会，可在大学、医院及医疗保健中心设立。《办法》将伦理管辖范围由原来的医疗卫生机构扩展到医疗卫生机构、高等学校、科研院所等，明确规定机构是伦理审查工作的管理责任主体，二级以上医疗机构和设区的市级以上卫生机构、高等学校、科研院所等都属于应设立 IRB 的机构范畴。若机构未设立 IRB 或 IRB 无法胜任审查需要的，须以书面形式委托有能力的机构或区域 IRB 实施伦理审查。

（2）IRB 建设要求：每个 IRB 均包括至少 5 名具有不同文化、经济、教育等背景的成员。在国外，医院中的 IRB 通常由医师、律师、研究者、牧师及社区中的非医学专业人员组成。IRB 的职能包括对研究项目进行审查，审查的内容包括研究的科学性以及研究的伦理原则。《办法》第四十五条、第四十六条明确了医疗卫生机构、IRB 及相关人员违反规定的具体情形。

（3）伦理审查要求：为了获得 IRB 的认可，研究者必须确保：①研究带给研究对象的风险为最小。②与预期的益处相比，带给研究对象的风险合理。③公平选择研究对象。④得到研究对象或其法定监护人的知情同意。⑤对资料收集过程予以监督，以确保研究对象的安全。⑥充分保护研究对象的隐私权，确保资料的保密性。伦理审查委员会审查的重点包括：研究是否符合法律法规、规章和相关规定；研究参与者招募方式、途径是否恰当，招募是否公平；是否明确告知研究参与者应当享有的权益；是否涉及社会敏感的伦理问题；研究结果是否发布，其发布方式和时间是否恰当等。此外，《办法》也明确了适用简易程序审查的 4 种情形：研究风险不大于最小风险的研究；已批准的研究方案作较小修改且不影响研究风险受益比的研究；已批准研究的跟踪审查；多机构开展的研究中，参与机构的伦理审查委员会对牵头机构出具伦理审查意见的确认等。对于使用人的信息数据或生物样本开展涉及人的生命科学和医学研究，不对人体造成伤害、不涉及敏感个人信息或商业利益的，可以免除伦理审查。在研究进行过程中，任何有关研究方案的修改都应在得到 IRB 的批准后才能继续执行。在研究过程中所发生的任何严重不良事件，也应及时向 IRB 报告。

第二节 研究中的科研诚信和学术道德

一、研究中的科研诚信

（一）科研诚信的概念

科研诚信（scientific integrity），亦称科学诚信、学术诚信，是指科学研究人员、科研管理人员（包括组织者）在从事科学研究活动中弘扬以追求真理、实事求是、崇尚创新、开放协作为核心的科学精神，遵守相关法律法规，恪守科学道德准则，遵循科学共同体公认的行为规范。

科研诚信是衡量一个社会文明与进步程度的重要标志之一。科学研究本质上是一个认识客观规律的过程，是一个去伪存真、追求真理的过程，容不得半点虚假和欺骗，因此社会对科研诚信有更高的期盼和要求。中共中央办公厅、国务院办公厅于 2018 年 5 月 30 日印发《关于进一步加强科研诚信建设的若干意见》。该文件分为八部分，分别是：①总体要求；②完善科研诚信管理工作机制和责任体系；③加强科研活动全流程诚信管理；④进一步推进科研诚信制度化建设；⑤切实加强科研诚信的教育和宣传；⑥严肃查处严重违背科研诚信要求的行为；⑦加快推进科研诚信信息化建设；⑧保障措施。2022 年 8 月 25 日，科技部等二十二部门印发《科研失信行为调查处理规则》，进一步明确科研失信行为的具体范畴、职责分工、调查、处理、申诉复查、保障与监督等内容，这也进一步说明科研诚信是科技创新的基石，应该引起护理研究人员的足够重视。

（二）科研诚信行为规范

2021 年 1 月 27 日，为全面落实党中央、国务院对科研诚信管理的部署要求，国家卫生健康委员会、科技部、国家中医药管理局共同修订《医学科研诚信和相关行为规范》（以下简称《规范》）。《规范》适用于所有从事医学科研活动的人员和所有开展医学科研工作的机构，不限于医疗卫生机构和各级卫生行政部门直属的医学科研机构及其科研人员。

《规范》明确了医学研究活动应当遵循的基本规范：一是明确了医学科研行为涵盖科研项目的申请、预试验研究、实施研究、结果报告、项目检查、执行过程管理、成果总结及发表、评估审议、验收等科研活动全流程。二是强调医学研究要牢固树立生物安全意识，在从事致病病原研究过程中做到依法合规。三是确定医学科研活动有关记录和数据由所在单位集中保存的原则。四是明确提出科普宣传中不得向公众传播未经科学验证的现象和观点，在疫情防控期间应当严格遵守疫情防控管理要求等准则。同时，根据当前医学科研诚信面临的新挑战，《规范》明确提出，同意署名的导师、项目负责人对发生的科研不端行为在承担管理、指导责任的同时还要承担同等责任，医学机构对科研不端行为的处理意见应当予以公布等规范要求和医学科研机构集中妥善管理医学科研相关原始数据、生物信息、图片、记录等以备核查等管理要求。

2019 年 9 月 25 日，科技部会同国家卫生健康委员会等多部门印发《科研诚信案件调查处理规则（试行）》，对科研诚信案件调查工作的责任、程序等作出明确规定。由此可见，《规范》明确了医学科研诚信及相关行为的准则，界定了"是与非"的边界，与《科研诚信案件调查处理规则（试行）》有序衔接，协同发挥作用，持续改进、不断营造风清气正的良好医学科研氛围。从事护理研究的人员和机构应重视科研诚信的学习、教育和培训，掌握并遵守科研行为规范。

二、研究中的学术道德

（一）学术道德、学术失范等相关概念

道德是社会意识形态之一，是人们共同生活及其行为的准则与规范。道德是做人做事和成人成事的底线。学术道德是治学的起码要求，是学者的学术良心，其实施和维系主要依靠学者的良心及学术共同体内的道德舆论。它具有自律和示范的特性，学术道德的缺失无疑意味着学术失范现象的产生和蔓延。

学术道德规范是"对学术工作者从思想修养和职业道德方面提出的应该达到的要求"。学术道德失范是"学术人用不符合学术道德规范的手段去实现社会的价值目标（如获取职称、金钱、学位等）"，包含"学术人行为层面的不合学术道德规范"和"学术人内在精神世界意义系统的被破坏、动摇、否定或失落"两个方面内容，具体表现为"学术研究""学术评价"和"学术奖励"三个领域中的越轨行为。因此，有学者指出如果将"学术失范"定义为"技术层面违背规范的行为，或由于缺乏必要的知识而违背行为准则的做法。如：数据核实不足、文献引用出处注释不全等，其动机与情节较学术不端行为轻"，在客观上大大缩小了"学术失范"中"范"的范围（仅指学术技术规范），实际上其范围不仅包括学术技术规范，而且包括学术道德规范、学术法律规范和学术纪律规范等一切学术规范。

依照《科技工作者科学道德规范（试行）》，学术不端的概念内涵是指"在科学研究和学术活动中的各种造假、抄袭、剽窃和其他违背科学共同体惯例的行为"。这一界定不仅包括科学研究活动，而且还包括非科学研究的学术活动中的、与学术有关的不端行为。"科研不端行为"则被界定为"违反科学共同体公认的科研行为准则的行为"。学术腐败是一种极端的学术不端行为，指学术权力的行使者滥用学术权力的行为。例如，利用学术权力不正当获取名利，不正当地获取学术资源、侵占或剥夺他人的学术资源，对学术批评者进行压制、打击或者报复。

（二）科学研究中的不端行为

科学研究的目的是通过诚实地实施、报告和出版来产生科学知识。但近年来，世界范围内的报纸头条、新闻节目，还有各种书籍和杂志纷纷谈起"困境中的科学""伪造的结果""科学骗局"和"不端行为调查"。那么，是否越来越多的科研人员变得不道德和不诚实了？科学研究的竞争性质是否给科研人员造成太大压力，从而导致他们的不端行为？

1. 科学研究中不端行为的历史　并非只有当代科研人员的行为才有可质疑之处。Louis Pasteur 在 19 世纪 80 年代开创性地成功研制了有效的炭疽和狂犬病疫苗。后人检查他的数据记录时发现，一次著名的绵羊接种试验所用的炭疽疫苗是按照他的竞争者 Toussaint 发明的化学灭活法制备的。但在公开场合，Pasteur 声称他在所有的实验中用的都是自己的方法。虽然学术不端行为并不是 20 世纪末独有的现象，但新闻媒体对不端行为的报道却是前所未有的。Grinnell 指出，20 世纪 60 年代到 70 年代早期，很少有人公开披露学术不端行为，广为人知的案例只有寥寥几个。但到了 20 世纪 70 年代末，人们开始看到一些被疑为不端的研究行为受到了公开批判，科学丑闻进入了公众的视野。人们认识到，科学也会成为某些研究人员不道德和不恰当行为的牺牲品。近年来，论文造假事件频出，美国常青藤名校麻省理工学院的科学家 Luk Van Parijs 因为伪造研究数据被开除，明尼苏达大学的知名教授 Ashe 发表在《科学》上旨在研究阿尔茨海默病发病机制的奠基性论文涉嫌造假。国内也时有报道关于学术不端行为的事件，例如某大学教授涉嫌剽窃、抄袭美国学术期刊的文章。

 知识链接

Goodstein 对科学论文的看法

20 世纪 70 年代，Goodstein 在刻画"品质高尚的科学家"时表达了他对科学论文的看法："每篇科学论文都把具体的研究写得好似从一个真理向另一个真理的胜利进军，然而所有做研究的人都心知肚明，每一次实验都像一场混乱的战争。我们从不清楚正在发生什么，也常常不能参透数据的意义。但最终我们弄懂了前因后果，然后凭借事后聪明写出文章，把研究描述为清晰而必然的一步接一步的过程。这算得上一种虚伪，但它深嵌在我们做科研的方法中。"

笔记栏

2. 不端行为的发生概率 现在科研不端行为在公众视野中无疑得到了较普遍的讨论与报道，但不端行为的发生概率是否在上升？可以使用什么样的标准来衡量？美国对研究生和科研人员进行的调查显示，一小部分被访者表示在他们的研究生涯中曾发生过不端行为。但这类调查受到质疑，认为调查结果依赖于个人的感觉和理解，受访者所受的训练和专业经历不同会使答案出现很大差异。美国公共卫生署科研诚信办公室和国家科学基金会总监察长办公室每年要调查数十起科研不端案件。这些调查证明，有不少科研人员、研究生和技术人员确实存在不当行为。

3. 科研不端行为人 哪些人会在研究中造假？诺贝尔奖获得者 Salvador Luria 认为，科研造假者的人格中存在某种特殊病理。David Goodstein 研究了许多科研造假的案例，提出了 3 种常见动机：①事业压力；②认为自己"知道"答案并想走捷径；③认为某些实验产生的数据难以被精确地重复。诺贝尔奖获得者 Sydney Brenner 提出了另一种假设，他把不端行为归罪于现代科学的"工作结构"，也就是说许多实验室的等级结构很复杂，以实验室主任为首，博士后、研究生和技术人员构成了一个网络。在这种情况下，实验室主任并不直接接触实验台，因此假设某人犯了个无心之错，从错误中得到的数据引起了主任的好奇。主任随后提议在这些结果的基础上做更多的实验，并暗示了他想要的结果。下级研究人员按照指示做了实验，却没有得到预想的结果。由于主任有期待，下级研究人员就"修饰"了结果。随着时间推移，这种情况逐渐恶化，越变越糟。

4. 科研不端行为的定义 美国公共卫生署与国家科学基金会规定"不端行为"或"科研不端行为"是指伪造、篡改、剽窃或在研究的申请、执行或报告过程中严重偏离科学界公认的科研行为准则的行为，但不包括无意的错误和在数据判断与解读中出现的正常差异。其中，伪造是指捏造数据或结果，并将其记录或报告；篡改是指操弄研究材料、仪器、过程，改变或删除数据或结果，以致研究不能准确地反映在记录中；剽窃是指盗用他人的创意、过程、结果或词句且没有给予相应的承认。一些学术团体、大学和研究机构制订了各自对学术不端行为的定义，但通常是直接引用美国公共卫生署与国家科学基金会的定义，或将它们作为修改的蓝本。

2007 年，中国科学院发布《中国科学院关于加强科研行为规范建设的意见》，明确对科研不端行为进行定义，并分为以下几类：①在研究和学术领域内有意作出虚假的陈述，包括编造数据、篡改数据、改动原始文字记录和图片；在项目申请、成果申报，以及职位申请中做虚假的陈述；②损害他人著作权，包括侵犯他人的署名权、剽窃他人的学术成果等；③违反职业道德，利用他人重要的学术认识、假设、学说或者研究计划；④研究成果发表或出版中的科学不端行为，包括将同一研究成果提交多个出版机构出版或提交多个出版物发表等；⑤故意干扰或妨碍他人的研究活动，包括故意损坏、强占或扣押他人研究活动中必需的仪器设备、文献资料、数据等；⑥在科研活动过程中违背社会道德，包括骗取经费、滥用科研资源等。

5. 对科研不端行为的管理 20 世纪 80 年代初，科研诚信在美国被提到了重要的地位。随后的 10 年间，政府机构对此进行了充分调查，一些国会议员积极追究了一些不端行为案件的进展。20 世纪 90 年代初，美国制定了科研不端行为的定义与法规，接受联邦资助的机构也必须出台处理不端行为的政策。美国国立卫生研究院和国家科学基金会是美国资助生物医学和自然科学的两大机构，自 20 世纪 80 年代起，它们就不断发起和延长行动计划，以应对学术不端行为问题。国立卫生研究院扩大了下属的科学诚信办公室，并最终将其改名为科研诚信办公室。而国家科学基金会也在其内部设立了总监察长办公室。在教育方面，许多研究生课程中也常常含有科研诚信、研究道德或负责任的科研行为等内容。

我国国内经过几十年的实践，政府管理部门和科技界逐步达成共识，即除了对少数恶性科研不端行为要诉诸法律外，对于其他科研不端行为，主要是通过政府法规条令、科研机构的政策和指南、专业学会的职业准则和科技规范、科技期刊的指导方针来加以约束，更重要的是要从源头采取措施，教育为本，努力让学术风气回归到科学的轨道。具体措施如下：①教育引导。包括大力宣传科技界治学典范和明德楷模，进行学术不端行为的惩戒案例警示教育，从正、反两方面引导科技工作者严格自律并加强科学道德修养；另外以研究生为重点，在高校更加广泛地开展科学精神、科学道德和科学规范教育。②加强制度规范。从 20 世纪 90 年代开始，我国相关管理部门颁布了多项相关的政策规定，并逐步建立了多层次的管理机构。如中国科学院成立了科学道德建设委员会，科技部成立了科研诚信办公室，科技部、教育部、中国科学院、中国工程院、国家自然科学基金委员会、中国科学技术协会等部门建立了科研诚信建设联席会议制度。尤其是自 2010 年国务院科研诚信与学风建设座谈会召开以来，各有关部门相继出台了针对科研不端行为的惩处措施。另外，近年来有关部门发布了《关于加强我国科研诚信建设的意见》等文件，引导科技工作者严守学术规范，取得了一定的效果。③强化监督约束。新修订的《中华人民共和国科学技术进步法》《中华人民共和国著作权法》《中华人民共和国专利法》等，均就学术不端行为的调查处理问题列有明确条款。

学术不端行为目前已成为世界各国关注的问题，面对科学道德受到挑战，全球范围都在行动。近年来国际社会也多次召开全球大会，讨论科学道德与学风建设问题。例如，2022 年 5 月，第七届世界科研诚信大会（WCRI）在南非开普敦召开，大会的主题为"在不平等的世界中促进科研诚信"。2023 年 12 月，科技部监督司发布《负责任研究行为规范指引（2023）》，从研究选题与实施、数据管理、成果署名、同行评议、伦理审查、监督管理等 11 个方面，提出了开展负责任研究应该遵循的科学道德准则和学术研究规范。然而学术不端行为是一个复杂的问题，很难通过制度规范来防范所有的不端行为，科研人员的自律更为重要。这就要求从事研究和正在接受培训的科研人员都必须不断地检验自己的行为是否符合负责任的科研行为，研究活动是否遵守强制的和公认的标准，只有这样才能保证研究者所做的是"负责任的科研行为"。

（李　峥）

小　结

护理研究多涉及人或者动物，研究者应基于基本伦理原则开展研究，在研究实施过程中参照国家伦理审查办法，进行风险 / 益处评估，遵循知情同意、保密程序、保护弱势群体等基本要求。护理研究者应重视科研诚信，恪守科研行为规范。

思考题

1. 举例说明你的研究中或你所知道的他人的研究中出现的伦理困境或冲突。
2. 如何避免护理研究中的学术不端行为？
3. 科研不端行为可能伤害到哪些人？
4. 选择一个研究题目，根据知情同意的书写要求，撰写知情同意书。

笔记栏

21

第二篇

量性研究

第三章

选题

ER3-1
本章教学课件

 导入案例

在为新入院患者进行压力性损伤风险评估时，护士李某发现，尽管使用的是临床应用广泛、信效度良好且具有较高预测灵敏度的 Braden 压力性损伤风险评估量表，但不同层级的护士对同一患者的评估结果仍存在差异。进一步分析发现，不同层级的护士对压力性损伤风险评估的差异主要体现在"感觉"这一维度，而"感觉"维度分为"完全受限""非常受限""轻度受限""未受损害" 4 个等级，不同层级的护士对该维度的理解和判断标准不一致，特别是无法准确区分"非常受限"和"轻度受限"两种程度。

针对护士应用 Braden 压力性损伤风险评估量表评分不一致的情况，请思考：

1. 上述临床现象中蕴含着哪些科学问题？
2. 如何看待科学问题挖掘中存在的研究视角和深度的差异？
3. 应该如何对这些研究问题进行研究设计？

第一节 发现问题

一、研究问题的挖掘

研究问题的构建是开展科学研究的第一步。明确且有意义的研究问题能够有效指引整个研究过程。

（一）研究问题的重要性

研究问题不仅是科学探索的起点，更是确保研究深度和广度的关键。研究问题引导研究者专注于特定领域，深入探究变量间的关联或干预措施的有效性。同时，它还决定着研究方法、样本选择、数据收集等后续设计。因此，挖掘并构建有效、科学的研究问题是确保研究质量的核心。

（二）研究问题的类型

根据研究目的和方法不同，一般可将研究问题分为描述性、关系性、比较性及因果性 4 种主要类型。

1. 描述性研究问题 旨在描述特定现象或事件，为后续深入研究提供基础数据和背景信息。例如，2 型糖尿病老年患者自我赋权的水平如何？

2. 关系性研究问题 侧重探究不同变量之间的关联和相互影响，有助于揭示各种因素之间的内在联系。例如，冠心病患者数字健康素养与其自我管理之间的关系是什么？

3. 比较性研究问题 关注不同护理方法、策略、干预措施的效果，评估其优劣或差异，为实践者提供决策支持。例如，不同静脉输液方式（外周静脉置入中心静脉导管、完全植入式静脉输液港）在乳腺癌化疗患者并发症的发生率方面有无不同影响？

4. 因果性研究问题 探究某种干预措施与个体健康结局或护理效果之间的因果关系，对验

笔记栏

25

证干预措施的有效性和制订科学的干预方案具有重要意义。例如，叙事医学教育的实施能否有效提升护理专业本科生的人文关怀能力？

（三）研究问题的构建

挖掘并构建研究问题是一个复杂的过程，可通过逐步推进的方法将广泛的研究主题缩小为一个具体且明确的研究问题。

1. 选择研究领域及主题 依据个人兴趣、专业背景和实践经验，研究者可聚焦护理实践、教育或管理等研究方向，选取与当前热点或难点相关的主题。较为广泛的主题能为研究者提供多种可行的问题挖掘途径。确定主题后，可通过头脑风暴、概念映射等技巧进一步细化子主题和潜在研究问题。表3-1呈现了关于"乳腺癌患者身体意象"头脑风暴活动的示例，并举例说明了相应的问题陈述。

表 3-1 关于"乳腺癌患者身体意象"的问题陈述

主题	相关问题	问题陈述
乳腺癌患者身体意象	评估工具	身体意象量表可以评估乳腺癌患者身体意象水平
	现状	乳腺癌患者存在较高水平的身体意象障碍
	影响因素	应对方式可以影响乳腺癌患者身体意象水平
	心理健康	乳腺癌患者身体意象失调对其心理困扰程度造成影响
	干预策略	动机性访谈干预可能影响乳腺癌患者身体意象水平

2. 分析文献与研究现状 明确研究领域和主题后，应全面回顾已有文献并分析当前研究现状，包括系统梳理已有研究成果、研究空白以及当前尚存在的主要问题和挑战。该步骤能帮助研究者清楚了解该领域的最新进展，发掘尚未解决或需要进一步探讨的问题。

3. 缩小主题范围并确定潜在研究问题 在充分掌握研究现状后，应进一步缩小研究问题的范围。一方面，通过"差距发现"识别现有知识与实践、不同研究发现或患者实际需求与现实之间存在的差异或不足，并以此为基础构建研究问题；另一方面，鉴于护理实践和护患关系的独特性，也可借助个人实践经验，挖掘探索新的研究问题。

4. 评估研究问题的合理性 在该阶段，研究者应通过相应标准对已确定的研究问题进行合理性评估。FINER标准能够全面评估研究问题的合理性，包含五个核心要素：可行的（feasible）、有趣的（interesting）、新颖的（novel）、合乎伦理的（ethical）和相关的（relevant）。

📝 **知识链接**

FINER 标准的详细阐述

1. 可行的 有足够数量的研究对象；足够的技术专长；可支配的时间；研究范围可控；有研究资金支持。

2. 有趣的 寻求答案的过程能激起研究者或同行的兴趣；吸引合作者和潜在资助。

3. 新颖的 提出新的发现；验证、反驳或拓展已有的发现；能引起健康和疾病、医学实践或研究方法学相关概念的创新。

4. 合乎伦理的 能通过伦理审查委员会的审查和批准；以诚信、尊重和负责任的方式进行，维护参与者的尊严和福祉。

笔记栏

5. 相关的　有可能对科学知识、实践指南或卫生政策产生重要影响；可能影响未来研究发展的方向。

来源: MOHANAN S, PARAMESWARAN N. FINER criteria-What does it mean? [J]. Cosmoderma, 2022, 2: 115.

5. 明确并表述研究问题　在明确具体问题后，研究者需将其转化为一个明确、具体且可验证的研究问题。为准确而科学地构建研究问题，可以运用多种框架，如 PICO（T）框架、PEO 框架、SPIDER 框架等。

以 PICO（T）框架为例，当其用于制订干预研究的研究问题时，就包括患者或人群（population）、干预（intervention）、对照 / 控制（comparison/control）和结局（outcome）四个核心要素，有时还包括时间（time）维度。通过明确这些要素，可确保研究问题的针对性和可验证性。例如，依据 PICO（T）框架可提出研究问题："在永久性肠造口患者主要照顾者（P）中实施正念减压疗法（I），与常规护理干预（C）相比，能否在 4 周内（T）有效改善其照顾负担水平（O）？"

研究问题的挖掘和构建是一个不断迭代的过程，需要研究者不断深化对选定领域及主题的掌握，紧跟当前研究趋势和最新发现。除进行文献综述外，还应积极寻求相关领域专家、导师及同行意见。不同阶段的护理研究者在研究问题的认识方面可能展现出不同的深度和成熟度。从初步的护理相关问题识别，逐步深入对临床护理问题本质的洞察，更敏锐地挖掘出该临床现象中隐藏着的护理规律；从现有的护理和相关学科理论框架的借鉴应用，逐步过渡到对理论的修订、拓展和再构建，更科学地支撑和指导同类护理问题研究；从基本护理研究方法使用，逐步发展到探索新型研究工具和技术，更创新地分析研究护理问题；从单一护理学科领域的研究探索，逐步扩展到跨学科的多元交叉融合，更综合地丰富研究问题。

二、研究假设的提出

在明确研究问题并综述相关文献后，研究者应基于对研究现状的全面理解进一步提出研究假设，为研究过程提供坚实的理论支撑和明确的实践指导。

（一）研究假设的重要性

研究假设是科学研究中至关重要的组成部分，是对预期结果的具体表述，为研究结果提供初步或试探性解释。研究假设与先前已知事实、潜在研究方案以及分析变量的预期结果相关联，可提供明确且具体的研究方向，有助于聚焦研究问题并引导研究者选择合适的研究方法。

（二）研究假设应满足的要求

1. 可检验的　应能够通过观察或实验进行验证。若构成假设的一个或多个因素在总体或样本中不存在，或假设中包含的现象或特征是高度主观的或难以测量的，则该假设不能被确立。

2. 具体的　应明确指出研究涉及的一个或多个变量，并清楚表明变量之间的关系。

3. 明确的　应以清晰和简洁的方式陈述，以易于理解和验证。

4. 可信的　应基于现有理论、文献或先前研究结果，并考虑现有理论的支持，体现对当前研究问题的合理推理和认识。

5. 相关的　应与正在研究的研究问题相关，解决特定问题。

（三）提出研究假设的模式

研究假设的提出主要包括两种模式：演绎和归纳。

1. 演绎假设　基于已有原理或理论框架，推导出特定情境下的具体假设。研究者首先需明确护理理论或原理，并将其与实际情境紧密结合，从而提出具体、相关且可检验的假设。例如，

笔记栏

社会支持理论强调社会网络在应对健康问题中的重要作用，通过演绎提出假设："对于接受癌症治疗的患者，提供持续的社会支持能够提高其生活质量"。

然而，演绎假设可能受已有理论自身局限性的影响，亦可能忽略一些未知变量或因素，导致研究结果不够准确或出现偏差。因此，研究者需要谨慎对待演绎假设，可结合其他方法以确保研究的可靠性。

2. 归纳假设 基于对特定现象或事件的观察或研究结果的总结和分析，得出一般性的结论或规律。与演绎假设不同，归纳假设是从个别到一般的推理过程。归纳假设过程始于现象观察与数据收集，随后深入分析数据并识别模式与趋势，并评估其可靠性，最终基于分析结果，研究者提出归纳假设。例如，在工作中护士观察到接受心脏手术的患者，术后早期下床活动有助于减少并发症并加速康复。基于这些实际经验，可提出归纳假设："心脏手术后早期下床活动对减少患者并发症、促进康复具有积极影响"。

归纳假设的可靠性取决于观察样本的代表性和样本量的大小。小样本或非代表性样本可能导致归纳假设存在偏差或不可靠，因此，在进行归纳假设时，研究者需要确保样本的代表性、多样性和充足性，运用科学方法进行深度分析和验证。

（四）研究假设的类型

根据研究的复杂性和目的，研究假设可分为不同类型。

1. 关联假设和因果假设 关联假设关注两个或多个变量之间的共存关系，即当一个变量发生变化时，另一个变量也可能随之变化，但并不指明因果方向。因果假设则明确指出了变量之间的因果方向，即自变量的变化导致了因变量的变化。

2. 简单假设与复杂假设 简单假设只涉及两个变量之间的关系，无论是关联假设还是因果假设。复杂假设则涉及三个或更多变量之间的关系，这些关系可能是相互关联的，也可能是因果关系的一部分。

3. 无方向性假设与方向性假设 无方向性假设仅指出变量之间有关系存在，但不指明这种关系的方向性。方向性假设则明确指出了关系的方向，即正相关或负相关。

4. 统计假设与替代假设 统计假设，也称为零假设（H_0），通常在统计分析中使用，它假设观察到的差异或关系是由随机误差引起的。替代假设（H_1）是研究者希望证实的假设，即观察到的差异或关系是由研究中的自变量引起的。

表 3-2 针对不同类型的假设进行举例说明。

表 3-2　不同类型的假设说明

假设类型	举例
关联假设	老年患者跌倒的发生率与其日常活动能力相关
因果假设	奥塔戈运动的实施可有效降低老年患者跌倒的发生率
简单假设	急诊护士职业倦怠水平与其离职意愿相关
复杂假设	急诊护士工作满意度在其心理弹性与职业倦怠之间起中介作用
无方向性假设	初产妇分娩恐惧与分娩准备度相关
方向性假设	初产妇分娩准备度与分娩恐惧成负相关
统计假设	接受家庭赋权干预的永久性肠造口患者的社会疏离感水平与接受常规健康教育的患者没有差异
替代假设	与常规健康教育相比，家庭赋权可减轻永久性肠造口患者的社会疏离感水平

笔记栏

28

第二节　选题的原则及方法

一、选题的基本原则

选题是根据选题的基本原则,遵循相应的程序,确定科学问题的过程。科学的选题要具备科学价值和理论意义,遵循一定的选题原则。

ER3-2
选题的基本原则案例分析

(一)重要性

科研工作的主要目的是促进社会发展、科技发展和开拓新技术领域,其根本目的是满足日益增长的人类社会物质文明和精神文明的需要。因此,科研选题的重要性原则体现了科学研究的价值性。护理科研选题,则应着眼于护理实践和护理学科发展,以满足患者及其照护者的健康需求,才能有力推动人类健康事业的进步与发展、体现护理科学研究的社会价值。

(二)创新性

创新性原则体现了科学研究的探索性。遵循该原则,能保证科学研究选题的新颖性、先进性和原创性,进而有所发现、有所发明、有所创造。护理科研选题的创新性鼓励探索护理领域中的未知领域、发现新问题、寻找新方法、得出新结果,包括:

1. 前人或他人从未研究过的,通过自己的新发现去填补该领域的空白。

2. 前人或他人对某一领域虽已展开过研究,但拟发现新问题、提出新方法,对该领域进行深入探索和发展,补充已有研究的不足。

3. 国外已有报道,但尚需要结合我国护理发展实际情况进行创新性研究与应用,或拟引进国外相关学科的新理论、原理、技术或者方法,以填补国内该领域的空白。

4. 将别人已完成、已发表但尚未推广运用的技术成果,通过自己的创新设计和完善,促使成果在护理实践中推广与转化。

科学研究是探索未知的活动,其本质需要不断创新、不断开拓,创新是发展的第一动力,也是科学研究的灵魂。具体而言,理论研究提出的新概念、新观点、新结论,技术研究发明的新技术、新产品、新设备、新材料、新工艺,均是创新的表现。护理学是以自然科学和社会科学理论为基础的研究维护、促进、恢复人类健康的护理理论、知识、技能及其发展规律的综合性应用科学,对护理学研究而言,其创新也可从理论创新与技术创新等不同方向进行探索。例如,在理论创新方面,可提出符合护理现象及本质规律的新认识和新观念,促进新形势下服务对象对健康的新需要,并指导临床护理实践;护理技术创新方面,在当前大数据、人工智能高速发展的时代背景下,应积极创造新技术手段、构建新模式,为服务对象提供更精准、高效的照护。

(三)科学性

科研工作的任务在于揭示客观事物的本质及其发展的规律,正确反映人类认识世界与改造世界的水平。科学性原则是衡量科研工作的首要标准,要求选题必须有事实根据和理论根据,必须符合科学原理,符合人类认识和事物发展的基本规律。

护理科研选题应在相关的科学理论和临床实践经验的基础上,结合文献资料,通过归纳、演绎、类比、分析、推理等科学思维,最终形成科学假说。要做到:

1. **遵循科学原理**　科研选题要"有理有据",必须根据已有科学理论和事实开展,其中包括前人的工作总结和个人的实践经验与体会。

2. **尊重客观规律**　护理科研选题要符合事物发展的客观规律,违背客观规律的研究就明显违反实事求是的科学性原则。

3. **符合逻辑性**　科研选题要符合逻辑推理,选题不应存在逻辑矛盾。

(四)实用性

护理科研选题应重视和强调解决护理实践中迫切需要解决的关键问题,利于缓解病痛、预防

笔记栏

疾病、提升照护对象的健康水平。好的科研选题应具备一定的临床实用性，其研究成果可指导临床实践，促进护理学科与临床实践的有机结合，提高护理研究的科学性和有效性。为确保护理科研选题的实用性，研究者应注意以下问题：

1. 关注患者身心需求 了解患者疾病预防、治疗与康复中的身体与心理需求，关注患者家庭与社会关系对疾病治疗护理的重要影响，落实人本主义思想，选择能促进患者健康的科研课题。

2. 与临床实践结合 将护理科研与实际工作结合起来，立足临床护理实践中的难点、堵点、焦点问题，关注临床护理工作中待解决的问题和挑战，以科研成果更好地解决临床问题、指导和促进临床护理水平的提升。

3. 关注政策导向 密切关注国家政策、行业规划对护理学科的导向与发展性要求，从有效落实国家政策的角度出发，确定相应的研究选题。

（五）可行性

可行性原则是决定选题能否成功的关键。科研选题应综合考量已具备的主观与客观条件是否满足课题研究的需要。主观条件主要指研究人员的知识结构、研究能力、研究兴趣、创新思维等，反映科研人员自身对所选课题的驾驭能力，是确保科研工作完成的前提；客观条件指开展研究所需的材料、资源、经费、时间、团队协作等，应用性课题还需要考虑成果开发、应用与推广方面的条件，这是科研工作能够顺利开展并保质保量完成的保障。当不具备可以完成科研选题的主、客观条件时，再好的选题也只能是一种美好的愿景，无法实现。

此外，伦理原则是进行护理研究时必须遵守的重要原则。不论是选题、课题设计、科研实施和成果总结与出版，研究者均应确保对研究对象权益和隐私的尊重和对伦理规范的恪守。护理科研必须遵循的伦理准则详见第二章。

ER3-3
选题的基本
原则

二、选题的常用方法

选题是科研工作者进行科学研究的起点。研究者可以从理论和实践中发现问题、凝练科学问题、帮助确立选题，该过程的目的是使研究问题从含糊到明确、研究范围从星散到聚焦、研究对象从模糊到精准。

（一）从临床实践中选题

护理研究课题主要来自临床护理实践，护理实践中仍存在着或潜在隐藏着诸多护理问题和现象，还需要不断改进现有护理实践活动来帮助解决这些问题。一方面，为提高护理质量和效率，需要不断探索如何改进目前护理管理制度、工作程序与技术；另一方面，随着医疗护理技术的进步与发展，临床实践中涌现出大量新的护理问题及新现象，需要不断更新或创建护理实践新方法予以解决。例如，人工智能在应对人口老龄化、缓解护理专业人员短缺的同时，带来了相应的法律、道德及伦理问题，包括智能护理机器人的伦理风险防范问题、智慧护理管理中的信息安全问题等。

护理人员在临床护理实践中应善于观察、勤于思考，发现有待研究的护理问题和现象，查阅相关国内外文献，运用评判性和创新性思维进行分析和总结，尝试提出其中蕴含的科学问题并设计解决方案。

（二）从相关理论中选题

理论多来源于临床实践，并应回归临床指导实践。尽管护理科研工作是一种实践活动，但仍需要对理论层面进行深入研究与探索。护理理论层面选题的类型如下：

1. 运用相关理论指导护理实践 以已有理论为研究架构，将理论作为研究基础，经过演绎、推理、推论等过程，在护理领域进一步验证该理论的作用和价值，并在实践中对其不断进行调整与修订。

笔记栏

2. 尝试运用新理论 以新发展的理论框架或概念框架为指导，开发新的护理研究课题，以验证该新理论或新框架的正确性、可操作性和可推广性。

3. 从理论与实践的矛盾中选题 当某一理论用于指导护理实践时，若该理论与实践结果存在不一致，甚至矛盾的情况，可通过科学研究的方法对该理论进行修正、补充或完善，使理论更加完善、成熟。

（三）从文献分析中选题

广泛阅读发表于医学期刊、护理期刊上的高质量论文，了解护理领域某一研究主题的最新研究现状，发现文献中研究尚存在的局限，寻找尚未解决或需要继续深入的研究问题，明确研究的缺漏、空白和切入点，厘清研究思路，结合实践需求，逐步形成并确定研究课题。

（四）从基金指南中选题

科学基金是以从事科学研究活动为目的而设立的具有一定数量的资金。在我国，根据基金的来源，可以将其划分为国家级、部委级和地方级科学基金。设有科学基金的部门根据医疗卫生事业发展规划，定期发布科学基金指南，为资助研究的学科领域提供方向，从而发挥科学基金的导向作用。因此，可通过了解科学基金指南的内涵，结合自身能力，寻找合适的科研课题。

（五）从同行交流中选题

研究者可参加国内外护理领域的学术交流活动，通过参加会议、讲座、座谈等多种形式，把握护理学术前沿动态，拓宽研究视野，开阔研究思路，启发学术灵感，通过观点交流，发现新的研究课题。

（罗 羽）

小 结

本章主要讨论了科研选题相关的内容，包括如何挖掘研究问题、提出研究假设、选题相关的基本原则及选题常用方法。

思考题

1. 结合个人专业背景，尝试论述科研选题中如何有效挖掘并构建一个有价值的研究问题。
2. 针对表 3-1，提出相应的科学问题，并说明研究设计。
3. 在科研选题过程中，如何平衡创新性与可行性？请举例说明。
4. 基于个人设想的研究问题，请撰写一份立题依据。

笔记栏

ER4-1
本章教学课件

第四章

文献回顾

第一节 概　述

 导入案例

　　某高校护理学专业学生小李的研究方向为类风湿关节炎患者自我管理。通过查阅文献和临床实践，小李发现不同医护人员、患者对类风湿关节炎患者是否运动、运动形式及强度有不同观点。小李进一步查阅相关文献，发现了关于类风湿关节炎患者运动的指南、专家共识、证据总结以及高质量原始研究。随着对问题理解逐渐深入，小李有了更深层次的思考，例如有氧运动、抗阻运动适合哪些类风湿关节炎患者？如何衡量运动频率和强度是否恰当？运动可以改善患者的哪些指标？自己的课题怎样选题才能更具科学性、新颖性？

　　请思考：

　　1. 在小李课题进展过程中，文献回顾起到哪些作用？

　　2. 在小李进行文献回顾的过程中，需要查阅哪些不同类型的文献？

　　3. 小李如何有目的、有意识、系统地查找和积累该领域的文献？

　　文献回顾是开展学术研究不可缺少的一项基本技能，有助于研究者了解某一领域的研究现状、发展趋势及存在的问题。通过系统地回顾和整理相关文献，研究者可以明确研究问题、研究假设和研究方法，为研究提供理论支持和实证依据。对研究者来说，在开展某一领域学术研究的起始阶段，有目的、有意识、系统地查找和积累其研究方向的文献，是其研究选题是否新颖、研究设计是否科学、研究计划书和论文撰写是否有深度和广度的重要因素之一。因此，研究者要充分重视文献回顾，花充足的时间和精力系统开展其研究领域的文献检索和阅读，为学术生涯做好文献积累，打好学术基础。

一、文献回顾的目的

　　作为科研工作中的重要组成部分，文献回顾有助于研究者准确、全面地了解研究领域的现有知识，明确研究进展，分析既往研究的局限性，为未来研究选题和科研设计提供参考。因此，充分的文献回顾可以引导研究者更好地开展科学研究。

（一）文献回顾的概念

　　文献回顾（literature review）是对特定主题的相关文献进行系统性搜集、阅读和评判性思考的过程。文献回顾与文献检索并不完全相同，具体体现在：

　　1. 系统性　研究者开展文献回顾，需要对各个数据库进行系统检索以及对检索结果进行系统整理，对文献分类阅读，甚至形成文献回顾相关成果。系统的检索包括确定准确的检索词、制订合适的检索策略、在各个数据库开展检索并根据检索结果修订检索策略。检索结果的系统整理包括对文献内容进行阅读，将其分类整理，如研究工具、研究方法、干预措施、结局指标等，以

笔记栏

便于系统掌握该领域的研究现状。

2. 全面性　研究者在进行文献回顾时需要重视文献检索的全面性，包括指南、证据总结、系统综述、原始研究等，不同类型的文献为研究者开展学术研究提供不同类型的支撑。

3. 评判性　研究者在对检索的文献进行整理综合时，需要主动地分析、应用、综合和评价文献以得出文献回顾的结论。这要求研究者检查文献内容的准确性、逻辑性，深入理解和思考文献内容。

4. 启发性　研究者可以通过已有研究启发选题和研究思路。例如，通过对既往数据的回顾，研究者可以发现某个特定因素与某种疾病之间的关联，从而启发新的研究想法。

5. 积累性　文献回顾伴随研究全过程，研究者应重视在研究起始阶段进行文献积累，通过不断地更新文献、深入思考和整理文献，为科学研究的不断深入奠定坚实基础。

（二）文献回顾的作用

根据不同的研究目的，文献回顾的作用也不同。

1. 系统掌握某一研究领域的来龙去脉　对某一个主题的文献进行收集、整理、阅读、选择、比较、分类和分析，用自己的语言对该主题研究的现状进行归纳整理、综合分析和评论，包括归纳先前研究者的学术观点和争论焦点，这能够使研究者系统地掌握某一研究领域的来龙去脉。通过评述当前研究存在的问题及其原因，提出自己的见解和研究思路，能够培养批判性思维，明确未来研究方向，使研究体系更具系统性、循序渐进、不断深入。

2. 明确关键概念和操作性定义　通过文献回顾可以明确关键概念及其操作性定义。例如，信息素养（information literacy）在不同学科中有不同的含义，研究者拟调查护士信息素养时，需要通过文献回顾及临床实践，明确护理学研究中，临床护理人员的"信息素养"具备哪几个要素，其内涵和外延包含哪些方面。

3. 明确概念之间的关系　概念之间的关系可以通过已有的成熟理论来确定，文献回顾是明确概念间关系的重要途径。通过整合不同概念间关系的文献，形成概念间的关系网络，为研究提供理论基础。例如，当研究者拟探究护士职业认同的前因时，可以对涉及护士职业认同的相关文献进行回顾，找出影响该变量的前因变量，得出概念间关系作为研究的假设基础。

4. 确定理论框架　理论框架是指导研究工作的相关理论或理论的集合，从已有文献中的相关理论出发，辨析不同理论间的区别与适用情况，从而找到合适的理论或理论集合作为研究的理论框架。例如，当研究者拟对慢性病患者的自我管理行为进行研究时，需要通过文献回顾确定与自我管理行为相关的理论有哪些（如自我效能理论、知信行理论、健康信念模型等），比较各个理论之间的异同，根据研究目的选择恰当的理论框架。

5. 确定研究方案　研究方案是否科学、可行，能否得到有价值的研究成果，与文献回顾是否充分、依据是否充分密切相关。

（1）确定研究对象的纳入排除标准和样本量：研究对象的纳入排除标准决定了目标人群中哪些成员可以参加研究，合理的纳入排除标准是保证研究科学、顺利开展的前提。研究者需要参考相关文献，根据研究目的初步确定研究对象，然后通过文献回顾进一步明确研究对象的来源、样本量估计方法、可能遇到的问题等，保证研究对象选择的合理性。

（2）确定干预方案：通过文献回顾，比较不同干预内容、频次、时间的作用，全面综合文献，作为干预方案的科学依据。例如，通过文献回顾总结现有证据，可以形成类风湿关节炎患者运动干预方案，包括运动前的评估内容、干预方式、运动类型、运动时长、运动强度、运动周期等。

（3）确定结局指标：结局指标的选择对干预效果评估起重要作用，通过文献回顾确定恰当的结局指标，以保证研究的科学性和可行性。例如，运动干预后的结局指标可能有知识、行为的变化，也可能有骨密度、心肺功能、疾病活动度等客观指标的变化，还可能有疼痛、心理、生活质

笔记栏

33

量、体验的变化，通过文献回顾总结既往研究关注的结局指标类型，确定对类风湿关节炎患者运动干预的结局指标，能够更准确地体现干预的临床价值。

6. 解释研究结果 文献回顾可以帮助研究者将自己的研究结果与先前研究进行对比，这种比较有助于解释结果的独特性，指出可能相似之处、差异及其机制，并识别潜在的原因。当新的研究结果与既往研究一致时，这些结果就得到了进一步的支持和解释。

（三）不同文献类型的作用

随着循证护理的发展，文献回顾所查阅到的文献种类日益丰富。回顾文献的种类不同，其作用亦有所不同。

1. 临床决策支持系统 通过整合最新的循证证据、患者的临床特征和病史，临床决策支持系统可以提供诊断、治疗和护理方面的建议和指导，有助于提高临床决策的质量和效率，同时也可以作为研究者开展研究的临床指导工具。

2. 指南与标准 系统性回顾最新的临床指南与标准，不仅可以为临床工作提供指导，还能指导研究者构建干预方案，如《2020AHA 心肺复苏和心血管急救指南》《静脉治疗护理技术操作标准》《类风湿关节炎患者实践指南》等。

3. 系统评价与证据总结 是基于循证证据，针对医疗护理问题，开展循证实践的基础，研究者可以利用其开展临床实践和证据应用研究。

4. 文献综述 通过对已有文献进行系统性搜集、分析和总结，可以帮助研究者快速了解某一领域的研究进展和成果，起到事半功倍的作用。

5. 原始研究 可以启发研究思路，提供有关研究方法和设计的重要信息。通过分析先前研究所采用的方法和技术，研究者可以了解哪些方法在特定情境下是有效的，哪些方法可能需要改进或者避免使用，有助于设计更为科学和可行的研究方案。

二、文献回顾的意义

研究者在研究过程中持续进行系统的文献回顾，能够促进其形成学术发展的良性循环，为学术生涯打好基础。

1. 理解学术社区和学科范式 学术社区通常指由致力于特定学术领域研究的人们所构成的学术组织、学术团体，通过在线平台、社交媒体等渠道形成虚拟社区。文献回顾可以帮助研究者了解该领域权威的机构和研究者，理解学科主流观点、争论焦点以及研究范式的演变，有助于研究者理解学术交流的规则和方式，筑牢学术发展根基，从而推动研究者在学术道路上稳步前行。

2. 培养批判性思维和学术素养 研究者通过不断思考文献中所包含的研究问题、研究意义、研究方法、研究数据等，可以培养自己的批判性思维。学习其他研究者的经验和教训，注意研究中可能存在的局限性和不足之处，有助于开阔思路，跳出狭隘的研究领域，从多个角度审视和解决问题，提高研究质量。

3. 提升学术道德和规范意识 规范的文献回顾过程，可以加强研究者对学术道德和规范的认识，培养其严谨求实的学术态度和行为习惯，有利于增强研究者的学术诚信和责任意识。

三、文献回顾的步骤与过程

（一）明确文献回顾的目标和范围

明确文献回顾的目标和范围能为后续的文献收集、筛选、阅读和分析提供明确的方向，确保有针对性地进行文献回顾。

1. 明确文献回顾的目标和主题 首先要明确文献回顾的目标，是为了系统地掌握某一领域的研究现状，还是明确基本概念的操作性定义，或者寻找理论框架指导研究方案的设计等。根据不同的目标，清晰地定义文献回顾的主要问题，这些问题应该是具体、明确且可衡量的，要明确界定问题的核心概念，如研究对象、干预措施和结局指标等，以便文献回顾可以聚焦于特定的主题。

2. 设定文献回顾的范围 文献回顾的范围包括时间范围、文献类型、主要研究领域及相关领域等。时间范围要依据文献回顾的目标进行设定，若目标是查全，则时间范围要长，要查找从建库至今的所有相关文献；若目标是查新，则时间范围一般要聚焦在近 5 年新发表的文献。文献类型可能包括学术期刊论文、会议论文、专著、报告、硕博士学位论文等，要考虑不同文献类型对于研究的贡献和价值，根据目标明确需要纳入的文献类型。文献回顾不仅要纳入主要研究领域的文献，有时也要考虑相关领域的文献，这可能涉及跨学科的文献回顾，或是对其他相关领域的研究进行综合分析。必要时需要制订文献纳入排除标准，例如进行系统评价或证据总结，需要根据主题和范围制订文献纳入排除标准，通常包括研究对象、干预措施、对照、结局指标、研究类型等。纳入排除标准要清晰明确，有理有据，服务于文献回顾的目标。

（二）文献收集

文献收集是文献回顾过程中至关重要的一步，涉及从各种来源获取与研究主题相关的文献，为后续的文献筛选、阅读和分析提供基础数据。

1. 确定检索词 根据文献的外部特征和内容特征确定检索词。外部特征包括题名（书名、篇名、刊名）、著者（作者姓名、译者姓名、编者姓名、学术团体名称）、文献序号（专利号、技术标准号）、引文等。内容特征是文献内容所属的学科范围及主题，一般用主题词结合自由词的方式进行检索。主题词是经过规范化处理的能够反映文献主题内容的专业名词或词组，如美国国家医学图书馆出版的《医学主题词表》（medical subject headings，MeSH）；自由词就是其他与文献主题密切相关、反映文献主题内容的名词或词组。在分析和了解文献回顾目的的基础上提炼出能够确切反映文献回顾内容的检索词，确保检索词的全面、准确与科学。

2. 确定文献收集的来源 根据证据资源的"6S"金字塔模型分类（图 4-1），常用证据资源检索来源包括：

（1）计算机决策支持系统（computerized decision support system）：UpToDate、BMJ Best Practice。

（2）专题证据汇总（summaries）：国际指南协作网（Guidelines International Network，GIN）、英国国家卫生与临床优化研究所（National Institute for Health and Care Excellence，NICE）、苏格兰校际指南网络（Scottish Intercollegiate Guidelines Network，SIGN）、医脉通。

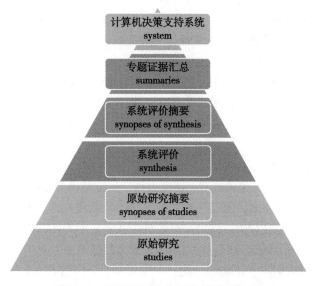

图 4-1 证据资源的"6S"金字塔模型

（3）系统评价摘要（synopses of synthesis）：ACP 期刊俱乐部、Cochrane DARE。

（4）系统评价（synthesis）：Cochrane 系统评价数据库（CDSR）、JBI Evidence Synthesis、PubMed、Medline。

（5）原始研究摘要（synopses of studies）：ACP 期刊俱乐部。

（6）原始研究（studies）：PubMed、Medline、EMBASE、CINAHL、Cochrane、CENTRAL、SinoMed、知网、万方、维普。

文献的其他来源包括图书馆资源和参考文献追踪。研究者可以前往大学或研究机构的图书馆查阅图书馆藏书和订阅的期刊资源，或利用图书馆的在线资源进行文献收集。此外，可以通过已发表文献的参考文献列表进行文献追溯，获取有价值的文献。

3. 制订检索策略　在制订具体的检索策略时，研究者应根据所选数据库的特点，确定适宜的检索途径，编写检索策略表达式，然后进行预检索，并根据结果对检索策略进行调整，直到达到文献回顾的目的为止。检索表达式中常用的技术包括布尔逻辑检索：逻辑"与"，符号为"AND"或"*"，表示文献同时包含两组检索词的特征，该运算符可缩小检索范围，提高查准率；逻辑"或"，符号为"OR"或"+"，表示至少包含两组检索词中的任意一个，该运算符可扩大检索范围，提高查全率；逻辑"非"，符号"NOT"或"-"，表示文献内容包含第一个检索词但不包含第二个，该运算符可以缩小检索范围，增强特指性，提高查准率。截词符"？""*""￥"加在检索词的中间或者前后可以检索同一词根或概念相关的一类词，可以简化检索表达式，扩大检索范围。利用初步拟定的检索策略进行文献检索后，应该评价检索结果，重新调整检索策略，直到查询到满意的结果。一般对检索策略的调整包括扩大检索范围和缩小检索范围，并需要结合文献回顾的目的及数据库的实际情况灵活运用。

ER4-2
文献回顾的
范围与方法

（三）文献筛选与阅读

在收集到充足的文献后，需要根据研究目的对文献进行筛选。筛选的标准包括文献与研究问题的相关性、文献的权威性、研究方法的科学性以及研究结果的可靠性等。可以通过阅读文献的标题、摘要、关键词等信息进行初步筛选，然后逐一阅读全文详细筛选。在筛选过程中，需要注意避免遗漏重要文献，同时也要避免引入与研究问题无关或质量较低的文献。

确定最终纳入回顾范围的文献后，需要认真阅读文献的内容，重点注意文献的结构、研究方法、研究结果等。可以制订文献内容提取表格，将文献中的重要信息和内容提取在表格中。同时，需要对文献进行分类整理，并利用各种质量评估工具对不同类型文献的质量、研究方法、研究结果等方面进行评估，明确纳入文献的质量。

（四）文献积累与更新

充分筛选和阅读文献后，需要对与主题相关的文献进行积累和更新，利用文献管理软件对文献进行综合管理。文献管理软件集文献检索、整理、分析、利用于一体，有助于快速准确地处理大量文献信息，提高文献积累和更新的效率。目前常用的文献管理软件主要有 EndNote、NoteExpress 等。可以在文献管理软件中对文献信息进行收集和保存，按照研究目的对文献进行自动分组和统计分析，并通过增加或删除功能对数据库记录进行维护和更新，还能自动插入不同的标准参考文献格式。

（五）文献综合与综述撰写

文献综合的目的是将各个文献的观点、研究方法、研究结果等进行整合和归纳，形成对研究领域的全面认识。在综合文献时，需要注意文献之间的关系和差异，避免简单地堆砌文献内容。同时，还需要对文献进行综合评价，指出文献的优点和不足，为后续的研究提供参考。必要时，可以对文献的各类数据进行 Meta 分析，得出更有说服力的结论。

综述的撰写通常包括引言、正文和结论三个主要部分。在引言部分，需要简要介绍研究主题、研究背景和研究意义等；在正文部分，需要详细阐述文献回顾的方法和步骤，呈现纳入文献的内容、观点、研究方法、研究结果等，并对文献进行综合评价；在结论部分，需要对整个文献回顾进行总结，指出研究领域的现状、发展趋势以及未来的研究方向。

（六）注意事项

在进行文献回顾时，需要注意以下几点：

1. 遵循学术规范　文献回顾需要遵循学术规范，不得抄袭或剽窃他人研究成果。在引用他人观点或数据时，需要规范标引参考文献。

2. 保持批判性思维　在阅读和分析文献时，需要保持批判性思维，对文献的质量、研究方法、研究结果等进行客观评估，避免盲目接受或否定文献内容。

3. 注重文献质量　在选择文献时，需要注重文献的质量和研究方法的科学性，优先选择权威可信、高质量的学术资源。

4. 不断更新文献　研究领域的发展是不断变化的，因此需要不断更新文献回顾的内容。在撰写文献回顾时，需要注明文献的时间范围，并在后续的研究中不断更新和完善文献回顾的内容。

5. 结构逻辑合理　在撰写文献回顾时，需要注意结构的合理性和语言的准确性，避免出现错别字、语法错误等问题。

6. 遵守版权和引用规范　在文献回顾过程中，要遵守版权和引用规范，确保引用的文献来源合法、准确。

第二节　文献研究及文献综述

 导入案例

　　小李查阅了相关的文献后，想要总结自己查阅过的文献，并把文献进行整理和汇总，这样能更加清晰地把握类风湿关节炎总体的研究进展及最新的研究成果，也为自己的选题奠定基础。带着这个问题，小李开始思考：类风湿关节炎有哪些方面适合作为文献研究的选题？文献研究论文有哪些类型？不同类型的文献综述有什么共同点与不同点？文献研究论文应该如何撰写？撰写的过程中需要注意哪些问题？自己应该怎样做，才可以写出一篇质量较高的文献研究论文？

请思考：

1. 什么样的选题适合开展文献研究？
2. 有哪些不同类型的文献研究论文？
3. 文献研究论文撰写的基本思路是什么？

文献综述根据其目的和方法可以分为叙述性综述、系统综述、范围综述、整合性综述等。不同类型综述的概念、写作框架及优缺点均有所不同（表4-1）。

表4-1　不同类型文献综述的区别

条目	叙述性综述	系统综述	范围综述	整合性综述
研究目的	总结研究成果，揭示研究现状及当前研究的局限性	针对某一具体问题的研究结果及其综合	描述某一主题的文献概貌	对概念、理论、证据、主题进行讨论

续表

条目	叙述性综述	系统综述	范围综述	整合性综述
研究问题	模糊宽泛	明确聚焦	模糊宽泛	明确聚焦
检索策略	无	前期确定	前期确定	前期确定
质量评价	一般不进行	严格，根据纳入文献的类型进行质量评价	可以不进行，但推荐进行质量评价	严格，根据纳入文献的类型进行质量评价
综合呈现	使用文本进行阐述与解释	采用表格、图形或图表的形式进行描述与比较	采用表格形式呈现研究主题与需要解决的问题	采用表格、图形或图表的形式进行描述与比较
报告规范	无	PRISMA 声明	PRISMA-ScR 声明	Whittemore 五步法

ER4-3
文献回顾
案例分析

一、叙述性综述

（一）概念

叙述性综述（narrative review）是一种综合性的文献综述形式，通常围绕某一问题或专题展开，通过广泛搜集相关的文献资料，对其内容进行分析、整理和综合，以精练、概括的语言对有关的理论、观点、数据、方法、发展概况等进行综合、客观描述。

（二）步骤与方法

1. 确定选题　明确综述的主题和研究范围，确定想要探讨的问题或主题，这是撰写综述的基础。选题往往是研究者根据自身的兴趣或研究的需要而定，需要反映学科的新成果、新动向。

2. 广泛收集文献　根据确定的主题，通过各种途径收集相关文献，包括但不限于学术期刊、会议论文、书籍等，确保收集的文献具有代表性和权威性。收集文献时，可采取由近及远的方法，找最前沿的研究成果，使读者尽快了解某一研究问题的现状。

3. 拟定提纲　在阅读收集到的相关文献后，对文献作进一步的筛选，筛选出与主题紧密相关的内容，注意文献的可靠性、有效性和创新性，并记录研究的目的、方法、结果和结论等。在此基础上，拟定文献综述的提纲。提纲要缜密，条理清楚，紧扣主题。

4. 撰写综述　文献综述通常包括前言、主体、总结三个部分。前言主要阐明综述的写作意图，介绍关键概念、定义，并界定综述的范围，包括涉及的问题领域、所探讨的时间跨度以及当前问题的现状和争议焦点。主体是综述的核心，可以根据时间顺序梳理文献，也可以针对不同的问题或观点进行归纳和讨论。通过对文献的综合、分析、比较和对照，揭示相关问题的研究历程、现状和未来发展趋势，明确已经解决的问题和尚待解决的问题，特别强调研究进展和发展方向。这不仅有助于研究者确定自己的研究内容，也能帮助读者快速把握研究的切入点。总结则是对整个综述的概括和提炼，总结文献中的主要观点，指出未来研究方向。通过这一部分，读者不仅能够了解问题的过去和现在，还能对未来的发展有所预见，根据综述的内容和发现，可以提出进一步的研究问题或假设，为后续研究提供方向和思路。

（三）实例

【例1】以"痴呆患者病感失认的研究进展"为例，讲解叙述性综述的撰写过程。

1. 目的　通过综述痴呆患者病感失认的概念、发生情况、相关机制，痴呆患者病感失认与认知功能、精神行为的关系及其危害，分析并总结其干预措施，为今后进一步研究、探索有效支持系统提供参考。

笔记栏

2. 框架

（1）前言：介绍病感失认的概念及其对痴呆患者的危害。

（2）主体：介绍病感失认的概念辨析、表现及其生理机制；痴呆患者病感失认的测评方法及发生情况；痴呆患者病感失认与认知功能、精神行为的关系及其危害；痴呆患者病感失认的干预措施。

（3）总结：介绍照顾者及护理人员应重视痴呆患者的病感失认情况，今后需要在哪些方面进一步改善和加强。

来源：李树亚，李峰. 痴呆患者病感失认的研究进展［J］. 中华护理杂志，2021，56（3）：468-472.

分析：该综述框架明确，条理清晰，较全面地回顾、分析、总结了国内外痴呆患者病感失认的研究进展，为进一步研究、探索有效的支持系统奠定了基础。但由于该综述为叙述性综述，虽然反映了作者对该研究问题深入的理解，但由于未进行系统检索，可能存在遗漏部分文献的情况，此外，未对文献进行质量评价，综述内容易受到作者研究经验等主观影响。

（四）优缺点

1. 优点

（1）灵活性：叙述性综述可以适应各种主题和研究领域，无须遵循固定的结构或格式。这种灵活性使得研究者能够根据自己的研究目标和需求，自由地组织和安排综述的内容。

（2）全面性：叙述性综述可以针对某一主题或领域的研究进行深入分析和讨论，从而提供背景信息和研究现状，使读者全面了解某一主题的背景、发展现状和未来趋势。

（3）易于理解：叙述性综述通常使用通俗易懂的语言进行撰写，使得广大读者能够轻松理解。这种易于理解的特点有助于扩大综述的受众范围，增强研究的传播和影响力。

（4）丰富性：叙述性综述可以涵盖广泛的研究内容，包括未预测到的事件、文字描述等，从而提供丰富的信息供读者参考。

2. 缺点

（1）主观性：由于叙述性综述没有严格的格式和结构要求，研究者可能会根据自己的主观意愿和偏好来组织和撰写，导致综述内容的主观性。这种主观性可能会影响综述的可信度和学术价值。

（2）重复性：叙述性综述可能涉及大量的文献和资料，不同研究者可能针对同一主题开展文献综述，尤其引用相同的文献或观点，导致综述的冗余性和不必要性。这种重复性不仅浪费读者的时间，还会降低综述的新颖性。

（3）缺乏系统性：叙述性综述通常不会按照特定的逻辑或框架进行组织和撰写，同时，缺乏客观检索方法的支撑，检索文献缺乏系统性和条理性，会影响综述内容的系统性和全面性。

二、系统综述

（一）概念

系统综述（systematic review）主要针对某一具体问题，通过全面收集相关研究，应用一定标准化方法对文献进行质量评价，筛选出符合质量标准的文献，进行数据提取和／或综合，得出研究结论。

（二）步骤与方法

1. 明确研究目的和问题 在进行系统综述之前，需要明确研究的目的，采用PICOs框架，即研究对象（P，population）、干预措施（I，intervention）、对照组（C，control）、测评指标（O，outcome）、研究类型（S，study）确定研究问题，这有助于指导后续的文献搜索、筛选和分析。

2. 制订纳入排除标准 按照研究对象、干预措施、测评指标、研究类型、语言要求等明确

笔记栏

纳入和排除文献的标准。

3. 全面搜索相关文献 系统综述需要全面搜集与研究问题相关的文献，包括已发表的学术论文、会议论文、报告、灰色文献等。搜索过程应遵循 PRISMA 清单所列举的相关规范，对检索词进行严格限制并对多个数据库进行检索，以确保搜索结果的全面性和准确性。

4. 严格筛选文献 搜集到大量文献后，可以利用文献管理软件，将文献数据库检索到的文献进行合并，剔除重复文献。根据纳入排除标准对文献进行筛选与评价。

5. 文献质量评价 采用不同工具对不同类型的文献进行方法学质量评价。例如，针对随机对照试验，可以采用 ROB2（Version 2 of the Cochrane risk-of-bias tool for randomized trials）进行质量评价。

6. 数据提取和分析 对筛选后的文献进行仔细阅读和数据提取，包括研究的基本信息、研究方法、研究结果等。随后对提取的数据进行分析，揭示研究问题的内在规律。

7. 撰写论文 在系统分析和比较相关文献的基础上，对研究结果进行综合解释和讨论，包括对研究问题的回答、对研究结果的解释、对相关研究的评价和展望等。按正确格式撰写论文，包括研究背景、研究目的、文献搜索与筛选过程、数据提取与分析结果、综合解释与讨论，以及结论与建议等部分。

（三）实例

【例 2】 以"基于电子健康的自我管理对肿瘤患者疲劳、自我效能和生活质量的效果：一项系统综述和 Meta 分析"为例，讲解量性研究的系统综述撰写和报告过程。

1. 目的 综合现有研究，评价基于电子健康的自我管理对成年肿瘤患者癌因性疲乏、自我效能和生活质量的影响。

2. 纳入排除标准 研究对象（P, population）为诊断为肿瘤的成年人，干预措施（I, intervention）为基于电子健康的自我管理干预；对照组（C, control）为传统自我管理干预或空白对照；测评指标（O, outcome）为癌因性疲乏；研究类型（S, study）为随机对照试验。

3. 检索方法 以"cancer""e-health"和"self-management"等及大量相关词进行检索，时间范围从每个数据库建立到 2019 年 7 月 14 日。检索的数据库包括 PubMed、CINAHL、Cochrane、Web of Science 和 Embase。

4. 文献筛选 将检索记录进行重复删除后，由 2 名研究者独立筛选文献 38 篇，最终确定可以纳入的文献 15 篇。

5. 质量评价 使用 Cochrane 手册（5.1.0 版）进行方法学质量评价，并使用 GRADE 分级评价证据体质量。

6. 数据提取 提取的数据包括作者、发表年份、国家、样本量、研究对象（年龄、癌症类型、诊断时间、是否接受治疗）、干预措施（内容、理论框架、持续时间、时间与频率）、对照组及结局（仪器、测量的时间点、值和标准差）。

7. 结果 共纳入 15 项研究，共 2 337 名研究对象，Meta 分析表明基于电子健康的自我管理对癌症相关疲劳和自我效能有效，但对生活质量无效，仍需要更多高质量的随机对照试验来证实这些结论。

来源：XU A Q, WANG Y P, WU X. Effectiveness of e-health based self-management to improve cancer-related fatigue, self-efficacy and quality of life in cancer patients: systematic review and meta-analysis[J]. Journal of Advanced Nursing, 2019, 75(12): 3434−3447.

分析：该系统评价针对具体研究问题，制订详细的纳入排除标准，全面检索不同来源文献，基于 Cochrane 手册评价文献方法学质量，由 2 名研究者独立进行文献筛选、质量评价和数据提取，对多篇研究结果进行量性综合，研究结果表明基于电子健康的自我管理对降低癌因性疲乏和提高自我效能有效。但该系统评价缺乏针对灰色文献（grey literature）的检索与筛选，同时随着现代新兴技术的迅猛发展，远程干预内容及形式发展迅速，需要定期更新相关研究文献，反映最新研究进展。

（四）优缺点

1. 优点

（1）全面性：系统综述通过制订详细的检索策略，广泛搜集和筛选相关文献，能够较全面地覆盖某一领域的文献。

（2）客观性：系统综述遵循一定的方法论原则，确保研究的客观性和可靠性。通过系统的文献筛选、评估和分析过程，可以减少主观偏见和误差，研究过程客观可重复。

（3）深入性：系统综述不仅呈现研究结果，还深入探讨研究背后的理论、方法和假设，有助于读者深入了解研究问题和背景。

2. 缺点

（1）耗时费力：系统综述需要进行大量的文献搜集、筛选、评价和分析工作，需要投入大量的时间和精力。

（2）受原始研究数量和质量限制：如果关于某一主题原始研究数量有限，尤其缺乏高质量原始研究，难以得到有价值的结论。

 知识链接

系统评价报告规范清单（PRISMA）

PRISMA（Preferred Reporting items for Systematic Reviews Meta-analysis）是系统评价的报告清单，由 27 个条目组成，对题目、纳入排除标准、质量评价、数据提取及论文撰写等各方面进行了描述，包含检索、初筛、纳入和综合四阶段流程图，是其他类型系统评价报告规范的基础。

三、范围综述

（一）概念

范围综述（scoping review）是用来明确某一特定主题或研究领域的文献综述方法，为临床实践、政策制定和开展研究提供关键概念、研究空白、证据来源与类型指导的研究方法。

（二）步骤与方法

范围综述通常以 JBI（Joanna Briggs Institute）于 2019 年 12 月发布的范围综述指南为方法学框架，帮助研究者规划和呈现清晰、直观的结果，引人注目且易于读者理解。为了规范范围综述的报告形式，PRISMA 工作组发布了包含 22 个条目的范围综述报告规范清单（PRISMA extension for scoping reviews，PRISMA-ScR），以下为范围综述报告的步骤与方法：

1. 明确开展范围综述的目的 开展范围综述可以为系统评价提供主题指标，寻找研究间的差距，总结并呈现某一领域已有的研究证据，以澄清研究的定义和 / 或概念边界等。

2. 制订纳入排除标准 按照人群（population）、概念（concept）、背景（context）、时间范围、语言要求、研究类型等明确纳入和排除文献的标准。

3. 检索方法 选择合适的数据库和检索引擎，制订明确的关键词和词组，确保检索式能够涵盖研究领域的关键概念。检索策略需达到以下四点要求：①描述检索中的所有信息来源以及最近执行检索的日期。②提供至少 1 个数据库的完整电子检索策略，以便可以重复。③说明范围综述中包含的证据来源。④描述基于证据来源绘制数据图表的方法。

4. 证据选择 详细说明纳入文献的筛选过程，包括初步筛选和最终筛选的步骤、双重筛选的实施、对争议性文献的解决等。确保选择证据的过程是透明和可验证的。如果可以的话，最好报告对所纳入证据的质量评价结果。

5. 报告结果 结合图表报告每个纳入证据的特征，并提供引文出处，确保结果的可读性和可信性。

6. 解释讨论 在讨论和结论部分，总结该概况性评价的主要研究结果，强调研究的局限性，并提出未来研究的建议。

（三）实例

【例3】 以"眼动追踪技术在护理研究中应用的范围综述"为例，讲解范围综述的撰写和报告过程。

1. 目的 绘制以眼动追踪为测量手段的护理研究的主题和方法，为未来使用眼动追踪的护理研究提供建议。

2. 纳入排除标准 人群（population）：临床护士、护生和护理教师，在研究过程中使用了眼动仪；概念（concept）：眼动追踪是一种记录眼球运动、注视行为和瞳孔直径的方法；背景（context）：在任何环境中进行的实验，包括实验室、医院或社区。

3. 检索方法 搜索策略包括自由词和主题词。检索数据库有 PubMed、Embase、Web of Science、CINAHL、EBSCO、Scopus 和 APA PsycInfo，从每个数据库建立到 2023 年 11 月 17 日。

4. 文献筛选 由2名研究者独立筛选文献，确定纳入的文献，并对纳入研究的文献进行数据提取。提取的数据包括第一作者、出版物（年份、期刊）、国家、设备、目标、领域、研究设计、参与者和样本量、结果以及结论。

5. 结果 最终纳入66篇文献，不仅总结了眼动追踪数据的应用和解释，而且认识到其在推进临床护理研究和实践方面的潜力。

来源：HU H L, LI H J, WANG B L, et al. Application of eye-tracking in nursing research: a scoping review[J]. Nursing Open, 2024, 11(2): e2108.

分析：该案例对护理领域中应用眼动追踪的文献开展范围综述。根据 PRISMA-ScR 报告规范清单，该案例明确了三个研究问题，分别为"眼动追踪在护理研究中的应用领域、研究方法和结果解释"。按照人群、概念、背景原则确定纳入排除标准，并在开放科学框架网站（Open Science Framework, OSF）上进行注册。该案例提供了详细的检索策略，检索数据库涵盖护理学、社会学、生物医学和心理学等多个领域。研究结果表明眼动追踪作为一种有效的研究工具，不仅在临床护理中对患者安全具有重要意义，在护理教学中也有助于教师理解学生的学习路径和认知策略。但研究未对纳入文献进行质量评价，在一定程度上影响研究结果的可靠性。

（四）优缺点

1. 优点

（1）广泛性与全面性：范围综述旨在涵盖特定主题的所有可用文献，而不局限于特定研究设计或特定研究类型，用于回答更为广泛的问题（例如，"某一干预措施的证据来源"或"对某一概念的认识"），使得范围综述相比系统评价，能够提供针对某一主题更为全面和广泛的理解。

（2）发现潜在研究领域：通过对现有文献的综合分析，范围综述可以识别出已经进行的研究，同时也能够揭示未来潜在的研究方向和需求。

（3）明确研究问题：通过对已有文献的总结和分析，范围综述可以指出当前研究的局限性，并提出未来研究的方向和重点。

2. 缺点

（1）无数据分析：范围综述通常不进行深入的数据分析，而是对文献进行总结和概括，这意味着读者可能无法获取详细的数据信息和具体的数值结果。

（2）存在选择偏倚：范围综述的结果取决于作者对文献的选择和纳入标准，因此可能受到研究者本身的限制，导致存在选择偏倚。

（3）可能无质量评价：范围综述虽然推荐进行文献质量评价，但不强制要求，如果不对纳入文献的质量进行评价和分级，容易导致文献质量参差，影响结论的可靠性。

 知识链接

范围综述报告规范清单（PRISMA-ScR）

PRISMA-ScR（PRISMA extension for scoping reviews）是范围综述报告规范，在 PRISMA 声明核心版的基础上进行修订，删除了 5 个与范围综述无关的条目，包含标题、摘要、前言、方法、结果、讨论和基金 7 个方面 22 个条目。PRISMA-ScR 清单可以帮助研究者提高范围综述的报告质量，使范围综述更加完整和规范。

四、整合性综述

（一）概念

整合性综述（integrative review）是最全面的综述方法，通过概括、推理和整合现有的知识，并以批判性的方式将现有的研究结果相互关联，从而产生新的、完整的知识。

（二）步骤与方法

目前，整合性综述所遵从的方法学多为 Whittemore 等提出的五步法，具体内容如下：

1. 确立研究问题 整合性综述在确立问题时应明确研究问题的核心概念、研究对象等要素。

2. 收集数据/文献 整合性综述检索文献范围包括关于研究问题的所有相关文献，至少包含 2~3 种检索策略，检索来源包括电子数据库、滚雪球检索、灰色文献和联系关键作者等。此外，要确定文献的纳入排除标准，以保证文献检索的全面性。

3. 评价数据/文献 由于整合性综述可纳入多种文献类型，其文献评价难度增大，而不同类型文献的评价标准不同，因此，应根据纳入文献类型，采用相应的文献质量评价工具。

4. 分析数据 整合性综述数据分析方法包括 4 个步骤，即数据浓缩、数据展示、数据比较、结论与验证。

（1）数据浓缩：这一过程等同于系统综述中的数据提取，从纳入的文献中提取所需数据，根据数据的研究类型、时间、地点、样本特点等将数据分成不同的亚组，从而进行简化和归类。

（2）数据展示：将上一步获得的数据概括、组织，转化成特定的变量，以矩阵表格、图片、图表或网络图的形式呈现。

（3）数据比较：反复比较所展示的数据，找出规律、主题和关系，描述变量或主体间的关系，并画出概念图。

（4）结论与验证：该步骤将描述规律、主题关系上升到抽象层面，形成理论模型。

5. 结果呈现 以图、表的形式展示，包括目前该主题的研究现况，对既往研究的评判性分析，对该研究问题形成的新的、统一的、全面的理解和认识，并得出相应的结论。

（三）实例

【例4】以"轻度认知障碍及阿尔茨海默病患者人群中睡眠障碍与载脂蛋白 E ε4 相关性研究的整合性综述"为例，讲解整合性综述的撰写和报告过程。

1. 目的 对患有轻度认知障碍（MCI）和阿尔茨海默病（AD）的成人睡眠障碍与载脂蛋白 E ε4（APOE ε4）状态之间的关系进行整合性综述。

2. 确定研究问题 是否有证据表明 MCI 和 AD 患者的睡眠障碍与 APOE ε4 有关？这些发现

 笔记栏

（如果有）对护士有何影响？

3. 收集文献　在 PubMed、CINAHL Plus、Web of Science、APA PsycInfo、Embase、Scopus 和 Cochrane 数据库中进行系统检索。检索日期为数据库建立日期至 2021 年 5 月 20 日，检索集中于 3 个主题：①睡眠或失眠；② APOE ε4 或载脂蛋白 E ε4 等位基因；③ MCI 或 AD。

4. 评价文献　采用 JBI 横断面研究质量评价工具评估了 2 项研究，采用 JBI 队列研究质量评价工具评估了 5 项研究。每项研究均由 2 位评审员（第一作者和第二作者）独立评价，产生分歧时由第三者（通信作者）裁决。满足质量评价工具所有条目的研究被定义为质量良好。

5. 结果呈现　共纳入 7 项研究，APOE ε4 与 MCI/AD 人群的夜间总睡眠时间、24 小时总睡眠时间、快速眼动、睡眠效率、睡眠潜伏期和入睡后觉醒恶化等相关。

来源：WEI W R, WANG K R, SHI J Y, et al. The relationship between sleep disturbance and apolipoprotein E ε4 in adults with mild cognitive impairment and Alzheimer's disease dementia: an integrative review[J]. Biological Research for Nursing, 2022, 24(3): 327−337.

分析：本案例对 MCI 和 AD 成年人睡眠障碍与 APOE ε4 基因的相关性进行文献整合，作者严格按照 Whittemore 等提出的五步法进行撰写和报告。文中对 Scopus 跨学科数据库、Cochrane 方法学数据库、PubMed 医学数据库等进行系统检索，涵盖了与研究问题相关的三个主题，确保收集到全面的文献资源；使用各类 JBI 评估清单对所纳入的文献进行质量评价，以确保文献的可信度。

（四）优缺点

1. 优点

（1）概括性与全面性：整合性综述能够综合不同研究的结果和发现，提供全面、系统的论述。与范围综述不同，整合性综述是回答一个或多个具体的研究问题，结果通常以总结、结论或提出建议的形式呈现；范围综述是对一个领域的情况进行概述，结果通常以描述性的方式呈现。

（2）考虑文化背景：相较其他类型的综述而言，整合性综述不单是依靠实验数据来下结论，而是更多元化地考虑研究的文化背景，使结论能够更好地用于政策的制定与实施。

（3）推动政策制定：整合性综述的结果可以为政策制定提供科学依据，有助于推动学科的发展和进步。

2. 缺点

（1）存在异质性：不同研究的设计、方法、样本特征等可能存在差异，结果的解释较为复杂，较难取得一致的结论。

（2）无法推断因果关系：虽然整合性综述的文献检索和文献评价均全面严格，但研究问题的因果关系无法确定，未来的研究可以使用孟德尔随机化进一步完善。

五、其他类型综述

（一）文献计量学类论文

1. 概念　文献计量学（bibliometrics）是以统计学和数学为基础计量方法，以文献体系为研究对象，描述、评价和预测科学技术研究热点与发展趋势的文献。

2. 步骤与方法

（1）文献数据收集：通常使用中国学术期刊全文数据库（CNKI）、万方数据知识服务平台和 Web of Science 核心数据库进行文献数据收集。文献数据的选择和采集方法对研究结果的可靠性有重要影响。

（2）文献筛选方法：根据纳入和排除标准对检索到的文献进行筛选，包括文献类型、语言、出版年限等方面。

（3）引文分析：使用引文分析法，构建引文网络，揭示文献之间的引用关系。通过引文计量指标，如引用频次、h 指数等，评估文献、作者、期刊的学术影响力。

（4）关键词共现分析：关键词共现分析旨在揭示文献中关键词之间的共现关系，进而识别研究领域内的热点、关联性和发展趋势。通常使用 VOS viewer 软件对关键词进行分析和筛选，最后获得可视化分析结果。

3. 实例

【例 5】　以"护士健康队列研究的大样本文献计量学分析"为例，讲解文献计量学分析的撰写与报告过程。

（1）文献数据收集：本研究对国内外大样本护士健康队列研究所发表的文献进行分析，系统检索科学网核心数据库（Web of Science Core Collection，WOSCC）中的相关文献。参考目前已开展的大样本护士健康队列研究名称，确定文献检索式。检索时限为 1993 年 1 月 1 日至 2023 年 2 月 15 日。

（2）文献筛选方法：研究对象来源于大样本护士健康队列；文章类型为研究型论文。由 2 名具有循证中心调查员资质的研究者独立对文献进行检索、查重和筛选，当意见产生分歧时，经讨论后裁定。

（3）文献计量学分析：对所有文献中高频出现的前 50 位关键词聚类后发现，研究聚焦于女性健康的相关风险、心血管疾病及风险、再现性等 3 个主要领域。对近 5 年前 25 位被引用次数最多的关键词进行突现性分析，发现生活方式（如地中海饮食、吸烟）、心血管疾病（如心肌梗死、心脏病）、女性生殖健康（如子宫切除术、更年期、卵巢保护）以及心理健康（如抑郁）是研究的热点及趋势。

（4）结论：大样本护士健康队列研究的关注度逐年提高，研究方向趋于女性生殖健康和心理健康，建议在国家级平台（如国家卫生健康委员会等）的支持下，尽快建立全国范围的大样本护士健康队列。同时，根据护士的工作性质和特点，选择合适的暴露因素，将生殖健康、心理健康和精神疾病等作为主要结局指标，以更好地保障护士的身心健康，推动护理学科发展。

来源：李亚敏，李栩亭，余强，等. 护士健康队列研究的大样本文献计量学分析［J］. 中华护理杂志，2024，59（3）：330-337.

分析：该案例对大样本护士健康队列研究的文献进行计量学分析，文献纳入排除标准明确，确保筛选出与护士健康队列研究内容相关的文献。分析了发文国家及机构情况、研究作者情况、期刊分布及引用情况、研究关键词及其演变情况等，指出当前大样本护士健康队列研究的热点，为未来相关研究的发展提出建议。

4. 优缺点　文献计量学能够对大量文献进行系统性分析和比较，发现研究领域的发展趋势和热点问题。通过文献计量学分析，可以全面地了解某一研究领域的研究现状、研究热点、研究水平等信息，有助于指导未来研究方向和政策制定。相比于传统的手工文献调研，借助文献工具进行文献计量学分析可以更高效地收集、整理和分析文献数据，节省时间和人力成本。但文献计量学分析多选取 CNKI 和 Web of Science 数据库进行分析，未涵盖灰色文献、专利、报告等信息，无法全面反映研究领域情况。此外，文献本身的质量也会影响分析结果的准确性。

（二）系统评价再评价

1. 概念　系统评价再评价（overview of systematic review）是全面收集针对同一疾病或同一临床问题的治疗、病因、诊断、干预等方面的系统评价，进行综合的一种方法。随着循证护理的发展，一方面，针对同一主题的系统评价增多，且质量不等；另一方面，有时单一系统评价无法回答多种干预措施、结局指标和不同人群亚组等问题，此时需要针对多个系统评价进行综合，即系统评价再评价。通过系统评价再评价，可以从更广范围内针对某一主题，对已有的系统评价进行质量评价，筛选汇总更高质量的证据，并可针对不同人群、不同干预措施、不同结局指标的多个

笔记栏

系统评价进行结果整合，提供更全面、更可靠的信息，为临床实践和决策提供有力支持。

2. 步骤与方法

（1）明确研究问题和目的：确定要评价的临床问题或疾病，以及评价的目的和目标人群，并制订纳入排除标准。

（2）文献检索：全面检索与研究问题相关的系统评价，包括数据库检索、手工检索和其他来源的检索。

（3）文献筛选：根据预定的纳入和排除标准，对检索到的文献进行筛选，确定最终纳入的系统评价。

（4）质量评价：对纳入的系统评价进行质量评价，评价其方法学质量和可靠性。

（5）数据提取：从纳入的系统评价中提取相关数据，包括研究特征、结果指标等。

（6）综合分析：对提取的数据进行综合分析，包括描述性分析、Meta 分析、网络分析等，以得出综合结论。

（7）解释和讨论：对综合结果进行解释和讨论，考虑临床意义、实用性、局限性等，并提出建议和展望。

3. 实例

【例6】 以"远程医疗对类风湿关节炎的疗效：一项系统评价再评价和 Meta 分析"为例，讲解系统评价再评价的撰写与报告过程。

（1）目的：确定远程医疗对类风湿关节炎的疗效。

（2）纳入标准：纳入随机对照试验的系统评价，内容是关于远程医疗在成年类风湿关节炎患者中的应用效果，以英文发表。

（3）文献检索：本研究基于《Cochrane 干预措施系统评价手册》进行开展，且该研究已在开放科学框架上注册。文献检索时间范围从每个数据库建立开始到 2022 年 5 月 12 日。检索数据库包括 PubMed、Embase、Web of Science、Cochrane、Cumulative Index to Nursing and Allied Health Literature。

（4）文献筛选：由 2 名研究者独立筛选文献，确定可以纳入的文献，并对纳入研究的参考文献进行追踪。

（5）质量评价：2 名研究者使用评估系统评价的工具（AMSTAR 2）独立评估纳入的文献。之后，2 名研究者使用系统评价和 Meta 分析首选的 PRISMA 报告清单独立评估报告质量。同时，使用 GRADE 分级为纳入结果的证据质量进行分级。

（6）数据提取：包括发表期刊、作者、出版年份、国家、研究类型、数量和纳入综述的样本量、结果测量、方法学质量评估工具以及是否为 Meta 分析。

（7）结果：最终纳入 8 项系统综述，研究结果表明远程医疗对类风湿关节炎患者的疾病活动、功能、身体活动、自我效能和知识方面有显著的改善，远程医疗可以提高对类风湿关节炎患者的整体护理水平。

来源：WU B L, ZHANG M M, HU H L, et al. The effectiveness of telemedicine in patients with rheumatoid arthritis: an overview of systematic reviews and meta-analysis[J]. Telemedicine Journal and e-health, 2023, 29(12): 1747−1758.

分析：该系统评价再评价以确定远程医疗对类风湿关节炎的疗效为目的，基于《Cochrane 干预措施系统评价手册》衡量证据质量，有助于确保研究的透明度和可追溯性。作者通过研究类型、人群及发表论文的语言，对纳入排除标准进行严格限制，确保了纳入文献的质量。2 名研究者独立进行文献筛选和追踪参考文献，并使用 AMSTAR 2、PRISMA 27 项清单和 GRADE 等级系统评价质量，确保研究结论的可靠性。

4. 优缺点 系统评价再评价采用一系列规范化的步骤和标准，通过系统性收集、筛选和分析文献，全面了解某一研究领域的现状和问题，具有较高的客观性和科学性。但系统评价再评价结果的可靠性受到所纳入的系统评价的影响，具有时限性，不同的评价方法和工具可能引入新的偏差或误差，从而影响研究结果的准确性和客观性。

（三）证据总结类论文

1. 概念 证据总结（evidence summary）是围绕一个或一组特定主题，对关于卫生保健干预、活动相关证据（主要是指南、系统评价及高质量原始研究）的概要提炼与汇总。

2. 步骤与方法

（1）问题确立：证据总结是聚焦临床实践中的特定问题，对相关最新、最佳证据的全面总结。

（2）制订文献的纳入和排除标准。

（3）文献检索：依据"6S"金字塔模型，自上而下逐层检索。

（4）文献筛选：由2名研究者独立筛选，完成后对比结果，如有异议通过讨论或与第三人协商裁定。

（5）质量评价：根据文献类型，采用公开、有说服力的评价工具，由2名研究者独立对纳入文献的方法学质量进行评价。

（6）证据汇总与分级：逐篇阅读纳入文献，逐条提取证据内容及来源，并根据主题对证据汇总。提取证据应忠于原文、标注出处，主题设置应围绕实践中的关键环节。

（7）形成实践建议：基于证据汇总，给出简洁清晰、可读性强的实践建议。

3. 实例

【例7】 以"类风湿关节炎患者运动干预的最佳证据总结"为例，讲解证据总结的撰写与报告过程。

（1）目的：获取类风湿关节炎患者运动干预的相关证据，并对最佳证据进行总结。

（2）纳入排除标准：纳入标准：文献类型为循证指南、最佳实践、证据总结、系统评价、原始研究（随机对照试验或类实验研究）、专家共识；含类风湿关节炎患者运动方法或相关建议；语言为中文或英文。排除标准：重复发表或翻译版本；已有更新版本；已含在指南中的系统评价或已含在系统评价中的原始研究；无法获得全文。

（3）文献检索：检索循证指南、最佳实践、证据总结、专家共识、系统评价和原始研究，确定检索词和检索策略，检索数据库有指南及循证中心网站、专业学会网站、Cochrane Library、PubMed、Joanna Briggs Library、中国知网、万方数据库等。检索文章发表年限截至2020年5月。

（4）质量评价：循证指南采用《临床指南研究与评价系统》、专家共识采用JBI对专家意见和专业共识类文章的评价工具、系统评价采用AMSTAR2、随机对照试验采用Cochrane偏倚风险评估工具等进行质量评价。

（5）证据汇总与分级：共纳入17篇文献，其中指南5篇、专家共识1篇、推荐建议4篇、系统评价2篇、随机对照试验5篇，对每篇文章进行质量评价和分级。

（6）形成实践建议：本研究按照循证方法学，检索证据资源、评价文献质量、汇总证据，总结出19条关于类风湿关节炎患者运动干预的最佳证据，涉及运动原则、评估、计划、准备、方式、时间、监测、应急处理等8个方面。

来源：高超，吴雪，徐安琪，等. 类风湿关节炎患者运动干预的最佳证据总结［J］. 解放军护理杂志，2020，37（10）：43-47.

分析：该案例对类风湿关节炎患者运动干预的最佳证据进行总结，按照"6S"金字塔模型，依次检索指南、专家共识、最佳实践、证据总结、系统评价和原始研究，使用不同的质量评价工具对文献进行针对性评估，确保纳入文献的可信度和质量；研究结果涵盖了运动原则、评估、计划等8个方面，总结出19条关于类风湿关节炎患者运动干预的最佳证据，为进一步开展临床循

笔记栏

证实践与转化提供依据。

4. 优缺点 证据总结类论文的结果通常以清晰、简洁的形式呈现，易于理解和应用，为临床实践提供重要的支持和指导。证据总结采用预先确定的方法和标准进行文献检索、筛选、评价和综合，可提供可信度相对较高的研究证据，为决策制订和实践提供科学依据。但证据总结具备时效性，需要定期更新，以确保为临床实践提供最新指导。此外，考虑到文化差异和语言限制的影响，国外证据在我国人群中的适用性有待进一步验证。

（吴　雪）

小　结

文献回顾是对特定主题的相关文献进行系统性搜集、阅读和评判性思考的过程，其特点为系统性、全面性、评判性、启发性和积累性。文献回顾的步骤包括明确文献回顾的目标和范围、文献收集、文献筛选与阅读、文献积累与更新、文献综合与综述撰写。文献综述是护理研究中的重要环节，每种综述类型都有其特定的适用范围和独特的特点。了解和掌握这些综述类型，有助于我们在进行护理研究时，根据研究主题和目标，选择最为合适的综述方法，帮助我们更清晰地理解研究主题，更准确地把握该领域的研究现状及未来发展趋势，为护理实践提供更为精准和有效的指导。

● ● ● ●　思考题　● ● ● ●

1. 请阐述开展文献回顾的方法及其对研究工作的意义。
2. 请描述文献综述的类型及不同文献综述间的区别与联系。
3. 请思考文献综述的结论如何转化为实践建议，以促进相关领域的发展。
4. 两人一组，选择同一篇文献综述论文，通过分析，说明该论文的呈现方式是否符合报告规范。

第五章

护理研究中的理论框架

ER5-1
本章教学课件

导入案例

　　某研究者阅读研究文献发现老年冠心病患者每天久坐时间均值为 12 小时。久坐行为会影响此群体的健康状况。某研究团队为了改变老年冠心病患者的久坐行为，拟设计干预方案。他们回顾行为干预研究发现行为改变是动态、连续、循环的过程，仅提升疾病相关行为认知，尚不足以改变行为。

请思考：

此研究需要选择什么样的理论来指导老年冠心病患者久坐行为干预方案的构建呢?

　　科学研究中的理论框架是有逻辑地呈现与研究相关的概念、变量和变量间关系，解释研究的主要因素，包括关键因素、概念、变量及变量间假定的关系，为科学研究提供理论基础。它是研究课题的蓝图，可为明晰研究问题、选定研究方法提供指导，也可为研究结果的解释及结果的讨论提供理论依据。护理学领域的研究往往涉及探索变量间的关系或者研发干预方案，理论框架可以为研究假设的建立提供理论基础。通常，每个量性研究均应有一个理论框架以指导建立研究假设；部分质性研究如描述性质性研究也可以在立题时提出理论框架，为确定研究领域和资料的收集提供方向，并为结果的阐释以及概念化提供理论依据。本章将介绍科学研究中的理论框架的基本概念和知识，并结合实例阐述发展理论框架的基本步骤。

第一节　护理研究中建立理论框架的意义

一、相关定义

（一）概念

　　概念（concept）是描述物体、属性或事件的一些词组，是对真实世界的抽象描述。概念是人类思维形式最基本的组成单位，是构成命题（proposition）、推理的要素。世界上的事物之所以千差万别，就是因为每个事物都有自己的属性。在事物的属性中，有的是这类事物中每个分子都必须具有的、把该事物与其他事物区别开来的特有属性，概念就是反映事物的特有属性，使它与其他事物相区别。例如"自我效能感"这个概念反映的就是"个体对实现既定目标所需能力的信念感知"。

　　人类对周围世界的认识成果通过概念加以总结和概括，经过逻辑加工，可构成理论。概念是构成理论的基石。例如，在 Deci 和 Ryan 提出的自我决定理论中，自主性、归属感、流畅感、心理需求、行为动机是该理论的基本概念。

　　根据概念所代表的事物、属性在现实世界中能够观察的程度，可将概念分为具体概念、推理性概念、抽象性概念。①具体概念：指那些能够在现实世界中观察到的或体验到的事物，如粉

笔记栏

笔、冰、红色等；②推理性概念：指那些能够间接观察到的属性或事件，如疼痛、体温升高等；③抽象性概念：指抽象的观点，在现实世界中不能直接观察到的，如关怀、压力、希望等。

概念及其定义是理解理论的基础。对概念的定义（definition）有两种：①理论性定义（theoretical definition）是关于概念的理论上的定义，如"自我效能感"的理论性定义是"指个体对实现既定目标所需能力的信念感知，被认为是人类动机和行为的基础"。②操作性定义（operational definition）包含测量某一结构或一个变量所必需的具体操作活动，如"自我效能感"的操作性定义是由一般自我效能感量表测量的自我效能感水平。在陈述研究的理论框架时，对研究概念必须给出操作性定义，指出具体在此研究中的测量方法。

（二）关系陈述

关系陈述（relational statement）阐述两个或两个以上概念间的关系，可为理论框架的形成提供基础。在理论框架中对关系陈述的描述为指导科研问题或者科研假设提供方向，也决定了科研设计的类型和科研数据分析方法。成熟的理论如一些生理学理论、心理行为学理论有可测量的概念，以及清晰的、可通过科研测试的关系陈述。例如，在凯瑟琳·柯卡芭的舒适护理理论中提出通过提高患者的舒适感能够直接并积极地促进患者寻求健康的行为。该理论阐述了舒适水平与寻求健康行为概念间的关系。

（三）理论

从广义来说，理论（theory）是人们对自然界及人类社会现象的规律的系统性认识。从狭义来说，理论是对事物和现象本质所进行的系统性和抽象性的概括。理论由一组概念、定义、概念间关系组成，具有逻辑和整体性。理论对学科有重要的意义，其贡献主要包括：①以理论为基础，对观察到的现象和有关材料进行系统、整体的解释；②为学科研究概念和变量提供理论框架，使这些概念和变量在研究的现象中获得特殊的意义；③以理论为指导，把研究结果联系起来，使科学知识得以积累，扩充学科知识和理论。理论框架中的关系陈述描述概念之间的关系，且这种关系可通过科学研究进行测试。因此，找出理论中的关系陈述是形成研究框架的基础。

（四）模式

模式（model）是一组关于概念间关系的语言陈述，以说明各个概念是如何相互关联的，并初步提出如何应用这些内容进行解释、预测和评价各种行动结果。模式是理论发展的初级形式。护理理论中有许多是以护理模式的形式出现的，以笼统而较为抽象的方式说明了护理的实质。由于其笼统而抽象的特点，很难直接指导护理实践。护理模式需要通过科研和实践不断地检验、总结及明确，以发展为完善的护理理论。

（五）理论框架和概念框架

框架（framework）是围绕某一具体被研究或被描述的事件或问题，通过概念与概念间关系所构成的一个知识结构或知识网络，是各种相关概念或研究变量有机组合而形成的一个可视化的知识结构。框架通常具备 3 个特点：①系统性研究的思路和方法，用框架从整体、系统上来理解研究的内容与目标，明确和理解框架中各概念（部分）及其关系的意义；②框架与框架内的概念相辅相成，概念及其关系的有机联系激活了框架，而框架的形成又进一步帮助确定和理解概念的意义；③对概念的深刻理解是框架形成的基础，只有对概念及其关系有一个深刻的认识与理解，才能构建出一个好的框架。框架可区分为概念框架（conceptual framework）和理论框架（theoretical framework），两者的形成均离不开构成框架的概念及其理论。如果一个研究中的框架来源于一个理论，为框架中各个概念间的相互关系提供理论指导的理论是现有的，那么该框架就称为理论框架。如果框架没有以某现存的理论作为依据，而是利用普遍被人们接受的命题或学说作为依据，则称为概念框架。概念框架、理论框架的其他区别见表 5-1。在实际的应用中，对两个术语没有做严格的区别，经常互换使用。

表 5-1　理论框架与概念框架的区别

项目	理论框架	概念框架
特点	在所属研究领域内，提供普适性或宽泛的观点	研究者在其具体研究中使用的具体的或者比较狭窄的想法
来源	建立在文献已有的理论基础上，经过其他学者的检验和验证	以概念为基础，这些概念是研究中的主要变量
呈现形式	以模式的形式呈现，该模式包含了研究的主要内容和结果	研究者本人构建的模式，用于解释研究中主要变量间的关系；或者是对现有的理论进行调适，应用于自己的研究中
	由一些与之相关的理论及其演绎的命题组成	由一些相互关联的概念组成，用于解释他们之间的关系和界定研究问题
认可度	被较好地研制、设计和认可	尚未被认可，是研究人员对自己研究问题的见解
作用	为一个特定领域中未知的研究提供了焦点	作为展现研究中主要概念之间关系的逻辑框架
	用于验证理论，预测和控制研究所需的情境	鼓励发展一种可用于该领域实践的理论

来源：1. ADOM D, HUSSEIN E K, AGYEM J A. Theoretical and conceptual framework: mandatory ingredients of a quality research[J]. International Journal of Scientific Research. 2018, 7(1): 438-441.

2. 李小雪，李峥. 护理研究中理论框架的选择 [J]. 中华护理教育. 2023, 20（1）: 109-113.

二、建立理论框架的意义

（一）促进学科的发展

理论框架在学科发展中起着重要的作用。理论框架可使研究结果更有意义、更有普遍推广的价值。研究人员利用理论可将观察到的事实和现象整合到富含逻辑的框架中，利用这样的框架可将更多的事实整合起来，尽管有时这些事实是来源于单个的研究。将研究结果与富含逻辑的理论框架相联系，可使积累的科研证据更可及、更有用。

（二）指导研究

1. 理论框架可以帮助研究者确立研究问题，研究变量可来源于理论框架中的概念；帮助研究假设的建立，其变量间的关系陈述来源于理论框架中的概念间关系。

2. 理论框架可为研究设计提供结构性支持，指导研究方法的选择、数据收集和数据分析。设计部分研究工具的选择需要与理论框架一致。

3. 理论框架可以帮助研究者对分析收集到的资料提出理性的认识和观点，提炼出结论，使研究结果更具普遍性。

4. 理论框架也可以扩展已有的知识，为发展新的科研课题提供思路、方向。

（三）发展和验证理论

理论与科研的关系是双向、互动的。新理论的产生可以为新的实验研究指明方向，研究所获得的结果又有助于增进学科知识，而理论又可促进对新知识的理解。此外，新知识的获得又可为我们认识客观世界提供新的视角和观点，又进一步推动现有理论的发展或创造出新的理论。可见，理论与研究的关系是循环的、推进的，理论和研究两方面的发展促进了学科的发展。

笔记栏

三、护理研究中常用的概念模式和理论

护理研究框架可以来源于护理理论，也可以来源于其他相关学科理论。利用已有的理论作为研究的理论框架，需要对理论的核心概念、概念定义、概念间关系进行分析，观察其是否能对本研究有指导作用。

（一）护理理论和模式

1. 广域理论 护理学广域理论（grand theory）是对护理学的性质、任务和护理工作的目标这三大内容进行系统性构建的理论。发展广域理论的目的是为学科广泛、抽象的思想观点提供结构性框架。因广域理论内容较抽象和笼统，常不用于指导具体的实践和科研，但也有一些护理学研究课题尝试运用广域理论作为理论框架。

（1）Orem 的自理模式：是护理研究中应用较为广泛的理论。Orem 的自理模式（Orem's self-care model）认为，自理（self-care）是个体为维持生命，确保自身结构完整和功能正常，增进健康与幸福而采取的一系列自发的、连续的、有目的的调节行为和自我照顾活动。自理能力是指人们进行自理活动或自我照顾的能力，是可以通过后天学习获得的、复杂的满足自理需求的能力。护理主要致力于帮助服务对象预防自理缺陷和为已有自理缺陷的个体提供治疗性自理帮助。

Orem 的自理模式在研究中的应用主要包括两方面。有些研究以 Orem 的自理模式为基础开发护理干预方案，有的研究以 Orem 的自理模式为理论框架评估研究对象的自理能力。例如，龙华晶基于 Orem 自理模式的辅助 – 教育系统构建以老年慢性萎缩性胃炎患者生活方式、用药、饮食、心理与戒烟限酒五大方面为主要内容的干预方案，探讨其对老年慢性萎缩性胃炎患者的自我护理能力、生存质量与胃肠道症状的影响。Mendonça 等则以 Orem 自理模式为基础，构建 2 型糖尿病患者自理评估工具。

（2）Roy 的适应模式：Roy 的适应模式（Roy's adaptation model）将人体看成是由生理、心理和社会层面构成的一个适应系统，这个系统通过适应的过程来应对环境的变化。在适应系统下有4 种适应方式：生理需要、自我概念、角色功能和相互依赖。这些适应方式为系统应对环境刺激和改变提供应对机制。刺激来源于环境，包括主要刺激、相关刺激和固有刺激。护理的目标是调节和控制刺激，促进适应反应，减少不适应反应。

Roy 的适应模式在我国的护理研究中应用较为广泛，如张梦珂以 Roy 的适应模式作为理论基础，构建结直肠癌肠造口患者早期适应干预方案，并探讨该干预方案对结直肠癌肠造口早期患者的适应水平、生活质量及造口并发症的影响。

（3）Neuman 的系统模式：Neuman 的系统模式（Neuman's system model）强调整体护理观（holistic client approach），把人看成是一个整体，各部分之间相互作用，是一个开放系统。组成个体健康的基本变量包括生理、心理、社会文化、发展和精神。Neuman 的系统模式用一组同心圆图来代表系统，中心是基本结构，由系统的最基本生存因素组成。基本结构的外围是 3 层防御机制，由外至内分别为弹性防御线、正常防御线和抵抗线。系统模式强调预防，将预防作为干预措施（prevention as intervention），包括一级预防、二级预防和三级预防。护理是一门独特的专业，帮助服务对象减少压力源和减轻压力源反应，使护理对象获得和维持最佳的健康状态。

有研究运用 Neuman 的系统模式评估患者压力源并指导干预设计。如王萍应用 Neuman 的系统模式分析血液透析患者在生理、心理、社会文化、发展及精神方面的压力源，并制订心理危机干预措施。宋庆娜等则针对在患者安全事件中，护士受到来自事件本身及处理方式的双重压力成为第二受害者的现象，将 Neuman 的系统模式用于指导护士第二受害者支持体系的构建，作为护士支持体系核心的"三级预防方案"则来源于 Neuman 系统模式的三级预防。

2. 中域理论 中域理论（middle range theory）涵盖的范围较为具体，重点阐述护理领域中的某些具体现象或概念以及护理实践的相关领域。中域理论所关注的现象或概念往往跨越不同的护

理领域，反映的是广阔的、多样的护理情景。中域理论多源于临床实践、已有理论中原本比较宽泛的内容、质性研究的结果或概念框架的整合与发展。该理论较为具体，因而常被用作护理研究的理论框架。但在运用中域理论时，科研人员应进行具体分析，如采用何种中域理论？具体测试理论的哪一部分？下面介绍护理科研中常用的 2 个中域理论。

（1）转变理论（transition theory）：20 世纪 60 年代，Meleis 创立了转变理论。转变（transition）是指从一种状态、条件或地域过渡到另一种状态、条件或地域，是一个包含过程、时间跨度和感知的多重概念。转变需要个体纳入新知识去改变行为，从而转变社会形态下的自我认同，是人与环境复杂互动的过程和结果。它包括发展型、情境型、健康 / 疾病型和组织型四种类型的转变，如老人入住老年机构、孕妇分娩、移民等。护理是帮助患者及其他个体应对转变过程并促进转变。护患双方越早识别不确定和不稳定因素，通过护理干预，就可以越早促进转变和康复。促进转变的护理干预手段包括：①充分评估患者；②创造条件准备转变：如做好相关教育；③角色补充。

目前，转变理论应用领域包括临床护理、护理教育和护理研究。目前国内的文献较多应用于各类出院患者过渡期护理模式的构建。如牛晋艳等引入 Meleis 转变理论，针对慢性心力衰竭患者开展多方联动整体干预，以提高患者的出院指导质量及出院准备度，进而提高患者的遵医行为。张晓夏等则以 Meleis 的转变理论和 Weiss 的出院准备度概念框架为理论基础，探索艾滋病患者出院准备度与出院后 3 个月的抑郁、生存质量、用药依从性以及是否发生再次入院之间有无相关性。

（2）疾病不确定感理论（uncertainty in illness theory）：此理论由美国护理学者 Mishel 于 1990 年提出，其核心概念不确定感（uncertainty）是指个体对疾病相关事件（如症状、检查、治疗及预后）的含义缺乏判断的能力，无法预测疾病相关结果。疾病不确定感理论认为人们在分析疾病和治疗事件时会用到主观评价，当个体不能对疾病相关刺激进行识别或者分类时，不确定感就产生了。研究表明，疾病不确定感作为一种不舒适状态，可导致患者负性情绪的增加和疾病应对能力的下降，进而威胁到患者应对疾病的感知控制能力。

疾病不确定感理论现已被广泛地应用在对癌症、心脏病和各种慢性病人群的研究和护理中。研究者探讨疾病不确定感的影响因素或相关因素，或者设计干预措施来降低患者的不确定感，以提高护理效果。如张思敏等采用中文版 Mishel 疾病不确定感量表对复发性淋巴瘤患者的疾病不确定感进行研究，并探索其与社会支持及其应对方式的相关性，得出患者疾病不确定感与社会支持、应对方式具有相关性的结论。岳媛媛等对复发性肝细胞癌患者的一项纵向研究显示疾病不确定感的变化与未满足的护理需求相关，提出对出院前疾病不确定感程度高的患者，应制订个性化的出院教育计划，以满足患者的护理需求，改善患者出院后的疾病不确定感。

（二）其他学科理论

1. 班杜拉的社会学习理论

（1）理论概述：班杜拉（Albert Bandura）通过一系列的实验，研究了儿童的社会学习问题，提出了观察学习、交互决定论、自我调节、自我效能等概念，并由此形成了颇具影响的社会学习理论。观察学习是班杜拉社会学习理论的一个基本概念，是指个体通过对他人的行为及其强化结果的观察，从而获得某些新的行为反应或已有的行为反应得到修正的过程。班杜拉把人的认知因素引入对行为的因果决定模式的分析中，提出三元交互决定理论，即强调在社会学习过程中行为、认知和环境三者的交互作用。他认为行为、认知、环境三者彼此相互联结、相互决定。行为和环境条件作为交互决定的因素而起作用。人的认知因素（即观念、信仰、自我知觉）和行为同样是彼此交互决定的因素。自我调节是个体的内在强化过程，是个体通过将自己对行为的计划和预期与行为的现实成果加以对比和评价，来调节自身行为的过程。自我效能是班杜拉社会学习理论中极为重要的一部分。班杜拉把自我效能定义为人们关于自己是否有能力控制影响其生活的环境事件的信念。自我效能不仅影响活动和场合的选择，也对行为努力程度产生影响。

笔记栏

（2）科研实例：班杜拉的社会学习理论广泛应用于护理干预和健康教育的研究中。如张之光等将班杜拉的社会学习理论应用于幼儿园儿童健康睡眠促进的家庭干预研究中。认知因素包括父母对健康睡眠的信念和态度，对幼儿睡眠需求的认识，以及在帮助儿童建立和保持健康睡眠习惯方面的自我效能感。行为因素包括与睡眠有关的养育做法（例如，建立有规律的睡眠时间表，实施一致的就寝时间，避免咖啡因、睡前刺激性活动）和儿童行为（例如，自我安慰技能）。环境因素包括儿童睡眠环境的物理特征（例如，床的舒适度、噪声水平、照明、温度）、关于睡眠的家庭和文化规范，以及父母的睡眠模式。家庭干预主要针对认知、行为和环境因素，同时纳入了其他关键的理论结构（结果预期、自我效能、观察学习、强化和自我调节）。

2. Icek Ajzen 的计划行为理论

（1）理论概述：计划行为理论由 Icek Ajzen 在理性行为理论（theory of reasoned action，TRA）的基础上发展而来。由于理性行为理论在处理不完全受个人意志控制的行为时存在局限，因此 Icek Ajzen 在此基础上增加了"感知行为控制"这一概念，发展成为计划行为理论。计划行为理论的概念框架包含 5 个要素：行为态度、主观规范、感知行为控制、行为意向以及行为。行为意向是 Icek Ajzen 计划行为理论的核心要素，指个人执行某一特定行为的意愿，可以直接预测行为。通常来说，个人的行为意向越强，越有可能实施该行为。行为态度、主观规范和感知行为控制则是行为意向的独立决定因素，可以对不同类型的行为意向进行预测。具体而言，行为态度是指个人对行为利弊的评价。主观规范是指个人执行或不执行某一行为所感受到的社会压力，反映了影响行为的社会因素。感知行为控制是指个人感知执行某一行为的难易程度，反映了过去的经验以及执行行为预期的障碍。Icek Ajzen 认为行为态度、主观规范和感知行为控制这些前因变量最终决定了个人的行为意向和行为。

（2）科研实例：Icek Ajzen 的计划行为理论已被广泛应用于预测和解释各种健康行为的研究中。如姚玫贤等以该理论为理论框架，研究新生儿科护士心电监护仪警报管理的行为意向，旨在为探索新生儿科有效的心电监护仪警报管理策略提供依据。童静韬等则基于该理论，从行为态度、主观规范和感知行为控制 3 个方面进行分析，探讨乳腺癌术后患者参与肢体功能锻炼的真实感知，旨在为制订基于患者诉求的肢体功能锻炼方案提供依据，从而促进乳腺癌患者肢体功能康复行为的改善。

（三）从文献中找理论依据

不是所有的护理研究都能顺利地找到现有的理论作为理论框架，如果研究者找不到非常适合的理论作为依据，可以采用理论综合（theory synthesis）的方法，综合其他理论的概念或者概念间关系，并结合现有的研究进行修订，构建概念框架来阐述本研究中研究变量之间的关系。如果完全找不到合适的理论，也可以从文献中寻找并利用科研证据，运用知识综合（knowledge synthesis）的方法，构建研究的逻辑框架作为研究的概念框架。

1. 基于现有的理论发展研究的概念框架　以已有的理论概念、概念间关系为出发点，进行理论综合，对已有的理论框架进行修订、调适，构建研究的概念框架。如周晨曦针对精神分裂症患者自我管理状况不理想的现状，回顾和分析了知信行理论、自我调节常识模型、自我决定理论、自我效能理论，依据理论整合方法，对现有与自我管理行为相关的理论进行了有机整合，初步构建了精神分裂症患者自我管理行为的认知 - 心理模型，以期为后续干预设计提供依据。图 5-1 是其进行理论综合后构建的理论模型。

2. 综合现有的文献依据构建研究的概念框架　如果对已确立的研究问题，查阅理论和文献，没有合适的理论及关系陈述作为理论基础，还可以采用综合实证证据（empirical evidence）的方法来构建研究的概念框架。构建概念框架依赖研究人员的观察能力、对问题的理解力以及综合知识的能力，而不是科研经验。因此，科研的初学者也完全可以通过逻辑推理构建原创的概念框架。在构建概念框架时，采用归纳的逻辑方法，即对其他研究的发现进行归纳，找到研究变量的

笔记栏

54

关系，构建逻辑框架，以指导研究。例如，某课题组研究前列腺癌生存者生活质量的相关因素，通过对文献的回顾和梳理，发现精神健康、身体/功能健康、社会健康、心理健康四个方面的因素与癌症生存者生活质量有关。因此该课题组从这四个方面寻找相关的因素进行研究，构建研究概念框架如图 5-2 所示。

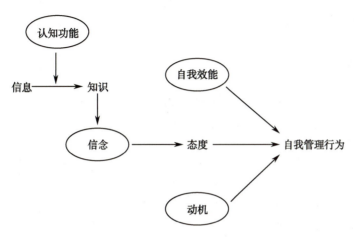

图 5-1　精神分裂症患者自我管理行为的认知－心理模型

来源：周晨曦，李峥. 精神分裂症患者自我管理行为的认知－心理模型构建［J］. 医学与哲学，2018，39（4）：69-73.

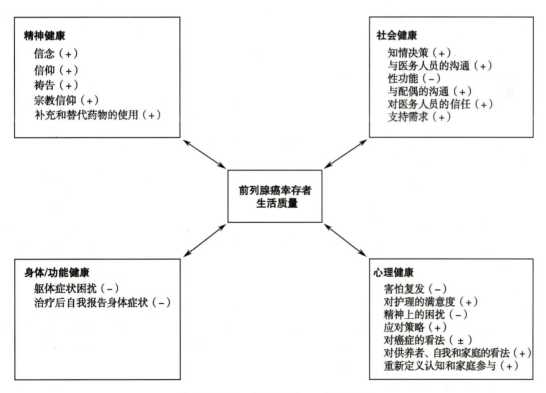

+为积极因素；-为消极因素；± 为混合因素

图 5-2　前列腺癌生存者生活质量影响因素框架

来源：DICKEY S L, OGUNSANYA M E. Quality of life among black prostate cancer survivors: an integrative review[J]. American Journal of Men's Health, 2018, 12(5): 1648-1664.

第二节 护理研究中理论框架的建立

ER5-2
护理研究中理论框架的建立

建立研究的理论框架的基本步骤包括：①选择与定义概念和变量；②陈述概念间关系；③建立概念间关系的层次结构；④构建框架图。在实际工作中，这些步骤不一定按顺序进行，工作进程也可能在不同步骤上重叠和反复，以发展和提炼思路和观点。理论框架的构建首先要建立在广泛的理论文献和科研文献查证基础上。

一、文献查证

（一）目的

发展和提炼研究的理论框架需要经过大量的文献查阅，其主要目的包括以下几方面：

1. 通过文献查阅，收集研究相关理论的主要信息及其应用情况。

2. 通过文献查询，获得研究概念和变量的定义以及变量间关系的相关信息，为发展理论框架提供基础。

3. 为给出研究变量的操作性定义提供相应信息和依据。

4. 通过了解其他科研人员和理论家的工作，为识别研究的假设和可能的局限性提供依据。

（二）查阅不同类型的文献

1. 理论性文献（theoretical literature） 文献包含概念、模式、理论、理论框架的分析，为研究的立题、明确研究目的及假设，以及发展理论框架提供理论基础。理论性文献资源描述并总结了对有关研究问题的理解和分析，以促进发展理论框架。

2. 研究性文献（empirical literature） 文献包含有关研究的杂志文章和数据，也包括博士和硕士学位论文。对研究性文献的查询与所选的研究题目密切相关。对于过去或者当前研究比较多的课题，相关的研究性文献资源就会比较多，新的课题则会比较少。

二、选择与定义概念和变量

护理学中很多概念比较抽象，如自我效能、社会支持、疾病管理等，很难直接应用于护理实践或者科研中。在科研中，为了使抽象概念更具体，必须明确如何观察或者测量概念。一个概念可以通过多种方法来测量，如"焦虑"这个概念可以通过焦虑状态量表、行为观察检核表、手心出汗等来测量。

（一）选择概念和变量

变量（variable）也称研究因素，是研究者操纵、控制或观察的条件或特征。研究变量是抽象程度不同的概念，有的概念非常具体，如体温、血压、体重等，比较抽象的概念如社会支持、移情等，这些概念就是研究变量，也称为研究概念。研究中所选择的变量应能反映理论框架中的概念。

某些量性研究的目的是揭示因果关系，反映在变量上就是要了解自变量对因变量的影响。其中自变量（independent variable）就是实验者控制和操作的变量，因变量（dependent variable）就是随自变量变化而变化的变量。比如在探讨某种创新教学方法对学生成绩影响的研究中，研究者对 A 组学生采用创新教学方法，对 B 组学生采用传统 / 普通的教学方法，然后分析比较学生的考试成绩。在该研究中，教学方法就是自变量，学生的成绩就是因变量。

（二）定义概念和变量

构建理论框架或概念框架时应首先界定与研究相关的概念。概念的界定应在深入回顾相关理论和研究的基础上，引用文献中对该概念合适的定义，或研究者在查阅文献的基础上结合自己的研究自行对概念进行界定。在研究中，研究人员需要对研究变量作出明确的操作性定义，指用可感知、度量的事物、事件、现象和方法对变量或指标作出具体的界定和说明。操作性定义的最大

笔记栏

特征就是它的可测量性，作出操作性定义的过程就是将变量或指标的抽象陈述转化为具体的操作陈述的过程。

设计操作性定义常见的方法有：①方法与程序描述法，即通过特定的方法或操作程序给变量或指标下定义的一种方法，如"疲劳"可定义为连续工作 8 小时后个体存在的状态；②静态特征描述法，即通过描述客体或事物所具有的静态特征给变量下定义的一种方法，如"聪明"可定义为学识渊博、语言词汇量大、思维敏捷；③动态特征描述法，即通过描述客体或事物所具有的动态特征给变量下定义的一种方法，如"糖尿病用药知识"可定义为糖尿病患者能够说出自己所服用药物的名称、剂量及常见的副作用。

三、陈述变量间的假设关系

（一）用文字和图解陈述变量间的关系

发展理论框架的重要步骤就是通过陈述概念之间的关系将相关概念连接起来，并形成概念之间相互关系的层次结构。如果可能的话，概念间关系需要有理论基础或者文献资源的支持，包括已有的研究对假定概念间关系的讨论，以及发表的有关临床观察经验。例如，有研究采用 Orem 的自理模式作为理论框架，其中有两个研究变量：自理能力和生活质量，根据理论陈述的这两个概念之间的关系为"自理能力越强，其生活质量水平就越高"。

如果理论框架来自现有的理论，概念间关系应从该理论的叙述中找到现有的陈述。如果不是以理论为基础的，也可以从文献的观点中找到依据，阅读有关概念的研究文献，结合临床经验，合成概念间关系的陈述。这需要研究者花大量时间去阅读、思考和反思。

（二）形成概念之间相互关系的层次结构

概念之间关系的层次结构需要包含理论中的一般命题和科研课题中的具体假设。一般的陈述层次是从抽象到具体，首先陈述理论的命题，接着列出研究课题的假设或者科研问题。有时一个命题可以有一个以上的假设，但是每个假设必须有相关的命题陈述。概念之间假定关系的层次结构可以将理论框架与研究方法部分连接起来。例如，某研究以 Orem 的自理模式为理论框架，探讨老年糖尿病患者的自理能力与生活质量的相关性。概念之间关系的层次结构如图 5-3 所示。

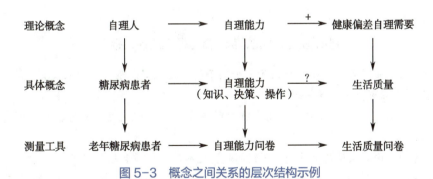

图 5-3　概念之间关系的层次结构示例

四、陈述及评价理论框架

（一）陈述理论框架

概念框架图可能在开始发展理论框架时初具雏形，而框架图的提炼和完善在最后完成。在框架图完成前，必须完成以下工作：

1. 有清晰、明确的科研问题和目的的陈述。
2. 确定了研究概念，包括概念的抽象性定义。
3. 对相关的理论性文献和研究性文献有全面的文献回顾结果。

笔记栏

57

4. 对概念间关系的描述有文字陈述和图解。

5. 对有关科研假设的相关理论和模式进行分析。

6. 将概念间关系与科研假设、问题和目标连接在一起，形成概念之间关系的层次结构。

在具体描绘理论框架图时，按因果关系或影响与被影响的关系从左到右排列各概念或研究变量；将概念或变量用方框框起来，相关性强的概念可放在一个框内；用线条连接各概念框，并用箭头表示概念之间的方向和路径。构建理论框架图时应注意每个概念都应包括在框架内，每个概念框都必须与至少一个概念框相连，以反映所研究的现象和有关的陈述。

（二）评价理论框架

理论框架形成后应请相关专家评价和审核，以明确该理论框架的表述是否清楚、是否对本研究中的概念给予描述或解释、是否适合本研究问题、理论框架的推理是否符合逻辑等，从而不断修改以完善该研究的理论框架。Feldman 指出，评判一个研究的理论框架，可以参考以下问题：

1. 理论框架清楚吗？

2. 概念是否清楚？操作性定义清楚吗？操作性定义可否反映概念？

3. 有足够的文献支持理论框架所提出的概念间关系吗？

4. 理论基础清楚吗？符合逻辑吗？

5. 概念间的关系陈述是否清晰？

6. 概念框架是否贯穿整个研究？

7. 若使用的是非护理学科的理论，采用的概念与护理有关吗？

8. 研究结果与引用的理论有关吗？

理论框架对研究的重要性就好比是高楼大厦的设计图一样，是研究的基础。理论框架包括概念、概念间关系的陈述。在陈述理论框架时，研究者需要先确定研究中的相关概念，其次对概念间的关系及所预期的结果进行叙述。研究的理论框架可以为读者清晰地呈现研究的目的，也可展现既往文献对研究变量的认识程度，同时也能引导研究，包括研究中概念的操作性定义、研究结果的解释等。

ER5-3
肠造口患者及家庭主要照护者情绪困扰案例分析

知识链接

科研论文中理论框架 / 概念框架的评价标准

1. 科研报告是否为这项研究描述了一个明确的理论或概念框架？如果没有，缺乏框架是否会减损研究的有用性或重要性？

2. 科研报告是否充分描述了理论或模型的主要特征，以便读者能够理解该研究的理论基础？

3. 选择的理论或模型是否适合该研究问题？还有其他更适合的框架吗？

4. 如果有干预措施，是否有令人信服的理论基础或理由来说明干预措施如何"起作用"以产生预期的结果？

5. 该理论或模型是用作产生假设的基础，还是用作组织或解释框架？这样合适吗？

6. 研究问题和假设（如果有的话）是自然地从框架中产生的，还是问题和框架之间的所谓联系看起来不太自然？从理论的演绎推论合乎逻辑吗？

7. 概念是否被充分定义，并且在某种程度上与理论一致？如果有干预，干预成分是否与理论一致？

8. 这个框架是基于护理的概念模型还是基于护士开发的模型？如果是基于其他学科的理论，它的使用是否有充分的依据？

笔记栏

9. 该框架是否指导了研究方法的选择？例如，如果研究是质性研究，是否遵循质性研究传统？如果是量性研究，研究变量的操作性定义是否与概念定义相对应？

10. 研究人员是否将研究结果与讨论部分与框架联系起来？这些发现是支持还是否认了这个框架？研究的结果是否能在框架的背景下得到解释？

来源：POLIT D F, BECK C T. Nursing Research: Generating and Assessing Evidence for Nursing Practice[M]. Tenth Edition.Philadelphia: Wolters Kluwer. 2021.

五、构建护理研究理论框架的具体实例分析

在张杰所设计的课题"临床护士共情疲劳现状、心理历程及干预方案的构建研究"中，研究人员依据 Figley 的共情压力与疲劳模型、姜乾金的心理应激多因素作用过程理论模型以及应激反应的生理机制进行了理论综合，并结合科研证据进行理论框架构建（图 5-4），形成了该研究的理论框架"共情疲劳多因素作用过程理论框架"。该理论框架描述了临床护士共情疲劳发生的生物 - 心理 - 社会多因素作用过程。其中，共情压力与疲劳模型帮助研究人员清晰地描述了共情疲劳的发生机制，并提出该过程中具有重要影响作用的十大因素，阐述了共情疲劳的发生过程受不同的外界环境因素及内部心理因素的共同作用。心理应激多因素作用过程理论模型则为共情疲劳的发生明确了大致的发生框架，即应激源，应激中介作用和应激反应，为共情疲劳的发生过程提供了理论依据。应激反应的生理机制，从生理学的角度——激素水平，为评估应激的状态、过程及适应结果提供了生理学依据，同时为研究人员探讨共情疲劳与生物因素的关系提供了思路。该理论框架主要分为前提和基础、作用过程和结局三部分，即临床护士在应激源的影响下，心理资源与外界环境因素（创伤经历 / 回忆、生活干扰度），以及生物因素、社会因素共同作用，最终导致共情疲劳的发生。

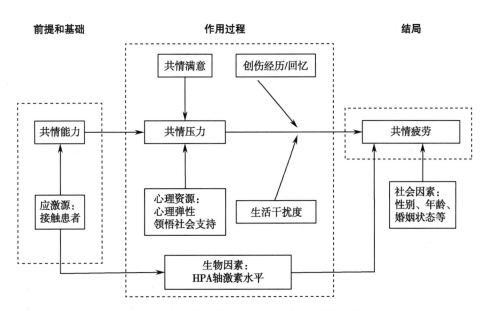

图 5-4　共情疲劳多因素作用过程理论框架图

来源：张杰. 临床护士共情疲劳现状、心理历程及干预方案的构建研究［D］. 长沙：中南大学，2023.

根据此理论框架，研究人员提出研究假设为应激源、共情能力、共情满意、心理资源、共情压力、外界环境因素（创伤经历/回忆和生活干扰度）、生物因素（HPA轴激素水平）、社会因素可以预测临床护士的共情疲劳。资料收集工具主要包括社会人口学资料、角色过载量表、人际反应指针量表、专业生活质量量表、心理弹性量表、领悟社会支持量表、应激性生活事件量表、生活事件量表，以及血标本采集。

可见，理论框架可以结合相关理论观点和科研证据进行综合构建，为提出研究假设、确定研究变量和资料收集方法提供方向。当然，不是理论框架中的所有变量都需要研究。如果研究者只研究共情压力和共情疲劳的相关性，也可以用此理论框架。

（王红红）

小 结

建立理论框架是护理研究的重要部分，不仅为立题提供理论基础，为研究设计提供方向，还能将研究结果与已知的理论知识联系起来，提升研究的深度。本章结合具体实例主要讨论了与理论框架相关的概念及基本知识、护理研究中建立理论框架的意义以及建立理论框架的基本步骤。

●●●● 思考题 ●●●●

1. 理论框架对研究的作用有哪些？
2. 理论框架与概念框架有哪些区别？
3. 建立研究理论框架的基本步骤有哪些？
4. 某课题组欲探索糖尿病患者体重管理行为的干预方案。你认为可以应用哪些理论或者模式来构建此研究的理论框架？如何陈述理论框架？

ER6-1
本章教学课件

第六章

量性研究设计

 导入案例

　　有学者拟了解"中国护士的职业韧性水平",有学者拟探究"ICU 噪声强度与护士警报疲劳之间的关系",亦有学者拟验证"意境诱导式放松干预对减轻儿童术后疼痛的效果"。那么该采用什么样的研究设计来有效回答这些研究问题呢? 如何确定研究对象? 如何进行实验或干预? 如何确定观察变量和观察指标? 这些都是量性研究设计的范畴,是研究设计中必不可少的内容。研究设计的目的是使研究活动达到预期的结果,同时避免研究过程中人力、物力、财力和时间的浪费。

　　请思考:

　　1. 针对以上研究选题,研究者分别选择什么样的研究设计合适?

　　2. 需要明确哪些基本要素从而保证研究设计顺利实施?

第一节 概　　述

　　如果说研究问题是明确"做什么",那么研究设计就是阐述"如何做",即通过科学的方法达到研究目的。研究设计是研究过程的总体规划,即课题研究的技术方案和计划实施方案,是整个研究过程的蓝图。研究设计的内容包括选择研究的类型、明确研究的基本要素、确保研究的内部效度和外部效度、质量控制,以及科研伦理的考虑等多方面。本节仅对研究设计的基本类型、基本要素,以及内部效度和外部效度进行阐述。

一、常见研究设计类型

　　按照是否由研究者控制研究的条件或是否有人为的干预措施,量性研究可分为观察性研究(observational study)、实验性研究(experimental study)和其他研究设计。在观察性研究中,研究者对研究对象自然状态下的特征进行观察、记录,并对现况进行描述和分析,不施加人为的干预措施。通过观察性研究,研究者可以了解健康、疾病和行为事件的自然分布,并从中分析决定分布的因素。观察性研究包括描述性研究(descriptive study)、相关性研究(correlational study)和分析性研究(analytical study)。描述性研究主要指横断面现况调查,旨在了解疾病或行为心理特征等在不同人群、不同时间和不同区域的分布特征。例如,了解中国肾移植患者抑郁的患病率。相关性研究的目的是发现或建立同一情境中的两个或多个变量间存在的关系或关联。如果存在关联,则可进一步分析关联的强度和方向。例如,探究中国肾移植患者抑郁和社会支持的关系。分析性研究与描述性研究和相关性研究的根本区别在于其设置了对照组。根据对照设置的条件不同,分析性研究可进一步分为病例对照研究(case-control study)和队列研究(cohort study)。病例对照研究按照是否患有某种疾病,将研究对象分为患病组和非患病组,是从果查因的研究方

笔记栏

61

法，即从已经患病的病例出发，去寻找过去可能与疾病相关的因素。队列研究按照是否暴露某种因素，将研究对象分为暴露组和非暴露组，是从因寻果的研究方法，即随访人群若干时间后，观察暴露因素是否可能导致某种疾病或结局。队列研究又可以根据收集的数据与观察开始时间的先后关系进一步分为回顾性研究（retrospective study）和前瞻性研究（prospective study）。

实验性研究所研究的因素一定是人为施加的。根据研究设计中是否随机分配研究对象，实验性研究又可分为随机对照试验（randomized controlled trial）和非随机对照试验（non-randomized controlled trial）。实验性研究根据研究对象的不同分为动物实验、临床试验、现场试验及社区试验等。护理学研究中常提到的类实验研究（指研究设计中具备人为的干预因素，但缺少随机化或缺少对照），也属于非随机对照试验。

其他类型研究包括德尔菲法、真实世界研究等，详见本章第四节。本教材采用的常见的研究设计类型及其特点如表 6-1 所示。

表 6-1 常见的研究设计类型及其特点

研究设计类型			特点
观察性研究	描述性研究		描述一组人群一个时间点上的特征
	相关性研究		分析一组人群一个时间点上的不同变量之间的关系
	分析性研究	病例对照研究	根据患病与否分为两组，分析影响因素；从果查因
		队列研究	根据暴露某种因素与否分为两组，观察是否患病；从因寻果
实验性研究	随机对照试验		具备干预措施、设立对照和随机三个基本要素
	非随机对照试验		具备干预措施、设立对照两个基本要素

二、研究设计中的基本要素

研究设计的关键环节是确定研究的基本要素。不同的研究设计类型涉及的研究基本要素不同。以下按照观察性研究和实验性研究分别介绍。

（一）观察性研究

在观察性研究设计中，研究者不能人为设置处理因素，同时受试对象接受何种处理因素或同一处理因素的不同水平也不是由随机化而定的。描述性研究和相关性研究一般只有两个基本要素：一个是研究对象，另一个是研究因素。分析性研究包括三个研究基本要素：研究对象、研究因素和效应指标。

1. **研究对象（subject）** 指在研究中被观察的人、动物或其他事件。研究对象须呈现自然状态的特征，不受人为施加因素的影响。

2. **研究因素（study factor）** 在描述性研究中，研究因素是指主要的观察指标，如患者的服药依从性；在相关性研究中，研究因素是指与研究目的相关的两个或多个变量，如探究焦虑和社会支持的关系，这两者即为研究因素；在分析性研究中，研究因素称为危险因素或暴露因素，如探究吸烟和肺癌的关系，吸烟即为危险因素（病例对照研究）或暴露因素（队列研究）。

3. **效应指标（effect indicators）** 在分析性研究中，观察某种危险因素或暴露因素是否可以导致某种疾病或状态，则最终的观察指标就是效应指标。如探究吸烟和肺癌的关系，"是否发生肺癌"则为效应指标。

（二）实验性研究

实验性研究设计以人、动物或生物材料等为研究对象，在研究实施过程中根据研究目的对研究对象主动施加干预措施，并观察其结果，回答研究假设所提出的问题。无论是随机对照试验还是非随机对照试验，在设计中均应包括以下基本要素：

1. 处理因素（treatment factor/study factor） 指研究者根据研究目的欲施加的、能作用于研究对象并引起直接或间接效应的因素，又称实验因素。处理因素可以是实验者主观施加的某种外部干预，如使用或不使用某种护理措施等，也可以应用某种自然条件，如观察培养基放置在空气中受污染的程度与季节的关系，"放置在不同季节的空气中"就是该实验的"处理因素"。

2. 研究对象（subject） 指在研究中接受处理并作为实验观察的人、动物或其他实验材料，是处理因素作用的对象，亦可称为实验对象。根据不同的研究目的，可选择不同的研究对象。选择研究对象时应注意以下三方面：①研究对象是否对处理因素敏感；②研究对象是否对处理因素的反应稳定；③研究对象要有严格的纳入标准与排除标准。例如，研究某种护理措施对高血压患者的干预效果，理论上所有高血压患者都应是研究对象，但实际上为了保证研究对象的同质性，排除混杂因素对结果的干扰，研究对象的选择需要有限定条件，如只选择 30～65 岁的 2 级原发性高血压患者，且排除心肺肾功能不全者。

3. 实验效应（experimental effect） 指处理因素作用于实验对象的反应（response）或结果（outcome），一般通过研究指标来表达。研究指标应能反映处理因素的效应，如果指标选择不当或测定指标的方法不当，未能准确地反映处理因素的作用，则获得的研究结果就缺乏科学性。因此研究指标和测定方法的选择事关研究的成败。研究指标应具有关联性、客观性、有效性和准确性。

（1）关联性：选用的指标必须与研究要解决的问题有密切的关系，即选用的指标与本次的研究目的有本质上的联系。例如，心电图作为心脏泵血功能的指标显然是不正确的，而应选择心排血量较为合适。

（2）客观性：研究指标有主观指标与客观指标之分，客观指标是借助仪器等进行测量来反映研究对象的客观状态或观察结果，如体温、脉搏、血压等均属于客观指标。实验性研究中应以客观指标为首选指标。主观指标是由被观察者回答或观察者定性判断来描述观察结果，如痛感、头晕、好转等均为主观指标。主观指标易受观察者和被观察者的心理因素影响，含有主观上的认识，往往带有随意性、偶然性，有时难以保证指标的真实与稳定，因此在研究设计中要谨慎使用。

（3）有效性：包括灵敏度（sensitivity）与特异度（specificity）两方面。灵敏度指某处理因素存在时所选指标能反映出一定效应的程度；特异度指某处理因素不存在时所选指标不显示处理效应的程度。灵敏度高的指标能真实反映研究对象相关指标微量效应变化的程度；特异度高的指标能揭示事物的本质，且不易受非处理因素的干扰，从而使实验效应更加真实有效。例如，痰中结核分枝杆菌的检出率是开放性肺结核的特异性指标，而白细胞计数升高则不是泌尿系感染的特异性指标。因此，所选择的研究指标应同时具有较高的灵敏度与特异度。

（4）准确性：包括准确度（accuracy）和精确度（precision）两方面。准确度是指观测值与真值的接近程度，主要受系统误差影响。精确度是指相同条件下对同一对象的某指标进行重复观察时，观测值与其均值的接近程度，主要受随机因素的影响。护理研究中，如果某一结果有多种指标，或某一指标有多种测定方法，则在设计时应尽量选择准确度和精确度均较高的指标作为观察指标或测定方法。

护理研究中有些现象仅用一个指标是很难进行全面评价的，这时可以将该问题分解为若干子问题，每个子问题用一个指标就实验对象的某一方面进行评价，然后再对这些指标进行综合，构成一个复合指标。护理研究中的量表就是一种复合指标。

三、研究的内部效度与外部效度

（一）内部效度

内部效度（internal validity）指研究结果能够确证研究假设的能力，即在特定条件下自变量与因变量之间关系的确实性程度，是研究结论的真实性程度。内部效度通常需要回答的问题是："研究结果是否真实可信？研究结果是否由处理因素引起？"因此，一项研究的内部效度高，就意味着因变量的变化确实由特定的自变量引起的。由于除了自变量以外，任何外变量都可能对因变量产生影响，导致研究结果的混淆，难以判定自变量与因变量之间关系的确定性。因此，要使研究有较高的内部效度，就必须控制各种外变量。

1. 常见内部效度的影响因素

（1）生长和成熟：除了自变量可能使个体发生变化外，个体本身的生长和成熟也是使其变化的重要因素，尤其是在以儿童为被试而又采用单组实验前后测量的情况下，生长和成熟因素的影响就更大。

（2）前测的影响：在一般情况下，前后两次测量的结果会有一定差异，后测的分数将比前测的高。这中间包括练习因素、临场经验以及对研究目的的敏感程度，这些因素提高了后测的成绩。特别是当前后两次测量时间较近时，这一因素的影响就更显著。

（3）研究对象的选择偏倚：在对研究对象进行分组时，如果没有用随机取样和随机分配的方法，在实验处理之前，他们在某些方面并不具备同质性，从而造成研究结果的混淆，降低了内部效度。

（4）研究对象的缺失：常见的是在一个较长的追踪观察期内，由于研究对象迁移、外出、拒绝继续参与或死于非终点疾病而造成的失访偏倚。即使开始参加研究的被试者样本是经过随机取样和随机分配的，但由于被试者的中途缺失，缺失后的被试者样本难以代表原来的样本，降低了内部效度。一般来说，失访率小于 5% 对结果产生的影响不大，失访率达到 30% 或以上则认为研究结果极不可靠。

（5）研究程序的不一致：在研究过程中，实验仪器、控制方式的不一致，测量方法和程序的变化，均会影响研究工具的稳定性，从而影响结果的真实性。如在一项体重控制的干预研究中，前后测量使用的体重计零点校正不一致，可能导致干预后测量的体重值比实际值偏大。

（6）处理扩散（diffusion of treatment）或沾染：处理扩散是指因不同组的研究对象互相交流，处理因素在两组间不分明，致使难以判断处理因素对因变量的影响。临床护理干预性研究中经常遇到此类问题，如对某病室某种疾病术后患者进行音乐疗法以减轻术后焦虑的研究，干预组给予音乐播放，对照组不予实施，但由于同住一个病室，对照组的家属可能获取该信息而效仿实施，从而导致结果的不真实。

（7）实验者期望（experimenter expectancy）：是指研究者非常相信某个假设，并不是出于别有用心的不道德行为，而是间接地将实验期望告诉了受试者，从而导致研究结果的失真。比如，如果研究者深信经静脉注射吸毒的艾滋病感染者受到了来自家庭对吸毒和艾滋病的双重歧视，在面对面问卷调查的过程中，可能会通过目光接触、谈话语调、姿势、带有偏见性的回应方式，以及其他非语言的交流形式，暗示研究对象受到了家人的双重歧视。

（8）霍桑效应（Hawthorne effect）：这个名称来自 Elton Mayo 于 20 世纪 20—30 年代在伊利诺伊州霍桑市的西屋电子工厂所进行的一系列实验。该效应主要指研究对象作出某种反应，并不是真正的处理因素的作用，而是因为研究对象感觉自己受到了关注而呈现的类似于处理效应的反应。

（9）安慰剂效应（placebo effect）：是指当研究对象接受的是安慰剂，却出现接受真正处理因素时所发生的状况。例如，在一个戒烟的双盲随机对照试验中，研究对象要么接受药物处理，要么接受安慰剂，以探究药物降低研究对象对尼古丁的依赖效果。如果接受安慰剂的研究对象也停止吸烟，说明研究对象认为他们接受的是药物，强烈的心理暗示使他们获得了与接受药物者同样的效果。

2. 提升研究内部效度的方法

（1）排除法：将混杂因素整个消除，例如研究者认为周围环境的噪声可能对研究结果造成影响，可以通过在隔音环境中进行研究，从而杜绝这个因素的影响。

（2）将外变量作为处理因素：研究者将自变量以外的混杂因素作为次要变量也纳入研究中进行测量，以便对混杂因素对因变量的影响进行评估。

（3）随机化法：随机抽取样本，以确保样本具有较好的代表性，或将对象随机分配到各组中，确保对象在接受处理之前是同质的。

（4）设立对照：相对于单组的实验前后的自身对照研究，设立对照组，可以消除成长或成熟，以及时间变化等因素对结果的影响。

（5）盲法：单盲法，即研究对象不知道自己的分组情况，可以消除研究对象为迎合研究者的期望而有意作答的情况。双盲法，即研究对象和资料收集者均不知道分组情况，可以消除研究者的期望效应。三盲法，即研究对象、资料收集者和资料分析者均不知道分组情况，可以消除资料分析者对结果操纵的可能影响。

（6）重复测量：通过多次测量取均值，可降低单次测量的随机波动（如血压测量的偶然误差），从而提升数据的可靠性，增强内部效度，但需确保测量条件一致（如时间、工具、操作者）。

（7）统计控制法：将混杂因素看作协变量进行测量，通过统计分析方法——协方差分析将它的影响移出统计过程，从而控制混杂因素对因变量的影响。

（二）外部效度

外部效度（external validity）指研究结果能够普遍推广到样本来自的总体以及其他同类现象中的程度，即研究结果的普遍代表性和适用性。外部效度是自变量与因变量之间关系的推广程度，涉及研究结论的概括力和外推力。外部效度一般涉及三个方面，分别为其他总体、其他环境和其他时间，即在多大程度上，从一个研究得出的结论能够推广到不同的人、环境和时间上。

1. 其他总体　例如一项研究探讨了每周体育锻炼与糖尿病患病率之间的关系。然而，该研究只对女性研究对象做了调查。这就存在一个问题，即女性的研究结果是否可以推广到男性研究对象。判断一个结论是否适合于不同人群，必须把不同人群作为研究设计的一部分。在因素设计中，可以纳入不同人群作为一个因素。以上述研究为例予以重新设计，将性别作为一个变量，比较以下4组之间的差异：体育锻炼的女性、不锻炼的女性、体育锻炼的男性、不锻炼的男性。如果性别和锻炼对预防糖尿病的发生存在交互作用，则说明锻炼对男性和女性具有不同的收益。

在不同人群之间比较某种特质或干预效果，影响因素是多样的。从政策或社会的角度来看，重要的影响因素包括性别、年龄、种族以及社会经济地位。

2. 其他环境　一些医学、护理学的研究，都是在严格控制条件的实验室或特定控制的场景中进行的，因此研究环境有一定的特殊性和人为性，和现实生活情景有一定的差异。因此，在严格的试验场景中的结果，在多大程度上能够推广到现实生活情境中则需要认真考虑。近些年兴起的实施科学研究在很大程度上解决了由于试验场景不同而导致研究结果推广受限的问题。

3. 其他时间　涉及社会因素的研究，如护理伦理学、护理美学、护理心理学、精神科护理学等领域的研究，可能会存在由于时间因素不同而导致结果推广受限的问题，即在一个特定的社会时代历史背景中获得的研究结论，已经不再适用于已经发生变化的新的社会背景。这种情况下，可以认为先前的研究外部效度低，因此研究者有必要进行新的研究。

笔记栏

总之，多数情况下，提高研究的外部效度并不能单凭一项研究，而是需要凭借一系列拓展性（拓展到其他总体、环境、时间）甚至是重复验证性的研究工作。

（三）内部效度和外部效度的关系

如果说内部效度确保的是研究结果的真实性，探究的是研究的深度，那么外部效度确保的是研究结果的可推广性，探究的是研究的广度。然而内部效度与外部效度并不相互独立，内部效度的目的在于排除另类解释，使研究变量之间的关系纯化、凸现，能经得起重复、验证，是外部效度的先决条件，没有内部效度就无所谓外部效度。因此，影响内部效度的一些因素，如受试者效应、霍桑效应等也是外部效度的影响因素。外部效度为内部效度的推广开拓了空间，没有外部效度，内部效度就相对狭隘。它们相伴而生，既相互对立，又相互统一。

1. 内部效度与外部效度的相对性 为了获得较高的内部效度，研究者必须排除、减少或控制外变量，以防止其影响研究结果。然而，对研究外变量的控制会使研究情境带有较强的人为性，致使研究结果在研究环境之外可能不成立。因此，提高内部效度会导致外部效度降低。相反，为了获得较高的外部效度，研究者通常会创设与现实世界非常相似的研究环境。这种研究的风险在于，与实验室标准化的实验环境相比，现实世界有太多混乱的、不受控制的变量，努力提高外部效度会使外变量潜入研究，从而导致内部效度下降。

2. 内部效度与外部效度的统一性 两者虽然在确保研究质量的方向上有对立的一面，但都是为了提高研究的精度和普适价值，都是为研究结果而服务的。追求内部效度是"求真"，追求外部效度是"求善"，"真"与"善"从根本上讲是统一的，因此内部效度与外部效度从根本上讲也是统一的。从这种意义上讲，内部效度与外部效度之间并不必然是负相关，并不必然表现为一方的提高以另一方的降低为代价，它们之间是一种既相统一又相排斥的关系。

 知识链接

如何兼顾内部效度和外部效度

如何兼顾研究的内部效度和外部效度，一直是国内外学者探讨的话题。如下方法仅供参考：

1. 选择不同的研究设计来回答同一研究问题。研究者可以进行不同的研究设计，如采用随机对照试验研究设计、队列研究设计或非随机的对照试验设计来验证同一研究假设。研究设计严谨，可以提高内部效度；不同的研究设计则可以提高研究的外部效度。

2. 选择不同的研究方法。研究者可以采用不同的研究方法，如问卷调研法、访谈法、观察法等，获取更全面的数据来支持实验结果的真实性（内部效度）和可推广性（外部效度）。

3. 选择合适的、足够大的样本。选择具有代表性的样本，可以提高研究的外部效度。同时，确保样本足够大，以提高内部效度。

4. 进行多次研究。对同一问题进行多次研究，可以检验研究结果的稳定性和一致性，提高内部效度。同时，这也有助于了解研究结果在不同情境下的适用性，提高外部效度。

5. 考虑潜在的干扰因素。在分析和解释研究结果时，考虑可能影响结果的潜在干扰因素，如个体差异、环境因素等。这有助于提高内部效度，同时也有助于理解研究结果的普遍适用性。

6. 保证透明度和公开性。确保研究过程和结果的透明度和公开性，以便其他研究者可以复制和验证研究，提高内部效度。同时，这也有助于了解研究结果在不同情境下的适用性，提高外部效度。

第二节 观察性研究

观察性研究（observational study）又称非实验性研究（non-experimental study），是指对研究对象不施加任何干预或处理，在完全自然状态下观察、记录研究对象的相关指标，并对结果进行描述和分析的研究方法。观察性研究不能由研究者人为控制实验研究条件，不能进行人为干预，也不能随机分组，只能通过方案设计和后期分析控制或调整非研究因素的影响，得出研究结论。

观察性研究包括描述性研究、相关性研究和分析性研究等，其结果虽不能解释研究变量间的因果关系，却是实验性研究的重要基础。特别是在对所研究问题了解不多或问题情况较为复杂时，可以先用观察性研究提供线索，再用实验性研究予以验证。

一、描述性研究

描述性研究（descriptive study）是对疾病或临床事件的各种特征进行描述，并进行初步分析和推论的研究方法。描述性研究是目前护理领域常用的研究方法。当对某个事物、某组人群、某种行为或某些现象的现状尚不清楚时，为了观察、记录和描述其状态与程度，以便从中发现规律或确定可能的影响因素，用于回答"是什么"和"什么样"的问题，描述性研究往往是研究的起点。通过了解疾病、健康或事件的基本分布特征，获得启发，形成假设，为进一步分析和干预打下基础。如"妊娠期糖尿病孕妇社会支持网络现状及影响因素的调查""维持性血液透析患者自我调节疲劳及影响因素的调查"等就属于描述性研究。

描述性研究收集的是比较原始或初级的资料，影响因素较多，分析后所得出的结论通常只能提供病因或疾病转归影响因素的线索；不设立对照组，仅对人群疾病或健康状态进行客观的反映，不涉及暴露和疾病因果联系的推断。描述性研究可能事先不设计预期目的，也可能不确定是自变量还是因变量（因为常常还不知道），在研究开始前确定观察内容和观察指标，以便进行有系统、有目的和比较客观的描述。描述性研究主要包括病例报告、病例分析、横断面研究和纵向研究等，本节重点介绍横断面研究和纵向研究。

（一）横断面研究

横断面研究（cross sectional study）又称现况研究或现患率研究（prevalence study），是在某特定时间（或期间）与特定空间内（某地区或某医院）对某个目标人群事件（或疾病）的发生（或患病）状况及其影响因素进行调查分析，以描述该疾病或健康状况的分布特征，并探讨其影响因素。

1. 应用范围 横断面研究是分析性研究的基础，应用颇为广泛，主要包括：①描述疾病或健康状况的三间分布情况，如通过对某一地区或人群的调查，获得某种疾病在时间、地区和人群中的分布，从而发现高危人群或有关病因线索，为疾病的防治提供依据。②描述某些因素或特征与疾病的关联，确定危险因素，如对冠心病及其危险因素的调查，发现高血压、高血脂、超重、吸烟及有关职业与冠心病的关系，从而为降低危险因素、减少冠心病发生提供依据。③为评价防治措施及效果提供有价值的信息，如在采取措施若干时期后，重复进行横断面研究，根据患病率差别的比较，评价所施行措施的效果。④为疾病监测和其他类型流行病学研究提供基础资料。

2. 横断面研究的方式 按研究对象选择方式的不同分为普查和抽样调查。

（1）普查（census）：是根据一定目的，在特定时间对特定范围内全部人群进行调查或检查。"特定时间"应该尽可能短，避免某些指标在调查期间发生变化；"特定范围"可以包括集体单位、全市、全省甚至全国。主要用于：①在人群中早期发现患者，如"已婚适龄妇女宫颈癌的普查"。②描述健康状况或疾病的基本分布情况，如"儿童生长发育及营养状况指标的调查"或"老年前列腺癌发病率"。③建立某些生理、生化等指标的参考值范围等。

普查应遵循以下原则：①普查应是患病率比较高的疾病，对患病率极低的疾病不宜开展普

笔记栏

查。②普查时应划定明确的普查范围，根据调查目的事先规定好调查对象，并统一调查时间和期限。③普查使用的筛查诊断标准和检测方法必须统一固定，以保证资料之间的可比性。④普查使用的方法应具备灵敏度和特异度均较高的特点，且易于在现场实施。⑤普查时要使漏查率尽量小，否则该调查可能无代表性意义。

普查能够发现目标人群中的全部病例，不存在抽样误差，可较全面地描述和了解疾病的分布与特征，有时还可揭示某些明显的规律性，为病因分析提供线索。但是，普查工作量大、费用高、调查质量控制难度较大，且不适用于患病率低或诊断技术比较复杂的疾病。

（2）抽样调查（sampling survey）：是指调查某一人群中具有代表性的部分人群，以估计出该人群某种疾病的患病率或某些特征的情况，从而揭示该疾病的分布规律。其特点是以小测大、以少窥多、以部分估计总体。在实际工作中，如果不是为了查出人群中的全部患者，而是为了揭示某种疾病的分布规律或流行水平，不需要采用普查的方法，可以从该人群中有计划地抽取一定数量的人进行调查。根据调查目的，选择合理的抽样方法，并遵循样本大小适当和随机化的原则。

抽样调查比普查花费少、速度快、覆盖面广。由于抽样调查的范围远小于普查，容易集中人力、物力，并有较充足的时间，因而具有精确、细致等优点，一般较为常用。但是，抽样调查不适用于患病率低的疾病及个体间变异过大的资料；其设计、实施和资料分析均较普查复杂。主要用于：①描述疾病或健康状况在目标人群中的分布情况；②描述某些因素或特征与疾病或健康状况的关系；③确定高危人群，达到早发现、早诊断和早治疗的目的；④评价医疗、护理与卫生保健措施的效果；⑤疾病监测，了解疾病分布规律和长期变化趋势等。

3. 优缺点 横断面研究容易实施、科学性较强；一次研究可观察多种事件（疾病）的发生状况及多种影响因素；有来自同一群体自然形成的同期对照组，使结果具有可比性。但是一次横断面调查无法获得发病率或死亡率，难以确定暴露与疾病之间的因果关系；在开展大规模调查时，需要投入很多人力、物力；由于横断面调查采用回忆的方式收集数据，容易受到被调查者自身记忆的限制，存在一定的回忆偏倚。

（二）纵向研究

纵向研究（longitudinal study）也称随访研究（follow-up study），是指在不同时间对同一人群的疾病、健康状况和某些因素进行多次随访，了解这些因素随时间的动态变化情况，即在不同时间对同一人群进行多次横断面研究的综合研究。纵向研究既可以描述总体的平均变化趋势，也可以描述不同个体之间变化趋势的差异。随访的间隔和方式根据研究内容有所不同，可能从每周甚至每天的短期到一年甚至十几年的长期。纵向研究的观察对象的选择会影响结论的适用范围。除了环境因素外，个体特征也会影响疾病转归，如年龄、性别、文化程度、社会阶层等，因此，纵向研究应尽量选择具有代表性的研究对象。

1. 适用范围 纵向研究可用于病因分析，也可全面了解某疾病的发展趋势和结局，认识其影响因素和疾病的自然发展史。例如，对肥胖者进行随访观察，同时了解其饮食习惯、体力活动等情况，以观察其发展为糖尿病、冠心病的可能性；对脑卒中患者进行观察，可能会发现老年人与中年人的疾病转归不同，从中发现问题，对脑卒中患者的康复具有实际意义。

2. 优缺点 纵向研究能观察到各变量的时间动态变化，展现自变量与因变量之间的时间先后顺序，其结果较横断面研究结果更具有说服力。然而，因耗时较长，可能会导致研究对象流失，影响其代表性和研究结果的拓展性。此外，纵向研究需要对同一批研究对象进行重复调查，有时可能出现练习效应或疲劳效应。

二、相关性研究

相关性研究（correlational study），即流行病学的生态学研究（ecological study），是以群体为基本单位收集和分析资料，在群体的水平上描述不同人群中某种因素的暴露状况与某种疾病的频率，研究某种因素与某种疾病之间的关系，如烟草消耗量与肺癌发病率关系的研究。与描述性研究不同，相关性研究不是以个体为观察和分析单位，而是以群体为单位（如国家、城市、肺癌患者等）。尽管无法得知个体的暴露与效应间的关系，但可以反映群体的平均水平，这是相关性研究的最基本特征。相关性研究要有比较明确的几个变量，回答变量间是否有关系、有何关系的问题，比描述性研究有更多的"探索"原因的作用，可为进一步的研究提供思路。例如，"护士临床沟通能力与冲突处理型态的相关性研究"，为进一步形成实验性研究提供研究思路。

相关性研究包括比较研究和趋势研究。比较研究（comparison study）是观察不同人群或地区某种疾病或健康状况的分布，然后根据同一时期、不同地区或人群疾病或健康状况分布的差异，探索差异产生的原因，并提出病因假设。趋势研究（trend study）是连续观察人群中某种因素的平均暴露水平的变化和某种疾病或健康状况频率变化（发病率、死亡率等）的关系，了解其趋势变化。通过比较暴露水平变化前后疾病或健康状况频率的变化情况，判断该暴露与某种疾病或健康状况的联系。例如，某社区医院在实施了冠心病患者延续性护理等综合措施后，连续观察了10余年的心肌梗死死亡率曲线，发现曲线呈现明显的下降趋势，提示这一综合措施在降低冠心病心肌梗死死亡率方面具有显著的有效性。

1. 适用范围　①分析某种因素与疾病或健康状况分布的关系，查找相关线索。②评价人群干预措施的效果。

2. 优缺点　相关性研究可利用常规资料和现成资料，节省人力、物力和时间，并在研究初期提供方向性信息；但是由于无法控制混杂因素，容易产生偏倚，造成虚假联系，而且由于收集信息多属于宏观数据，在评价疾病程度、时间关系、暴露水平等指标时准确性较低，结果的论证强度有限。

三、分析性研究

分析性研究（analytical study）是在自然状态下，对两种或两种以上的事物、现象、行为或人群的异同进行比较的研究方法。分析性研究属于观察法，暴露因素不是人为干预和随机分配，而是在研究前已客观存在，这是与实验性研究的重要区别；分析性研究必须设立对照组，这是与描述性研究的重要区别。队列研究与病例对照研究是常见的分析性研究方法。

（一）队列研究

队列研究（cohort study）亦称定群研究，是将研究对象（队列）按照是否暴露于某个因素或暴露程度分为暴露组与非暴露组，追踪观察并比较两组在特定时间内与暴露因素相关结局（或疾病）发生率的差异，从而判断暴露因素与结局之间的关系。队列研究的方向是纵向的、从暴露到结局的时间方向是前瞻性的，也就是说在研究开始时有"因"存在，并无"果"（结局）发生，在"因"的作用下，直接观察"果"的发生；暴露因素是客观存在，不是人为干预；群组的划分是根据暴露因素的有无来确定，研究者不能将其随机化分配；队列研究可直接计算发病率，并据此评价暴露因素与疾病的联系。尽管队列研究属于非实验性研究，但在循证护理证据等级中被视为Ⅱ级证据，仅次于随机对照试验，是评价临床医疗护理防治措施的重要证据来源之一。

1. 设计原理　从人群样本中选择和确定两个群组，其中一个群组暴露于某一可疑的致病因素（如接触X线、口服避孕药等）或者具有某种特征（如某种生活习惯或生理学特征，如高胆固醇血症），这些特征被怀疑与所研究疾病的发生有关，该群组称为暴露组。另一个群组则不暴露于该可疑因素或不具有该特征，称为非暴露组或对照组。两个群组除暴露因素有差别外，其他方面的条件应基本相同，即队列研究的分组为非随机化分配。对这两个群组的所有观察对象都进行同样的一段时间的追踪观察，记录这一期间研究事件（或疾病）的发生或结局情况。然后分别计算两个群组在观察期间该疾病的发病率或死亡率，进行比较。如果两组的发病率或死亡率确有差别，则可以认为该因素（或特征）与疾病之间存在关联（图6-1）。

笔记栏

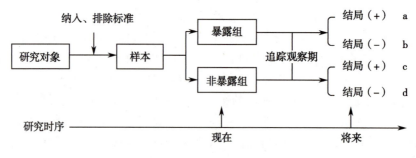

图 6-1　队列研究的设计原理

队列研究按照研究时间的起止点，分为前瞻性队列研究、回顾性队列研究及双向性队列研究（图 6-2），无论哪一种队列研究在研究时序上均为前瞻性。

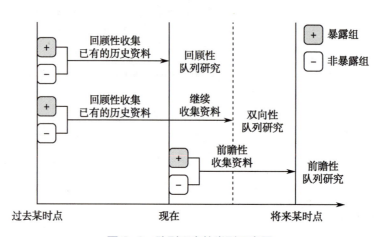

图 6-2　队列研究的类型示意图

2. 适用范围　主要用于深入检验病因假设；可以同时检验一种暴露与多种结局之间的关联；也可用于评价预防和治疗效果及研究疾病自然史。

3. 优缺点　主要是与病例对照研究相比较而言。首先，队列研究能够直接获得两组的发病率或死亡率，以及反映疾病危险关联的指标，从而可以充分而直接地分析病因的作用。由于原因发生在前，结果发生在后，并且因素的作用可分等级，故其检验病因假说的能力比病例对照研究强，并且队列研究可以同时调查多种疾病与一种暴露的关联。但是队列研究需要投入的力量大，耗费人力、财力，花费的时间长。队列研究不适用于罕见病的病因研究，因研究罕见病需要调查的对象人数众多，在实际中难以达到；随访过程中未知变量的引入或人群中已知变量的变化等使分析复杂化。

（二）病例对照研究

病例对照研究（case-control study）是一种回顾性研究，从因果关系的时间顺序来看是从"果"查"因"的研究方法，也就是从已患的病例出发，寻找过去可能与疾病有关的因素。它以队列研究的基本理论为基础，但简化了实施过程，因而更具有广泛的使用价值。病例对照研究在疾病（事件）发生后进行，调查研究因素的暴露情况，但仅能了解两组研究因素的暴露率或暴露水平，而不能计算发病率。

1. 设计原理　选择所研究疾病（或事件）的一组人群作为病例组，无此病（或事件）但具有可比性的另一组人群作为对照组。通过调查回顾两组过去对某个（或某些）因素或防治措施的暴露情况，比较两组间暴露率或暴露水平的差异，以判断研究因素与疾病（或事件）间是否存在着统计学联系及联系程度（图 6-3）。

笔记栏

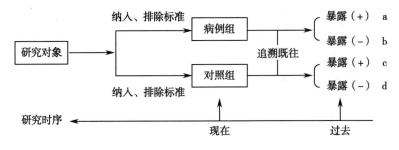

图6-3　病例对照研究的设计原理

2. 适用范围　病例对照研究不仅用于病因学、临床治疗效果及疾病预后研究，还可用于事件和结局与某些因素的关系研究，如护理人员流失相关因素的研究。

3. 优缺点　病例对照研究所需样本量小，人力、物力较少，易于实施；对患者无损害；而且可以对一种事件（或疾病）的多种原因、干预与结局等相关因素进行研究；但合理对照的选择较困难，可能存在较大偏倚，并且不能计算发生率，只能推算比值比，因果论证强度不如队列研究。

四、案例分析

【例1】 以"有关腹膜透析患者衰弱与营养状态的相关性研究"为例，讲解相关性研究设计。

1. 目的　探讨维持性腹膜透析患者衰弱与身体成分及营养状态的相关关系。

2. 研究设计　采用临床衰弱量表评估患者的躯体功能状态、生物电阻抗仪测定患者的身体成分，横断面调查单中心规律随访维持性腹膜透析患者，收集患者的人口学资料及临床数据，分析维持性腹膜透析患者发生衰弱的影响因素。

3. 结果　维持性腹膜透析患者的体质量指数、肥胖程度及浮肿指数与衰弱具有相关性，营养状态、老年、合并症及血压水平是维持性腹膜透析患者发生衰弱的独立影响因素。

来源：陈晶晶，易春燕，林建雄，等. 腹膜透析患者衰弱与营养状态的相关性研究［J］. 中国血液净化，2023，22（11）：831-835.

分析：该研究是以维持性腹膜透析患者为基本单位，收集和分析衰弱与身体成分及营养状态的相关性，变量明确，回答衰弱、身体成分及营养状态间是否有关系、有何关系的问题，探索衰弱的原因，研究设计属于观察性研究的相关性研究。研究结果可为进一步形成实验性研究提供研究思路。但是由于无法控制混杂因素，容易产生偏倚，结果的论证强度有限。

【例2】 以"孕中期膳食平衡指数与婴幼儿体重发育关系的队列研究"为例，讲解队列研究设计。

1. 目的　前瞻性研究孕中期妇女膳食平衡指数与婴幼儿体重发育的纵向关联。

2. 研究设计　通过食物频率问卷收集孕中期妇女过去1个月内的摄入膳食情况，采用经修订的孕妇膳食平衡指数评价孕妇膳食质量；随访其子代至24月龄，分别在1、6、12、18、24月龄测量体重，并计算年龄别体重Z分值及0~24月龄年龄别体重Z分值变化值，用混合线性模型和多重Logistic回归分析模型进行关联性分析。

3. 结果　孕中期妇女膳食摄入不均衡，孕期水果类摄入评分、添加糖评分及孕妇膳食平衡指数评分与婴幼年龄别体重成正相关，孕期饮酒评分与年龄别体重变化值成负相关。

来源：洪滨，陆青贵，谢路勤，等. 孕中期膳食平衡指数与婴幼儿体重发育关系的队列研究［J］. 中华疾病控制杂志，2023，27（9）：993-997，1024.

分析：本研究采用双向性队列研究的设计方法，通过食物频率问卷收集孕中期妇女过去1个月内的膳食摄入情况，分为膳食摄入过量、摄入不足和摄入均衡3组孕中期妇女，随访其子代至

笔记栏

24 月龄，检验孕中期膳食平衡指数与婴幼儿体重发育之间的关联。该研究的方向是纵向的、从暴露到结局的时间方向是前瞻性的，在"膳食摄入均衡与否"的作用下，直接观察"婴幼年龄别体重变化"的发生；"膳食摄入不均衡"是客观存在，不是人为干预；群组的划分是根据"膳食摄入均衡"的情况来确定，而不是随机化分配；评价孕中期妇女膳食平衡指数与婴幼儿体重发育的联系。

【例 3】 以"糖尿病足溃疡愈合后复发危险因素的病例对照研究"为例，讲解病例对照研究设计。

1. 目的　探讨糖尿病足溃疡愈合后复发的危险因素，为糖尿病足溃疡的防治提供依据。

2. 研究设计　采用病例对照研究方法，回顾性选取首次诊断为糖尿病足溃疡的患者作为源人群，按愈合后 3 年内是否复发分为病例组和对照组，收集两组患者基本信息、糖尿病相关信息、糖尿病足溃疡相关信息，以非条件多因素 Logistic 回归分析方法筛选糖尿病足溃疡复发的危险因素，并进一步分析糖尿病足溃疡复发与危险因素数量和时间的关系。

3. 结果　糖尿病足溃疡的复发率较高，可能与年龄 > 60 岁、糖化血红蛋白 > 7.5%、外周动脉疾病、骨髓炎、胼胝、踝肱指数 < 0.9、足底部溃疡、Wagner 分级 ≥ 3 级等危险因素有关。

来源：王岗，岳仁宋，龚光明. 糖尿病足溃疡愈合后复发危险因素的病例对照研究 [J]. 中国全科医学，2023，26（15）：1857-1862.

分析：该研究从因果关系的时间顺序来看是从"果"查"因"的一种回顾性研究方法，采用的是病例对照设计。研究从糖尿病足溃疡已愈合的患者出发，按愈合后 3 年内是否复发分为病例组和对照组，通过调查回顾两组患者过去对危险因素的暴露情况，比较两组间暴露水平的差异，以判断危险因素与糖尿病足溃疡愈合后复发间是否存在着统计学联系。

第三节　实验性研究

实验性研究（experimental study）是研究者根据研究目的，将研究对象分成实验组和对照组，将某种或某些可以控制的干预措施（可以是人为地加入或去除某种因素）施加于实验组，按照重复、对照、随机化原则控制非干预措施的影响，观察由此引起的实验效应，并分析评价施加的干预措施所产生的影响及规律性。实验性研究是针对干预措施、研究对象及实验效应进行周密计划和安排的研究，由于人为控制研究因素，避免外来因素干扰，其结果说服力强，能有力地验证各类假设，但因涉及医学伦理问题，其应用受到一定限制。

实验性研究的各方案均为前瞻性，其干预措施多由研究者设计施加。由于每个实验具有的特征不同，又分为真实验研究（true experimental study）和类实验研究（quasi-experimental study）。

一、分类与基本特点

（一）分类

实验性研究根据研究对象的不同分为动物实验、临床试验、现场试验及社区试验等。研究对象是实验动物，即动物实验（animal experimental study），对其施加处理因素，评价效果。许多问题的研究往往是以动物研究为基础，根据结果再过渡到人体的试验性研究，例如"使用成年猪研究胸导管的位置对引流量和压力的影响"。以临床患者为研究对象，即临床试验（clinical trial），在医院或其他医疗机构环境下进行，用于评价治疗或护理方法的临床效果。以未患所研究疾病的人或高危人群为研究对象，即现场试验（field trial），评价某一预防对策或措施的方法，如"补钙方式对城市老年人骨质疏松的影响"。以社区人群或特定区域的人群整体作为单位，即社区试验（community trial），对某项预防疾病或促进健康的对策或措施予以评价，如"综合健康教育对社区

笔记栏

老年冠心病患者生活质量的影响"。

实验性研究可根据研究对象是否被随机分配到试验组和对照组，分为随机对照试验和非随机对照试验。具备前瞻性、实施干预、随机分组及设立对照四个基本特征的实验性研究称为真实验研究。缺少随机和／或对照，不能保证严格的随机分配，或缺少严格意义上的平行对照则属于类实验研究。

（二）基本特点

在复杂的护理研究中，为了避免受到若干已知或未知的偏倚因素干扰，使研究结果真实可靠，经得起临床实践的检验，实验性研究应该具备以下三个基本特点：

1. 干预（intervention） 亦称实验因素，是研究者根据不同研究目的施加给研究对象以引起直接或间接效应的处理因素。该因素可以是研究者主观施加的各种外部干预，如物理因素的电、磁、射线、针刺、理疗等，化学因素的药物、毒物、激素等各种有机和无机的化学物质，生物因素的细菌、病毒、寄生虫等，以及心理因素的语言、暗示等；也可以是存在着的固有因素或不同季节、不同区域等的某种自然条件。干预是实验性研究和观察性研究的根本区别。

干预措施（自变量）作用于研究对象所呈现的结局即因变量。因变量的大小通过具体的观察指标来反映，如发病率、死亡率、缓解率、症状体征的改变、检验结果的改变等。通过对观察指标的分析，可以对干预所产生的效果作出客观评价。如果指标选择不当或测量方法不当，未能准确反映干预的作用，那么获得的研究结果就缺乏科学性。因此应尽量选用客观、准确、精密、高灵敏度及高特异度的指标。

在同一项研究中，应保持干预的标准化，即研究过程中所施加实验因素的各组分均应有明确的规定，自始至终保持一致。例如，干预所用的洗胃液，除应规定洗胃液的名称、性质、成分、作用及用法外，还应明确生产厂家、批号、出厂日期及保存方法等，并在整个实验的过程中保持不变。如果实验设计的标准化干预措施在实验过程中未严格遵循，势必得出错误的结论。

2. 设立对照 在实验性研究中，除了干预对研究结果产生影响外，还有一些非干预因素（即干扰变量）也会对结果产生影响。设立对照就是为了控制实验中非干预因素的影响。在设立对照时，要求所比较的各组间除干预因素不同外，其他非干预因素应尽可能一致，从而能够正确评价干预效果。

影响干预效果的主要因素包括：①不能预知的因素：不同的研究对象对干预的反应可能不同。对于自然史不清楚的一些疾病，其干预效果也许是疾病发展的自然结果。设立均衡可比的对照组，可将其与干预效果区分。②霍桑效应：指研究对象由于知道自己成为被特殊关注的对象后，所出现的改变自己的行为或状态的倾向，而与其接受的干预措施无关，例如研究对象渴望取悦他们的护士，使护士感到其护理活动是成功的。③安慰剂效应：某些患者因依赖药物而产生的一种正向心理效应，所以主观症状作为因变量的评价指标时，其效应可能包括安慰剂的效应。④潜在未知因素的影响。设立恰当的对照，使试验组和对照组的非干预因素均衡可比，最大程度地避免以上因素对研究结果的影响。

合理的对照要求对照组与试验组的样本数尽可能相同，以获得最佳的统计学假设检验效能。对照的形式有多种，如按照研究的设计方案分为同期随机对照、非随机同期对照、自身对照、历史性对照及交叉对照等；按照对照组的处理措施可分为标准对照和空白对照。研究者可根据研究目的和内容进行选择。

3. 随机化（randomization） 为提高组间的均衡性，减少非研究因素的干扰，在研究样本确定后，采用随机的方法，使研究对象以同等的机会被分配进入试验组或对照组中。护理领域的试验性研究对象大部分为患者，而大多数时候很难知道患者的总体情况，难以做到随机抽取样本。因此，随机化原则通常只强调随机分组（random allocation），常用的随机分组方法包括：

（1）简单随机分组（simple randomization）：此类随机化的具体方法有很多种。最简单的方

笔记栏

法包括抽签、抛硬币或掷骰子，但若样本量大，则操作比较烦琐。因此，最常用的是按随机数字表进行分配。目前可用计算机进行随机分配，尤其在处理大样本研究时更为常用，通过有关软件的随机数发生器产生随机数。需要注意的是，部分研究者选择就诊顺序、住院号、就诊日期、患者生日等的奇偶数进行分组，这种方法并不是真正的随机化分组，因为当研究者预先知道下一位研究对象将被分配到哪一组时，主观上对研究对象的某些资料进行一定取舍，可能产生选择偏倚。

（2）分层随机分组（stratified randomization）：简单随机分组有时无法保证影响预后的重要因素在组间可比，这时需要考虑分层随机分组。先将研究对象按某一特征进行分层，然后在各层中进行简单随机分组，最后将各层的试验对象与对照对象合并。分层随机分组则可以保证各"层"都有对象进入试验组或对照组，提高了组间的均衡性。在分层随机分组中，主要以研究对象中某些可能产生混杂作用的特征作为分层因素，如研究对象的重要临床特征或预后因素（包括年龄、性别、病情、有无并发症等）。在护理学研究中，可根据以下原则考虑分层因素：①选择所研究疾病或其并发症的危险因素；②选择对所研究的因变量有明显影响的因素；③遵循最小化原则，将分层因素控制到最低限度，分层过多会造成组内研究对象过度分散，一般2~3个主层比较合适。

（3）区组随机分组（block randomization）：先将特征相同或相似的研究对象（如年龄、性别、病情相近）归入同一个区组，然后对每一区组内的研究对象用简单随机法进行分配。每一区组的研究对象数一般按分组数的倍数来确定（每一区组内的研究对象数量相等）。例如，若研究分为试验组和对照组，则区组例数可选择2、4、6、8等，但区组例数越大，研究对象在分配时的排列组合越复杂。例如某研究分为试验组和对照组，确定区组例数为4。首先，研究对象按照进入试验的先后顺序，每4个研究对象为一组，然后再将每一区组的4个研究对象随机分配至试验组与对照组。区组随机分组的特点之一是分组后试验组和对照组研究对象数保持一致并便于逐渐累积临床病例，即每积累一个区组数的研究对象即进行分组及开始试验，不需要把所有样本全部收齐后再来分组、展开试验。

（4）整群随机分组（cluster randomization）：是以现成的群体（社区、街道、乡、村、医院、病房等）而不以个体为单位，进行分组。在整群随机分组中，被分到试验组的群体中的每个观察单位都作为试验对象，被分到对照组的群体中的每个观察单位都作为对照对象。采用整群随机分组要求群间的变异越小越好，否则将影响样本的代表性或组间的可比性。在护理研究领域，尤其是社区干预中，整群随机分组具有节约人力、物力，方便、容易实施等优点，可行性较好，适用于大规模研究，应用比较广泛。

二、随机对照试验

随机对照试验（randomized controlled trial，RCT）是采用随机分配的方法，将合格的研究对象分别分配到试验组和对照组，然后接受相应的干预措施，在一致的条件下或环境中，通过适当时间的随访观察，用客观的效应指标对研究结果进行科学的测量和评价。

为确保研究对象被分配到试验组或对照组的机会均等，防止选择性偏倚，可采用随机分组方法隐匿［简称分组隐匿（allocation concealment）］，即用特定的方法对患者进行分组，例如使用编码的药物容器或序列编号的、密封的、不透光的信封等，这些方法确保了分配序列在研究对象被分配前保密，使得研究者和研究对象都无法预知将如何分组。

为避免研究者与研究对象的主观性对研究实施过程和结果测量的干扰与影响，即实施偏倚和测量偏倚，盲法（blind method）是十分重要的设计原则和质量控制措施，采用盲法可以克服护理试验中潜在、主观、暗示性的各种偏倚，得到真实可靠的研究结果。

随机对照试验是目前评估临床及护理干预效果最严谨、最可靠的研究设计方法，但是由于其存在的潜在伦理问题、实施难度大及样本代表性受限等，在护理研究中受到一定的限制。

（一）设计原理

根据研究目的和研究假设选定目标人群，采用可靠的诊断标准、明确的纳入和排除标准确定研究对象；选择符合标准且自愿参加试验的研究对象，采用随机化方法将研究对象随机分配至试验组或对照组，然后分别接受各自相应的干预措施，经过一段合适的观察期后，测量干预效果（图6-4）。

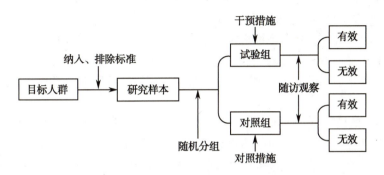

图 6-4　随机对照试验的设计原理

随机对照试验应根据研究类型、资料种类（计数或计量资料）、研究的分组数、资料的分布（正态或非正态分布）、影响研究结果的相关因素等，选择相应的统计分析方法，如卡方检验、秩和检验、t 检验、方差分析、多因素分析、时效分析等。

随机对照试验用随机化的方法制订分配方案时，在足够样本量的情况下，可使一些影响干预效果的已知和未知、可被测量和不可被测量的因素，在组间分布中维持相对均衡，从而有利于基线的可比性。随机对照试验是前瞻性研究，试验的结果一定是试验对象接受相应干预措施并经历了一段效应期；强调同步性和环境的一致性，否则会影响研究的结果，从而有可能导致错误的结论。

（二）适用范围

1. 用于临床护理性或预防性研究，探讨和比较某种新的护理、预防或其他干预措施对疾病康复和预防的效果，为正确的医护决策提供科学依据。

2. 用于非临床试验的系统工程研究，如教育学中的某些研究，"评价评判性思维的护理教育模式与传统护理教育模式的教学效果"。

（三）设计类型

1. **两组平行随机对照试验（parallel-randomized controlled trial）**　采用随机分配的方法，将符合纳入排除标准的研究对象分配到试验组与对照组，然后接受相应的试验措施，在一致的条件环境中，同步进行研究和观察试验效应，并用客观的效应指标对试验结果进行测量和评价的试验设计。

2. **非等量随机对照试验（unequal-randomized controlled trial）**　在临床研究中，当"标准治疗"作为对照时，常常参加试验组的研究对象不会很多，出于加快试验完成进度或节约经费的目的，将研究对象按一定比例（如1：2或2：3）随机分配入试验组或对照组。此种设计会降低检验效能。

3. **群组随机对照试验（cluster-randomized controlled trial）**　也称为整群随机对照试验，当单个个体不适宜被作为试验对象时（如同病房内或同社区内的试验对象），可采用群组随机对照试验，以整个病房、医院或者社区作为随机分配单位，将其随机地分配在试验组或对照组，分别接受试验措施的研究。群组随机对照试验在设计上与一般随机对照试验一样，不同之处在于因随机分配的单位不同，导致样本量的计算和结果的分析方法有所差异，所需样本量较大。

笔记栏

4. 交叉设计随机对照试验（crossover-randomized controlled trial） 与一般随机对照试验相比，交叉设计随机对照试验包含两个阶段，第一阶段中试验组和对照组的试验对象将会在第二阶段中交换位置，并且两个阶段之间还设计洗脱期（washing period）用于消除第一阶段中的干预效果，也避免研究对象的心理效应影响第二阶段的结果。因为此种设计是在同一个体内进行两种干预方式的效果比较，所以可以消除个体差异，具有更好的一致性，并且在一定意义上增大了样本量。当所要研究的干预效果属于被认为是"利大于弊"时，例如免疫接种、筛检、健康教育、医护人员培训等，可采用阶梯设计（the stepped-wedge design）。阶梯设计通常不设置专门的对照组，随着试验的进行，各个组都将接受干预，但是各组干预措施不在同一时间，而是按照随机的顺序相继接受。由于各组的状态都发生了从"未干预"到"干预"的单向转换，因而可以把阶梯设计看成是交叉设计的一种特殊形式，阶梯设计还可用来发现及控制时间趋势对效果评价的影响。

随机对照试验的设计类型还有析因设计、动态随机设计等。析因设计（factorial design）是将两个或多个干预措施的各个水平进行全面组合，对各种可能的组合都进行试验，这种设计既可以研究各干预措施的独立效应，又可以了解各干预措施间的交互作用。动态随机设计（dynamic randomization design）是指在临床试验过程中试验对象随机分组的概率根据一定的条件而变化的方法，其优点是有效保证各试验组基线的预后因素相同或接近，从而提高了研究效率，但存在选择偏倚以及随机程序复杂等缺点，一般用于患病率低的病种的大规模、多中心、即时随机、各中心入选对象例数不相同的临床试验。

（四）优缺点

随机对照试验随机分配研究对象，甚至将研究对象按影响结果的某些重要因素进行先分层，再随机分配进入试验组和对照组，使组间的基线状况保持相对一致，增加可比性；同时可较好地防止人为因素的影响，即使存在不为人知的偏倚或混杂因素，也可维持组间的相对平衡；对研究对象采用严格、一致的纳入和排除标准，有利于验证研究结果和确定研究结果的推广应用价值。

随机对照试验比较费时，人力与财力支出较大；而且常常有严格的纳入与排除标准，导致其研究结果的代表性和外在的真实性受到一定的局限。对照组的措施选择不当，或让研究对象暴露于某种有害或危险因素，会违背伦理原则。

📋 知识链接

随机对照试验的历史

中国第一次提到对照试验见于1061年的《本草图经》："为评价人参的效果，需寻两人，令其中一人服食人参并奔跑，另一人未服人参也令其奔跑。未服人参者很快就气喘吁吁"。1898年，丹麦医生 Fibiger 发表了著名的血清治疗白喉的半随机对照试验，入院的白喉患者除标准治疗外，采用皮下注射白喉血清1天2次直至症状改善，而对照组仅用标准治疗，按入院日先后分配治疗方案。结果血清治疗组239例患者中8例死亡，而245例对照组中30例死亡。两组存在统计学差异（$P < 0.05$）。

1948年，英国医学研究理事会领导开展了世界上第一个临床随机对照试验（randomized controlled trial，RCT），肯定了链霉素治疗肺结核的疗效。其中流行病学家和统计学家在医学界起了科学的领导作用，改进了临床研究的质量。随机分组的运用控制了混杂因素，减少了偏倚，对于治疗性研究的正确开展有不可估量的作用。1955年，Truelove 进行了胃肠病方面的首项 RCT，证实了肾上腺皮质激素治疗溃疡性结肠炎的效果优于安慰剂。1969年，Ruffin 的一项双盲 RCT 证实胃冷冻疗法对治疗十二指肠溃疡引起的出血是无效的。

笔记栏

RCT 的兴起使流行病学的多项理论和原则被用于临床医学的研究。许多学者认为 RCT 在医学上的广泛开展可与显微镜的发明相媲美。根据临床研究依据对研究对象进行干预的观念已经形成，大样本、多中心的 RCT 取代了以前分散、个别的观察性研究和临床经验总结。RCT 的出现是临床医学研究新纪元的里程碑。

三、非随机对照试验

非随机对照试验（non-randomized controlled trial，NRCT）是指未按随机化原则将研究对象分组，而是根据研究对象意愿或病情、研究地点等因素人为、非随机地进行分组，经过一段时间观察后比较两组的研究效应。如在两个同级医院合作开展对一种疾病两种护理措施效果的比较，其中一所医院的患者为一组，采用新护理措施；另一所医院的患者为一组，采用常规护理，然后比较两组的效果。非随机对照试验的设计模式与 RCT 相比，除了没有随机分组外，其他完全相同。

常用的非随机对照试验研究设计包括非随机同期对照试验、自身前 – 后对照试验及历史性对照试验等。

（一）非随机同期对照试验

非随机同期对照试验（non-randomized concurrent controlled trial）指试验组与对照组的研究对象不是采用随机的方法分组，而是由研究者根据有关因素人为地纳入试验组或对照组，进行同期的对照试验。

非随机同期对照试验是前瞻性研究，多用于比较不同干预措施的效果，此种设计在研究对象分组分配上的非随机化，会造成试验组与对照组之间在干预前即处于不同的基线状态，缺乏可比性。在研究过程中难以盲法评价试验结果，造成许多已知和未知的干扰变量影响测量结果的真实性。但在实际工作中，有些情况下不适宜做随机对照试验，例如外科手术治疗、急重症患者抢救或贵重药物的选用等。因此，只能根据具体情况将患者分配至试验组或对照组。其研究结果的论证强度虽远不及随机对照试验，但是在尚无随机对照试验结果或不能获得随机对照试验结果的时候，还是应该予以重视。

1. **设计原理**　研究者人为地将符合纳入与排除标准的研究对象分配到试验组或对照组，然后试验组接受干预措施，对照组不接受干预措施或接受对照的常规措施，在一致的条件下或环境中，同步进行研究和观察两组的结局，对试验结果进行科学测量、比较和评价（图 6-5），其结果分析基本同 RCT。

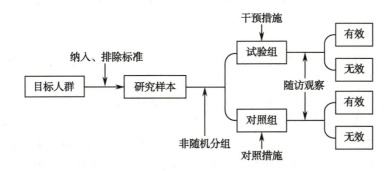

图 6-5　非随机同期对照试验的设计原理

2. **适用范围**　与随机同期对照试验相似。
3. **优缺点**　设计方法简单，易于掌握，可行性好，易被研究者与研究对象接受，依从性较

笔记栏

77

好；短时间内可获得较大的样本量。但是试验组与对照组缺乏良好的可比性，受选择性偏倚和测量性偏倚的影响使结果的真实性下降，结论的论证强度减弱。

（二）自身前 - 后对照试验

自身前 - 后对照试验（before-after trial in the same patient）是将同一研究对象在应用处理措施或者对照措施前后的观察指标进行对比研究。

1. 设计原理 将符合纳入与排除标准的研究对象，先后接受试验和对照两种不同的措施进行试验研究，然后将两次先后观测的结果进行比较的一种设计方案。研究方向是前瞻性的，属于从"因"到"果"的研究。前后两种处理都在同一个体中进行，可排除不同个体间的差异，因此可比性较好。其结果分析基本同 RCT。

2. 适用范围 适用于慢性反复发作疾病的防治性研究。

3. 优缺点 每一研究对象在研究过程中均有接受新疗法的机会，符合伦理；所需样本节省一半，节约时间和成本；单个研究对象可单个试验，逐步积累到所需要的病例数，即可进行总结，比较符合临床实际，可行性较强。但是在干预期间容易受到很多其他因素的影响，例如两阶段观察期过长，可能使两阶段的病情不一致，结果的真实性较差，结论的论证强度非常弱。

（三）历史性对照试验

历史性对照试验（historical controlled trial）是以不同病例做前后对照比较的研究，其对照组并非同时期确立，而是将过去某一时期患同种病的病例作为对照组，这些患者患病时接受过传统疗法或某种干预措施，然后比较两组的结果以判断新的干预措施的疗效。

1. 设计原理 是以现在开始的研究资料作为试验组，以既往的研究资料作为对照组，进行比较。研究对象为非同期患者，前后资料也不来源于同一批患者。这种方案是非随机、非同期性质的对照试验。历史性对照试验研究方向是前瞻性的，属从"因"到"果"的研究。

2. 适用范围 适用于各种疾病护理效果的评价性试验。所需病例没有严格的疾病类型的限制，对照资料既可以是历史上的文献资料记载，也可以是不同时期与试验组疾病诊断相同的患者。如以不同时期与试验组疾病诊断相同的患者作为对照，应尽量以本单位的历史资料为对照，因为同一单位疾病的诊断标准及预后措施的变化容易掌握，可增加可比性，使用此类资料作为对照要优于以文献资料作为对照。

3. 优缺点 同时期内所有患者接受同样的干预措施，符合医学伦理原则；现在开始的前瞻性研究样本含量较小，研究时间较短，易于组织实施；可充分地利用既往的病历等常规资料，省时、省力、节约经费。但是由于过去的条件（如诊断水平、诊断标准、医护质量等）与现在可能有所不同，可比性差；患者来自不同的总体，代表性较差，而且可能存在个体差异；受既往资料完整性的限制，有时既往研究对象或既往研究资料难以满足研究的需要。

四、案例分析

【例1】 以"虚拟现实技术在 ICU 患者早期活动中的应用研究"为例，讲解随机对照试验研究设计。

1. 目的 分析虚拟现实技术在 ICU 患者早期活动中的应用效果。

2. 研究设计 采用方便抽样法，根据纳入排除标准选取 76 例 ICU 收治患者作为研究对象，用随机数字表法将患者分为试验组和对照组。试验组在常规护理的基础上通过虚拟现实技术进行早期活动，对照组进行常规早期活动，比较两组医学研究委员会评分、握力和每次运动时长、ICU 住院时间及风险事件的差异。

3. 结果 虚拟现实技术有助于 ICU 患者早期活动，预防 ICU 获得性衰弱，缩短 ICU 住院时长，促进患者康复。

来源：夏艳玲，潘文彦，赵洋洋，等. 虚拟现实技术在 ICU 患者早期活动中的应用研究［J］.

中华护理杂志，2023，58（9）：1050-1055.

分析：该研究的设计方案是随机对照试验，采用随机分配的方法，将符合纳入排除标准的76例ICU收治患者分配到试验组与对照组，然后各自接受相应的干预措施，在一致的条件环境中，同步进行研究、测量和评价，比较两组的效应指标。这种研究设计组间的基线状况相对一致，防止人为因素的影响，维持组间偏倚或混杂因素的相对平衡；但是因为严格的纳入排除标准，导致其研究结果的代表性和外在的真实性会受到一定的局限。

【例2】以"基于前哨症状的肺癌术后化疗患者护理干预方案的构建及应用"为例，讲解群组随机对照试验研究设计。

1. 目的　评价基于前哨症状构建的肺癌术后化疗患者消化道症状群护理干预方案的应用效果。

2. 研究设计　根据纳入排除标准选取330例肺癌术后化疗患者作为研究对象，为避免试验组与对照组进行接触交流造成干预方案沾染，研究按照病区进行分组，采用抛硬币法，将其中一个病区作为试验组，另一个病区作为对照组。试验组在常规护理的基础上接受消化道症状群护理干预方案，对照组接受常规护理。采用安德森症状评估量表、健康状况调查简表分别于第1次化疗前（T1）、第3次化疗前（T2）和第5次化疗前（T3）对患者进行评估。

3. 结果　基于前哨症状的消化道症状群护理干预方案有利于减轻肺癌术后化疗患者消化道症状群的严重程度，并提高生活质量。

来源：马景双，王爱平，王艳杰，等. 基于前哨症状的肺癌术后化疗患者护理干预方案的构建及应用［J］. 中华护理杂志，2024，59（2）：133-141.

分析：这是一个群组随机对照试验，以整个病区作为随机分配单位，分为试验组或对照组，分别接受相应的试验措施，在一致的条件环境中，纵向3次测量、评价及比较两组的效应指标。该研究因为随机分配的单位不同，样本量的计算和结果的分析方法与两组平行随机对照试验有差异，所需样本量较大。

【例3】以"A型主动脉夹层患者Ⅰ期心肺康复护理方案的构建及应用"为例，讲解非随机同期对照试验研究设计。

1. 目的　评价A型主动脉夹层患者Ⅰ期心肺康复护理方案应用效果。

2. 研究设计　按照纳入排除标准选取110例行开放性A型主动脉夹层手术患者作为研究对象。自愿选择A型主动脉夹层患者Ⅰ期心肺康复护理方案的患者纳入试验组，选择常规心肺康复方案的患者纳入对照组。比较两组6分钟步行距离、Borg主观劳累程度得分、术后首次下床时间、低氧血症发生率、低氧相关并发症发生率、康复护理相关不良事件发生率。

3. 结果　A型主动脉夹层患者Ⅰ期心肺康复护理方案可提高患者的运动能力，降低其低氧血症发生率。

来源：司茜茜，王莹，赵福云，等. A型主动脉夹层患者Ⅰ期心肺康复护理方案的构建及应用［J］. 中华护理杂志，2024，59（9）：1037-1042.

分析：该研究因为护理康复方案选择不适宜做随机对照试验，采用非随机同期对照试验研究设计，根据研究对象的自愿选择，分为试验组与对照组，比较A型主动脉夹层患者Ⅰ期心肺康复护理方案与常规心肺康复方案应用效果。这种研究设计可能会造成两组之间在干预前处于不同的基线状态，研究过程中难以采用盲法，从而造成许多已知和未知的干扰变量影响测量结果的真实性，其研究结果的论证强度不及随机对照试验，但在临床研究中因便于实施，符合医学伦理原则，仍有重要价值。

【例4】以"机械通气患儿早期活动方案的构建及应用研究"为例，讲解历史性对照试验研究设计。

1. 目的　探讨机械通气患儿早期活动方案临床应用的安全性与效果。

2. 研究设计　采用方便抽样法，选取某儿童医院重症医学科（pediatric intensive care unit,

笔记栏

PICU）2020 年 12 月至 2021 年 7 月收治的 50 例 3～14 岁机械通气患儿作为试验组，在常规护理的基础上实施以护士为主导的早期活动方案；将 2020 年 4 月至 2020 年 11 月收治的 50 例患儿作为对照组，予以常规护理。收集试验组在活动前 5 分钟、活动第 15 分钟、活动结束后 5 分钟的心率、呼吸、收缩压、血氧饱和度以及活动过程中非计划性拔管、跌倒、坠床等不良事件发生情况，同时计算早期活动方案的完成率，评价早期活动方案的安全性与可行性。比较两组入住 PICU 第 1 天、第 3 天、第 6 天的肌力，以及谵妄发生率、机械通气时间、入住 PICU 时间，评价早期活动方案的应用效果。

3. 结果　机械通气患儿早期活动方案是安全可行的，可改善患儿的肌力，降低谵妄发生率，缩短机械通气时间和入住 PICU 时间，有助于促进患儿康复。

来源：刘美华，彭剑雄，罗翠，等. 机械通气患儿早期活动方案的构建及应用研究［J］. 中华护理杂志，2022，57（8）：901-907.

分析：该研究采用历史性对照试验研究设计，对照组不是同时期确立，而是将过去某一时期机械通气患儿作为对照组，这些患者当时接受的是常规护理，比较两组的结果以判断早期活动方案安全性及效果。这种研究设计虽然是非随机、非同期性质的对照试验，但研究方向是前瞻性的，属从"因"到"果"的研究；因同时期内所有患者接受同样的干预措施，符合医学伦理原则，且样本量小，研究时间短，易于组织实施，可省时、省力、节约经费；但是由于"过去某一时期"的医护质量与现在可能有所不同，可比性差，因而会影响研究结论的准确性。

第四节　其他类型研究

除了以上研究设计类型之外，近些年来，国内外很多护理学者也借鉴和使用了一些其他学科研究领域中的研究方法探讨有关疾病、健康、护理方案、护理管理等问题，并取得较好效果。本节将重点介绍经常使用的德尔菲法与日益受到国内外广泛关注的真实世界研究。

一、德尔菲法

德尔菲法（Delphi method），又称专家咨询法或专家评分法，是由研究者拟定调查问卷，按照既定程序研究者将所需解决的问题采用函询单独发送给各个专家征询意见，专家通过定性或定量相结合的方式提交意见，研究者针对意见进行修订。经过几轮反复征询和反馈，专家组成员的意见逐步趋于一致，最后根据专家的综合意见，确定终稿。

（一）设计原理

德尔菲法是在对所要研究的问题征询专家的意见后，进行整理、归纳、统计，再反馈给各专家，再次征询意见，再集中，再反馈，直至达成一致意见。其过程主要包括三个阶段：准备阶段、征询阶段与数据处理阶段。

1. 准备阶段

（1）成立研究小组：通常由 5～7 人组成，主要任务是编制专家咨询问卷、发放和回收专家咨询问卷、对结果进行处理等。

（2）编制专家咨询问卷：一般包括 3 部分。①专家说明信：简要介绍研究目的、方法和过程、问卷填写方式及注意事项、专家咨询时间和方法等。②专家咨询问卷：包括条目的名称、内涵、重要性评分、意见备注栏等。重要性评分通常为 1～5 级评分。③专家基本情况：包括专家的一般资料、判断依据和对调查内容的熟悉程度。一般资料通常收集专家的年龄、文化程度、职称、工作年限、专业领域、电子邮件或通信地址等信息，以反映专家的权威性和代表性。熟悉程度分为很不熟悉、不太熟悉、中等熟悉、比较熟悉、很熟悉 5 个等级；判断依据分为工作经验、理论分析、参考文献资料、直觉判断 4 个方面，每个方面分为大、中、小 3 个选项。

2. 征询阶段

（1）选择征询专家：①入选条件：应结合所研究领域专家的总体情况，确定专家入选条件，包括年龄、职称、工作年限、所在领域的研究背景等方面的限定。②专家数量：通常为 15～50 名。③区域范围：要结合征询问题的应用范围，从中选择专家，确保专家在该区域有代表性和权威性，避免地域局限。

（2）进行专家征询：专家征询的方式可以通过发送电子邮件、邮寄纸版问卷、在线填写电子问卷等方式进行函询。

（3）确定指标筛选标准：通常以重要性赋值的均数、标准差、满分比作为指标筛选的标准。例如，重要性赋值均数应 > 4 或 > 3.5，变异系数应 < 0.25，满分比应 > 0.2。同时，需要结合专家提出的修改建议及研究小组的共同讨论，确定指标是否删除、增加或修改。

3. 数据处理阶段 在收回每轮次专家征询意见后，通常需要进行定性和定量相结合的方法进行数据处理，对条目进行筛选和修改。

（1）积极系数：通过每轮次的回收率和提出具体修改建议的专家人数及建议条目数来表示，反映专家对研究的关心程度。

（2）权威系数：用 Cr 表示。计算公式为 Cr =（Ca+Cs）/2，其中 Ca 是专家的判断系数，Cs 是专家对研究内容的熟悉程度系数。

（3）专家意见的集中程度：用均数（M_j）和满分频率（K_j）来表示。每个条目评价的 M_j 越高，则该条目的重要性越高。K_j 表示每个条目评价给满分的专家数，是 M_j 的补充指标，K_j 越大，说明对该条目给满分的专家比例越大，该条目也越重要。

（4）专家意见协调程度：用变异系数和专家协调系数来表示。变异系数（V_j）说明专家对第 j 个条目相对重要性的波动程度，V_j 越小，表明专家的协调程度越高。协调系数（W）说明全部专家对全部条目的协调程度，W 越大，专家意见协调程度越高，W 反映了不同专家意见的一致性，也是征询结果可信程度的指标。协调系数为 0～1，一般地，经 2～3 轮征询协调后，协调系数一般在 0.5 范围波动，误差控制较好。W 经 χ^2 检验后有显著性，说明专家评估意见协调性好，结果可取。

（5）专家征询结果：使用表格列出各指标的重要性均值及变异系数，并通过文字描述各轮次征询后指标的修改情况。

（二）基本特点

德尔菲法是利用函询的形式进行的集体匿名思想交流过程。它具有匿名性、多次反馈及统计性的特点。

1. 匿名性 因为采用这种方法时所有专家组成员不直接见面，彼此不知道有哪些其他人参与，在完全匿名的情况下通过函件交流。这种匿名克服了专家会议调查法易受权威影响与心理因素影响的缺点。专家们可以不受任何干扰地独立对咨询表所提问题发表自己的意见，而且有充分的时间思考和进行调查研究、查阅资料。匿名性确保了专家意见的充分性和可靠性。

2. 反馈性 该方法需要经过 2～3 轮的信息反馈。组织者对每一轮征询结果进行整理、分析、综合，并在下一轮征询中反馈给每位受邀专家，以便专家们可以根据新的调查表进一步发表意见，最终结果基本能够反映专家的基本想法和对信息的认识，所以结果较为客观、可信。

3. 统计性 在应用德尔菲法进行信息分析时，对研究课题的评价既不是由信息分析研究人员作出的，也不是由个别专家给出的，而是由一批有关专家共同给出的，并对诸多专家回答必须进行统计学处理。因此，德尔菲法所得结果具有统计学特征，往往以概率形式呈现，既反映了专家意见的集中程度，又能反映专家意见的离散程度。

笔记栏

81

（三）适用范围

1. 用于构建评价指标体系 德尔菲法广泛应用于各种评价指标体系的建立和具体指标的确定过程，涵盖护理教育、管理、临床、人文等各个方面。例如，用于研发各类质量评价指标体系、各层次学生及各类专科护士能力指标体系等。

2. 作为构建方案或编制量表的一个环节 在构建复杂干预方案或编制量表的过程中，基于理论依据、证据及访谈等，构建了干预方案或量表条目的初稿后，为了确保方案的适用性及量表条目的科学性，往往会通过德尔菲法对方案或量表条目进行修订和完善。

（四）优缺点

德尔菲法的最大优点在于其简便直观，无须建立烦琐的数学模型。即使在缺乏足够统计数据或无类似历史事件可借鉴的情况下，它也能对研究对象的未知或未来的状态作出有效预测。各专家能够在不受干扰的情况下，独立、充分地表明自己的意见；预测值是根据各位专家意见综合而成，因此能够发挥集体的智慧；而且应用范围广泛，成本较低。

然而，在综合预测值时，德尔菲法仅仅是根据各专家的主观判断，缺乏客观标准，可能会显得过于追求一致性。由于一些主客观原因，有些专家可能未经深入调查和思考就填写表格，这可能影响评价结果的准确性。

 知识链接

层次分析法

层次分析法（analytic hierarchy process，AHP）是一种定性与定量相结合的多目标决策分析方法，是将一个复杂的多目标决策问题作为一个系统，根据该系统各因素的相互关联程度划分层次，然后根据专家意见，针对上一级层次中某一准则，比较下级层次中各元素对该准则重要性的高低，最后构造两两比较的判断矩阵以确定各个评估指标的权重。

层次分析法具有系统性、灵活性、实用性等特点，尤其是在目标因素结构复杂且缺乏必要数据的情况下，特别适合多目标、多层次、多因素的复杂系统的评价、决策、预测、规划等方面。

层次分析法的实施过程：

1. 对任意两因素的相对重要性进行比较判断，给予量化。为保证输入的比较值真实可信，通常可以用德尔菲法、头脑风暴法等进行操作。

2. 运用层次分析法建模 ①建立递阶层次结构模型，包括目标层、准则层及方案层。②确定指标权重的标度，将各因素之间进行比较得到量化的判断（两两比较）矩阵。③一致性检验。两两比较判断矩阵是通过两个因素比较得到的，在很多这样的比较中，往往可能得到一些不一致的结论，要完全达到判断一致性是非常困难的，所以允许在一致性上有一定的偏离，为此要进行一致性检验，利用一致性指标（consistency index，CI）、平均随机一致性指标（mean random consistency index，RI）和一致性比率（consistency ratio，CR，CR = CI/RI）进行检验。若 CR 小于 0.1，说明两两比较判断矩阵通过了一致性检验；否则需要重新调整两两比较判断矩阵，直到得到满足条件的一致性检验结果为止。④进行层次总排序及一致性检验，计算最下层对最上层总排序的权向量，利用总排序一致性比率进行检验，以确定是否通过；若通过，则可按总排序权向量表示的结果进行决策；否则需要重新考虑或调整模型。

层次分析法采用定性与定量分析相结合的方法，决策者直接参与决策过程，定性思维过程被数字化、模型化，并保持思维过程的一致性；但是该方法受主观因素的影响很大，很大程度上依赖于人们的经验，无法排除决策者个人可能存在的严重片面性，比较、判断过程较为粗糙，不能用于精度要求较高的决策问题。

二、真实世界研究

真实世界研究（real world study，RWS）指在较大的样本量（覆盖具有代表性的更大受试人群）基础上，根据患者的临床症状、体征、辅助检查结果及意愿非随机选择诊疗措施，开展长期评价，并注重有意义的结局治疗，以进一步评价干预措施的外部有效性和安全性的研究设计。其以服务患者为中心，以临床需求为导向，通过数据分析实际诊疗经过及真实条件下患者的健康状况，使研究证据更具临床实用价值。真实世界研究是从传统循证临床科研以外的多个数据集中挖掘出信息，采取非随机、开放性、不使用安慰剂的研究。真实世界研究与传统临床研究的根本区别在于开展研究实施的场景，其数据源自医疗机构、家庭和社区等，而非存在诸多严格限制的理想环境。真实世界研究可以是观察性研究，也可以是临床试验性研究。

观察性研究应用最为广泛，包括描述性研究（病例报告、病例系列研究、横断面研究、个案调查、随访研究等）、相关性研究和分析性研究（注册登记研究、队列研究、病例对照研究等）。

实验性研究指尽可能接近临床真实世界环境的临床试验，需要主动施予某些干预措施，且干预设计灵活。实用临床试验的干预既可以是标准化的，也可以是非标准化的；既可采用随机分组方式，又可自然选择入组；受试病例的入选标准较宽泛，对目标人群更具代表性；对干预结局的评价不局限于临床有效性和安全性；一般不设安慰剂对照；多数情况下不采用盲法，但对于如何估计和纠正由此产生的测量偏倚，需要给予足够的重视；数据的收集通常依赖于患者日常诊疗记录。由于真实世界研究的临床试验需要考虑各种偏倚和混杂因素的影响，故其研究设计和统计分析较为复杂，所需的样本量通常远超传统的试验性研究。真实世界研究的临床试验性研究具体设计主要有实用性随机对照试验（pragmatic randomized controlled trial，PRCT）、基于注册登记研究的随机对照试验（registry-based randomized controlled trial，RRCT），也可采用非随机对照、自适应设计等其他研究设计。

1. **基本特点**　真实世界研究的实施地点及干预条件为真实的临床实践环境；研究对象的选择一般不加特别的限制条件；干预措施和临床实际一样，并可由患者和医护人员进行交流而改变干预方法；真实世界研究需要良好设计的数据库，并记录患者（相对）长期随访结果。

2. **数据来源**　包括现有数据和前瞻性数据。

ER6-2
真实世界研究

（1）现有数据：主要包含电子病历、电子健康档案、医保数据（claims data）、出生死亡登记、公共健康监测数据以及区域化医疗数据等，这些数据数量非常庞大，但由于数据的采集并非为某特定研究目的而设计，数据分散，异质性高，数据的完整性及准确性也存在一些问题；另外，医保数据一般由各级政府机构掌握，可及性较弱。

（2）前瞻性数据：如临床试验的补充数据，实效性临床研究、注册登记研究、健康调查、公共健康监测等的数据，该类数据在收集之前已确定具体的研究目的，需要收集的数据也很明确，故数据比较规范、标准，完整性与准确性比较好。

3. **适用范围**　真实世界研究通常围绕病因、诊断、治疗、预后及临床预测等相关的研究问题展开。病因研究主要是研究危险因素与疾病之间的关系；诊断研究主要是研究某类新方法对特定疾病诊断的准确度，以判断新诊断方法的临床价值；治疗性研究主要是研究某种干预措施对特定疾病的疗效；预后研究是对疾病发展的不同结局的可能性的预测以及与影响其预后的因素研究；临床预测研究则是寻找出最佳的对疾病诊断或疾病转归的预测指标或症状等，主要包括诊断预测研究和预后预测研究。

4. **证据等级评价**　应根据真实世界研究选取的研究设计与研究问题之间的相关性、研究质量控制程度，以及选取的研究数据的可靠性进行证据等级评价。

5. **优缺点**　真实世界研究具备多种优势：①对研究对象常采用相对较少的排除条件，使纳

笔记栏

入人群有较好代表性，研究结果外部真实性相对更好。②样本量通常较大，利于解决罕见疾病和事件所带来的问题，也可更好地处理治疗效应在不同人群之间的差异。③采集的数据可利用快速数据设计技术实现多个研究目标，效率较高。④较易通过伦理审查，成本 – 效益更优。⑤提供了传统随机对照试验无法提供的证据，是对传统临床研究模式的重要补充。虽然真实世界研究越来越受到各方的重视，但因目前大多医疗数据分布零散，没有进行系统性收集和结构化处理，且真实世界研究所需样本量相对较大，数据异质性强，混杂和干扰因素多，所以其对研究设计和统计方法的要求比传统研究更高。

三、研究实例

【例1】 以"基于德尔菲法构建血液科住院病人跌倒风险评估量表"为例，讲解德尔菲法。

1. 目的　构建血液科住院病人跌倒风险评估量表。

2. 研究设计　通过文献回顾拟定血液科住院病人跌倒风险评估量表初稿；研究小组讨论形成专家函询问卷，包括：①致专家信；②专家基本情况调查表；③血液科住院病人跌倒风险评估量表内容评定表（包括血液科住院病人跌倒风险评估量表初稿条目、各级条目重要性评分和意见备注栏）；通过即时通讯工具、电子邮件等方式对按照纳入排除标准遴选的16名函询专家进行两轮函询。

3. 结果　第一轮函询结束后研究小组对数据进行统计分析，结合专家意见进行讨论修改，形成第二轮专家函询问卷后再次进行专家函询；两轮函询结束后，专家意见趋于一致，形成血液科住院病人跌倒风险评估量表，构建层次结构模型，通过判断矩阵进行层次单排序及一致性检验，获得各指标权重。

来源：殷采翰，罗旭霞，李丹阳，等. 基于德尔菲法构建血液科住院病人跌倒风险评估量表［J］. 护理研究，2024，38（10）：1859-1863.

分析：该研究采用德尔菲法经两轮专家函询形成血液科住院病人跌倒风险评估量表，采用层次分析法进行层次单排序及一致性检验，获得各指标权重。这种方法简便直观，各专家不受干扰地表明意见，成本较低；但是综合预测值仅根据各专家的主观判断，可能影响评价结果的准确性。

【例2】 以"早期经口喂养在婴儿一期肠吻合术后的应用"为例，讲解真实世界研究。

1. 目的　探讨早期经口喂养应用于婴儿一期肠吻合术后的价值。

2. 研究设计　收集全国51家小儿外科中心555例行一期肠吻合婴儿的病历信息，根据初始经口喂养时间是否超过48小时，分为经口喂养组（术后48小时内经口喂养）和传统喂养组（术后48小时后经口喂养），将两组患儿按疾病分布、吻合口部位、性别、是否微创手术、手术年龄及手术体重进行倾向性评分1:2匹配，最终分别有109例经口喂养组和200例传统喂养组患儿成功配对，比较配对后两组患儿的并发症发生情况和术后恢复指标差异。

3. 结果　婴儿一期肠吻合术后进行早期经口喂养虽增加总体及呕吐并发症发生，但不增加吻合口漏等严重并发症发生，而且可减少静脉营养使用、缩短住院时间。

来源：路长贵，孙心禾，潘诗文，等. 早期经口喂养在婴儿一期肠吻合术后的应用——真实世界研究［J］. 中华小儿外科杂志，2024，45（4）：322-328.

分析：该研究数据来源于真实医疗环境中的病历信息，从病历信息中收集符合纳入排除标准的一期肠吻合术后患儿；根据患儿初始经口喂养时间是否超过48小时自然选择入组；比较患儿经口喂养初始时间的不同在真实医疗环境中的术后价值进行评价，研究时序上是前瞻性的。这个研究设计与传统随机对照试验相比，样本量比较大，易通过伦理审查，但对病历信息完整性要求较高，且混杂和干扰因素多。

第五节　样本量的确定

确定研究的样本量大小是研究设计的重要内容。样本量过小，则不能排除由于随机误差等因素导致结果的假阳性或假阴性情况，因此结果不稳定，检验效能过低，结论缺乏充分依据。一般来讲，样本量越大，研究结果越接近于真值，也就越可靠。但是由于资源的限制和伦理的因素，样本量不可能做到无限大；此外，一些临床和实践意义不大的微弱差别最终也可能会因采用大样本出现统计学上的显著性差异，而这种差异是没有实际指导意义的。因此，在保证研究结论具有一定的精度和检验效能的前提下，需要在研究设计阶段估计所需的最小样本量。

一、基本概念

1. 样本量（sample size） 指研究中实验单位数或观察单位数的多少，又称样本大小。样本量估算（sample size estimate）是指应用一定的统计方法在保证研究结论具有一定可靠性（精度与检验效能）的前提下所确定的最小样本例数。样本量的大小会直接影响研究结果的准确性和可靠性。大样本可以提供更精确的估计，减少抽样误差，增加检验效能；而小样本则可能导致结果不够稳定。

2. 确定样本量需考虑的统计学参数

（1）Ⅰ型错误概率大小（α）：α越小，所需样本量越大；一般取 $\alpha = 0.05$，也可根据研究问题的性质和研究目的决定更大或更小的Ⅰ型错误的概率值。α 的取值有单、双侧之分，双侧检验比单侧检验所需样本更大。

（2）检验效能（$1 - \beta$）：检验效能（power）指在特定的 α 水准，比如 $\alpha = 0.05$ 的条件下，若总体间确实存在差异，该次研究能发现此差异的能力。检验效能由Ⅱ型错误概率 β 的大小决定。β 一般只取单侧。一般认为可接受的检验效能不低于 0.8（当 $\beta = 0.2$ 时）。影响检验效能的因素主要包括以下几方面：①总体参数的差异越大，检验效能越大；②个体差异（标准差）越小，检验效能越大；③样本量越大，检验效能越大；④检验水准 α（Ⅰ型错误概率）定得越宽，检验效能越大。在以上四个因素中，总体参数的差异 δ、总体标准差 σ、检验水准 α 通常是相对固定的，尤其是 δ 和 σ，都是不可改变的参数，只能作出比较接近的估计，但不能人为调整。可以人为调整的因素只有样本量，而且样本量对检验效能影响最大。所以，样本量估计在研究设计中的地位非常重要。

（3）效应量（effect size，ES）：广义上效应量（ES）是指特定人群中的某种现象存在的程度或某种处理效应的大小。效应量通常为标准化的，不受样本容量大小的影响。在不同的研究设计中，效应量的表现形式是不同的。比如在计量资料比较两组间有无差异的研究设计中（t 检验），效应量是指差异的大小，用 d 表示；在相关性研究设计中，效应量指变量间关联强度的大小，用 γ 表示；在多样本计量资料均数比较的研究设计中，效应量是指总体差异的大小，用 f 值和 η^2 表示；在多因素线性回归分析中，效应量是指研究变量对总体效应的解释程度，用 R^2 表示；在计数资料的比较（率）和 Logistic 回归分析中，效应量是指比值比（OR）。

计算效应量有什么样的意义呢？首先，效应量有助于我们判断统计上显著差异是否有实际的意义。大样本比较容易获得统计显著性的结果，但这并不意味着差异是有意义的。例如，两个省的平均收入相差 0.001 元，由于样本规模达到几千万，这一微小差异在统计学上可能是显著的，但却没有实际的意义。其次，由于同类研究各个具体研究的设计、因变量、数据收集方法、所用工具、样本容量很不相同，缺乏可比性，效应量则可以将不同研究设计的统计数据加以整合，作出一个概括化的结论，如 Meta 分析。

效应量与样本量之间是什么关系呢？一般而言，效应量越小，所需的样本量越大，反之亦然。对于给定效应量而言，样本量越小，检验效能也越低，并且研究者也更可能犯Ⅱ型错误。基于小样本的阴性结果比基于大样本的阴性结果更加没有确定性并且更加不可信。虽然即使针对大样本，我们也不能因为一个小的、不显著的统计量（如 t 值）就证明假设为真，但是通过非常大的样本仍得到小的统计量（如 t 值），为较小的效应量提供了强有力的证据。然而目前对效应值大小的判断没有确定的标准，需要根据实际研究中的情形、现有的研究证据和研究的技术水平来确定。例如，表 6-2 是 Cohen 提出的效应量大小的简单评估标准。该标准中对科恩系数 d 的小、中、大界值的粗略划分以 0.20、0.50 和 0.80 为标准；之后 Ferguson 于 2009 年总结的社会科学领域中对 d 的小、中、大界值的划分为 0.41、1.15 和 2.70，这意味着，对标准差异型指标而言，具备重要现实意义所建议的取值应在 2.70 以上。因此，对效应量大小的判定并不存在一个放之四海而皆准的法则，而需要兼顾研究主题的特殊性、已有理论背景、研究设计类型、实证操控过程的有效性、估计指标的使用前提等，以此综合权衡结果的实际意义。

表 6-2 不同的研究设计和统计分析时效应量的大小

	科恩系数 d	γ	η^2	Partial R^2
效应量小	0.20	0.1	0.01	0.02
效应量中	0.50	0.3	0.06	0.13
效应量大	0.80	0.5	0.14	0.26

在其他条件确定的情况下，由 I 型错误概率（α）、把握度和效应值这三个统计学参数，可以计算出所需的样本量。其中，α 和 $1-\beta$ 通常由经验设定，如 α 为 0.05，$1-\beta$ 不低于 0.8。效应量则需要参考以往相关文献中的值；如果文献中没有报道效应量，则可以视给出的统计量来计算。下面介绍几种效应量的计算方法。

1）两独立样本的 t 检验

$$ES = \frac{\overline{X_1} - \overline{X_2}}{S_P} \qquad （公式 6-1）$$

S_p 是两个样本合成方差的算术平方根（或估算取两个样本标准差中较大的一个），合成方差即两样本离差平方和除以两样本自由度之和。即：

$$S_p^2 = \frac{SS_1 + SS_2}{df_1 + df_2}, \ 其中 df_1 = n_1 - 1, df_2 = n_2 - 1 \qquad （公式 6-2）$$

如果以往文献中给出的是统计量 t 值，则使用下面的公式计算：

$$d = t \times \sqrt{\frac{1}{n_1} + \frac{1}{n_2}} \qquad （公式 6-3）$$

这个公式是在假设数据正态分布和方差齐性的基础上使用的。如果这些假设不成立，需要使用其他方法来计算效应值。

2）研究结果以 F 值表示，且只有两个实验处理水平时，其效应量：

$$ES(f) = \sqrt{\frac{SS_{组间}}{SS_{总体} - SS_{组间}}}, \ 或 ES = \sqrt{\frac{F(n_1 + n_2)}{n_1 n_2}} \qquad （公式 6-4）$$

3）研究结果以相关系数 r 表示时，其效应量：

$$ES(g) = \frac{2r/\sqrt{1-r^2}}{\sqrt{N/df}}, N = n_1 + n_2, df = n_1 + n_2 - 2 \qquad （公式6-5）$$

4）研究结果有 χ^2 表示时，其效应量为：

$$Cramers\phi = \sqrt{\frac{\chi^2}{N(k-1)}} \qquad （公式6-6）$$

N 为样本量，k 为行、列数中较小值。对于四格表，则有：

$$\phi = \sqrt{\frac{\chi^2}{N}}, \text{ 或} ES = 2\sqrt{\frac{\chi^2}{N-\chi^2}} \qquad （公式6-7）$$

在本节第二部分"常用样本量估算方法"中，不需要对效应量进行单独的计算，可以直接利用整合后的公式计算。但是在利用统计分析软件进行样本量估算时，往往需要给出效应量的值，如 SAS、PASS 和 G*Power 软件等；当然这些软件也可以通过其他的统计量协助计算出效应量（详见本节最后一部分）。

（4）容许误差：δ 指研究者要求的或客观实际存在的样本统计量与总体参数间或样本统计量间的差值。以对总体均数的估计为例，δ 即样本均数与总体均数的容许差值。容许误差值越小，所需样本量越大。

（5）总体标准差 σ 或总体率 π：σ 反映了数据的变异度，其值越大，所需样本量也越大。总体率 π 越接近 0.5，则所需样本量越大。

（6）单双侧检验与设计类型：在其他条件相同时，单侧与双侧检验所需的样本量不同，一般来说，双侧检验所需样本较大。同时，不同的设计类型，样本量也不同；因此，不同的设计类型样本量估算的方法也不一样。

综上所述，由于样本量估算是在研究之前，而样本量估算中又需要已知总体标准差、总体率和容许误差的估计值，因此，这些值需要根据前人的研究结果、预试验结果或统计理论进行估计。

3. 样本量确定的步骤和考虑因素　确定样本量是研究设计的关键步骤，它确保了研究结果的统计显著性和推广性。以下是一些基本步骤和考虑因素：

（1）明确研究目标：确定样本量前，需要明确研究的目的和预期效果，比如是要比较两个群体的均值差异，还是估计一个群体的比例，从而帮助我们确定查找类似的文献以确定样本量计算的关键参数，如效应量、发病率等。

（2）选择合适的统计方法：根据研究目标选择合适的统计检验方法，如 t 检验、卡方检验或回归分析等，因为不同的统计方法对样本量的要求不同。

（3）确定关键参数：对于分类变量，需要知道目标总体的期望率（p）和允许误差（d）。对于其他类型的变量，可能需要知道效应大小、标准差或变异程度等。

（4）考虑设计效应：设计效应为复杂抽样设计所得估计量的方差与简单随机抽样设计所得估计量的方差之比，通常用 DEFF 表示。设计效应反映了复杂抽样设计相对于简单随机抽样在精确度上的损失。如果 DEFF 小于 1，说明复杂抽样设计比简单随机抽样的功效高；如果 DEFF 大于 1，说明复杂抽样设计比简单随机抽样的功效低，则应相应增加样本量以保持所需的统计功效。可以使用专门的统计分析软件，如 SAS、SPSS 或 R 帮助计算设计效应并调整样本量估算。由于设计效应可能难以准确估计，特别是在没有足够信息的情况下，建议在进行样本量估算时采取保守的方法，即假设一个较高的设计效应值，以确保足够的统计功效。

（5）计算样本量：可以采用查表法、公式计算法和软件计算法；也可以使用软件工具，如

笔记栏

G*Power、PASS 或 nQuery 等来帮助计算样本量。

（6）评估可行性：在确定样本量后，还需要评估研究的可行性，包括时间、资源和人员的限制。当然在资源、时间和人力充足的情况下，增加样本量可提高研究的统计功效。

（7）考虑脱失率：脱失率是指受试者在研究过程中退出或失访的比例。退出可由研究者决定，如受试者出现严重不良反应，或由受试者主动提出，例如因疗效不佳或不能耐受不良反应而选择退出。失访则可能是由于各种原因导致研究者无法获取受试者的最终观察结果，如随访时间过长或受试者搬家等。一般而言，在研究设计中，脱失率通常应控制在 20% 以内。因为脱失率超过 20%，可能会严重影响研究的内部真实性，使得研究结果难以成立。故进行研究设计时，可在计算出的样本量的基础上增加 10% ~ 20%。

总的来说，确定样本量是一个综合考虑多个因素的过程，需要研究者根据具体的研究背景和目的进行细致的计算和规划。

4. 样本量估算的注意事项

（1）多组设计时，一般各组间的样本量相等，只有在某些特殊情况下才考虑各组的样本量不等。

（2）同时有几个结果指标时，样本量计算以主要结果指标为主；当有多种方法估计样本量时，取最大者为最终样本含量估计值。

（3）样本量估算确定参考的效应量，或估计率间或均数间差异时要符合实际，必要时进行预试验或查阅文献，寻找证据支持。

（4）慎用经验估算法。在医学研究中采用经验法估算样本量，如结构方程模型的样本量一般要求大于 200 例；发展量表进行因子分析时一般要求样本量是条目数的 5 ~ 10 倍等。但是有些经验法是存在一定的学术争议的，如 Logistic 回归或生存分析中的 EPV（events per variable），即每个自变量对应的阳性事件的最小样本量，EPV 经常按照取值 10 来进行估算（每纳入一个自变量，应有 10 个样本发生阳性事件）。

二、常用样本量估算方法

样本量估算常用的方法有查表法、公式计算法和软件计算法。查表法是按照研究条件直接查样本量表来获得样本量，但其范围受到表的限制。样本量表是统计学家为方便使用，根据特定的公式，按不同 α，$1-\beta$ 等条件编制的数据表。此外，查表法也不适合在学位论文设计和研究计划书中使用。公式计算法是使用样本量的计算公式来估算样本量，计算公式往往是根据检验统计量的公式反推过来求样本量。软件计算法是利用计算机软件协助计算的方法，其依据仍然是统计学计算公式。

样本量的估计公式众多，计算也较为复杂，估算结果常因研究目的、资料性质、处理组数、比较的参数种类不同而异。本节重点介绍几种常用的公式计算法，其中穿插查表法的介绍。

（一）描述性研究设计的样本量估算

1. 单纯随机抽样研究设计

（1）估计总体率所需样本含量：无限总体抽样按照公式 6-8 进行估算，有限总体抽样还需要将算得的 n 代入公式 6-9 进行校正。如果 $n/N < 0.05$ 时，这种校正可以省去。

$$n = \frac{u_{\alpha/2}^2 \pi(1-\pi)}{\delta^2}$$ （公式 6-8）

$$n_c = \frac{n}{1 + n/N}$$ （公式 6-9）

公式中 δ 为容许误差；π 为总体率，若 π 同时有几个估计值可供参考，应取最接近 0.5 者；

若对总体一无所知，亦可设 $\pi = 0.5$，因为此时 $\pi(1-\pi) = 0.5^2 = 0.25$ 为最大。

【例1】　欲对某城市大学生焦虑障碍的患病率进行调查，根据文献资料，人群患病率为 15%，若将容许误差控制在 3%，样本量应至少为多大？

根据文献资料估计 $\pi = 0.15$，$\delta = 0.03$，取 $\alpha = 0.05$，则查附录 3 t 界值表得 $u_{0.05/2} = 1.96$，代入公式得 $n = 1.96^2 \times 0.15 \times 0.85/0.03^2 = 544$（人）。此值 n/N 很小，不必再做校正。

在本例中，假定的容许误差是 3%，而在实际研究中，容许误差设定为多少是研究者根据既往的研究结果，以及本研究的精准度要求进行设定的。研究的精准度越高，设定的容许误差越低。

（2）估计总体均数所需样本含量：无限总体按照公式 6-10 估算样本含量，有限总体需代入公式 6-9 进行校正。

$$n = \frac{u_{\alpha/2}^2 \sigma^2}{\delta^2} \qquad （公式 6-10）$$

公式中 σ^2 为总体方差，可根据预试验结果或以往资料作出估计，如果 σ 同时有几个估计值可参考，应取其较大者。容许误差 $\delta = |\bar{x} - \mu|$，当用相对容许误差 ε 表示时，$\delta = \varepsilon\mu$，此时样本量估算公式为：

$$n = \left(\frac{u_{\alpha/2}\sigma}{\varepsilon\mu}\right)^2 \qquad （公式 6-11）$$

【例2】　若用单纯随机抽样方法了解某社区儿童的智商水平，该社区有儿童 3 000 人，希望误差不超过 2，根据文献资料，智商的标准差为 15，取 $\alpha = 0.05$。问：需调查多少名儿童？

本例，$\delta = 2$，$\sigma = 15$，$u_{0.05/2} = 1.96$，代入公式 6-10，$n = 1.96^2 \times 15^2/2^2 = 216$（人）

这个例子中的总体为有限总体，$N = 3\,000$ 人，因此，需代入公式 6-9 进行校正，得 $n_c = 202$ 人。

本例中，容许误差采用的绝对误差，希望样本的智商值和总体的智商值之间的差异不能超过 2。同理，容许误差的设定是根据既往研究结果和本研究的精准度要求而定的。

2. 系统抽样研究设计　系统抽样是将总体中 N 个个体按某一特征顺序编号，先随机抽取第一个个体，再依次按一定的间隔抽取其他个体。如果调查的变量值或特定的属性与编号之间没有确定的上升、下降或周期性关系，系统抽样的结果比简单随机抽样具有更好的代表性，这时可按简单随机抽样样本量估算公式进行估计。如果个体间不具有随机性，就应该考虑采用其他的抽样设计和相应的统计方法。

3. 分层随机抽样研究设计　采用分层随机抽样对总体参数进行估计时，样本量的估算可先对各层的参数估计值进行加权平均（权重为各层在总体中所占比例），再根据目的按上述单纯随机抽样中相应的公式进行样本量的估算。

设含 N 个个体的总体，分成 L 层，第 i 层大小为 N_i，该层的率和均数为 π_i、μ_i，则总体率 π、总体均数 $\bar{\mu}$ 和总体方差 σ^2 为：

$$\pi = \sum_{i=1}^{L} \pi_i N_i / N \qquad （公式 6-12）$$

$$\bar{\mu} = \sum_{i=1}^{L} \mu_i N_i / N \qquad （公式 6-13）$$

笔记栏

$$\sigma^2 = \sum_{i=1}^{L} \sigma_i^2 N_i / N \qquad \text{(公式 6-14)}$$

如果从第 i 层中抽取样本量为 n_i 的样本，第 i 层的样本率、样本均数和方差分别为 p_i、x_i、S_i^2，则总体率 p、样本均数 $\bar{x}$ 和方差 S_i^2 可通过各层的统计量进行加权平均求得。

在有限总体时，估计总体率所需样本量的估计公式为：

$$n = \frac{\left(\sum N_i \sqrt{p_i q_i} / N\right)^2}{V + \sum N_i p_i q_i / N^2} \qquad \text{(公式 6-15)}$$

公式中 $q_i = 1 - p_i$，第 i 层的阴性率，$V = (\delta / u_{\alpha/2})^2$。

在估计总体均数时所需样本量的估算公式为：

$$n = \frac{\sum (N_i / N)^2 S_i^2 / \omega_i}{V + \sum (N_i / N) S_i^2 / N} \qquad \text{(公式 6-16)}$$

公式中 $\omega_i = N_i S_i / \sum N_i S_i$，其他符号意义同前。

各层样本量 n_i 的估计可根据各层的大小按比例分配，估计总体率和总体均数时，可分别根据下列公式进行最优分配：

$$n_i = n N \sqrt{p_i q_i} / \sum N_i \sqrt{p_i q_i} \qquad \text{(公式 6-17)}$$

$$n_i = n N_i S_i / \sum N_i S_i \qquad \text{(公式 6-18)}$$

【例3】 为调查某小学的学生无麻疹免疫力的概率，决定按年级做分层随机抽样，已知该校共有学生 $N = 1\,325$ 名，6 个年级的学生总数分别为 $N_1 = 290$、$N_2 = 210$、$N_3 = 230$、$N_4 = 184$、$N_5 = 193$、$N_6 = 218$。据当地另一所学校报告的资料，6 个年级无麻疹免疫力者的比例分别为 $p_1 = 0.042$、$p_2 = 0.035$、$p_3 = 0.072$、$p_4 = 0.178$、$p_5 = 0.195$、$p_6 = 0.188$。要求相对容许误差不超过 20%，取 $\alpha = 0.05$，估计各年级需抽取的学生数。

按无限总体估计。先求总的样本率估计值，即各层的加权平均率。

$$p = \sum_{i=1}^{l} p_i N_i / N = (290 \times 0.042 + 210 \times 0.035 + 230 \times 0.072 +$$
$$184 \times 0.178 + 193 \times 0.195 + 218 \times 0.188) / 1\,325$$
$$= \frac{147.461}{1\,325} = 0.111\,3$$

将 $p = 0.111\,3$、$\delta = \varepsilon p = 0.2 \times 0.111\,3$、$u_{0.05/2} = 1.96$ 代入公式 6-8，得：

$$\frac{1.96^2 \times 0.111\,3 \times (1 - 0.111\,3)}{0.2^2 (0.111\,3)^2} = 766.9 \approx 767$$

按比例分配，各年级应抽取 $n_1 = 168$、$n_2 = 122$、$n_3 = 133$、$n_4 = 107$、$n_5 = 112$、$n_6 = 126$。

按照有限总体估计：根据上述估计的样本量和总体特征性，应按有限总体估计样本量。代入公式 6-15 得：

$$n = \frac{\left(\sum N_i \sqrt{p_i q_i} / N\right)^2}{(V + \sum N_i p_i q_i / N^2)} = 429.5$$

需抽取 430 人进行调查。

4. 整群抽样研究设计　整群抽样的优点是易于组织，比简单随机抽样花费少，但是其方差较大。如果整群抽样的方差是简单随机抽样的方差的 k 倍，则设计效率（design effect）为 k。整群抽样的样本大小估计方法为：先使用简单随机抽样的方法估计出 n，然后乘以设计效率 k 即可。至于抽取的群的数目以及每个群的平均大小，还涉及群间的变异与费用大小，下面举例说明。

【例4】　从工作在某市的年龄小于 40 岁的 4 000 名护士中随机抽取 50 名作初步调查，发现 3 人有职业倦怠。欲以 95% 的信度，估计与总体职业倦怠率的相差不大于 ±5%，如采取整群抽样，且已知设计效率为 2，问应抽取多少名护士？

已知 $N = 4\,000$，$p = 0.06$，$\alpha = 0.05$，$\delta = 0.05$；作为简单随机抽样，估计 $n = 338$，由于设计效率为 2，故整群抽样时需抽取 $2 \times 338 = 676$ 名护士。

究竟抽取多少群，取决于两个因素。①群间的变异：如果群间的变异较大，则应抽取更多的群，如果群内的变异较大，则可抽取较少的群；②费用的大小：整群抽样的费用可大致分成两个部分，即涉及选择群体的费用 C_1，以及在群体内部对于每个抽样单位调查的费用 C_2。总的费用为两部分的和。当 C_1 较大时，可减少群的数量；当 C_2 较大时，可增加群的数量，而减少群内个体数量。

（二）相关性研究设计的样本量估算

1. 直线相关与回归中样本量的估算　在直线相关与回归中，由于相关系数与回归系数的假设检验是等价的，因此直线相关分析与回归分析的样本量估算也是一致的，估算公式为：

$$n = 4\left[(u_{\alpha/2} + u_\beta)/\ln\left(\frac{1+r}{1-r}\right)\right]^2 + 3 \qquad \text{（公式 6-19）}$$

公式中 r 为总体相关系数 ρ 的估计值，取单侧时 $u_{\alpha/2}$ 为 u_α。

【例5】　据以往调查结果，缺碘地区母婴之间促甲状腺激素水平之间的直线相关系数为 0.8。如果在规定 $\alpha = 0.05$，$1 - \beta = 0.9$ 的水平上得到相关系数有统计学意义的结论，至少需要观察多少人？

由于 $\alpha = 0.05$（双侧），$\beta = 0.10$（单侧），故 $u_{0.05/2} = 1.96$，$u_{0.10} = 1.282$，将其与 $r = 0.8$ 代入公式 6-19，得到：

$$n = 4 \times \left[(1.96 + 1.282)/\ln\left(\frac{1+0.8}{1-0.8}\right)\right]^2 + 3 = 11.7$$

取 12，即至少需观察 12 对母亲及其婴儿。

2. 多因素分析中样本量的估算　护理学研究中经常采用多因素分析法探究某个结局变量的影响因素，如多元线性回归分析，或探究某个事件发生的预测因子，如二元 Logistic 回归分析。两种回归分析样本含量的估算如下：

（1）多元线性回归分析的样本量估算：Green（1991）强调在估算多因素分析的样本量时，应充分考虑效应量的影响，因此他提出使用公式估算样本量。

对于复相关研究（仅关注所有预测因素对结局变量的整体预测作用，即判断一般线性回归模型整体模型 F 检验显著性），给定 $\alpha = 0.05$，检验效能 $1 - \beta = 0.8$，则样本量估算公式为：

$$N \geqslant L/f^2, f^2 = R^2/(1-R^2) \qquad \text{（公式 6-20）}$$

其中，R^2 为多元线性回归预期的决定系数。L（lamda）与预测因子数（m）有关，当预测因子个数 $m < 11$ 时，$L \approx 6.4 + 1.65m - 0.05m^2$；当 $m \geqslant 11$，根据上述公式估计 $m = 10$ 对应值 L_{10}，此时，$L = L_{10} + (m - 10) \times 0.6$。当效应量为中等大小，如 0.13（见表 6-2），且 $m < 7$ 时，可用经验法估算 $N \geqslant 50 + 8m$。

笔记栏

对于偏相关分析（侧重于考察控制其他预测因子后，某预测因子与结局变量的关系，即关注预测因子本身的显著性），给定 $\alpha = 0.05$，检验效能 $1 - \beta = 0.80$，则样本量估算公式为：

$$N \geq 8/f^2 + (m-1), \text{ 或 } N \geq 8(1-R^2)/R^2 + (m-1) \qquad （公式6-21）$$

根据此公式和经验法，当效应量为 0.13 时，可用简易公式 $N \geq 50 + m$ 估算；当效应量为 0.07 时，可用公式 $N \geq 104 + m$ 估算。

（2）二元 Logistics 回归分析样本量的估算：二元 Logistic 回归分析的样本量估算通常采用 Kendall 提出的 EPV 原则，即样本量至少是变量数目的 10 倍。在实际应用中，有两点值得注意：一是 EPV 中所提及的 variable 不是指具体的某个变量，而是回归方程中预测因子的回归系数的个数，比如将一个多分类变量纳入回归方程的时候，需要设置哑变量，此时就有多个回归系数。其次，对于二分类结局变量，根据 EPV 原则，每个预测因子应分配不少于 10 个阳性事件数，而不是样本数，因此，尚需通过文献查阅得知阳性事件的预期发生率才能估算样本含量。例如，拟调查老年科患者跌倒的风险因素，已知该科室老年患者跌倒发生率为 10%，当纳入 6 个风险因子进行建模时，则需要匹配的阳性事件（跌倒）数至少为 60 例，那么需要纳入的研究样本则至少为 60/10% = 600 例。

关于多因素分析的样本量估算，可以参考 Riley 等提出的四步法，考虑的侧重点亦不同，如从提高整体模型的预测精准度方面、从减少平均误差的角度等方面进行公式估算，最终取估算的较大样本量值。此外，如果一项研究同时有多个研究目的，如既调查某个现象的流行水平，又探究其影响因素或预测因子，则需要根据每个研究目的进行样本量计算，最终取较大的样本量值。

（三）分析性研究设计样本量估算

1. 病例对照研究中样本量的估算 病例对照研究设计样本量的估算需要已知的条件包括：①对照组和病例组中人群对研究因素的暴露率 p_0 和 p_1；②研究因素与疾病的关联强度，通过用比值比（OR）表示；③Ⅰ型错误的概率（α），有双侧和单侧之分，通常取 0.05 或 0.01；④Ⅱ型错误的概率（β），只有单侧，通常取 0.10 或 0.20。

成组匹配或非匹配设计时，通常设定病例组和对照组数量相等，此时样本量估算公式为：

$$n = \frac{\left(u_{\alpha/2}\sqrt{2pq} + u_\beta\sqrt{p_0 q_0 + p_1 q_1}\right)^2}{(p_1 - p_0)^2} \qquad （公式6-22）$$

公式中的 n 为病例组或对照组的人数，$u_{\alpha/2}$ 和 u_β 分别为与 α 和 β 取值对应的 u 界值。$q_0 = 1 - p_0$，$q_1 = 1 - p_1$，$p = (p_0 + p_1)/2$，$q = 1 - p$，其 p_1 可用 OR 推出：

$$p_1 = (OR \times p_0)/(1 - p_0 + OR \times p_0) \qquad （公式6-23）$$

【例6】 在一项研究肺癌与吸烟的病例对照研究中，前人的研究结果显示吸烟者患肺癌的 OR 为 3，对照组的吸烟率为 30%，欲以 95% 的信度，达到 90% 的把握度，本研究需多大样本？

先用公式 6-23 可求得 p_1：

$$p_1 = (OR \times p_0)/(1 - p_0 + OR \times p_0) = 3 \times 0.3/(1 - 0.3 + 3 \times 0.3) = 0.5625$$

代入公式 6-22 中，得：

$$n = \frac{\left(1.96\sqrt{2 \times 0.43 \times 0.57} + 1.28\sqrt{0.30 \times 0.70 + 0.56 \times 0.44}\right)^2}{(0.56 - 0.30)^2} \approx 73$$

因此，该病例组、对照组各需要 73 例受试者。

个体匹配设计时，因对照数目的不同，样本量估算公式也不同。当 1：1 匹配时，常采用 Schlesselman 推荐的公式，首先计算病例和对照暴露情况不一致的对子数（m）：

$$m = \frac{\left[u_{\alpha/2}/2 + u_\beta\sqrt{p(1-p)}\right]^2}{(p-1/2)^2} \qquad （公式 6-24）$$

上述公式中 $p = OR/(1+OR)$；设定目标群体中对照组和病例组某因素的估计暴露率分别为 p_0 和 p_1，结合公式 6-23 求得 p_1，那么研究所需要的病例和对照总对子数（M）为：

$$M \approx m/(p_0q_1 + p_1q_0) \qquad （公式 6-25）$$

【例7】 如在上述例 5 的案例中，采用 1：1 配比的研究设计方法，则需要的样本量是多少？

首先计算 $p = OR/(1+OR) = 3/(1+3) = 0.75$，则病例和对照暴露情况不一致的对子数（$m$）：

$$m = \frac{\left[u_{\alpha/2}/2 + u_\beta\sqrt{p(1-p)}\right]^2}{(p-1/2)^2} = \frac{\left[1.96/2 + 1.282\sqrt{0.75(1-0.75)}\right]^2}{(0.75-1/2)^2} = 37.704\,8$$

根据已知条件可知，p_0 为 0.3，q_0 则为 $1-0.3 = 0.7$，$p_1 = (3\times0.3)/(1-0.3+3\times0.3) = 0.562\,5$，$q_1 = 1-0.562\,5 = 0.437\,5$，那么，

$$M \approx m/(p_0q_1 + p_1q_0) \approx 37.704\,8/(0.3\times0.437\,5 + 0.562\,5\times0.7) \approx 53.39$$

因此，该 1：1 匹配研究设计中，病例组、对照组各需 54 例受试者。

2. 队列研究中样本量的估算 队列研究所需要的样本量取决于以下四个因素：①随访期内一般人群（对照组）的估计结局发生率（p_0）；②暴露组的估计结局发生率（p_1）；③统计学要求的显著性水平，即 I 型错误的概率（α）；④II 型错误的概率（β）及相应的把握度（$1-\beta$）。前两个因素可以通过预试验或既往文献资料获得，对照组和暴露组估计结局发生率之差越大，所需的样本量越小。此外，α 和 β 值越小，所需的样本量越大；为保证研究的可靠性，把握度通常不低于 0.8。

队列研究所需的样本量仍可用公式 6-22 进行估算，但此时 p_0 为非暴露组的发病率，p_1 为暴露组的发病率。p_1 可通过预试验或者文献中给出的 RR 进行计算：$p_1 = RR \times p_0$。若文献中给出的是 OR，则可以通过以下简易公式进行转化：$RR = OR/[(1-p_0) + (p_0 \times OR)]$。

【例8】 在一个探究老年人暴露于某因素是否影响皮肤癌的患病率的队列研究中，查文献得知暴露于某因素的相对危险度约为 1.75，且非暴露组人群的患病率为 5%，欲以 95% 信度，把握度为 0.8，需要多大的样本？

已知 $\alpha = 0.05$，$u_{0.05/2} = 1.96$，$p_0 = 0.05$，$RR = 1.75$，故 $p_1 = 1.75 \times 0.05 = 0.087\,5$，代入公式 6-22，得：

$$n = \frac{\left(1.96\sqrt{2\times0.068\,75\times0.931\,25} + 1.28\sqrt{0.05\times0.95 + 0.087\,5\times0.912\,5}\right)^2}{(0.087\,5-0.05)^2} = 953.78 \approx 954$$

因此暴露组与非暴露组各需要 954 例受试者。

（四）实验性研究设计的样本量估算

1. 率的假设检验中样本量的估算

（1）单个总体率的假设检验：单个总体率的假设检验为样本率与总体率比较，设已知总体率为 π_0，H_0：$\pi = \pi_0$，单侧 H_1：$\pi > \pi_0$，单个总体率假设检验时样本量的估算公式为：

笔记栏

93

$$n = \frac{\left[u_\alpha\sqrt{\pi_0(1-\pi_0)} + u_\beta\sqrt{\pi(1-\pi)}\right]^2}{\delta^2} \qquad \text{（公式 6-26）}$$

上述公式同样适用于 H_0: $\pi = \pi_0$，单侧 H_1: $\pi < \pi_0$ 的检验。

【例 9】 在手足口病暴发期间，某地区发现 1 000 名幼儿中有 150 名感染，经一段时间治疗，卫生工作者希望知道目前感染率是否降至 $\pi = 0.10$，取 $\alpha = 0.05$，$\beta = 0.10$，需抽取多大的样本？

已知 $\alpha = 0.05$，$\beta = 0.10$，则 $u_{0.05} = 1.645$，$u_{0.10} = 1.282$；$\pi_0 = 0.15$，$\pi = 0.10$，代入公式 6-26，得：

$$n = \frac{\left[1.645\sqrt{0.15(1-0.15)} + 1.282\sqrt{0.10(1-0.10)}\right]^2}{0.05^2} = 377.90$$

因此，至少需 378 例幼儿。

（2）完全随机设计的两个总体率假设检验：设两总体率为 π_1 和 π_2，两样本率为 p_1 和 p_2。当 H_0: $\pi_1 = \pi_2$，H_1: $\pi_1 > \pi_2$（单侧），样本量的计算公式为：

$$n_1 = n_2 = \frac{\left[u_\alpha\sqrt{2\bar{p}(1-\bar{p})} + u_\beta\sqrt{p_1(1-p_1) + p_2(1-p_2)}\right]^2}{(p_1 - p_2)^2} \qquad \text{（公式 6-27）}$$

公式中规定两样本为相同大小，p_1、p_2 为样本率，$\bar{p} = (p_1 + p_2)/2$ 为样本平均率，u_α 和 u_β 分别取单侧标准正态离差值。

当 H_0: $\pi_1 = \pi_2$，H_1: $\pi_1 \neq \pi_2$ 时（双侧），用 Pearson χ^2 进行检验的样本量估算公式为：

$$n = \frac{\left[u_{\alpha/2}\sqrt{2\bar{p}(1-\bar{p})} + u_\beta\sqrt{p_1(1-p_1) + p_2(1-p_2)}\right]^2}{(p_1 - p_2)^2} \qquad \text{（公式 6-28）}$$

若用 Fisher 确切概率法或连续型校正 χ^2 进行检验，则样本量估计需要在 Pearson χ^2 检验所估计样本量 n 的基础上修正，样本量的修正公式为：

$$n' = \frac{n}{4}\left[1 + \sqrt{1 + \frac{4}{n|p_1 - p_2|}}\right]^2 \qquad \text{（公式 6-29）}$$

【例 10】 某护士研究甲、乙两种健康教育方案对某病的干预效果，预试验得到甲种方案有效率为 60%，乙种方案有效率 85%。现拟进一步做干预试验，设 $\alpha = 0.05$，$\beta = 0.10$，问每组最少需要观察多少病例？

本例用双侧检验，$p_1 = 0.6$，$p_2 = 0.85$，根据"t 界值表"知 $u_{0.05/2} = 1.96$，$u_{0.10} = 1.282$，代入公式 6-27，得：

$$n_1 = n_2 = \left(1.96\sqrt{2 \times 0.725 \times 0.275} + 1.282\sqrt{0.60 \times 0.40 + 0.85 \times 0.15}\right)^2 / (0.60 - 0.85)^2 = 64.96$$

由此可知，用 Pearson χ^2 进行检验各需 65 例受试者，若用 Fisher 检验或连续型校正的 χ^2 检验的样本量估计为：

$$n' = \frac{65}{4}\left[1 + \sqrt{1 + \frac{4}{65|0.60 - 0.85|}}\right]^2 = 72.78$$

即每组各需 73 例受试者。

两样本率比较的样本量估算也可用查表法。用两样本率中的较小率和两样本率差以及两类误差直接查附录 1 两样本率比较时样本量（单侧）或附录 2 两样本率比较时样本量（双侧），当样本率大于 50% 时，先计算 $q = 1 - p$，再用 q_1 和 q_2 中的较小率查表。

（3）配对设计的总体率假设检验：在反应变量为两分类的配对设计研究中，样本量的估算公式为（McNemar 检验）：

$$n = \left(\frac{u_{\alpha/2}\sqrt{p_{10} + p_{01}} + u_{\beta}\sqrt{(p_{10} + p_{01}) - (p_{10} - p_{01})^2}}{p_{10} - p_{01}} \right)^2 \qquad （公式 6-30）$$

公式中 p_{10} 为 A 措施阳性、B 措施阴性的比例（不一致对）；p_{01} 为 A 措施阴性、B 措施阳性的比例（不一致对）。当假设检验取单侧时，则取 u_{α}。

【例 11】 欲比较甲、乙两种护理措施对手术前焦虑的干预效果，采用配对设计，预试验结果为甲种措施有效率 65%，乙种措施有效率 50%，甲、乙两种措施阳性一致率为 40%，试估计所需样本量。

本例 $p_{10} = 0.65 - 0.40 = 0.25$，$p_{01} = 0.50 - 0.40 = 0.10$，取 $\alpha = 0.05$，$\beta = 0.10$，代入公式 6-30，得：

$$n = \left(\frac{1.96 \times \sqrt{0.25 + 0.10} + 1.282 \times \sqrt{(0.25 + 0.10) - (0.25 - 0.10)^2}}{0.25 - 0.10} \right)^2 \approx 163$$

本研究至少需要观察 163 对。

2. 均数的假设检验中样本量的估算

（1）样本均数与总体均数的比较或配对设计两均数的比较：设已知总体均数为 μ_0，检验总体均数为 μ。当 $H_0: \mu = \mu_0$，$H_1: \mu > \mu_0$，样本量的估算公式为：

$$n = \frac{(t_{\alpha} + t_{\beta})^2 \sigma^2}{\delta^2} \qquad （公式 6-31）$$

公式中 n 为样本量，适用于 σ 未知的情形，当 σ 已知时，公式中的 t_{α}、t_{β} 应为 u_{α}、u_{β}。上述公式统一适用于 $H_0: \mu = \mu_0$、$H_1: \mu < \mu_0$ 的情况。当 $H_0: \mu = \mu_0$、$H_1: \mu \neq \mu_0$ 时，样本量估算公式为公式中 t_{α} 改为 $t_{\alpha/2}$（双侧）。

在配对设计中 n 为样本对子数；$\delta = \mu - \mu_0$ 为研究者提出的差别或由预试验的样本信息进行估计 $\delta = \bar{X} - \mu_0$，在配对设计中为差数的均数；σ 在配对设计中为 σ_d，可用差值的标准差 S_d 估计。t_{α} 和 $t_{\alpha/2}$ 分别为在一定自由度下的单侧和双侧 t 值，t_{β} 无论用单侧还是双侧检验均取单侧界值。然而，样本量未知时，如何确定 t 的界值？通常是以自由度 $\nu = \infty$ 时的 t 界值（即 u 值）代入公式 6-31 中求 n_1，再以 $\nu = n_1 - 1$ 确定 t 界值，代入公式求 n_2，重复上述过程，直至前后两次求得的结果趋于稳定为止。实际样本含量估算中不必进行循环计算，一般在用 u 值代替 t 值第一次算出 n 的基础上再加 2～3 例即可。

【例 12】 某研究欲试验某种升白细胞药的疗效，9 例患者的预试验结果为用药前后白细胞差值的标准差为 $2.5 \times 10^9/L$，现进行正式临床试验，且要求白细胞平均上升 $1 \times 10^9/L$ 才算该药临床实际有效，问需多少患者进行临床试验？

本例 $\delta = 1$，$S_d = 2.5$，$\alpha = 0.05$，$\beta = 0.10$，先以单侧 $u_{0.05} = 1.645$、$u_{0.10} = 1.282$（查附录 3 t 界值表）代入公式 6-31，得：

$$n_1 = \left(\frac{(1.645 + 1.282) \times 2.5}{1} \right)^2 = 53.5，取 54，再加 2 例，得 56。$$

故认为需 56 名患者进行正式临床试验，才有 90% 的把握得出该药临床试验有效。

笔记栏

样本均数与总体均数比较（或配对设计）样本量的估算也可用查表法。本例 $\delta / S = 1/2.5 = 0.40$，单侧 $\alpha = 0.05$，$\beta = 0.10$，查附录4样本均数与总体均数比较（或配对比较）时所需样本例数，得样本量 $n = 55$，结果相同（仅尾数取舍的误差）。

（2）完全随机设计的两个总体均数的比较：两个总体的均数、方差分别以 μ_1、σ_1^2 和 μ_2、σ_2^2 表示，并以 $\overline{X}_1$、S_1、n_1 和 $\overline{X}_2$、S_2、n_2 代表分别来自该两个总体的样本均数、标准差和样本含量。

单侧检验时 H_0: $\mu = \mu_0$、H_1: $\mu > \mu_0$ 或记为 H_0: $\mu_1 - \mu_2 = 0$、H_1: $\mu_1 - \mu_2 > 0$。根据 H_0 和 H_1 下的抽样分布，即能得出 n 的估算公式：

$$n = \frac{2\sigma^2(t_\alpha + t_\beta)^2}{(\mu_1 - \mu_2)^2} \qquad （公式6-32）$$

公式适用于 σ 未知的情形，当 σ 已知时，式中的 t_α、t_β 应为 u_α、u_β。公式同样可用假设检验 H_0: $\mu_1 = \mu_2$，H_1: $\mu_1 < \mu_2$ 的样本量估计。

在双侧检验时 H_0: $\mu_1 = \mu_2$、H_1: $\mu_1 \neq \mu_2$ 或记为 H_0: $\mu_1 - \mu_2 = 0$、H_1: $\mu_1 - \mu_2 \neq 0$。样本量估算公式为公式6-32中的 t_α 改为 $t_{\alpha/2}$ 即可。

在公式中，σ 为两总体标准差，通常用样本标准差估计，一般取合并方差的平方根，或两个样本标准差中大的一个；$\mu_1 - \mu_2 = \delta$ 可用两样本均数差进行估计。

【例13】 在某项饮食中降低盐含量能否降低血压的研究中，将受试者分为两个组别（低盐饮食组与高盐饮食组），预试验结果为两组血压值的标准差分别为12mmHg和10.3mmHg，欲以 $\alpha = 0.05$、$\beta = 0.10$，检测两组血压差为4mmHg，需用多大的样本？

本例已知 $\alpha = 0.05$，$\beta = 0.10$，$\mu_1 - \mu_2 = 4$，$S_1^2 = 12^2$，$S_2^2 = 10.3^2$，取 $\sigma^2 = 12^2 = 144$，先以双侧 $u_{0.05/2} = 1.96$，$u_{0.10} = 1.282$（查附录3 t 界值表）代入公式6-32，得：

$$n_1 = 2 \times 144 \times (1.96 + 1.282)^2 / 4^2 = 189.19$$

两组各需190例受试者。

两组完全随机设计的样本量估算也可用查表法。

（3）完全随机设计多个总体均数的比较：记 μ_1，$\mu_2 \cdots\cdots \mu_k$，σ_1^2，$\sigma_2^2 \cdots\cdots \sigma_k^2$ 为多个总体均数、方差，$\overline{X}_1$，$\overline{X}_2 \cdots\cdots \overline{X}_k$，$S_1$，$S_2 \cdots\cdots S_k$。

$\overline{X}_k$、S_k、k 为各组样本均数、标准差和组数。完全随机设计多个均数比较时的样本量估计公式为：

$$n = \frac{\psi^2 \left(\sum S_i^2 / k\right)}{\sum \left(\overline{X}_i - \overline{X}\right)^2 / (k-1)} \qquad （公式6-33）$$

公式中 $\overline{X} = \sum \overline{X}_i / k$，$\psi$ 为附录6（ψ 值表，多个样本均数比较时所需样本例数的估计用）中的界值。

【例14】 某单位拟用4种方法治疗贫血患者，预试验结果为治疗后四组血红蛋白（g/L）增加的均数分别为18、13、16、8，标准差分别为8、7、6、6，设 $\alpha = 0.05$，$\beta = 0.10$，若要得出有差别的结论，问每组需观察多少例？

先用自由度 $\nu_1 = k-1$，$\nu_2 = \infty$ 查 ψ 值表，代入公式6-33求 n_1，再以 $\nu_1 = k-1$、$\nu_2 = k(n_1-1)$ 查 ψ 值代入公式求 n_2，重复上述计算，直至前后两次求得的结果趋于稳定为止，即为所求的样本量。

本例　$\overline{X} = (18+13+16+8)/4 = 13.75$

$\sum S_i^2 / k = (8^2 + 7^2 + 6^2 + 6^2)/4 = 46.25$

$\sum \left(\overline{X}_i - \overline{X}\right)^2 = (18-13.75)^2 + (13-13.75)^2 + (16-13.75)^2 + (8-13.75)^2 = 56.75$

笔记栏

以 $v_1=4-1=3$，$v_2=\infty$，查附录6，得 $\psi_{0.05,0.10(3,\infty)}=2.17$，代入公式6-33，得：

$n_1=2.17^2\times46.25/(56.75/3)=11.51$，取 12。

再以 $v_1=4-1=3$，$v_2=4\times(12-1)=44$，查附录6，得 $\psi_{0.05,0.10(3,44)}=2.27$，代入公式6-33：

$n_2=2.27^2\times46.25/(56.75/3)=12.60$，取 13。

再以 $v_1=4-1=3$，$v_2=4\times(13-1)=48$，查附录6，得 $\psi_{0.05,0.10(3,48)}=2.26$，代入公式6-33得：

$n_3=2.26^2\times46.25/(56.75/3)=12.49$，取 13。

两次计算结果接近，故可认为每组需要观察 13 例。

（4）随机区组设计的多个总体均数假设检验：在计量资料的随机区组设计中，样本量估算的公式为：

$$n=\frac{2\times MS_e\times(Q+u_\beta)^2}{D^2}\qquad（公式6-34）$$

公式中 MS_e 为误差均方，D 为处理组间差值（取差值最小者），在 $\alpha=0.05$ 水平时，Q 值查表6-3。

表6-3　随机区组设计样本量估计的 Q 值表（$\alpha=0.05$）

组数	3	4	5	6	7	8	9	10
Q 值	3.4	3.8	4.0	4.2	4.4	4.5	4.6	4.7

【例15】 某单位欲比较 4 种不同药物降低血清谷草转氨酶的疗效。从预试验已知误差均方为30U/dl，处理间最小差值达8U/dl，取 $\alpha=0.05$，$\beta=0.10$，试估计每组所需病例数。

查表6-3，得 $Q=3.8$，将 $MS_e=30$、$D=8$、$u_{0.10}=1.282$ 代入公式6-34，得：

$$n=\frac{2\times30\times(3.8+1.282)^2}{8^2}=24.21$$

每组需观察 25 例，四组共需 100 例。

（5）重复测量研究设计：在重复测量研究中，由于每个研究对象被测量了多次，且测量值之间有一定的相关性，样本量估计不同于一个没有重复测量的研究，又不能将一个重复测量值当成一个独立的观察值，需考虑观察值间的相关性，比较复杂。下面介绍定量反应变量的样本量估计公式。

当研究的目的是比较两组的测量值随时间变化的趋势，样本量的估算公式为：

$$n=\frac{2\times(u_{\alpha/2}+\mu_\beta)^2\times\sigma^2\times(1-\rho)}{m\times s^2\times(\beta_{1A}-\beta_{1B})^2}\qquad（公式6-35）$$

公式中 m 是重复数，n 为每一组所需要的例数，ρ 是对称相关系数，σ^2 是重复测量值之间的方差，$s^2=\sum(t_j-\bar{t})^2/m$（$t_j$ 为重复测量时间），β_{1A}、β_{1B} 分别为两组的斜率，即单位时间的变化量，可用下列公式表示：

$$Y_{ij}=\beta_{0A}+\beta_{1A}t_{ij}\ (A)$$

$$Y_{ij}=\beta_{0B}+\beta_{1B}t_{ij}\ (B)\quad(i=1,2,\ldots,n,j=1,2,\ldots,m)\qquad（公式6-36）$$

如果研究的目的是比较两组在不同时间上均值的差，样本量的估计公式为：

 笔记栏

$$n = \frac{2 \times (u_{\alpha/2} + \mu_\beta)^2 \times \sigma^2 \times [1 + (m-1) \times \rho]}{m \times d^2}$$ （公式 6-37）

公式中 d 是两组平均值的差，其他符号同公式 6-35。

【例 16】 在一个新药治疗动脉粥样硬化的临床试验中，计划每年测定一次内膜厚度，连续 4 年。预试验结果已知 $\rho = 0.5$，$\sigma^2 = 0.02$，$\beta_{1A} - \beta_{1B} = 0.015$，因为 $t = (1, 2, 3, 4)$，所以 $s^2 = 2$，$m = 5$，并要求 $\alpha = 0.05$，$\beta = 0.10$，试估计每组的样本量。

将上述各值代入公式 6-35，得：

$$n = \frac{2 \times (1.96 + 1.282)^2 \times 0.02 \times (1 + 0.5)}{5 \times 2 \times 0.015^2} = 93.43$$

若比较两组不同时间上的均值，预试验得平均值的差为 0.04，则所需的样本量为：

$$n = \frac{2 \times (1.96 + 1.282)^2 \times 0.02 \times [1 + (5-1) \times 0.5]}{5 \times 0.04^2} = 157.66，$$

每组的样本量为 158 例。

三、常用样本量计算工具

（一）常见的样本量估算软件

ER6-3
样本量的估算

目前常用的样本量估计软件有 nQuery Advisor + nTerim，Power Analysis and Sample Size（PASS），D'Agostino-Pearson Test Plan（DSTPLAN），G*Power，SAS / Power and Sample Size application（PSS），Stata 和 R 软件。这些软件中，nQuery 和 PASS 是最常用的，几乎涵盖了所有的样本量统计方法。下面对这些软件做一简要介绍。

nQuery Advisor 是一款强大的统计分析软件，主要用于临床试验设计和样本量的计算。它支持广泛的统计方法和试验设计，包括基于经典、贝叶斯和适应性设计的样本量计算。该软件得到了美国食品药品监督管理局、欧洲药品管理局以及日本、韩国等官方机构的认可。在全球范围内，许多顶尖的制药和生物制药公司都是其用户。nTerim 这款软件是专为处理生存分析而设计的，生存分析是一种在临床试验中常见的统计分析方法，用于评估疾病或治疗后患者的生存时间。nTerim 提供了复杂生存数据分析的工具，可以帮助研究人员设计试验并计算所需的样本量。

PASS 软件提供了丰富的功能，包括区间估计、均数比较、率的比较、相关与回归分析等场景的样本量计算。它拥有大量的统计检验和置信区间场景的样本量分析工具，数量超过 1 100 种，这使得 PASS 成为市场上功能最全面的样本量分析软件之一。该软件具有界面友好、操作简便的特点。用户无须精通统计学知识，只需确定研究设计方案并提供相关信息，就能通过简单的菜单操作来估计检验效能和样本含量，特别适合医学科研工作者使用。

DSTPLAN 是一款运行在 Windows 环境下的免费软件。它提供了广泛的统计分析方法，包括 t 检验、相关分析、率的比较、$2 \times N$ 的列联表检验以及生存分析的差异性检验等。但是由于它是用 Fortran 编写的，可能需要用户有一定的编程知识来运行和使用。

G*Power 是一款在 Windows 以及 Mac OS X 环境下运行的免费软件，由德国杜塞尔多夫大学开发。G*Power 能够计算多种不同检验方法的样本量，包括 t 检验、F 检验、χ^2 检验、z 检验和 Fisher 检验等。它不仅可以进行事后统计检验力的分析（事后分析），还能进行事前样本量的估计（先验分析）。此外，G*Power 还可用于计算效应大小，并能以图形方式显示功率分析的结果。该软件在用户输入关键参数后就会立即给出效应量，软件界面友好。

SAS / Power and Sample Size application（PSS）运行于 Windows 环境，软件附带在整个 SAS 系

列内随同安装。虽然由 SAS 公司开发，但包括的统计分析方法非常有限，只有 t 检验、率的比较、相关分析、回归分析、方差分析以及生存分析。

Stata 和 R 软件严格说来应该是编程语言而不是现成的软件。理论上只要编程得当，可以实现任何样本量计算。

（二）常用的在线样本量估算网站

随着互联网的发展，一些常用的免费在线样本量估算网站，为科研工作者带来了很多便利。

Power and sample size 在线软件可以完成多种研究设计和统计分析的样本量计算。其最大的优势是，除了协助计算出所需的样本量，还给出了该种计算方法的统计学公式和文献出处，非常方便在学位论文和研究计划书中应用。

哈佛大学的样本量计算网站是一个功能丰富且被广泛认可的在线工具，提供了 30 种不同资料类型的样本量计算器，涵盖了各种常见的统计测试。

由乔治梅森大学 Wilson DB 教授开发的在线计算效应量的软件 Practical meta-analysis effect size calculator 可以完成多种研究设计的效应量计算。

（三）以 G*Power 软件为例进行样本量估算

以上提及的样本量估算软件中只有 G*Power 是免费的离线软件。鉴于 G*Power 的普遍可及性和操作简便性，下面就以例 10 和例 13 为例，对 G*Power（3.1.9.2）软件的使用做简单介绍。主要说明的是，由于 G*Power 计算样本量和把握度分析需要效应量的值，而 G*Power 计算效应量所需要的参数与公式计算法所需的参数不尽相同，故上述提供的某些案例无法用软件进行样本量计算。在实际研究中，可以充分从既往文献中获得所需的统计学参数。

1. 两总体率的比较

（1）选择检验类型：以例 10 为例，打开 G*Power（3.1.9.2），在左侧界面图形区（把握度分析结果的图形展示）下方的 "Test family" 中选择研究设计中统计学检验方法的总体分组（Exact，F tests，t tests，χ^2 tests，z tests），再从后面的 "Statistical test" 中选择具体的研究设计的统计分析方法。例 10 中，选择 "Exact"，之后选择率的比较（两样本率的比较）"Proportion：two independent groups（Fisher's exact test）"（图 6-6）。

（2）选择分析类型：在 "Type of power analysis" 中常用的类型有 "A priori"，是指研究开始前计算样本含量；"Post hoc" 是指研究结束后分析（事后分析）把握度；"Sensitivity" 是对研究敏感度的分析。其他还有对检验水准 α 的估计等（详见 G*Power 的操作手册，该操作手册亦可以免费下载）。对于样本量计算来说，只要选择 "A priori" 这一项即可（图 6-6）。

（3）输入计算样本量所需的参数：左侧界面下方的两个参数框，左边的是需要输入的参数；后边是计算所得的参数。如图 6-6 所示，计算该样本量所需的参数有：单双侧检验类型、两组预期的率、α 水准、把握度大小以及两组样本量之比。根据例 10 提供的信息，选择双侧检验、$\alpha = 0.05$，$\beta = 0.10$，已知两个率分别为 0.6 和 0.85；两组样本量相等。

需要说明的是，很多情况下的样本量估算，需要估算效应量，此时则可以点击 "Determine" 框，在弹框中输入计算效应量所需的统计学参数，点击："Calculate"，则显示效应量值，再点击下面的 "Calculate and transfer to main window"，则这个计算出的效应量直接进入左侧的参数框中。

（4）计算所需的样本量：点击左侧主界面中的 "Calculate"，则在右侧出现所需的参数和样本量。本软件计算的样本量为 72 例，与公式计算的约等于 73 例几乎吻合。

2. 两总体均数的比较

（1）选择检验类型：以例 13 为例，在 "Test family" 中选择 t tests，再从后面的 "Statistical test" 中选择 "Means：Difference between two independent means（two groups）"（图 6-7）。

（2）选择分析类型：在 "Type of power analysis" 中选择 "A priori" 这一项（图 6-7）。

（3）输入计算样本量所需的参数：本例中所需的统计学参数有：单双侧检验类型、效

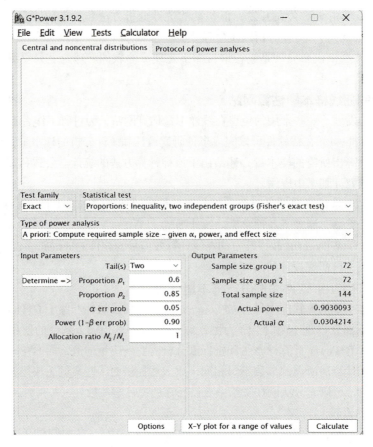

图 6-6　两总体率比较的样本量计算的 G*Power 分析界面

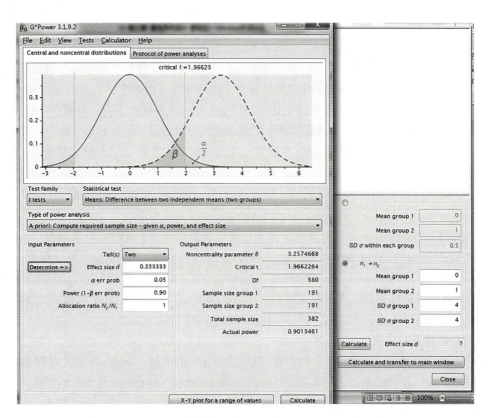

图 6-7　两总体均数比较的样本量计算的 G*Power 分析界面

应量、α 水准、把握度大小以及两样本大小的比值。根据例 13 提供的信息，选择双侧检验、$\alpha = 0.05$，$\beta = 0.10$，已知两样本相等 $N_2/N_1 = 1$。点 "Determine" 按钮，见右侧对话框中计算效应量所需的参数有：预试验或文献中两组的均数和标准差。但是该例题中仅给出了两组的标准差和两组均数的预期差值。因此，我们可以通过效应量的计算公式（公式 6-1），其中 S_p 取标准差中较大的一个，代入该公式 $ES = 4/12 = 0.333$。将该值手工输入 "Effect size" 的参数框中。注意尽可能多输入小数点后几位，以使结果尽可能准确。

（4）计算样本量：点击主界面的 "Calculate" 按钮，计算得每组的样本量为 191 例，与公式计算的 190 例几乎吻合。

综上，一般而言，研究设计越复杂、统计方法越高级，使用软件计算样本量时需要输入的参数就越多。在实际应用中，可先打开软件查看所需的统计学参数，再从预试验或相关文献中有目的地获取。

3. 研究结束后对检验效能（把握度）的分析　由于研究之前的样本量是由预试验或相关文献中的参数而确定的，而本次研究产生的统计学参数不一定与先前的参数一致，因此，实际研究的检验效能则不能与预期的检验效能一致。这就要求我们在研究结束后，也要对本次研究的检验效能进行分析。G*Power 可以非常快捷地实现这一步骤。下面就以例 13 为例进行说明。

假如例 13 中，研究者以计算出的每组 191 例的样本量进行了研究，得出两组的收缩压均数分别为 138.0mmHg 和 141.5mmHg（预试验中相差 4mmHg，实际相差 3.5mmHg），标准差分别为 11.9 和 10.8。则该研究发现两组血压有差别（或低盐饮食是否能降低血压）的检验效能有多大呢？

（1）选择检验类型：以例 13 为例，在 "Test family" 中选择 t tests，再从后面的 "Statistical test" 中选择 "Means：Difference between two independent means (two groups)"（图 6-8）。

（2）选择分析类型：在 "Type of power analysis" 中选择 "Post hoc" 这一项（图 6-8）。

（3）输入计算检验效能所需的参数：本例中所需的统计学参数有：单双侧检验类型、效

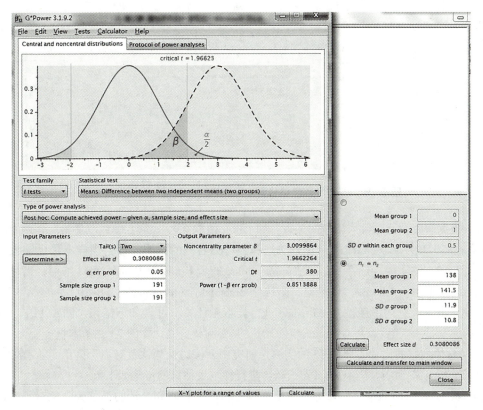

图 6-8　两总体均数比较检验效能分析的 G*Power 分析界面

笔记栏

应量、α水准、两组的实际样本量。根据本例题提供的信息，选择双侧检验、$\alpha = 0.05$，$N_1 = N_2 = 191$。点"Determine"按钮，见右侧对话框中计算效应量所需的参数有：两组的均数和标准差，输入提供的数据，如图6-8所示。点击"Calculate and transfer to main window"，则效应量直接进入相应的参数框。

（4）计算检验效能：点击主界面的"Calculate"按钮，计算得右侧的检验效能为0.85。

本例中，计算的本次研究的检验效能为0.85，根据Cohen的标准，尚可以接受。假如，两组的均数变为138和141，其他变量不改变的话，输入该软件中计算出的检验效能为0.73，则一般认为检验效能低下。

可见，检验效能与样本量密切相关。提高研究检验效能的关键在于研究开始前能尽可能正确地计算样本量，并尽量使用预试验的数据或与本研究群体和研究方法尽可能接近的研究参数，否则，根据这些参数计算的样本量则会影响本次研究的检验效能。

（四）以PASS软件为例进行样本量估算

仍然以例10和例13为例，利用PASS软件进行样本量估算的步骤如下：

1. 两个率比较的样本量估算

（1）选择检验类型：明确是两个率之间的比较，采用随机对照研究设计。故选择Proportions - Two Independent Proportions - Test (Inequality) - Tests for Two Proportions（图6-9）。

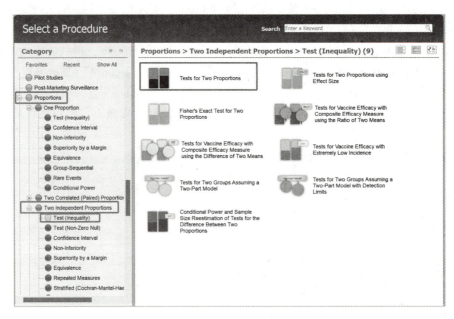

图6-9 PASS软件估算两个率比较的样本量：选择检验类型

（2）根据研究设计，录入相应的参数，如Power值取0.9，α取0.05，双侧检验，两个率分别为0.6和0.85，$N_1 = N_2$。Power的计算方法选择，可见右侧的说明，即：当样本量足够大或者两个率在0.2～0.8的时候，选择Normal Approximation或者Binomial Enumeration均可；当样本量比较小或者两个率小于0.2或大于0.8时，则选择Binomial Enumeration（图6-10）。

（3）点击左上角的绿色按钮Calculate进行样本量计算，可得如下结果（图6-11）。PASS软件计算的样本量为73例，与G*Power软件计算的72例和公式计算的73例基本吻合。

2. 两总体均数的比较

在例13的实验性研究中，探讨低盐饮食对血压降低是否有效，估算实验组和干预组需要的样本量。其PASS软件进行样本量估算的步骤如下：

（1）根据例13中的结局变量为连续型变量（均值）和研究设计的类型为随机对照设计，故选择Means - Two independent Means - T-Test (Inequality) - Two-Sample T-Tests using Effect Size（图6-12）。

笔记栏

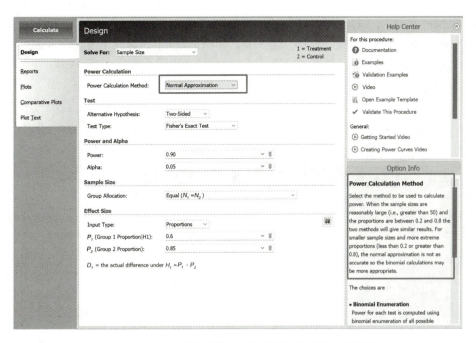

图 6-10　PASS 软件计算两个率比较的样本量：参数输入

PASS 2021, v21.0.3　　　　2024/6/29 0:17:19　　1

Tests for Two Proportions

Numeric Results for Testing Two Proportions using Fisher's Exact Test

Hypotheses: $H_0: P_1 - P_2 = 0$ vs. $H_1: P_1 - P_2 \neq 0$

Target Power	Actual Power*	N_1	N_2	N	P_1	P_2	Diff D_1	Alpha
0.9	0.901 27	73	73	146	0.6	0.85	-0.25	0.05

* Power was computed using the normal approximation method. When the normal approximation method is used to compute power for Fisher's Exact Test, the results are based on the pooled, continuity-corrected Chi-Square test (i.e., Z-Test C.C. (Pooled)). Use Binomial Enumeration to get results specific to Fisher's Exact Test.

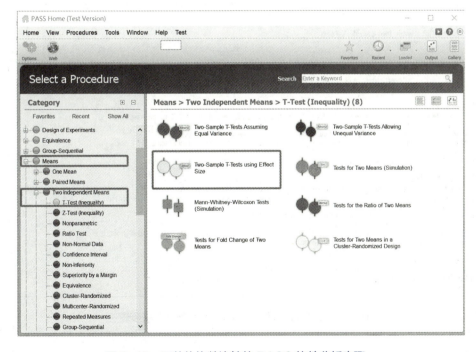

图 6-11　PASS 软件计算两个率比较的样本量：结果展示

图 6-12　两总体均数比较的 PASS 软件分析步骤一

笔记栏

（2）根据研究设计，设定单侧检验（One-Sided）或者双侧检验（Two-Sided），输入 Power 和 α 的值。根据数据计算效应量：$d = (\mu_1 - \mu_2) / \sigma$，即均值差 / 干预组标准差。输入数据后，点击 Calculate，进行样本量的计算（图 6-13）。

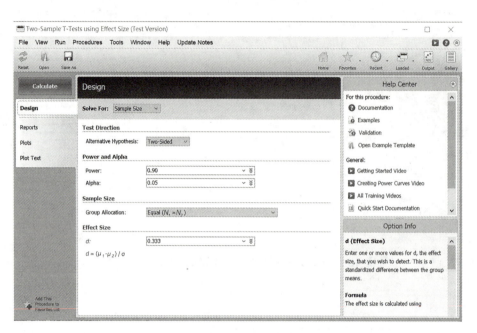

图 6-13　两总体均数比较的 PASS 软件分析步骤二

（3）样本量计算结果如下（图 6-14）。可见，PASS 软件计算的样本量和 G*Power 及用公式计算的样本量是一致的。

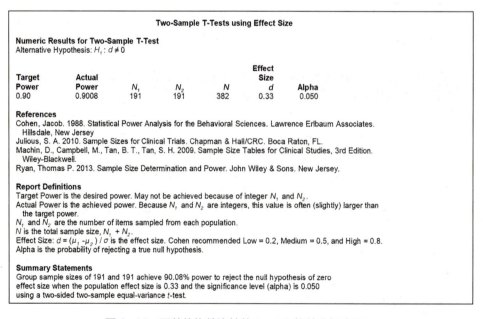

图 6-14　两总体均数比较的 PASS 软件分析步骤三

第六节　干预方案构建方法

干预方案构建方法的重要性在于确保干预方案的科学性、可行性和有效性。在医疗保健环境日益复杂的背景下，公共卫生和护理领域中越来越多的研究干预设计正从单一方法逐渐转向复杂方法，例如通过整合多种干预组件如心理干预、生活方式调整、教育和社会支持等，提供更加全面和个性化的解决方案，从而改善人们的健康状况和生活质量。本节重点介绍复杂干预方案构建、干预映射、行为改变轮、其他常用方法以及干预保真度。

一、复杂干预方案构建

复杂干预（complex intervention）与标准化干预的本质区别在于其复杂性，这种复杂性主要体现在以下三个方面。首先，体现在干预本身的特征上。复杂干预通常涉及多个组成部分及其相互作用，干预实施者或接受者所需的行为、专业知识和技能（如特定技术和沟通）的范围，干预所针对的群组数量、组织层次或场所的多样性，以及干预或其组成部分所允许的灵活性或定制化程度（如干预的动态性或适应性）。其次，体现在干预所处情境的特征上。社会、政治、经济和地理情境对干预的构思、开发、评价、可实施性及其实施效果产生重要影响，且这些影响通常难以预测。最后，体现在复杂干预可被视为系统中的一个"事件"。系统具有反馈、涌现、适应和自组织等特性，因此其运行过程复杂且具有适应性。干预效果并非由干预本身单向决定，而是干预与动态系统环境相互作用的结果。在社会系统中，人们往往以非线性且相互关联的方式与他人及系统其他部分进行互动，因此一个人的行为可能改变他人的处境，从而影响整个系统的运行。

复杂干预方案的构建在不断完善。英国医学研究理事会（Medical Research Council，MRC）在 2000 年最初版本和 2006 年修改版本的基础上，结合复杂干预研究领域的新进展和新方法，于 2021 年发布了最新版复杂干预方案的开发和评价框架（图 6-15）。该框架将复杂干预方案的构建分为干预的开发或确定、可行性、评价和实施四个阶段的同时，增加了每个阶段需要综合考虑情境、项目理论、利益相关者、关键不确定性因素、干预优化和经济考量六大核心要素，并强调这些要素的重要性。此外，研究重点从干预是否有效的"二元"视角转向多元化视角，包括可行性、成本效益及推广应用等方面。

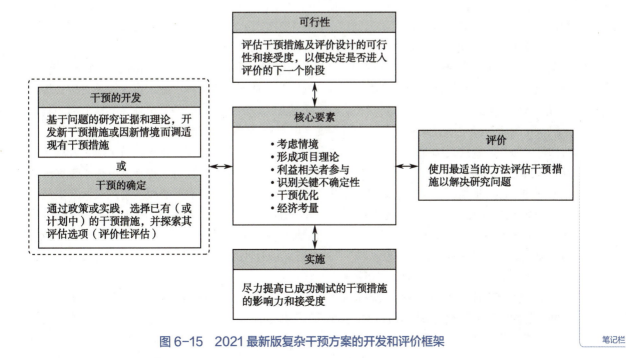

图 6-15　2021 最新版复杂干预方案的开发和评价框架

笔记栏

（一）复杂干预方案框架中的核心要素

1. 情境（context） 是指干预方案在构思、开发、实施和评价过程中所处环境的各种特征。情境具有动态性和多维度。主要维度包括干预实施所在的健康保健、卫生体系或公共卫生环境中的物理、空间、组织、社会、文化、政治或经济特征。情境与干预相互作用、相互影响。情境可以推动、改变、促进或限制干预；而复杂干预的效果往往高度依赖于情境因素，不同的情境可能导致干预效果不同，有时甚至适得其反。例如，复杂电子健康干预改善心血管疾病预防的研究表明，干预措施的使用与否受到个体微观和中观层面情境（如疾病经历、对风险和预防信息的接受程度、医患关系和对技术的使用）的影响。因此，早期考虑情境因素有助于深入理解干预的作用机制，以及如何在不同情境中进行调整和优化，从而确保干预被有效开发、不断完善，以适应其实施的具体情境。

2. 项目理论（programme theory） 用于描述在特定条件下干预如何实现其预期结果，包括干预的关键组成部分及其相互作用、干预机制及其情境影响因素，以及这些机制如何与情境相互作用。为适应不同情境而设计的干预，项目理论应明确需要同时执行的关键功能，以及干预在不同情境及变化情境中的适应性和响应程度。项目理论可能包括中域理论或广域理论的内容，但其核心目标更为具体，即阐明干预如何以及为何发挥预期作用。项目理论的开发是一个迭代过程。在研究初期，研究人员和利益相关者应共同参与开发，并在研究各阶段根据新的信息不断更新和完善项目理论。一个完善的项目理论不仅是采取基于理论视角的主要依据，也是评价项目效果的重要标准。此外，项目理论的表达应始终保持清晰明了。通过视觉化方式呈现项目理论，有助于加深对干预逻辑的理解，特别是利益相关者之间共享理解，以及探索干预可能产生的多重结果。实践中常用的表达方法包括逻辑模型（logic models）、现实主义矩阵（realist matrices）和系统图谱（system maps）。

3. 利益相关者（stakeholders） 是指干预或政策的目标人群、参与其开发或实施的人员，以及个人或专业利益受到影响的群体，主要包括患者、公众、与干预相关的专业群体。在整个研究过程中，利益相关者的参与至关重要，有利于最大化研究解决相关问题，促进实践或政策变革的实现。利益相关者参与的目的根据研究情境和阶段而有所不同，其中包括采纳利益相关者的实际经验、获取其对干预解决问题的观点、征求其对项目理论的意见与共享理解（如对情境和系统属性的理解）、确定潜在的变革领域、选择适当的评价结局指标，以及确保多种"声音"被听到。利益相关者的参与还有助于确定研究问题、选择最有效的评价视角、建立共识并促进合作关系，从而使评价过程更加直接。从系统视角看，利益相关者的参与有助于定义系统边界，从而确定评价范围。此外，在复杂干预研究过程中，若未能有效纳入利益相关者，则面临诸多风险。例如，基于狭隘视角的干预设计可能难以适应现有系统情境，从而导致干预实施困难、缺乏支持，甚至不可行或无法被接受，最终使研究结果缺乏实际意义。以严重肥胖症的复杂外科干预为例，其效果取决于患者对新生活方式和饮食的参与程度，以及外科团队与心理学家、营养师、护士等多学科团队的协作。因此，确保患者和公众在研究中的有效参与至关重要，这种参与必须是有意义的且稳步推进。同时，利益相关者的参与方式也应与项目特点相适应，特别是涉及敏感或带有污名化的问题时，应更加谨慎。为有效推进患者和公众的参与，研究者需要克服多重挑战，其中包括患者/公众之间的权力失衡、优先事项冲突、参与难度高以及建立有效合作伙伴关系的障碍。为此，研究人员应考虑遵循理论框架，如"参与的价值和原则框架"以及"关于有效利益相关者参与对研究优先级设定的建议及实践清单"，确保利益相关者的参与过程是透明、有效且有意义的，增强干预的相关性、可行性和社会接受度。

4. 关键不确定性因素（key uncertainties） 在复杂干预研究的各个阶段，通常会面临多个可能被有效解决的研究问题，并且存在多种看似合理的研究视角选择。为使研究效率和价值最大化，应聚焦解决当前的关键不确定性，综合考虑已知信息、项目理论、研究团队和利益相关者的观点。这些判断将直接影响研究问题的形成和研究视角的选择。例如，针对灵活适应的干预措施，初期的关键不确定性可能集中在干预的可接受性和系统兼容性，而非疗效问题。每个研究阶段可能存在多个关键不确定性，这些不确定性可以通过不同研究问题和平行研究路径加以解决。例如，在干预开发或可行性研究阶段，值得对干预的扩大实施效果和经济考量进行建模，以降低开发和测试那些几乎无实施前景的干预措施的风险。优先确定研究问题并选择研究视角，将受到识别关键不确定性和评估获得明确答案可能性的双重影响。现有的指导方针和研究资助机制可能更倾向于支持容易找到明确答案的研究问题、研究视角和研究设计，即使这些问题的重要性较低。理想情况下，识别关键不确定性、优先研究问题和最佳研究视角的过程应包括多学科研究团队和多元利益相关者的积极参与，并且最好有独立的监督，例如来自资助方的指导小组。此外，随着数据的积累、项目理论和干预措施的更新及完善，应持续进行关键不确定性因素的评估。常用的评估方法包括决策分析、价值信息分析或带有不确定性量化的代理建模。在研究团队无法控制的干预（如政策变更或医疗服务调整）下，评价性评估有助于识别并解决这些关键不确定性因素。

5. 干预优化（intervention refinement）　在复杂干预研究的各个阶段，以及从一个阶段过渡到另一个阶段时，根据数据和项目理论的反馈，可能需要对干预进行优化。干预优化的主要目的是对干预的实施版本进行微调或修改，以提高有效性和适用性。在开发、可行性和实施阶段，干预优化可能相对简单，但前提是这种调整与项目理论保持一致。在有效性评价中，不建议对干预进行优化或灵活性调整，而应优先考虑干预实施过程的标准化和一致性，使内部效度最大化。然而，从系统视角看，适应性和响应性可能是干预的理想特征，也是研究的关键焦点。在确定干预（即由政策或实践驱动，而非研究人员主导）的情况下，干预优化可能受到政策或实践情境限制。在这种情形中，干预进行优化需要与协调干预的相关方及其他利益相关者进行协商，并通过对结果的评估，为后续优化过程提供有价值的指导依据。对于数字化干预，干预优化面临特定挑战。数字化干预具有广泛覆盖和低成本、高影响的潜力，但需要快速实施和频繁优化，以避免技术过时或效果下降。根据项目理论和研究视角的不同，不同阶段对干预优化的接受程度也会有所不同。无论何种情况，一旦对干预进行了优化，就应进行透明报告（包括优化过程的具体细节和理论依据），以确保研究的科学性和可重复性。

6. 经济考量（economic considerations）　在复杂干预研究中，经济考量是一个关键因素。尽早识别潜在成本和结果，有助于明确研究问题并设计适当的经济评价方案。因此，建议在研究早期邀请经济学专家参与，同时采用适当的经济评价框架，如广域的成本－结果分析或成本－效益分析。相比之下，较为狭窄的方法可能无法全面反映干预措施的成本和结果。经济评价的核心在于对干预措施所需的资源投入和产出结果进行全面识别、测量和评价。这种对资源（成本）和结果及现有研究证据（如可比性干预措施的经济评价）的理解，应纳入项目理论中。项目理论可以帮助确定经济评估中需要纳入的成本和结果变量。此外，当干预对不同群体产生不同成本与效益时，需考虑公平与效率之间的权衡。

（二）复杂干预方案构建的四个阶段

1. 复杂干预的开发或确定（developing or identifying a complex intervention）　干预开发和干预确定代表着两条不同的证据生成途径（图 6-16），为政策和实践提供依据。在这两种情况下，关键要求是制订干预的项目理论，识别关键不确定性并形成研究问题，以决定下一步进入哪个研究阶段和优先开展哪些研究。

（1）复杂干预的开发：开发是指从初步构想到可行性研究、试点或评价研究的整个干预设计和规划过程。在开发干预时，应遵循动态、迭代、富有创意、拥抱变革、面向今后评价和实施的原则。开发步骤包括：①规划开发过程；②让利益相关者参与其中；③组建团队并建立决策流程；④查阅出版研究证据；⑤借鉴现有理论；⑥明确项目理论；⑦收集主要数据；⑧了解情境；

ER6-4
复杂干预方案构建的案例分析

笔记栏

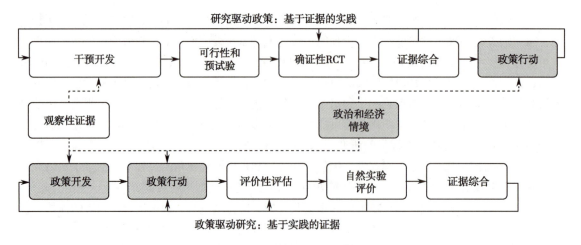

研究驱动政策：基于证据的实践

图 6-16　证据生成的两条途径

⑨关注真实世界中的未来实施；⑩设计并完善干预；⑪结束开发阶段。此外，在开发过程中应考虑现有干预对新环境的适应、更广泛的系统因素、经济因素和对干预进行数学建模四个方面。

（2）复杂干预的确定：这类干预往往由政策驱动和/或在临床实践中设计，因此研究人员并不直接参与开发。然而，研究人员仍需考虑六大核心要素，特别是制订项目理论以确定关键不确定性因素。许多政策干预缺乏明确的理论基础，通常是基于决策者的偏好和信念，而非建立在扎实的理论框架之上。因此，确定干预的隐含理论基础对评估方法的制订至关重要。这一过程有助于识别干预机制、关键情境因素以及相关结局指标。

2. 可行性（feasibility）　该阶段旨在探讨干预措施和/或评价设计的可行性，为是否进入正式评价阶段以及如何进入提供决策支持。可行性研究的设计用于评估与干预措施和/或评价设计相关的可行性和接受性的进展标准。在评估进展标准时，应综合考虑定性数据（如干预的接受度与依从性）与定量数据（如招募率与保留率），以判断是否进入下一阶段、进一步优化方案，或返回干预开发阶段。在评价设计方面，可行性研究应综合考虑评估研究设计和实施的关键要素，如招募流程、随访率、样本量、结局指标、数据分析及潜在意外结局等。在干预设计方面，可行性研究应重点评估并解决与干预相关的问题，如最佳干预内容与实施方式的优化、参与者与实施者的接受度和依从性、成本效益的可行性，以及实施者的执行能力和环境适应能力。在可行性研究及研究过程的各个阶段，需要定期修正项目理论。如果项目理论表明环境或实施因素可能影响干预的接受度、有效性或成本效益，则应考虑这些因素。在该阶段，可以构建经济模型，评估干预预期收益是否足以证明其成本（如进一步研究成本）合理，识别关键不确定性领域，帮助决策者判断是否需要全面评估。同时，可以开展评价性评估，确保资源的有效使用，并尽量减少因设计不佳和/或实施不当的干预而浪费经费。

3. 评价（evaluation）　该阶段不仅是评价干预的预期结果，还应涵盖更广泛的问题，比如确定干预的作用机制、理论化其运作方式、考虑其与实施情境的互动、如何促进系统变革，以及如何使用证据支持实际决策。

（1）研究视角与评价：评价中涉及的主要研究视角包括效能、有效性、基于理论和系统的视角。这些视角与研究设计密切相关，但它们之间的对应关系并不固定。因此，在设计评价时，可结合这些视角来共同回答关于任何特定干预的各种研究问题。例如，进行有效性评价时，可以借鉴系统视角来帮助确定评价结局。基于理论和系统的评价视角也可以结合应用，例如采用系统思维方法来促进和增强利益相关者在真实评价过程中的参与度。

（2）评价结局的选择：评价设计的关键在于选择结局指标或变革证据。评价者需要评估哪些结果对利益相关者（如患者、公众和决策者）最为重要，以及如何在分析中处理多个结果，并考

笔记栏

虑统计功效和透明报告。明确区分一个主要结局和多个次要结局未必恰当，尤其是当项目理论涉及多个领域时。选择合适结局指标的关键在于正确理解项目理论，而非仅限于选取一个健康结局并基于该结局来评判有效性，应综合考虑对中间结果的影响，如健康行为、健康保健或健康决定因素或多维度结果。这些结局指标应在项目理论开发过程中事先确定，并在发表的研究方案中与事先分析计划一同纳入，以及在最终评价中进行全面报告。为确保结局指标的一致性，建议使用核心结局指标集。有效性试验的核心结局指标（core outcome measures in effectiveness trials，COMET）倡议为核心结局指标集的开发提供支持，且主要应用于临床试验。除此之外，结局指标还应包括系统层面的变革，如组织关系、政策介入和社会规范的改变。预先确定的结局变异源也非常重要，应进行亚组分析并报告。最后，评价的另一个重要结局是不断完善和发展理论，这有助于理解干预的不同情境可转移性，并为政策制定提供适用性更强的证据。

（3）评价设计及方法类型：评价设计和方法应根据具体研究问题和情况选择。单纯的定量方法通常不足以应对复杂干预，因此需要结合定性和混合方法设计，如逐步梯级设计、自适应试验设计和自然实验设计等。此外，网络分析和建模方法在理解系统变化和预测干预效果方面也至关重要。这些综合设计和方法可以全面、系统地评价复杂干预的有效性和实施效果。

（4）过程评价：作为复杂干预评价的重要组成部分，旨在回答关于干预实施的保真度及质量（如实施了什么以及如何实施）、变化机制（如干预如何产生变化）和背景环境（如环境如何影响实施及结局）等问题。在效能研究视角下，过程评价主要关注干预的因果机制和内部效度；在有效性研究视角下，过程评价用于解释研究发现，例如分析干预成功或失败的原因，并探索进一步优化途径。在基于理论和系统的研究视角下，过程评价可深入探讨干预如何以一种可推广的方式产生变化的研究问题。结合有效性评价时，真实主义过程评价则可以帮助理解干预组件的具体效果及其所处情境的影响；同时收集和分析定性及定量数据，能更好地建立和验证干预方案的理论框架。此外，过程评价必须像结局评价一样，遵循高标准方法并进行详细报告。

（5）经济考量：主要包括使用成本 – 效果分析、成本 – 效用分析、成本 – 效益分析和成本 – 后果分析等框架，以全面评估复杂干预的多重影响，并结合新方法和决策分析模型优化决策。

（6）评价汇报：评价结局指标应遵循既定指南进行报告，确保关键信息可用于重复研究、证据综合和指南制定。相关报告指南包括 CONSORT 声明（报告随机对照试验的广泛接受标准）、统计分析计划报告、过程报告、现实主义评价报告、定性研究报告标准、观察性研究报告规范和卫生经济学评价报告标准。

4. 实施（implementation）　是指努力扩大已成功验证的健康创新的影响，使更多人从中受益，并促进相关政策和项目的持续发展。为提高复杂干预证据对决策者的实用价值，干预方案开发的各个阶段应优先考虑实施因素。早期考虑干预方案实施的可行性，有助于提升其在真实世界中广泛持续应用的潜力。在真实世界背景下，可将实施和评价阶段结合起来，通过收集实施过程中的数据来评价干预的效果和实施的有效性。深入理解干预及其所处情境之间的相互依赖关系，是干预实施成功及其在不同环境中有效迁移的关键。实施阶段同样需要充分关注经济问题，因为经济分析的结果将直接影响决策者的判断和行动。此外，其他需要考虑的问题包括评估干预的接纳程度、项目完成情况、有效实施的障碍与促进因素（例如环境、系统和资源的限制）等，从而确保干预的保真度和灵活性。

二、干预映射

干预映射（intervention mapping），又称干预图、干预图谱，是基于理论和证据的一种方法，旨在通过生态方法评估和干预健康问题，广泛应用于社区和临床情境。其目的是为健康教育或健康促进项目的研发提供一套系统且严谨的框架与流程，以确保项目设计遵循循证原则、注重理论基础、基于社会生态学模型，最终形成一个科学、可行的高质量健康促进方案。在健康促进领域

笔记栏

中，干预映射已成功应用于各种不同的行为和人群。

（一）干预映射的特征

干预映射的基本特征包括以理论和证据为基础、利益相关者协作以及综合评价的生态方法。

1. 以理论和证据为基础 鼓励使用相关理论和经验证据来制订、实施和评估行为改变干预措施。运用理论和证据来明确健康问题，分析环境和行为的原因及其决定因素，并用于指导干预措施的设计、实施和评价，以确保干预措施的科学性。例如，在减少青少年吸烟率的干预研究中，通过健康信念模型，研究者可以分析青少年对吸烟危害的认知、对戒烟的自我效能感，以及外部提示因素；利用社会认知理论，研究者可以评估同伴压力、家庭环境和媒体影响等社会因素。基于这些理论，研究者可以设计多层次的干预措施，包括在学校开展健康教育课程、通过媒体进行反吸烟宣传，以及建立同伴支持小组。

2. 利益相关者协作 鼓励利益相关者参与干预规划的每个决策过程，确保在项目开发中考虑和适应其不同的观点和价值观，遵循患者参与制订行为改变措施的参与式研究理念。例如，在预防老年人跌倒的干预研究中，可以邀请医学专家、物理治疗师、心理学家、社会工作者、公共卫生专业人员以及照顾者等，确保各方面专业知识的融入。

3. 综合评价的生态方法 考虑干预措施所处的复杂生态环境，包括个人、人际、组织、社区和社会等层面，并针对这些层面中可能促进或阻碍干预结果的因素进行评估，以保障干预措施的有效实施，同时促进不同层次的行为变化，最终实现共同的健康相关目标。例如，在改善老年人糖尿病自我管理的干预研究中，综合评价的生态方法可以评估并应对以下因素：个人层面（老年人的认知能力、健康知识和自我管理技能）；人际层面（家人、朋友和照护者的支持及其对老年人自我管理的影响）；组织层面（医疗机构提供的资源和服务，如糖尿病教育课程和定期随访）；社区层面（社区内的健康资源和支持网络，如患者支持小组和健康中心）；社会层面（政策和社会文化对糖尿病管理的影响，如医保政策和公共健康宣传）。

（二）干预映射的步骤

干预映射包括问题逻辑模型、项目结果和目标——变革逻辑模型、项目设计、项目干预、项目实施和项目评价六个步骤。每一步都有相应的工作任务，完成每一步的任务将有一个产品，而这个产品将成为下一步的指南。整个干预映射过程是一个迭代循环的而非完全线性的过程。

1. 问题逻辑模型 在规划干预之前，需要对社区需求和能力进行全面评估，特别是对健康问题及其相关行为和环境原因的分析，以及这些原因的决定因素。通过这一过程，构建问题逻辑模型（图 6-17）。模型包括：①健康问题，比如需要考虑出现了什么健康问题，哪些人受到影响，多少人受到影响；②生活质量，需要考虑该健康问题对人群生活质量的影响；③健康问题的行为和环境因素，需要分析优先人群中哪些行为导致或加剧该健康问题，确定哪些环境因素直接或间接（通过行为）引发该健康问题；④决定因素，需要深入分析优先人群中引发风险行为的关键个体因素（如知识、信念、动机等），并分析环境中直接或通过行为间接导致健康问题的关键因素与行动者。

主要任务：成立协作性的项目小组；进行需求评估，构建问题逻辑模型；描述干预背景，包括人群、场景和社区；阐明项目目标，包括行为和环境变化、健康和生活质量结局。

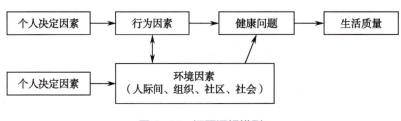

图 6-17 问题逻辑模型

2. 项目结果和目标——变革逻辑模型　与需求评估的逻辑模型相似，但其重点在于项目效果路径，而非问题因果路径。一旦确定了促进健康的行为、环境条件及其决定因素，接下来的关键任务是制订变革目标矩阵。该矩阵构建了与预期项目结局相对应的变革目标逻辑模型，以系统地阐明个人决定因素、预期结果、绩效目标和变革目标之间的逻辑关系。例如，在针对糖尿病患者的健康促进项目中，通过构建矩阵，可以将绩效目标（如每天坚持运动）与个人决定因素（如对运动益处的认识、自我效能感）列出，从而制订具体的变革目标（如通过教育和辅导提升患者的运动意识和信心）。在变革逻辑模型中（图6-18），从右侧开始，以健康促进项目最终要实现的健康和生活质量结局指标作为起点。这一目标既是第一步需求评估的最终任务，也是构成第二步变革逻辑模型的基础。模型从右向左呈现，依次说明实现健康和生活质量结局所需的行为和环境变化，以及相关的变革目标。

主要任务：阐明行为和环境的预期结果；确定行为和环境结果的绩效目标；选择行为和环境结果的决定因素；构建变革目标矩阵；创建变革逻辑模型。

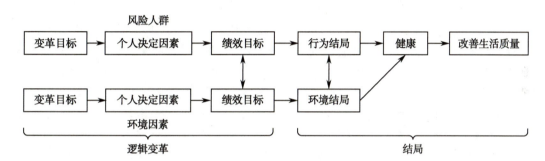

图 6-18　变革逻辑模型

3. 项目设计　基于变革逻辑模型和矩阵，设计连贯且可传播的干预措施。这就要求确定干预主题、干预构成要素、干预范围、干预顺序、理论和循证基础以及实践应用策略等，还要求充分考虑实施环境和场所等，确保基于理论制订的干预方案与目标人群的实际情境相匹配或适用。

主要任务：制订项目主题、组成要素、实施范围和顺序；选择基于理论和证据的变革方法；选择或设计具体的应用程序来实施这些变革方法。

4. 项目干预　基于前三步的反馈和优化，进一步完善干预设计的各组成部分，其中包括统筹安排相关材料、材料使用时间和场景等细节，确保各项干预措施既可行又切实有效。本步骤注重干预的社会文化适配性，同时遵循所选理论基础和实践方法的指导原则。例如，在医院病房中，可以通过保持安静、减少外界刺激等措施来提高患者的舒适度和治疗效果。此外，针对性的心理疏导也十分重要。本步骤强调考虑文化相关因素的影响，并建议在目标人群中进行初步应用，通过预试验等方法对干预内容和流程进行调整和完善。

主要任务：优化项目结构和组织；准备项目材料计划书；起草信息、材料和协议；预试验、精炼和制作材料。

5. 项目实施　重点在于确保项目的采纳和有效实施（包括考虑项目的可持续性）。在项目实施阶段，选择合适且针对性强的干预方法和策略至关重要。需要明确执行、应用和维持三大阶段各自的预期目的、执行人员和应用对象等，以促进干预项目的应用和推广。例如，为预防老年人跌倒事件，老年科护士可以采取多种干预方法和策略，其中包括播放健康宣教视频、健康讲座和一对一行为训练等方式，向老年人及家属传授跌倒预防知识和技能，增强其行为意识和自我保护能力。

主要任务：确定潜在的项目用户（应用者、实施者和维护者）；阐明项目应用的结果和绩效目标；构建项目应用的变革目标矩阵；设计需要实施的干预措施。

笔记栏

111

6. 项目评价 这一步涉及对干预本身及其实施效果和过程的评价，包括明确测评工具、具体评价方法等；制订完整的项目评价计划，包括主要和次要结局、评价指标和测评工具、评价时间等。

主要任务：撰写效果和过程评价问题；制订评价指标和测量方法；细化评价设计；完成评价计划。

知识链接

循证干预映射的任务

循证干预映射（evidence-based intervention mapping，EBI Mapping）是一种系统方法，用于分析和描述循证干预（evidence-based interventions，EBIs）的组成部分及其内在逻辑。该方法基于"干预映射"原理，通过一系列步骤，帮助项目规划者理解现有 EBIs 的目标、核心组成部分及其作用机制。

EBI Mapping 的任务主要包括五个方面：①记录 EBIs 的材料、活动及其目标受众；②明确 EBIs 的目标、内容和作用机制；③确定理论变革方法及其实际应用；④描述设计特点和传递渠道；⑤描述实施者及其任务、实施策略和所需资源。例如，VERB Summer Scorecard（VSS）项目是美国疾病控制与预防中心于 2002 年启动的一项创新性全国公共健康运动。该项目利用 EBI Mapping 框架，通过记录针对特定年龄段青少年的材料和活动，确定了旨在预防和减少肥胖的目标和机制，并通过计分卡等工具实施了行为改变策略。

来源：WALKER T J, FOSTER M, SZESZULSKI J, et al. Evidence-based intervention (EBI) mapping: a systematic approach to understanding the components and logic of EBIs[J]. BMC Public Health. 2022, 22 (1): 1300.

三、行为改变轮

行为改变轮（behavior change wheel，BCW）理论由 Michie 等人于 2011 年基于对现有行为改变干预框架的系统综述，通过与行为改变领域专家讨论和协商发展而成。该理论综合分析了 19 个与行为改变相关的理论和框架，旨在帮助干预方案设计者从行为角度分析问题，综合考虑能力、机会和动机三个方面进行干预，系统选择最佳干预功能，以最大限度地利用个体对行为改变的理解和可用资源来设计干预方案。

（一）行为改变轮的三层结构

行为改变轮理论模型呈"轮"状，分为三个层次（图 6-19）。最内层是行为来源，即 COM-B 系统，中间层是九大干预功能，最外层是七大政策类别。COM-B 系统的构成要素之间，以及干预层的功能和政策层的类别之间相互作用。政策支持干预，干预培养能力、提供机会、激发动机，最内层的能力和机会共同作用于动机，动机产生行为，从而最终达到改变目标行为的目的。

1. 内层核心 COM-B 系统是 BCW 理论模型的内层（图 6-20），也是其核心层，用于解释人类行为产生的机制，包括能力（capability，C）、机会（opportunity，O）与动机（motivation，M）这三个行为（behaviour，B）组件。能力指的是目标个体改变行为所具备的身体能力（如技能、力量）和心理能力（如知识、理解力）；机会指的是个体之外的环境因素为行为改变提供的社会机会（如文化背景、人际关系）及身体机会（如时间、资源、地点）；动机指的是激励和指导行为改变的大脑过程，包括反省性动机（如计划采取行为、评估"好或坏"）和自制性动机（如欲望、冲动、情绪）。只有当这些组件同时具备时，行为才会发生改变。干预者促使干预对象实施或改变某种目标行为时，需激发其动机，并通过培养能力和提供充足的机会支撑动机，从而引发

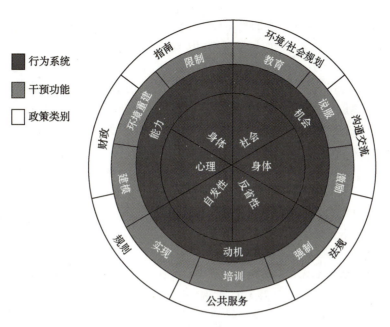

图 6-19 行为改变轮理论模型

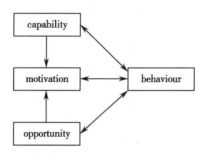

图 6-20 COM-B 系统

行为。同时，行为也反作用于这三者，形成一个正反馈循环，最终达到干预目的。

2. 中间层 围绕 COM-B 系统确定了九大干预功能，包括教育、说服、激励、强制、培训、限制、环境重建、建模和实现。这些干预功能指的是干预措施可以发挥的功能，用于解决行为改变的障碍，从而促使目标行为发生改变。研究者可根据这些功能的具体含义，灵活制订干预措施。

COM-B 系统的构成要素与 BCW 干预功能之间存在特定联系。其中，教育、培训、实现功能有助于研究对象掌握改变目标行为所需的身体和心理能力；培训、限制、环境重建及实现功能则能够为研究对象提供适当的机会；而教育、说服、激励、建模、环境重建等功能有助于研究对象改变以往对目标行为的错误认知，形成正确的动机，弥补能力、动机及机会上的不足，从而改变不健康行为。

3. 最外层 由七大相互独立的政策类别组成，旨在促进干预功能的实现。这些政策包括沟通交流、指南、财政、规则、法规、环境 / 社会规划和公共服务。BCW 理论强调在促进行为改变时，不仅需要采取干预措施帮助个体提升能力、创造机会和激发动机，还应关注外界公共政策对干预的支持作用。通过综合运用这些政策类别，可以为行为改变创造更有利的外部环境，从而提高干预的有效性和可持续性。

（二）行为改变轮的实施步骤

行为改变轮的实施步骤包括理解行为、确定干预方案、确定干预内容及实施选项三个阶段。

1. 理解行为

（1）使用行为术语定义行为：明确需要改变的行为及其相关要素，包括目标行为、目标对象

笔记栏

113

（个人、群体或人群）以及行为发生的具体场所。例如，在改善手卫生的实践中，目标行为是特定医疗机构病房内的手卫生操作，而目标对象为医院护士。

（2）选择潜在目标行为：行为通常在系统中相互作用，并非孤立存在。因此，在确定需要干预的行为时，应列出与待解决问题相关的潜在行为，并从中选取那些具有较高改变潜力和可能性的目标行为。一般建议选择 1~2 个目标行为进行干预，以确保干预效果的最大化。例如，针对社区肥胖问题，社区护士可以将增加体育锻炼和改善睡眠质量作为目标行为，因为这两者更容易被大众接受且具有较大的改变潜力。

（3）指定目标行为：包括执行者、执行时间、执行地点、执行频率、有无共同执行者，具体说明通过改变哪些行为来促进目标行为改变。

（4）确定需要改变的内容：分析目标行为与实际行为之间在能力、动机和机会方面存在的差距，以确定需要通过干预来弥补的差距。

2. 确定干预方案

（1）确定干预功能：COM-B 系统与九大干预功能相关联。在实施干预之前，干预者可以根据两者的对应关系（表6-4），使用 APEASE 标准（附录 7）作为参考，确定最佳干预功能。

表6-4　COM-B 系统与干预功能之间的联系

COM-B	教育	说服	激励	强制	培训	限制	环境重建	建模	实现
能力（身体能力）					√				√
能力（心理能力）	√				√				
机会（社会机会）						√	√		√
机会（身体机会）						√	√		
动机（反省性动机）	√	√	√	√					
动机（自制性动机）		√	√	√			√	√	√

注："√"表示横标目中 COM-B 系统可用于支持纵标目中干预功能的实现。

（2）确定政策类别：政策类别用于辅助干预功能的实施，并确定干预方案所起的作用。类似于选择干预功能，干预者可根据政策类别与干预功能之间的对应关系（表6-5），以 APEASE 标准为参考，选择最合适的政策类别，以确保支持干预功能的有效性。例如，如果目标是对个体进行教育干预，则可以选择沟通交流、指南、法规和公共服务等政策类别。

表6-5　政策类别与干预功能之间的联系

政策类别	教育	说服	激励	强制	培训	限制	环境重建	建模	实现
沟通交流	√	√	√	√				√	
指南	√	√	√	√	√		√		√
财政			√	√			√		√
规则	√	√	√	√		√	√		√
法规	√	√	√	√		√	√		√
环境 / 社会规划							√		√
公共服务	√	√	√	√				√	√

注："√"表示横标目中政策类别可用于支持纵标目中干预功能的实现。

3. 确定干预内容及实施选项

（1）确定行为改变技术（behaviour change techniques，BCTs）：行为改变技术是国际公认的、旨在改变行为的有效方法，是干预措施中可观察、可复制、不可或缺的有效组成部分。常见的行为改变技术包括目标设定与计划、监督与反馈、社会支持等。一种行为改变技术可以同时实现多种干预功能，而单一的干预功能也可以通过多种行为改变技术来实现。在实践中，可以根据行为改变技术分类法（behavior change technique taxonomy v1，BCTTv1）来确定最合适的行为改变技术。例如，在减少青少年吸烟的干预项目中，可以设定在未来 3 个月内每天减少吸烟数量的目标，定期跟踪参与者吸烟情况并提供个性化反馈，同时成立戒烟支持小组或线上社区，为参与者提供情感支持和戒烟经验分享，从而增强其戒烟意愿和信心。

（2）确定干预提供方式：常见的干预提供方式包括面对面干预或利用数字或纸质媒体等远程干预、个人干预或团体干预。在选择干预方式时，需要参照 APEASE 标准。

四、其他常用方法

（一）多阶段优化策略

多阶段优化策略（multiphase optimization strategy，MOST）是由 Collins 等人基于工程学原理提出的一种方法学理论框架，旨在系统开发和测试多组分的干预措施。该策略特别适用于涉及多因素和多领域的复杂行为干预研究。通过多阶段优化策略，研究者能够独立验证每个干预组件的效果，并致力于优化和评估复杂行为干预方案。这一策略被广泛应用于健康行为干预的多个阶段，包括构建新干预方案、修正现有干预项目，以及明确干预实施机制。多阶段优化策略是一个迭代过程，包括准备阶段、优化阶段和评估阶段。

1. 准备阶段 研究者将确定具体的优化目标，以引导优化过程，并指明任何潜在的成本效益、可扩展性和 / 或效率考量因素。例如，优化目标可能是确定在不考虑成本的条件下最有效的干预措施，或者是在最短的时间内（比如 30 分钟内）确定最有效的干预措施。

2. 优化阶段 研究者通过随机对照试验来优化试验设计，并评估候选干预成分的单独效果及其组合效果。所选实验设计的类型取决于研究问题的具体内容和正在开发干预类型的性质（即固定干预或自适应干预）。例如，对于固定干预（即对所有参与者提供相同水平的干预），析因实验设计较为适合。而对于适应性干预（即干预水平取决于参与者在预设决策点的反应），序贯多重分配随机试验或微随机试验等自适应设计更为匹配。无论采取何种干预类型或实验设计，优化试验的最终目的是确定最符合优化目标的干预措施。

3. 评估阶段 优化后的干预措施在验证性试验中进行评估，通常采用传统的双臂随机对照试验。此阶段旨在验证优化干预的有效性，并与控制条件（安慰剂或未经优化的干预版本）进行比较。与随机对照临床试验相比，多阶段优化策略的评估在于其评估的干预措施已经被证实能够实现预期的效果。

（二）归一化过程理论

归一化过程理论（normalization process theory，NPT），也称为常态化过程理论，是一种用于理解和解释医疗与护理干预措施如何被实施、嵌入并整合到实际工作中的理论框架。该理论专门为实施研究而开发，是临床实践指南实施研究中常用的理论工具之一。NPT 聚焦于探索如何将新的实践元素持续地整合到日常工作中，并确保这些实践在其社会和组织环境中得以维护和支持。例如，Turner 等基于 NPT 框架，提高了英国初级保健中 2 型糖尿病自我管理教育的转诊率和接受率。该理论的核心目标旨在揭示支持干预措施实现"常态化"的关键过程，从而促进它们成为日常实践的一部分。NPT 的实施包括明确背景、明确干预措施、进行分析三个关键步骤。

1. 明确背景 成功的干预不仅要在试验环境中证明其有效性，而且要考虑其在真实世界中的实施可能性。开发干预措施初期，研究人员必须考虑到社会环境因素和政策变动对干预的可能

笔记栏

影响。例如，如果法律明文禁止在公共场所吸烟，那么针对此类行为的干预就可能不再必要。

2. 明确干预措施　明确界定干预措施的独特性和潜在益处对理解干预如何产生效果至关重要，其中包括评估干预对潜在参与者的吸引力和预期实际益处。

3. 进行分析　NPT 提供了以下四个主要分析结构，为研究者在构建和执行复杂干预提供系统化评估和指导。①思想认同（coherence）：考察参与者是否理解干预的目标、价值及其个人责任，从而赋予干预意义。②认知参与（cognitive participation）：评估参与者是否愿意投入时间和精力，推动新实践的发展，并积极参与干预的实施过程。③集体行动（collective action）：分析参与者是否有效执行分工并将协议整合到现有的工作流程中，以确保干预顺利实施。④反思监测（reflexive monitoring）：探讨参与者如何评价干预的有效性，并根据反馈调整行动以提高成效。通过对这些详细问题的深入分析，研究人员可以识别在实施过程中可能出现的潜在障碍和未预见的问题，制订有效解决方案。以上方法不仅有助于优化复杂干预措施的设计和实施，还能确保干预在实际环境中更好地执行并产生广泛影响。

五、干预保真度

干预保真度（intervention fidelity）是指在研究过程中，干预措施的实施程度与研究设计的符合程度，涉及干预设计、培训、执行、监测以及参与者的反馈和接受程度等。干预保真度的高低直接影响研究结果的可靠性，也决定了研究成果在临床实践中的应用价值。在干预性研究中，保真度是评价结局的重要指标之一。因此，对干预保真度的深入理解和有效管理有利于提升研究质量，确保研究成果为临床实践提供可靠的证据支持。

（一）干预保真度的核心要素

1. 设计保真度　关注干预是否基于充分的理论和实证证据，以及有无明确的操作性定义和实施计划。这要求研究者在研究前期进行细致的规划，确保干预设计能够准确传达其预期目标和方法。例如，假设我们对青少年焦虑症患者开展干预研究。首先，应进行广泛文献回顾，了解认知行为疗法对减轻青少年焦虑症状的疗效。基于这一理论基础，设计具体的干预方案，并明确干预目标（如减轻焦虑症状、提高自我管理能力）、干预内容（如认知重组、应对技能训练等）和实施计划（如每周 2 次 60 分钟的干预课程，持续 10 周）。有效的设计保真度不仅为后续环节奠定基础，也为干预的科学性和可操作性提供保障。

2. 培训保真度　强调对执行干预的人员进行充分且规范的培训，确保其理解干预的目的、重要性和具体实施步骤。这包括理论知识传授和实践操作的培训，以保证干预按照既定标准一致执行，从而提升干预的有效性和可靠性。以在医院助产门诊开展产前会阴按摩服务为例。为确保助产人员能够正确、安全地实施会阴按摩，需要对其进行理论培训（如会阴按摩的目的和重要性、会阴解剖学知识、按摩技巧和方法）和实践操作培训（如按摩示范和练习、个性化指导、评估和反馈）。全面而系统的培训不仅能确保干预执行者掌握必要的知识和技能，还能最大限度地减少实施过程中因技术差异或理解偏差带来的干预效果变异，从而提高整体干预的保真度和效果。

3. 执行保真度　关注干预实施过程中的一致性和质量，包括对执行环境、时间和方式的控制。监控执行过程，确保干预措施能够按照既定计划进行，这对于评估干预效果和维持研究的内部效度至关重要。假如一项心理护理干预研究要求参与者每周接受一次心理测验，就需要确保测验在相同的环境、相同的时间，以相同的方式进行，以确保数据的一致性和可靠性。

4. 接收保真度　考虑参与者对干预的接受程度和参与情况，包括其对干预内容的理解、接受度以及参与积极性。这直接影响干预效果的实现，需要通过有效沟通、参与者反馈和适应性调整来优化。例如，在社区开展健康教育以提高青少年对健康饮食的认知和实践，必须确保所提供的信息易于理解，并且活动能够吸引青少年参与者的注意力。

5. 反馈保真度　关注参与者对干预的反馈和感受，是评估干预接受性和可行性的重要指标。通过深入理解和评估参与者的反应，研究者可以优化干预策略，提高干预的有效性和参与者的满意度。例如，在一项针对研究生的接受与承诺治疗小组干预研究中，参与者对干预给予积极评价，并认为其对心理健康产生了积极影响。这种反馈不仅验证了干预的有效性，还为未来的干预设计和改进提供了宝贵的见解。同时，积极的反馈进一步提高了参与者的满意度和对干预的认可。

（二）提高干预保真度的策略

1. 培训干预执行者　通过系统化培训，确保执行者不仅掌握干预的理论背景和目的，还能熟练执行具体操作。

（1）理论教育：提供干预的理论基础和研究目标，帮助执行者全面理解干预设计的意图和预期效果，奠定科学实施的基础。

（2）实操训练：通过模拟演练或角色扮演，让执行者反复练习干预操作，增强实施技能和自信心。

（3）反馈与评估：在培训过程中对执行者的表现及时反馈，评估其对理论和操作的掌握程度，确保每位执行者能够准确无误地执行干预。

（4）持续支持：将培训视为一个动态、持续的过程。为执行者提供持续的教育和支持，定期解答他们在实践中遇到的问题，帮助其应对可能的变化和挑战。

2. 标准操作程序（standard operating procedures，SOPs）　为干预执行的各个方面提供详细的、步骤化的指导。通过明确规定执行标准和流程，SOPs 能够减少执行过程中的偏差，确保干预措施能够以一致和标准化的方式实施。

（1）制订 SOPs：详细描述干预每个步骤的操作，包括所需材料、具体步骤、时间安排以及任何必要的安全措施。

（2）培训与教育：针对执行干预的个体进行培训，确保其理解并能遵循这些标准操作程序。培训内容包括对 SOPs 的详细介绍，以及实际操作练习，旨在提高执行者对操作程序的理解和遵从度。例如，对新入职护士的医院感染控制干预培训，需要详细解释标准操作程序，如手部卫生和正确使用个人防护装备的步骤，并通过视频演示和角色扮演等方式加深理解和提高操作熟练度。

（3）监督与评估：为确保 SOPs 得到有效执行，需要进行定期监督和评估，包括审查实施记录、现场观察，以及收集执行者和参与者的反馈。根据评估结果，可能需要调整 SOPs 以应对实施过程中遇到的挑战。

（4）持续改进：SOPs 应被视为动态文档，要根据新的证据、反馈和经验不断更新和优化。这种持续改进的过程有助于提高干预措施的效果，确保其始终符合最佳实践。

3. 持续监督与支持　旨在确保干预措施严格按照设计和 SOPs 执行，同时为执行者提供必要的指导和帮助。其核心在于建立一个反馈和改进循环，使干预活动能够适应不断变化的实际情况并持续优化。

（1）监督过程：通过定期现场观察、小组会议和进度报告等方式，实时监督干预的执行情况。这有助于及时发现和解决问题，也为评估干预效果提供重要的数据支持。

（2）执行者支持：为干预执行者提供全面支持，包括定期培训复习、答疑解惑和心理支持。这些支持有助于提高执行者的动力和能力，确保他们能够有效实施干预。例如，在老年糖尿病患者的饮食管理干预中，为执行者提供的支持包括定期更新的营养学培训及患者沟通技巧指导，确保执行者能够根据患者的实际情况和最新治疗指南提供个性化的饮食建议。

（3）反馈机制：建立有效的反馈机制，鼓励执行者和参与者分享其体验和反馈。这不仅有助于评估干预的保真度，还可以识别潜在的改进领域以及调整干预措施。有效的反馈机制使得干预过程更加灵活和响应性强。

笔记栏

（4）适应性调整：基于监督和反馈结果，及时对干预策略进行必要的调整。适应性调整有助于应对干预实施过程中出现的挑战，确保干预活动始终符合研究目标和参与者的实际需求。

第七节 研究中的质量控制

 导入案例

> 为了解女性流产史与乳腺癌发病风险的关系，某研究团队采用病例对照研究，选取224例乳腺癌患者和224例健康女性（1∶1年龄匹配），让其回忆填写曾经流产的次数及方式。结果发现，女性流产次数及方式与乳腺癌的发生风险之间没有关联。研究者进一步比较了上述填写结果与医疗记录，结果发现，乳腺癌患者和健康女性对流产史的回忆准确性分别为82%和75%。
>
> **请思考：**
>
> 造成填写结果与医疗记录差异的主要原因是什么？

在科学研究过程中，真实性是科学研究的核心，应尽量使研究结果无限接近真实。但在实践中，由于各种因素的影响，研究所得的结果与真实情况往往存在差异，有时甚至会得出完全错误的结论。研究结果与真实情况的差异称为误差（error），误差主要有两大类：随机误差（random error）和系统误差（systematic error）或称偏倚（bias）。随机误差是一类不恒定的、随机变化的误差，包括抽样误差和随机测量误差，可以通过统计学方法加以控制；而系统误差主要由某些不能准确定量但较为恒定的因素所致，可能受到来自仪器、受试者、观察者、环境等多方面因素的影响，需要在研究各个环节加以控制。比如，由技术熟练的护士测量患者的舒张压，通过动脉内插管法进行反复测量，取每次读数的均值80mmHg作为最终的测量结果，此法虽然准确，但在实际应用中有困难。再用血压计反复测量，每次测量结果均高于动脉内插管法测量值，其均值为90mmHg。由血压计测量个体血压所得数值相对于动脉内插管法测量的误差，即为系统误差，这显然是由于测量器械和方法的不同所引起的。但无论是单用动脉内插管法测量还是单用血压计测量，测量依然有误差，这是随机误差，是由机体血压本身就有瞬时变化和测量中的偶然因素所引起的，各自的变异结果均服从随机分布。

一、偏倚的基本概念

偏倚（bias），即系统误差，是指测量结果系统地、向一个方向发生偏离所产生的误差。偏倚造成的结果与真值间的差异具有方向性，它可以发生在高于真值的方向，也可以发生在低于真值的方向。

偏倚可发生在研究的各个环节，包括研究设计、实施、资料分析、推论等。从理论上讲，可进行控制以避免它的影响，但对于一些未知的偏倚，除了严格的随机化外，尚无法控制。偏倚的种类很多，一般将其分为三大类，即选择偏倚、信息偏倚和混杂偏倚。了解各类偏倚，从而在研究过程中采取措施予以控制，是保证研究质量的重要方面。

二、偏倚的分类及相应的控制方法

（一）选择偏倚及其控制方法

选择偏倚（selection bias）是指被选入研究中的研究对象与没有被选入者特征上的差异所造

成的系统误差，其本质是研究对象缺乏代表性。选择偏倚在研究样本的确定、比较组的选择时很容易产生，也可产生于资料收集过程中的失访或无应答等。选择偏倚在各类临床研究中均可产生，在现况研究与病例对照研究中较为常见。

1. 选择偏倚的种类　常见的选择偏倚有以下几种：

（1）入院率偏倚（admission rate bias）：也称伯克森偏倚（Berkson's bias），是指当利用医院就诊或住院患者作为研究对象时，由入院率的不同所导致的偏差。利用医院住院患者作为研究对象时，由于不同疾病在某一类医院的就诊或住院率不同，抽取的研究对象并不是患者总体的一个随机样本，因此容易发生入院率偏倚。

假如，研究糖尿病是否是肺炎的影响因素。一定观察期内，某地糖尿病患者共发生肺炎200例，非糖尿病患者共发生肺炎1 000例。假定糖尿病这一暴露因素对肺炎入院无影响，肺炎病例入院率均为20%时，以所有入院的肺炎病例为病例组，其中糖尿病共发肺炎40例（a），非糖尿病共发肺炎200例（c），随机抽取250例社区非肺炎人群为对照组，其中有糖尿病者22例（b），无糖尿病者228例（d），根据公式：$OR = ad/bc$，所得 OR 为2.07。但通常情况下，糖尿病患者发生肺炎时更容易被接纳入院治疗。假定糖尿病患者肺炎的入院率为40%，而非糖尿病患者发生肺炎时入院率仍为20%，按上述相同方法进行病例对照研究，所得 OR 则为4.14。这时因糖尿病这一暴露因素增加了肺炎的入院率，从而使得糖尿病和肺炎之间的联系强度被高估了。在这种情况下，如果不以住院病例作为病例组，而采用所有或随机抽取一定比例的社区病例（不管是否入院）作为研究对象，所得 OR 应为2.07。

不同疾病在某一类医院的就诊或住院率不同，其原因是多方面的。如医院的技术专长、患者所患疾病的严重程度、患者的经济状况以及就诊方便与否等，许多因素均可影响入院率。因此，以医院为基础的病例对照研究中，当入院率有可能受到待研究的暴露因素的影响时应考虑是否存在入院率偏倚。

（2）现患－新发病例偏倚（prevalence-incidence bias）：亦称奈曼偏倚（Neyman bias），在进行病例对照研究或现况研究时，用于研究的病例一般是研究时的现患病例，不包括死亡病例和那些病程短、轻型或不典型的病例；而在队列研究中，研究者可以随访观察到各种临床类型的新病例。由于时间的因素，两种研究方法中的病例所提供的暴露情况在详细程度、真实程度上会存在差异，由此造成两种研究方法对同一研究可能会得出不一致的结论，产生现患－新发病例偏倚。

例如，以医院的心肌梗死患者为研究对象进行病例对照研究时，得到大量饮用咖啡与心肌梗死无关的结论；而队列研究发现，大量饮用咖啡者心肌梗死发病危险性是对照组的2倍。进一步分析发现，50%的心肌梗死患者入院前死亡，他们多是大量饮用咖啡且时间较长者，而入院的未死亡病例只是一般的饮用者。队列研究可以随访观察到各类型新病例，由此得出了不一致的结论。

再如，Friedman 等学者对心血管系统疾病的研究中发现，在队列研究中，血胆固醇水平较高（＞75百分位数）的人，与低血胆固醇水平（＜75百分位数）者相比，患冠心病的 OR 为2.4；而在同一人群中进行的病例对照研究发现，病例组与对照组却无明显差异（$OR = 1.16$，$P > 0.05$）。进一步分析发现，许多冠心病的患者在被诊断为该病后，改变了原来的生活习惯或嗜好，如戒烟、多食低胆固醇食物、多进行体育锻炼等，从而使病例对照研究中的患者血胆固醇水平降低。

（3）检出症候偏倚（detection signal bias）：是指某因素与某疾病在病因学上虽无关联，但由于该因素的存在而引起了该疾病相关症状或体征的出现，使患者及早就诊，接受检查，从而使该人群有较高的检出率，以致得出该因素与该疾病相关联的错误结论。在对一些慢性疾病如肿瘤、动脉硬化、结石等进行病因研究时，这种偏倚的意义特别重要。

例如，Ziel 等进行病例对照研究发现，子宫内膜癌患者服用雌激素的比例显著高于对照组，认为子宫内膜癌与雌激素暴露密切相关。其后，又有数名学者报道了类似的研究结果。但对这一结论，有学者发现其是由检出症候偏倚所致。因为服用雌激素可以刺激子宫内膜生长，导致子宫

笔记栏

容易出血，因而频繁就医，接受多种检查，从而使医生能及早发现该人群中子宫内膜癌的患者。而那些未服用雌激素者，由于没有或很少有子宫出血症状，减少了就诊机会，使患该病者不易及早得到诊断。分析发现，Ziel 等的研究对象很大一部分为早期患者，这无形之中会使病例组暴露比例上升，从而导致雌激素与子宫内膜癌之间的虚假联系。

（4）排除偏倚（exclusive bias）：是指在选择研究对象的过程中，没有按照既定的原则或标准，从观察组或对照组中排除某些不符合标准的研究对象，由此导致的对某因素与某疾病之间联系的错误估计。

例如，在关于阿司匹林与心肌梗死关系的病例对照研究中，病例组与对照组均不应包括慢性关节炎患者，亦不应包括慢性胃溃疡患者，因前者通常由于治疗需要服用此药，后者则由于此药易致胃出血而很少服用此药。若这两种疾病患者在两组分布不匀，可导致对阿司匹林与心肌梗死关系的错误估计，因为患有慢性关节炎或慢性胃溃疡的患者对阿司匹林的使用要求会影响两组中阿司匹林的暴露率。再如，在一项利血平与乳腺癌关系的研究中，若病例组含有高血压患者，而对照组血压均正常，即便利血平与乳腺癌无关，结果也可能会显示两者之间在统计学上的显著联系，因为高血压治疗的需要增加了病例组利血平的暴露率。

（5）无应答偏倚（non-response bias）：是指在研究过程中，那些没有按照研究设计对被调查的内容予以应答的研究对象（即无应答者）和应答者在某一（些）因素的暴露情况上可能存在不同而产生的偏倚。造成研究对象无应答的原因是多方面的，如身体健康状况、对健康的关心程度、不了解研究目的、对调查内容不感兴趣或涉及隐私、应答者的年龄、受教育程度等均可影响应答率。

失访是无应答的另一种表现形式，是指在随访性研究中，由于某种或某些原因，研究对象未能按照计划被随访。失访在队列研究中很容易发生，是选择偏倚的主要来源之一。

（6）易感性偏倚（susceptibility bias）：又称健康工人效应偏倚（healthy worker effect bias），指由于个体之间存在差异，暴露于同一危险因素后不同个体的易感性不同，高易感性的个体又有主动避免继续暴露的倾向，而低易感者则可能不在意暴露，由此可能会出现研究组的成员与整体情况存在差别而产生的偏倚，特别是在职业病相关健康情况的研究中常发生此类偏倚。如当对某一有毒物质与作业工人健康的关系进行研究时，分析结果可能会发现暴露于该有害物质者的死亡率或某些疾病的发病率反而比一般人群要低。原因可能是接触此类有毒物质的工人，由于工作性质的需要，其本来的健康水平就比一般人群高，或对毒物的耐受性比一般人群要强，因而对某些疾病的易感性降低。

2. 选择偏倚的控制 可通过科学的研究设计和严谨的实施程序，尽可能避免其发生。

（1）研究者在整个研究过程中，对可能会出现的选择偏倚应有充分了解：例如，所研究的疾病是否涉及易感性问题，是否会产生易感性偏倚？所研究疾病的某些症状或诊断是否与某一（些）因素有关，是否产生检出症候偏倚？队列研究中是否会出现失访，其原因可能有哪些？可能出现的各种偏倚会在研究过程中的哪些环节出现？只有这样，才有可能在设计时考虑周全，并采取相应的对策或措施，在相应环节防止或减少此类偏倚的发生。

（2）严格掌握研究对象纳入与排除的标准：无论是观察性研究还是实验性研究，研究对象的纳入与排除必须有严格、明确的原则与标准，使其能较好地代表所出自的总体。如在现况研究中抽样样本的选择，队列研究中暴露组与比较组的选择，病例对照研究中病例组与对照组的选择等。在病例对照研究中，一般规定病例的入选原则为新发、确诊的病例，对照的入选原则为：①不患所研究的疾病且有暴露于研究因素的可能。②不患与研究因素有关的其他疾病。③与病例组具有可比性，以避免现患－新发病例偏倚、排除偏倚等。研究者对其中的一些原则、标准的规定应明确、具体，并严格掌握何为新发病例、何为确诊病例、何为与研究因素有关的疾病等。在实验性研究中，应严格按照随机分配的原则将研究对象分组，使两组除所观察的因素外，其他条件均衡、可比。在抽样设计中，如抽样调查，被抽取的研究对象不应随意由他人替代，遇到必须由他人替代的情况，对替代的标准条件在设计时亦应规定明确。

（3）研究中要采取相应的措施，尽量取得研究对象的合作，以减少无应答率及队列研究中的失访或实验性研究中的中途退出：如做好组织工作，向研究对象介绍研究的意义；调查方法要简便、易行，以及掌握对调查内容中敏感问题的处理技巧等。在队列研究和现况研究中，由于研究时间长或研究范围广、涉及对象多，无应答偏倚很难避免。对无应答者要分析原因，针对原因采取补救措施，努力争取按原设计获得研究对象的资料。若无应答者比例较大，如超过10%，此时应对无应答者进行随机抽样调查，并就对研究结果有影响的有关变量与应答者进行比较。若无显著性差异，说明对结果影响不大；若有显著性差异，说明对研究结果会有影响，应作出必要的说明。

（4）尽量采用多种对照：如在病例对照研究中，理想的研究对象应是人群中的全部病例和非病例，或者有代表性的样本，但往往很难做到。在医院中选择研究对象虽然容易产生入院率偏倚，但由于方便、易行、应答率高等优点，在实际研究工作中常常采用。此时，最好选用两个或两个以上的对照组，如不同病种对照，其中之一最好选自一般人群。如此通过比较不同对照组的结果，可对是否存在选择偏倚予以判断，并可对结果的真实性作出估计。在队列研究中，最好也设立多种对照，如对暴露人群既设立内对照又设立比较队列，或使用全人群的资料做比较。

（二）信息偏倚及其控制方法

信息偏倚（information bias）也称观察偏倚（observational bias），是指在研究的实施阶段自研究对象获取研究所需信息时所产生的系统误差。信息偏倚在各种类型的护理研究中均可发生，可来自研究对象、研究者本身，也可来自用于测量的仪器、设备、方法等。信息偏倚的表现是使研究对象的某种特征被错误分类，如暴露于某因素者被错误地划分为非暴露者，非某种疾病患者被错误地划分为该病患者等。

 知识拓展

手卫生依从性研究中存在的霍桑效应

霍桑效应（Hawthorne Effect）是指那些意识到自己正在被别人观察的个人具有改变自己行为的倾向，是信息偏倚的表现形式。如一项针对医院医护人员手卫生依从性的观察性研究中，选用常规调查法和隐蔽型调查法进行手卫生依从性调查，结果显示，常规调查组、隐蔽型调查组手卫生依从率分别为79.7%和49.8%，差异具有统计学意义（$P < 0.01$）。常规调查组中的医务人员注意到被观察时可能改变自身行为倾向，掩盖真实手卫生情况，手卫生依从率因霍桑效应而产生结果偏倚，而隐蔽型调查可能避免这种偏倚。

来源：胡继梅，张红芳，陈玉兰，等. 霍桑效应对手卫生依从性的影响［J］. 中国感染控制杂志，2020，19（12）：1102–1107.

1. 信息偏倚的种类　常见的信息偏倚有以下几种：

（1）回忆偏倚（recall bias）：是指研究对象在回忆以往发生的事情或经历时，由于在准确性或完整性上的不同而产生的系统误差。这种偏倚在病例对照研究中较为常见，其产生与许多原因有关，如被调查的事件发生的频率很低，未给研究对象留下深刻的印象而被遗忘；调查事件是很久以前发生的事情，使研究对象记忆不清；研究对象对调查的内容或事件关心程度不同，因而回忆的认真程度有异等。

笔记栏

例如，在对幼儿白血病病因的病例对照研究中发现，患儿母亲于本次怀孕期间和孕前接受 X 线照射的比例大于对照组，以腹部和骨盆接受 X 线照射者最为明显，认为幼儿白血病与母亲孕期接受 X 线照射有关。一些学者就此认为，两组妇女孕期 X 线照射史可能不同，但亦不能排除回忆偏倚。因为孩子的患病或死亡给病例组母亲在心理上带来的创伤，使她们能非常认真地回忆孕期各方面的情况。而对照组母亲由于无该创伤，可能不会认真进行回忆，使暴露率较病例组低，从而错误地高估了 X 线照射与幼儿白血病之间的联系。有学者比较了孕妇接受 X 线照射的医院记录与其回忆结果，发现两者的符合率只有 73%，说明在该项研究中确实存在回忆偏倚。

（2）报告偏倚（reporting bias）：是指由研究对象有意地夸大或缩小某些信息而导致的系统误差，因此这种偏倚也被称作说谎偏倚。例如，对某人群的性乱史进行调查，可能会有相当部分的被调查者不能如实报告。调查在校学生的吸烟史，也可能会有部分研究对象不如实回答。如果调查的问题涉及劳保、福利等，如对职业危害的调查，研究对象可能会夸大某些暴露信息。在对某些职业人群进行健康调查时，一些研究对象可能会为能继续从事该工作而故意掩盖某些患病信息。

（3）暴露怀疑偏倚（exposure suspicion bias）：是指研究者如果事先了解研究对象的患病情况或某种结局，主观上认为某病与某种因素有关联时，在病例组和对照组中采用不同的方法或使用不同深度和广度的调查方法探索可疑的致病因素，可能会更加仔细或诱导性询问病例组某因素的暴露史，而针对对照组只是正常询问，从而导致错误结论。例如，在一项关于电离辐射暴露与甲状腺癌发病的病例对照研究中，如果研究者事先就相信电离辐射暴露与甲状腺癌发病之间存在相关关系，则可能会反复询问甲状腺癌患者之前是否有过电离辐射暴露，甚至对于否认的患者采取调取之前医疗记录的方式，以最大程度地识别出该暴露因素。相反，在健康对照组中，如果研究对象第一次就没有报告存在电离辐射暴露史，研究者则会接着询问下一个问题，而不再对电离辐射暴露史进行追问。在这种情况下，可能会低估健康对照组研究对象的电离辐射暴露情况，并可能会夸大可疑暴露因素与疾病间的关联。

（4）诊断怀疑偏倚（diagnostic suspicion bias）：是指研究者事先了解研究对象对研究因素的暴露情况，怀疑其已经患某病，或在主观上倾向于应该出现某种结果，于是在做诊断或分析时，倾向于自己的判断而产生的系统误差。如对暴露者或实验组进行非常细致的检查，而对非暴露者或对照组则不然，从而使研究结果出现偏差。诊断怀疑偏倚多见于临床试验和队列研究，在病例对照研究中也可产生，特别是在诊断亚临床型病例、判断药物的某些不良反应时最容易产生。例如，研究妇女口服避孕药与其下肢血栓性静脉炎关系的队列研究中，观察者对口服避孕药的妇女身体进行认真检查，更加仔细地寻找静脉炎的证据，而对非服用避孕药的妇女进行简单马虎检查，必然造成结果的偏倚。

（5）测量偏倚（detection bias）：是指对研究所需指标或数据进行测量时所产生的系统误差，如所使用仪器、设备校正不准确，试剂不符合要求，测定方法的标准或程序不统一，分析、测试的条件不一致，以及操作人员的技术不熟练等，均可导致测量结果的不准确，使测量结果偏离真值。此外，调查所用的调查表设计的科学性、记录是否完整，调查人员的认真程度以及访问方式、态度等，亦可导致不准确的信息，产生测量偏倚。

2. 信息偏倚的控制

（1）制订明细的、严格的资料收集方法和质量控制方法：要设计统一的调查表，对调查内容或测量指标要规定明确、客观的标准，并力求量化或等级化。对以询问方式调查的内容，每一问题都应有明确的答案，不能模棱两可。研究中使用的仪器、设备应予标定，试剂等应符合测试要求。对调查员要进行统一培训，使其了解调查项目或调查内容的含义，统一标准，统一方法，统一调查技巧。对研究对象要做好宣传、组织工作，以取得研究对象的密切合作，如实、客观地提供拟获取的信息。

（2）收集资料时尽可能采用盲法：如双盲法，使调查人员与研究对象对分组情况及有关内容

笔记栏

122

均不知晓，以避免诊断怀疑偏倚、暴露怀疑偏倚或报告偏倚等。这样在调查过程中虽然仍有可能发生信息偏倚，导致错误分类，但是由于对比组间资料的准确度相似，即便发生错误分类，属于无差异错误分类的可能性也较大，可据此估计研究结果外推的可靠性。

（3）尽量采用客观指标：如应用实验室检查结果、查阅研究对象的诊疗记录或健康体检记录作为调查信息来源等。必须通过询问方式收集资料时，应尽量采用封闭式问题。此外，在询问时可同时收集一些与调查内容看似无关的变量（虚变量）来分散调查人员或被调查者的注意力，以减少主观因素对信息准确性的影响。如在研究服用阿司匹林与心肌梗死的关系时，可同时调查、询问除阿司匹林以外的其他多种药物服药史，这种方法在不能应用盲法收集信息的研究中特别适用。

（4）运用一定的调查技巧：在询问研究对象的远期暴露史时，由于记忆力的限制，容易产生回忆偏倚。此时，可通过一定的调查技巧加以避免。如何选择一个与暴露史有联系的、鲜明的记忆目标帮助其联想回忆等。此外，对询问到的暴露史在条件允许时，应尽可能与客观记录核实、对比。在以询问方式收集信息时，某些情况下报告偏倚很难避免，如对敏感问题的调查等，此时可通过调查知情人或应用相应的调查技术以获取可靠的信息。

（三）混杂偏倚及其控制方法

混杂偏倚（confounding bias）是指在流行病学研究中，由于一个或多个潜在的混杂因素（confounding factor）的影响，缩小或夸大了研究因素与疾病（或事件）之间的联系，从而使两者之间的真正联系被错误地估计。混杂偏倚在分析性研究、实验性研究中均可发生，在分析性研究中多见。

例如，某研究采用病例对照的方法，探讨育龄期女性近期口服避孕药与其发生心肌梗死的关系。以某地区因心肌梗死住院的 25 ~ 49 岁的育龄期女性作为病例组，随机抽取该地区 25 ~ 49 岁的育龄期女性作为对照组，分别调查他们近期口服避孕药的情况。统计分析发现，近期口服避孕药的女性患心肌梗死的危险性是未服者的 1.68 倍。而进一步分析发现，病例组和对照组的年龄构成不同，对照组在 25 ~ 49 岁各年龄段中分布均匀，而病例组 40 ~ 49 岁的占比高达 70%，因此，本研究中，年龄成为潜在的混杂因素，可能导致口服避孕药和心肌梗死关系的错误估计。

1. 混杂因素及其特点　混杂因素也称混杂因子、混杂变量或外来因素，是指与研究因素和研究疾病均有关，若在比较的人群组中分布不均衡，可以歪曲（缩小或夸大）研究因素与疾病之间真正联系的因素。

混杂因素的基本特点：①必须是所研究疾病的独立的危险因子；②必须与研究因素有关；③一定不是研究因素与研究疾病因果链上的中间变量。以上三点是混杂因素成立的基本条件。具备这几个条件的因素，如果在比较的人群组中分布不均，即可导致混杂产生。

ER6-5
混杂因素的
控制

📑 **知识链接**

纵向研究中未测混杂因素常用控制方法

近年来，真实世界研究中的纵向观察性研究逐渐受到人们的关注。此类研究相较于 RCT 研究，具有节省人力、物力，容易实施的优势，但该类研究中存在未测量或实际测量困难的混杂因素，称为未测混杂因素（unmeasured confounders），其会对因果推断的准确性造成影响。

目前可以处理未测混杂因素的常用方法包括：工具变量法、双重差分模型等，但这些方法的使用有特定的条件和局限，比如工具变量法通过寻找有效的工具变量来消除未测混杂因素的影响，但完全满足要求的工具变量在实际工作中较难获得；双重差分模型和历史事件率比校正法充分利用纵向数据自身特点，将横向和纵向差异有效结合，无须额外选取工具变量，但要求提供受试者暴露前后的数据，且要满足基本假设条件，在实际研究中较难满足。由此可见，纵向观察性研究中的未测混杂因素对统计学方法提出了新的挑战，有待国内外学者的进一步研究和完善。

来源：孙博然，芦文丽，陈永杰. 纵向研究中控制未测混杂因素的因果推断方法研究进展［J］. 中国卫生统计，2023，40（1）：149-152.

2. 混杂偏倚的控制

（1）随机化（randomization）：是指以随机化原则使研究对象以等同的概率被分配在各处理组中，从而使潜在的混杂变量在各组间分布均衡。随机化方法常用于实验性研究，在临床试验中最为常用。随机分配方法分为简单随机分配与分层随机分配。简单随机分配是按照随机分配的原则，直接将研究对象分配在各组中。这种分配方法适于在对混杂因素的情况了解不太充分时应用。分层随机分配是根据拟控制的混杂因素预先将研究对象分层，然后再将每一层的研究对象随机分配在各组中。这种方法适于在对主要混杂因素充分了解的情况下应用。

（2）匹配（matching）：是指在为研究对象选择对照时，使其针对一个或多个潜在的混杂因素变量与研究对象相同或接近，从而消除混杂因素对研究结果的影响。匹配在非实验性和实验性研究设计中均可应用。例如，在队列研究中，通过匹配使暴露组与非暴露组潜在混杂因素的频率相似；在病例对照研究或临床试验中，通过匹配得到在某一（些）混杂变量方面与病例组或试验组可比的对照组。

匹配可分为成组匹配和个体匹配。成组匹配（category matching），又称频数匹配（frequency matching），是指为一组研究对象配上一个潜在混杂因素频率相似的对照组。例如，若抽得的病例样本中男、女各半，60 岁以上者占 3/5，则对照组中也应如此。个体匹配（individual matching）是为每一位研究对象根据需要控制的混杂因素配上一个或多个对照。其中 1∶1 匹配又称配对（pair matching），1∶2，1∶3，1∶R（或 1∶M）匹配时，则称为匹配。一般不应超过 1∶4。

一般来说，对某一因素进行匹配可以消除该因素的可能混杂作用，提高统计效率，但同时也失掉了对这一因素研究分析的机会，既不能分析其作为研究疾病危险因素的作用，也不能分析该因素与其他因素间的交互作用。由此可见，匹配获得效率又丢失信息，若所选匹配因素越多，则丢失的信息越多。因此，匹配因素不宜太多，一般只匹配主要的或明显的混杂变量。

（3）限制（restriction）：是指针对某一或某些潜在的混杂变量，在研究设计时对研究对象的入选标准予以限制。例如，前述在研究口服避孕药与心肌梗死的关系时，考虑到年龄可能为混杂因素，可只选某一年龄组的妇女作为研究对象；在研究吸烟与冠心病的关系时，考虑到年龄与性别可能均为混杂因素，可规定研究对象仅限于某社区内 40～50 岁的男性居民；患胃肠道疾病者，不宜选作评价口服药物疗效的对象，因为可能影响药物的吸收；参加疗效评价的患者也不宜同时患其他严重疾病，这是因为这些患者在研究过程中可能死亡或因病情加重被迫退出，这些在设计时都应限制。

对潜在的混杂因素进行限制后，可得到同质的研究对象，防止某些混杂因素对结果的影响，有利于对研究因素与疾病之间的关系作出较为准确的估计。在这种情况下，研究的内部效度会提高，但是外部效度会受到一定的限制。因此，采用限制的方法控制混杂因素，最好只针对特别重要的混杂因素进行限制，做结论时也要慎重。

（4）分层分析（stratification analysis）：是指将科研资料按某些影响因素分成数层（亚组）进行的分析。分层是最常用的检出和控制混杂偏倚的方法之一，也是分析阶段控制偏倚的常用手段。可以将研究资料按照欲控制的混杂因素分层，可用 Mantel-Haenszel 分层分析方法进行分析，得到将该混杂变量控制后的效应估计值。例如，比较两医院 10 年内胃肠手术的病死率，甲医院共做 1 000 例，死亡 40 例，病死率为 4.0%；乙医院同期共做 2 000 例，死亡 48 例，病死率为 2.4%。如粗略比较似乎乙医院病死率较低，经按病情轻重程度分层分析后，结果两医院胃肠手术后不同病情的病死率均相同。

（5）多因素分析（multifactorial analysis）：如果欲控制的混杂因素较多，则多级分层后可能会出现层内样本量过少而影响统计学检验效能的情况，此时采用多因素分析方法处理是一种较为理想的手段。多因素分析方法包括多元协方差分析、多因素 Logistic 回归模型、Cox 比例风险模型和对数线性模型等。

（吕爱莉　李现红　谢日华　厉　萍）

小　结

　　本章重点介绍了量性研究设计的相关内容。概述包括研究设计的基本要素、研究的内部效度和外部效度及提升策略。观察性研究分为描述性研究、相关性研究和分析性研究，描述性研究重点介绍了横断面研究和纵向研究；相关性研究是研究某种因素与某种疾病之间的关系，包括比较研究和趋势研究；分析性研究是在自然状态下，对两种或两种以上的事物、现象、行为或人群的异同进行比较，常见的有队列研究与病例对照研究。实验性研究分为随机对照试验与非随机对照试验。德尔菲法与真实世界研究也是护理研究领域经常使用的研究设计。样本量计算介绍了样本量的概念、影响样本量的因素，以及常用的样本量估算方法。干预方案构建方法包括复杂干预方案构建的四个阶段和六大核心要素、干预映射的步骤及主要任务、行为改变轮和其他方法，以及干预保真度的核心要素及其提高策略。研究中的质量控制介绍了选择偏倚、信息偏倚和混杂偏倚三大类偏倚的主要表现及其控制方法。

思考题

1. 如何评价一项研究的内部效度和外部效度？如何兼顾两者的关系？
2. 随机对照试验的研究结果为什么具有真实性、可靠性及较高的临床应用价值？
3. 影响样本量大小的因素有哪些？
4. 描述复杂干预方案构建的阶段及其核心要素。
5. 在探讨吸烟与肺癌发病风险关系的病例对照研究中发现，随着所选对照组年龄的不同，计算得到的 OR 有很大差异，年龄所造成的 OR 的这种差异是由何种偏倚造成的？如何控制？

收集资料的方法

收集资料是一个经周密设计，并通过不同方法从研究对象处获取数据和资料的过程，是整个研究过程中具体且非常重要的工作环节。在此之后，研究者对所收集到的资料进行处理，并经过综合分析，从而得出理性的结论。资料的真实准确性将直接关系到研究结果的真实性和科学性，因此应严格按照设计方案规定的方法和要求进行资料的收集。

第一节 概 述

护理量性研究常用的收集资料方法有观察法、问卷法和生物医学测量法。

一、观察法

观察法（observation）是研究者有目的、有计划地通过感官和辅助工具，对处于自然状态下或人为控制状态下的客观事物或研究对象进行系统的感知和考察，以获得资料的方法。由于在护理研究过程中，部分护理问题很难直接测量，如被观察对象的特征、活动形态、语言和非语言沟通行为、护理技术熟练程度、环境特点等，故常采用观察法作为护理研究中收集资料的方法。观察法受观察者主观影响很大，因此测量时对观察者实施盲法尤为重要，这是减少信息偏倚、提高测量结果可靠性的重要手段。

二、问卷法

问卷法是护理研究中最常用的收集资料方法，是研究者运用问卷或量表从研究对象获得研究

笔记栏

所需信息。问卷（questionnaire）又称为调查表，是研究者针对某一主题而设定一系列问题的集合，其内容可包括人口学资料（如性别、年龄等）、事实性资料（如身高、体重等），以及态度和心理学概念性资料（如满意度、知晓度等）；问题可以是封闭式的，也可以是开放式的。量表（scale）是由一组封闭式问题组成，并以评分的方式衡量人们态度和行为的测量工具，通常一个量表只测量一个心理学的概念。在确定研究工具时，根据研究目的先要查询有无与所要研究的课题目的相一致的量表或问卷。如果可能，首选在国内已经广泛应用的、成熟的、信效度较好的量表或问卷。

（一）问卷法收集资料的方式

1. 现场问卷法 研究对象现场填写问卷，可以由研究者逐一向每位研究对象发放，也可以是集体组织发放。研究者应使用统一的指导语，说明研究目的、填写方法及填写时的注意事项，然后请研究对象独立填写，问卷当场回收。如有遗漏之处可及时进行返回，请研究对象给予补全。此种方式花费时间少，效率高，问卷回收率也高。

2. 电话问卷法 通过给研究对象打电话的方式，研究者逐一阅读题目，研究对象根据实际情况回答，由研究者代为填写。该种方式的应答率较高，但缺少与研究对象面对面的交流。

3. 网络问卷法 研究者通过互联网或调查系统，将传统的问卷在线化，研究对象利用网络平台填写问卷。通过网络收集问卷可以不受时间和地域限制，具有便捷性、即时性、客观性和节约成本的优点。随着计算机技术和网络的普及，近年来网络问卷法的应用越来越多。但网络问卷调查有匿名性的特点，无法保证受访者所提供的信息都是真实的，因此所获得的信息易失真，且无法确保应答率。

4. 邮寄问卷法 邮寄发放问卷的范围较广，但回收率低，常需重复邮寄。一般回收率 > 60% 是较好的结果。标准的邮寄问卷应包括首页、问卷正文、写明回寄地址的信封三部分。对在一定时间内未收回问卷者（2 ~ 3 周），可再次邮寄或电话提醒研究对象，有条件时可再寄一份问卷，以防研究对象遗失前一次的问卷。也可以通过电子邮件的形式发放，电子邮件更加方便快捷且经济，此方法被越来越多的研究者采用。

（二）问卷法的优缺点

1. 优点 调查范围广，在经费、时间、人力的花费上比较少；适用性广，适用于不便于面对面交谈的问题调查；不受样本大小的限制，可以从几十例到几千例；便于调查对象思考，自由表述意见；而且易于控制调查项目及内容，资料便于进行统计学分析。

2. 缺点 不适宜文化程度过低的人使用；在问卷使用后一旦发现有遗漏或设计有错的地方，很难纠正；可能会遇到回收率偏低的问题，特别是使用邮寄或网络问卷的方式时，对未收回问卷的原因也很难查询。

三、生物医学测量法

在护理研究过程中，可以综合应用各种方法和手段进行资料的收集。除了上面所介绍的观察法和问卷法之外，还可采用生物医学测量法（bio-physiological measurement），即借助特殊的仪器设备和技术进行测量，以获得准确的客观数据。在护理研究过程中，可以根据研究问题的性质选用相应的仪器设备或先进技术等测量数据和收集资料。测量的内容可以包括生理学指标，如体温、血压、脉搏、心电图等，也可以包括生物化学指标，如白蛋白、尿素、肌酐、总胆固醇等，以及形态学指标，如病理组织活检等。

生物医学测量法可通过精密的仪器、规范的测量程序、统一的操作方法进行测量、收集数据资料，测量者的主观因素对结果的影响最小，因此测量结果较为客观、准确，可信度较高。但由于是借助一定的仪器或工具进行测量，因此仪器和工具的精确度与功能会影响测量结果，所以在研究开始前要统一测量工具的种类、厂家和型号，并做好校对工作，以免产生测量偏倚。同时，

笔记栏

由于生物医学测量法往往涉及专科基础，因此在进行数据收集时常常要与专业人员合作。另外，在使用生物医学测量法进行测量时，还应该考虑一系列的影响因素，如研究经费是否充足？测量方法是否有创新性？是否熟练掌握仪器的使用方法？是否需要专业人员的帮助？是否需要进行测量人员的培训，以减小测量误差等。

观察法在质性研究中也应用较多，将在第十一章质性研究资料的收集部分进行详细介绍。本章重点介绍问卷法和生物医学测量法。

第二节 问 卷 法

问卷法所使用的研究工具包括问卷和量表。问卷（questionnaire）是研究者针对某一主题而设定一系列问题的集合，问题可以是封闭式的，也可以是开放式的。量表（scale）是由一组封闭式问题组成，并以评分的方式衡量人们态度和行为的测量工具。量表是经过标准化的测量工具，其编制过程需按严谨科学的步骤完成，且需经信度、效度检验，并得到广泛认可才可以正式使用。而问卷通常只需要测评其重测信度、内在一致性信度和内容效度。在护理研究中经常会用到一些公认的量表，如测量癌症患者生活质量的量表、测量焦虑状态的焦虑自评量表等。需要注意的是，在使用公认的量表时，应考虑量表的来源、使用方法、评分标准、在国内外的使用情况以及量表的信度和效度指标等。

一、量表或问卷的心理学测量指标

（一）信度

信度（reliability），即可靠性，又称一致性，是指使用测量工具所测得结果的一致程度。所得结果的一致程度越高，该工具的信度就越高。信度有稳定性、内在一致性和等价性三个主要特征，可以从这三方面测定量表或问卷的信度。

1. 稳定性（stability） 是指用同一研究工具两次或多次测定相同研究对象，所得结果的一致性程度。一致性程度越高，研究工具的稳定性越好。研究工具的稳定性大小常用重测信度表示。重测信度（test-retest reliability）也称稳定系数，即应用同一测量工具，对同一组研究对象先后两次进行测量，所测得结果的一致程度。重测信度用重测相关系数（r）表示，相关系数介于 0~1。相关系数越趋近于 1，说明研究工具的稳定性越好，重测信度也就越高，测得的结果越可靠。一般要求重测信度在 0.7 以上。

重测信度的优点是简单、直观，但其计算结果受测量变量的性质、重测时间、测量环境等多种因素影响，因此在使用重测信度时，需考虑以下几个问题：①由于重测信度的计算需要间隔一段时间进行再次测量，因此所测量变量的性质必须是稳定的，如个性、价值观、自尊、生活质量等变量。而诸如测量态度、行为、情感、知识等性质不稳定变量的工具，则不宜使用重测信度来反映其稳定性的高低。②在两次施测间隔期内，研究对象没有接受与所测变量相关的学习和训练。③两次测量之间的间隔时间要适当。重测信度易受练习和记忆的影响。如果两次间隔时间太短，研究对象对上次的测验记忆犹新，练习作用的影响较大，就会夸大测量工具的稳定性；间隔时间太长，虽然记忆的影响减少，但可能由于身心发展与学习经验的积累等改变分数的意义，使两次测量的相关性降低，降低稳定性。间隔时间的确定要考虑测验的目的、性质以及被试的特点，总的原则是时间的间隔要足够长，使第一次测量对第二次测量的结果不会产生影响。一般说来，以 2~4 周为宜。④测量环境应一致。进行重测时，应尽量保证第二次测量的环境与第一次测量的环境相同，以减少外变量的干扰。如保持相同的测试者、相同的测量程序、相同的测量时间以及相似的周围环境。因此，在进行研究工具的重测信度测试时，要清楚地报告重测信度的实施过程以及两次测量之间的间隔时间。

2. 内在一致性（internal consistency） 是指研究工具各条目之间的同质性或内在相关性。当研究工具包含多个条目时，需要对各条目之间的关系进行评定。内在相关性越大或同质性越好，说明组成研究工具的各条目在一致地测量同一个问题或指标，也就说明工具的内在一致性越好，信度越高。如某问卷用于测量患者的焦虑状态，如果组成这个问卷的所有条目都是与焦虑相关的，则说明此问卷的内在一致性好，信度高；如果其中有一个或几个条目是用来测量患者抑郁的，则此问卷的内在一致性就差，信度就低。内在一致性的测量在信度测量中应用最广泛，因为它与重测信度相比，不仅经济，且更适用于心理社会方面的研究。常用的反映研究工具内在一致性的指标有折半信度、Cronbach'α 系数与 KR-20 值。

折半信度（split-half reliability）是测定内在一致性最古老的方法之一。具体做法是将组成研究工具的各条目（如组成一份问卷中的各个条目）分成两部分，分别加以计分，对这两部分的数值进行相关分析，得出相关系数，然后采用 Spearman-Brown 公式计算折半信度。折半方法常用的有前后折半法、奇偶折半法。Spearman-Brown 公式：$r_{xx} = 2r_{hh}/（1+r_{hh}）$ 中，r_{xx} 代表研究工具的信度，r_{hh} 代表两折半组间的相关系数。折半信度的主要不足是不同的折半方法会导致不同的结果。如按奇偶项进行折半与按前后项进行折半计算所得的信度很可能不同。而 Cronbach'α 系数与 KR-20 值法所计算的是工具中所有条目间的平均相关程度，避免了折半信度计算的缺点。KR-20 值是 Cronbach'α 系数的一种特殊形式，适用于二分类选项的研究工具，例如回答"是"或"否""正确"或"错误"的研究工具。两者的计算较为复杂，可通过计算机来进行，如目前流行的 SPSS 统计分析软件都有 Cronbach'α 系数与 KR-20 值的计算程序。

3. 等价性（equivalence） 是指不同观察者使用相同工具测量相同对象，或者两个相似的测量工具同时测量同一对象时所得结果的一致性程度。常用的反映研究工具等价性的指标有评定者间信度和复本信度。

（1）评定者间信度（inter-rater reliability）：指不同评定者使用相同的工具，同时测量相同的对象时，不同评定者间所得结果的一致性程度。一致程度越高，则该测量工具等价性越好，信度越高。客观性测验有标准答案，不会受评定者因素的影响，不必考虑评定者间信度。但对于学业测验中作文测验、职业测验中的面试等主观性测验，其评分必然或多或少受到评定者因素的影响而产生测量误差，就有必要考虑评定者间信度。如使用观察法收集资料时，不同观察者使用同一研究工具进行观察时会产生观察者偏倚。在计算评定者间信度时，可以用不同评定者间评定结果的一致程度来表示。如两个观察者使用同一评定工具同时观察某护士在进行护理操作中的手卫生情况，可用两个观察者最后所得的两份评定表中取得一致结果的条目数，除以条目的总数来简单估算信度。如果观察结果是用数字表示的，则可计算两个观察者的观察结果之间的相关系数，用此系数表示评定者间信度的大小。

（2）复本信度（alternate forms reliability）：指两个大致相同的研究工具同时被用于研究对象所得结果的一致性程度。复本信度也称等值系数，是估计测验版本一致性的指标。这种情况在护理研究中比较少见，在进行某些方法学研究或有关教育方面的研究时可用复本信度。如教师想使用两份形式不同但考核内容相同的试卷，测量学生学完某课程后在知识方面的掌握情况。这两份试卷的得分所反映的学生掌握知识的情况是否一致则需要用复本信度来表示。可让学生连续回答这两份试卷，两份试卷被回答的先后顺序是随机确定的，然后计算出两份试卷得分的相关系数。相关系数越趋近于 1，则试卷的等价性就越好，复本信度就越高，即两份试卷的得分所反映的学生掌握知识的情况是一致的。

目前尚无统一的信度标准。一般认为，对于一个新研制的研究工具，其信度达到 0.7 即可接受；而对于一个已经被广泛使用的工具，在新的研究中其信度至少应达到 0.8。当信度不够理想时，需要对研究工具进行修改并完善。介绍研究工具的信度时，最重要的是要给出在该研究中研

笔记栏

究工具信度的具体数值，同时还需说明其具体的计算方法。另外需要注意的是，并不是所有的工具都要同时报告其稳定性、内在一致性和等价性。研究者要根据研究工具的特点以及所研究变量的性质进行抉择。如果所测量变量的性质是稳定的，则需要报告工具的重测信度和 Cronbach's α 系数；如所测量变量的性质是不稳定的，则不宜使用重测信度来反映工具的稳定性，可以只报告 Cronbach's α 系数。

（二）效度

效度（validity），也称精确度，是指某一研究工具反映其所期望研究概念的程度。反映期望研究概念的程度越高，效度越好。由于实际研究工作中通过测量工具获得的是测量值，无法确定测量目标的真实值，因此效度的评价较为复杂。常用的效度指标有表面效度、内容效度、效标关联效度、结构效度等。

1. 表面效度（face validity） 是由被试或其他评估者根据其对所要测量的潜变量概念的理解，判断工具是否测量了所要测量的特征。例如，一份测量大学生健康观的问卷，共含有 30 个条目。其表面效度的测定，需要研究者本人、其他研究人员以及若干大学生等认真阅读每一条目并进行推敲，判断各条目是否反映了大学生的健康观念。如果判断每个条目都在测量大学生的健康观念，则认为该问卷具有表面效度。表面效度只是评定者对问卷表面"有或无"反映了所要测量的潜变量，并不能体现效度在程度上的大小，因此它不能有效地评价研究工具的质量。表面效度往往用于研究工具效度测定的开始阶段，是其他效度测定的基础。

2. 内容效度（content validity） 是指工具中的条目能反映所测量内容的程度。通常是根据理论基础及实践经验对工具是否包括足够和恰当的条目，以及是否有恰当的内容分配比例而作出判断。内容效度需建立在大量文献查阅、工作经验以及综合分析判断的基础之上，多由有关专家委员会对条目内容及分布的合理性进行评议。专家人数最低不少于 3 人，最多不超过 10 人，5 人较为合适，专家个数最好为奇数。专家的选择应与研究工具所涉及的领域相关。如某研究工具用来评定糖尿病患者的自我护理行为，则所请专家应对糖尿病护理或 Orem 的自理模式较为熟悉。专家们应对研究工具中的各条目是否与糖尿病患者的自我护理有关作出评价，然后研究者必须依照专家意见对研究工具进行修改，修改后可邀请这些专家再次评议。应注意两次评议时间最好间隔 10~14 天，以免由于时间过近，专家们对第一次的评议结果尚有印象，而影响第二次评议结果。

评估内容效度最基本的方法是内容效度指数（content validity index，CVI）。计算 CVI 时可以计算工具各条目的 CVI（item-level CVI，I-CVI），即每个条目的同意专家人数 / 专家总数；也可以计算总量表的 CVI（scale-level CVI，S-CVI），即所有 I-CVI 的平均值。当 I-CVI > 0.80，S-CVI > 0.80，可认为研究工具有比较好的内容效度。当 CVI 较低时需要研究者根据专家意见认真修改条目，之后再邀请专家进行重新测评。在报告研究工具的内容效度时，最好同时报告 I-CVI 和 S-CVI 的数值。

3. 效标关联效度（criterion-related validity） 反映的是研究工具与其他测量标准之间的相关关系，而未直接体现研究工具与其所测量概念的相符程度。相关系数越高，表示研究工具的效度越好。效标关联效度可分为同时效度（concurrent validity）和预测效度（predictive validity），两者的主要区别是时间上的差异。

（1）同时效度（concurrent validity）：是指研究工具与现有标准之间的相关。如护理人员拟开发一个适合于 ICU 患者的压力性损伤危险评估量表，为了验证该量表的质量，可分别使用自制的 ICU 患者的压力性损伤危险评估量表和临床广泛使用的 Braden 量表对同一个 ICU 患者进行评估，并计算自制量表得分与 Braden 量表得分之间的相关性。若相关系数高，则表示同时效度高。显然，在这种情况下，被选作标准工具的性能影响着研究工具的效度。

（2）预测效度（predictive validity）：是指测量工具作为未来情况预测指标的有效程度。例如，研究者用个体的应激控制能力来预测其未来的健康状况。这个应激控制量表的效度即可用预测效度来表示。研究者可选择目前健康的人群做测试，让他们填写应激控制量表，然后根据填写结果作出预测，哪些人将来会得病，哪些人将来依旧健康。等到数年后研究者根据这群研究对象的实际健康状况与预测结果进行比较，即可得出预测效度。

4. 结构效度（construct validity） 是指研究工具反映所测概念的理论结构或特质的程度。重点是了解工具的内在属性，而不是关心使用工具后所测得的结果。它主要回答"该工具到底在测量什么？""使用该工具能否测量出想研究的抽象概念？"这类问题。结构效度反映的是工具与其所依据的理论或概念框架的相符合程度，概念越抽象就越难建立结构效度。结构效度的建立最为复杂，常用探索性因子分析（exploratory factor analysis）和验证性因子分析（confirmatory factor analysis）方法进行测定。

（1）探索性因子分析和验证性因子分析：两种因子分析均是以普通因子模型为基础，其基本思想是通过对变量的相关系数矩阵内部结构的分析，找出能控制所有变量的少数几个随机变量去描述多个变量之间的相关系数，通过寻找公共因子以达到降维的目的。探索性因子分析是在事先无因子结构假设的情况下，完全依据数据资料，利用统计分析软件以一定的原则进行因子分析，最后得出因子结构的过程。其主要目的是找出量表潜在的结构，确定因子的个数，使之变为一组较少而彼此相关较大的变量。验证性因子分析是研究者根据某些理论或者其他的知识对因子可能的个数或者因子结构作出假设，利用因子分析来检验这个假设。如果量表的维度已经确定，可以不用进行探索性因子分析建构量表的维度，可直接进行验证性因子分析验证量表维度的合适性。

（2）聚合效度和区分效度

1）聚合效度（convergent validity）：又称会聚效度或收敛效度，是指同一特定概念在不同测评方法之间的相关性。在科学研究中，虽然针对某个特定概念已经有现存的问卷或量表，但因其适用的目标人群与研究的目标人群不同，现存的测量工具可能并不适用，因此需要重新开发一个更加适宜的测量工具。这时可以将新构建的测量工具与现存的成熟工具同时测评相同的样本，并进行相关分析，以评价新开发的测量工具与现存工具的相关程度。如果结果是正相关，且相关系数越大，就说明聚合效度越高。

2）区分效度（divergent validity）：又称判别效度或辨别效度，是指不同特定概念的测量结果之间不相关的程度。例如，新开发的测量工具是测量"希望"的概念，则可以对同一样本同时使用测量"失望"或"绝望"等概念的量表进行测量，并进行相关分析。如果结果是负相关，且相关系数越大，就说明两种不同概念的区分程度越好。

ER7-2
结构效度
案例分析

在检验聚合效度和区分效度时，最常用的统计方法是多特质 - 多方法矩阵（multi-traits multi-methods，MTMM），其可以同时测评一个量表的聚合效度和区分效度。

二、问卷的编制

问卷法可以采用公认的量表或问卷进行资料的收集。当没有找到符合研究目的的公认的量表或问卷时，则需自行编制新的问卷。一份完整的问卷应包括指导语、填表说明、一般人口学资料、疾病相关资料（如研究对象为患者群体的话）和条目。

（一）指导语

指导语是指在问卷的首页上给调查对象的简短说明或调查员的自我介绍，主要包括调查者的身份、调查目的和意义、内容和要求以及匿名保证等内容。通过指导语，可以使研究对象了解研究的目的和意义，激励其社会责任感。同时，调查者的身份以及联系方式的介绍、匿名保证等，可以增加被调查对象的安全感，使其乐于合作。

笔记栏

（二）填表说明

填表说明的作用是解释问卷中某些指标的含义，并指导被调查者或调查者如何填写。有些问卷将此内容写在指导语中。例如：

请您认真阅读问卷中的每一道题目，并根据自身的实际感受作答。如果您对某些题目所说的内容不了解，您可以不回答。所有问题的回答都是一种主观判断，没有对与错、是与非之分。

（三）条目部分

1. 条目的构建 首先要根据自己的研究目的，在查阅大量相关文献并结合自己专业知识及理论框架的基础上，列出想要调查哪些方面的问题。例如，想要研究糖尿病患者的自我管理行为，可以将自我管理行为分为饮食、用药、环境管理、体育锻炼、症状监测等几个方面。然后运用多个具体的小条目进一步说明每个方面的内容。开始时不用过多考虑用词是否恰当，是否类似或重复等，尽可能写出每个方面可能包含的条目。条目越具体、越周全，结果判断越准确和越有说服力，越易于深入分析。最后对条目进行组合、整理和精选，根据研究目的和相关理论框架，将条目分为重要的和次要的、必须问的、可以删减的及需要补充的条目等，同时也可参考专家意见和其他相关问卷，然后逐一分析，组成问卷初稿。将问卷初稿用于小规模的预调查，以发现问卷中存在的问题以及在实际应用中可能遇到的问题，并根据反馈的信息来修改问卷。

2. 条目的类型 问卷的条目设置类型多样，可以根据测量的主题自行设置。

（1）封闭式问题（close-ended question）：是指在每个问题后面附备选答案，被调查对象可根据自己的情况选择填写。

根据答案的设置不同，封闭式问题的编写格式分为多种。

1）两分制式：又称是非式或二项式，答案以"是""否"的回答方式表示。此种类型的问题往往适合收集事实性信息，也适合收集小儿的资料。例如：

您接受过患者安全的相关培训吗？□是 □否

2）单选式：被调查者只能从多个选项中选择一个备选答案。例如：

肺结核主要通过下列哪种途径传染？□呼吸道 □消化道 □血液 □不知道

3）多选式：被调查者可以选择一个或多个备选答案，适合收集态度和意见方面的资料。例如：

您主要通过什么渠道获取疾病治疗和康复知识？（可多选）

□看病时从医疗护理人员那里获取

□从家人、朋友或同事那里听到

□从工作单位或社区组织的活动中获取

□通过收听广播、收看电视节目、阅读报纸或书籍获取

□其他，请注明_____

4）排序式：要求被调查者对所列的选择项目按某种特征排序。例如：

请根据您的日常生活习惯，将下列休闲方式从最频繁到最不频繁排序，说明您如何安排空闲时间（1代表最频繁，依此类推，将相应数字填在括号内）：

□体育运动 □与朋友聚会 □读书 □玩游戏……

5）等级式：要求研究对象在一个有序排列的等级上进行选择，一般分为7、9、11个奇数项的等级，以便有中位点。例如：

数字分级法用0～10代表不同程度的疼痛，0为无痛，10为剧痛。请您根据自己的感受说明您目前疼痛的程度处于哪一点上：

0　1　2　3　4　5　6　7　8　9　10

封闭式问题由于回答是标准化的，因此易于进行统计学分析。又因为回答相对简单，问卷应答率高。一般来说，研究对象文化层次较低，表达能力较差时采用封闭式问题更为合适。对于某

些敏感性问题，如收入、性生活情况等，封闭式问题更容易获得较为真实的答案。然而由于封闭式问题的答案较为固定，限制了被调查者的创造性，故不利于发现新问题。当研究对象对所列举的问题或答案不理解或不完全理解，或者答案中没有一个符合研究对象的意愿，而又必须在其中选择某一个时，研究对象可能会盲目填写，易使资料产生偏倚。

（2）开放式问题（open-ended question）：是指只提出问题，不设立备选答案，被调查者根据自己的情况进行自由回答，例如"您如何获取糖尿病相关信息的？"开放式问题适用于探索性研究。由于让被调查者自由回答，其可充分发挥自己的看法，能提供较深入的信息，有时可得到研究者意想不到的答案。但是由于被调查者文化水平、知识层次不同，对问题的认知存在较大差异，调查结果不易标准化，不便于进行统计学分析。开放式问题的回答，花费时间相对较多，且易产生拒答现象。

在选择具体问题形式时，应根据问题的性质和敏感程度、研究对象的表达能力、资料收集的时间等因素选择合适的形式，开放式问题和封闭式问题应该互为补充。如对于某些不太熟悉的研究问题，并且研究对象填写问卷的时间相对较充分时，可以增加开放式的问题。

3. 条目的数量 问卷中条目的数量不能一概而论，根据心理学知识，一般以回答者在30分钟左右能够答完为宜，最长不能超过45分钟。儿童问卷一般不超过15分钟。如果调查时间过长，被调查者会感觉疲劳，出现烦躁、焦虑等心理改变，不能继续客观、准确地回答问题，将大大影响调查资料的质量。在预调查中可以对问卷的长度是否合适进行检验。

4. 条目的排列顺序 问卷中条目的排列顺序也有一定的规则，其目的是便于回答者思考，减少拒答的可能性。条目排序的原则有：①容易回答的问题在前，如年龄、性别、学历、职业等，难回答的问题在后，如对于某些事物的看法、对于某种知识的掌握等。②按一定的逻辑顺序排列，同类问题、有关联的问题放在一起；时间也应按一定顺序排列，或由远至近，或由近至远。③敏感问题排在后面（如有关个人隐私的问题），此类问题如排在前面，易引起回答者的反感，因而拒绝回答。④封闭式问题相对容易回答，多排在前面，而开放式问题需要思考和组织语言，花费时间相对较多，因而多排在后面，并留出足够的填写空间。

在编排条目顺序的同时，还要考虑排版情况。条目排列得不要过于拥挤，卷面尽量整齐清楚，根据被调查者的特点进行字号大小的调整。如果被调查对象为老年人，字体相应要大些，便于他们进行阅读和填写。对于跳跃问题，应明确标明如何填写。如：

您以前接受过结核病的健康教育吗？□接受过 □未接受过（跳至第×题）

5. 条目所使用的语言 对问卷条目的理解和回答取决于条目的语言，设计时应加以注意。①清晰性：语言简洁清晰，适于文化程度较低的患者理解。对于非医学专业人士，要避免使用专业术语，如"造瘘口是否有渗血"就过于专业，可改为"伤口是否有出血"。②单一性：避免双重问题，即一个条目中同时询问两件事或一件事情的两个方面，如"您练习太极拳和八段锦吗？"这一题对于练习太极拳而不练八段锦的人来讲，就无法回答。或者一个条目可能涉及多个主体，例如，"您的父母能遵医嘱正确服用降压药吗"涉及父亲和母亲两个主体。③中立性：避免倾向性提问或暗示性答案。如"您是否认同护士在促进患者疾病康复中发挥着很重要的作用？"其中"很重要"这几个字就带有一定的暗示作用。④简单性：避免冗长的条目，过于冗长的问题增加了条目的复杂性，降低了条目的清晰性。尽量用短词（常用词）、短句（结构简单），提高条目的可读性。⑤间接性：某些敏感性问题采用第三人称的问法更能让人接受，如"乳房切除术后，参加社交活动会让我感到很尴尬"，可改为"乳房切除术后，参加社交活动会让人感到很尴尬"。遇到敏感问题时，须提供中立的选项，以免研究对象被迫选择不愿做的回答，或者拒绝回答。⑥排他性：任何一个封闭式问卷条目的选项都应是排他的和可以穷尽的，因此问卷所提供的选项彼此都应该是边界独立的，是同一个维度或水平上的分类，尽量避免重复交叉的现象出现。如果无法枚举所有可能的选项，则必须增加一个"其他"选项。

三、量表（问卷）的标准化编制程序

公认的量表和问卷与自设问卷的根本区别在于其标准化的编制过程，而且需满足量表（问卷）的心理学测量指标要求。

（一）明确测量概念

量表的编制需要建立在相关专业理论的基础上，有理论作为指导，有助于明确所测量内容。如没有可应用的理论指导，也必须有明确的概念，且对拟测量的概念进行明确的可操作性定义。在量表编制中，测量概念常被称为潜变量（latent variable），是指量表要反映的潜在概念，是实际工作中无法直接测量到的变量，包括比较抽象的概念和由于种种原因不能准确测量的变量，如信任、虔诚、社会融合等。这些概念可以被操作化定义为不同的维度，以不同的指标（indicator）加以测量。虽然我们无法直接观察潜变量或者准确量化它，但假定在特定条件下，潜变量会表现出一定的数值。量表编制的目的就是测定潜变量，旨在估计潜变量在测量的当时和当地的实际大小。

以测量父母对孩子成就的期望为例，潜变量就是对孩子成就的期望。潜变量有两个主要特征：①它是潜在的，而不是显现的，父母对孩子成就的期望是直接观察不到的。②它是可变的，而不是恒常的，即它的某些方面（如强度）在变化。父母对孩子成就的期望可能随时（不同年龄阶段）、随地（不同环境）、随人（不同背景和职业的父母）等变化。

（二）建立条目池

选择反映量表潜变量的条目，形成条目池。量表的条目同质性要求所有条目应该反映同一个潜变量，且条目的语言应具有清晰性、单一性、中立性、简单性、间接性和排他性。同时，条目编写时还应注意以下几个问题：

1. 有用的条目冗余 在量表编制阶段，有时条目冗余是提高量表信度和效度的有效策略之一。冗余的条目尽量在表述、语法结构和措辞上有所区别，是对类似内容的不同表述。

2. 条目数量 由于在量表编制阶段还不知道条目之间相关性的强度，增加条目的数量是保证内在一致性的有效方法。

学者 De Vellis（1991）对于预试问卷的条目数提出以下观点：①如果研究者编制或发展一个正式的量表，作为心理测量之用，通常条目池中的条目是量表所需正式条目的 3~4 倍，如一个 10 个条目的量表需要有 30~40 个条目的条目池。②对于某些特别难编写条目的内容，或者有相关研究显示没有必要用过多的条目满足量表高内在一致性的需求，初始条目池中的条目数只需比最终量表中的条目数多 50% 即可。

如果条目池较大，研究人员可以依据事先确定的标准剔除一些条目。这些事先确定的标准包括清晰性缺乏、关联性有问题、与其他条目有相似性等。

3. 正向表述的条目和反向表述的条目 在同一量表中，可以有正向表述的条目，也可有负向表述的条目，其目的是避免默认或同意性倾向。在调查实践中，如全部是正向表述的条目，会导致无论条目如何，调查对象都倾向于同意。如一个自尊量表完全由正向题组成，默认性倾向会使调查结果的自尊水平倾向性偏高。如果这一量表一半条目正向表述，另一半条目负向表述，就可以把被调查者真正的自尊水平高和默认性倾向区别开来。

但在实践中，调查对象会把条目的方向搞混，特别是在量表很长的情况下更易发生。这样，这个条目与其他条目的相关性会被明显削弱，故用反向表述时需反复斟酌。

（三）决定条目的应答形式

量表中常用的条目的应答形式主要有以下几类：

1. 利克特量表（Likert scale） 是最常用的形式之一，被广泛用来制作测量观点、信仰和态度的测量工具。这种条目的题干是陈述句，备选答案选项是对所陈述内容的赞同或认可程度。如：

控制血糖是治疗糖尿病的关键。

□非常不同意　□不同意　□一般　□同意　□非常同意

一般来说，用利克特量表时，有积极意义的题干可能会诱发过度赞同。例如，对于"患者的安全保障很重要"这样的题干，很多人可能选择"强烈赞同"，但实际上其观点并没有如此极端。

利克特量表通常采用5～7点量表法，其中5点量表法内在一致性最佳。

2. 哥特曼量表（Guttman scale）　二择一型（赞成或反对、是或否、同意或不同意），有时会增加一项"不知道"选项。如：

大多数癌症是不可治愈的。　□同意　□不同意

3. 语义差异量表（semantic deferential scale）　用一系列成对的形容词，分别位于连续线段的两端，线段通常有7或9级的等级划分。作答时，要求调查对象在相应的等级上做标记。如：

诚实　　1　2　3　4　5　6　7　　不诚实

寡言　　1　2　3　4　5　6　7　　多言

粗心　　1　2　3　4　5　6　7　　细致

简单　　1　2　3　4　5　6　7　　复杂

4. 视觉模拟量表（visual analogue scale）　此类条目的备选项是一条定义了两个端点的连续线，连续线通常用一条10cm长的直线表示。作答时，调查对象在这条连续线上作出标记。如：

0————————————————————————10

无痛　　　　　　　　　　　　　　　　　　　　　剧痛

（四）请专家评审条目池中的条目

请专家评审可以使量表内容效度最大化，具体表现在以下几方面：①专家将根据研究者对所要测量潜变量的操作性定义，评定每个条目与测量的潜变量之间的关联性。②评价条目表述的清晰性、单一性、简单性、中立性等。③指出一些被研究者忽略的测量需关注的现象。

（五）必要时设计效验性条目

在问卷调查过程中，调查对象对条目的回答或反应，很可能不是出自量表编制者假定的缘由，可能是其他原因影响了他们的反应。其中较常见的一个原因是社会性赞许，如果个体有强烈的动机按照社会所赞许的方式回答某个条目，那么他对这个条目的反应可能就会出现歪曲。在问卷中加入社会赞许量表，就可以研究条目在多大程度上受到了社会性赞许影响。对于与社会赞许量表高度相关的条目，就可以考虑删除，除非有强有力的理论依据证明需要保留该条目。

（六）选择样本并施测

选择样本时不仅要考虑样本数的大小，还要考虑样本的构成。预测对象的性质应与将来的正式问卷要测量的对象性质相同。

决定预测样本数的大小时，需考虑是否适宜进行因子分析。因为因子分析时，较大样本分析呈现的因子组型（factor pattern），比只用较小样本呈现的因子组型要稳定。学者Tinsley建议，进行因子分析时，条目数与预测样本数的比例为1：10至1：5，但如果调查对象总数在300人以上，这个比例就不那么重要了。

（七）整理问卷及编号

问卷回收后，应逐份检查筛选，对于数据不全或不诚实回答的问卷，应考虑将其删除。筛选后的问卷应加以编号，以便将来核对数据之用。之后给予各变量、各条目一个不同代码，并依问卷内容有顺序地输入计算机。

（八）信效度检验

1. 项目分析　依据项目分析的原理，对问卷每个条目逐一进行鉴别力分析，增强问卷对被试心理特质水平的区分、鉴别效力。常用的评价指标是临界比值（critical ratio，CR），CR适用于多级或连续变量，编制的问卷为5级计分的资料。

笔记栏

135

对组成问卷的每一条目进行分析，求出量表每个条目的 CR，删除未达显著性检验水平的条目。项目分析的主要操作步骤有：①量表中如包含反向条目，则需要反向计分。②计算每个受试者的量表总得分。③根据受试者量表的总分进行排序。④找出前 27%（高分组）的受试者得分及后 27%（低分组）的受试者得分。⑤按临界分数将量表得分分成高、低分两组，将属于高分组的受试者赋值为 1，低分组赋值为 2。⑥以独立样本 t 检验比较两组在每个条目上的差异。如果 $P < 0.05$，说明该条目能够甄别出人群不同高低的得分，具有一定的区分度。如果 $P > 0.05$，则说明该条目对人群没有区分度。⑦从统计学分析的角度删除 t 检验未达到显著水平的条目。

2. 因子分析 项目分析后，通过因子分析检验量表的结构效度。因子分析方法包括探索性因子分析和验证性因子分析。

（1）探索性因子分析的基本步骤

1）因子分析适合性分析检验：根据 Kaiser 的观点，条目是否适合进行因子分析，可以依据取样适当性数值（Kaiser-Meyer-Olkin measure of sampling adequacy，KMO）的大小来判别。KMO > 0.9，极适合做因子分析；KMO 为 0.8 ~ 0.9，适合进行因子分析；KMO 为 0.7 ~ 0.8，尚可进行因子分析；KMO 为 0.6 ~ 0.7，勉强可进行因子分析；KMO 为 0.5 ~ 0.6，不适合进行因子分析；KMO < 0.5，非常不适合进行因子分析。

2）计算变量间的相关矩阵或协方差矩阵。

3）估计因子载荷量：最常用主成分分析法来估计因子载荷量。主成分分析法是以线性组合将所有变量加以合并，计算所有变量共同解释的变异量，该线性组合称为主要成分，第一线性组合所解释变异量最大，并由此分离出第一个主成分；然后分离此变异量所剩余的变异量，经第二个线性组合式，可以分离出第二个主成分，依此类推，每一成分的解释变量依次递减。

4）转轴方法：通常最初的因子提取后，对因子无法做有效的解释，转轴的目的是使旋转后的因子载荷阵结构简化，更易于合理解释。旋转方法有多种，有正交旋转、斜交旋转等，最常用的是方差最大化正交旋转。

5）确定因子个数与因子命名：探索性因子分析中，常用的确定因子个数的原则有：①根据 Kaiser 的观点，保留特征根值 > 1，公因子累计方差贡献率 > 40% 的因素；②根据陡坡图（screen plot）因素变异递减情形来决定。在陡坡图中，如果因素变异量图形呈现由斜坡转为平坦，平坦以后的因素可以去掉。确定因子数后，根据各因子中条目的内涵进行因子命名。

6）确定条目：条目保留标准：在其中一个因子上载荷值 > 0.4，而在其他因子上的载荷值较低。条目删除标准：在所有因子上的载荷值都 < 0.4；或存在双载荷或多载荷，即某个条目同时在 2 个或多个因子上的载荷值 > 0.4，且在不同的因子上的载荷值的差值 < 0.2。

在实际研究中，量表效度的构建有时需要进行 2 ~ 3 次因子分析，因为部分量表在第一次因子分析时，各因子所包括的条目内容差异太大，纳入同一因子，解释不合理，因而可能需要删除部分条目。由于删除了条目，量表的效度要再重新建构。

（2）验证性因子分析的基本步骤：①定义因子模型：确定因子数或因子结构；②获得相关系数矩阵；③根据数据拟合模型；④评价模型是否恰当。最常用的模型适应性检验是卡方拟合优度检验，它往往与自由度相结合，即 χ^2/df，表示模型正确的程度。χ^2/df 越接近理论预期值 1，表明模型拟合越好；若 $1 < \chi^2/df < 3$，表明模型有较好的适配程度；若 $\chi^2/df > 5$，表明模型拟合不佳，需修正。近似误差均方根（root mean square error of approximation，RMSEA）近年来越来越受到重视。RMSEA 通常在 0.1 之内，一般认为 RMSEA < 0.05，表示模型拟合较好；RMSEA < 0.08，表示模型拟合合理；若 RMSEA > 0.1，表示模型拟合较差。也可使用规范拟合指数（normed fit index，NFI）、比较拟合指数（comparative fit index，CFI）、增量拟合指数（incremental fit index，IFI）、拟合优度指数（goodness-of-fit index，GFI）、修正的拟合优度指数（adjusted goodness-of-fit index，AGFI）。NFI、CFI、IFI、GFI 和 AGFI 的取值越接近于 1，表明拟合越好。一般认为大于 0.9 表示模型拟合良好，大于 0.8 表示模型拟合合理。一般认为，均方根残差（root mean square residual，RMR）取值越小，说明拟合越好。

在研究实践中，探索性因子分析和验证性因子分析是量表研制过程的两个阶段，往往两者结合使用。一般来说，研究者如缺乏坚实的理论基础，先通过探索性因子分析得出潜变量内部结构的结论，再运用验证性因子分析方法判断由探索性因子分析得出的模型与实际数据的拟合度。

3. 量表各条目和总量表的内在一致性检验　因子分析之后，为进一步了解量表的可靠性，要做内在一致性检验。在利克特量表中常用的内在一致性信度检验方法为 Cronbach'α 系数和折半信度。量表的内在一致性包括总量表以及各分量表的内在一致性。

4. 重测信度　间隔一段时间，以同一量表重复对同一组研究对象施测，求两次结果的相关系数。

综上所述，通过上述量表（问卷）的标准化编制程序，才能形成具有较高信度、效度的量表或问卷。

 研究实例

护生职业自我效能问卷的编制

1. 问卷维度的构建　在生涯决策自我效能问卷的结构基础上构建。根据现有理论依据，并参考择业效能感、职业决策量表的维度设定，将护生职业自我效能问卷设为 5 个维度。

2. 问卷条目池的形成　根据问卷的 5 个维度，借鉴公开发表、经过信效度检验、与本研究密切相关的测评工具，酌情抽取其中经信效度检验符合心理学指标的维度的条目，纳入问卷条目池。并基于文献和研究组成员讨论，确定问卷一稿（51 个条目）。

3. 专家咨询　经专家咨询，删除 1 个条目，形成问卷第二稿（50 个条目）。

4. 选择样本并施测　运用整群抽样法调查 438 名北京某高校护理本科生，回收有效问卷 400 份。间隔两周，选取两个班级共 102 人进行问卷的重测信度及效标关联效度的检验。

5. 信度、效度检验。

5.1 项目分析：每个条目的 CR 均达显著性检验水平。

5.2 因子分析

5.2.1 探索性因子分析：对 400 个样本进行探索性因子分析，KMO 为 0.873。采用主成分分析法，并进行正交旋转，根据特征根值≥1 决定保留的因子数，然后删除在多个因子上载荷>0.40 和在一个因子上载荷<0.40 的条目，并删除只有 1 个条目的因子，形成护生职业自我效能问卷。将其进行专家咨询，根据专家意见对各因子命名，形成正式"护生职业自我效能问卷"。其共包含 6 个因子，累计贡献率 51.489%，共 27 个条目。

5.2.2 验证性因子分析：本研究的 χ^2/df 为 1.740，表示假设模型与样本数据契合度较好。RMSEA 为 0.061，GFI 和 AGFI 分别为 0.836 和 0.800。

5.3 效标效度：选择自我接纳问卷和一般自我效能感量表作为效标，相关系数分别为 0.427、0.433，$P < 0.01$。

5.4 问卷的信度：对 102 名护生间隔两周进行重测，重测系数为 0.741。问卷的 Cronbach'α 系数和折半信度分别是 0.841 和 0.775。

来源：郝玉芳. 提升护生职业认同、职业自我效能的自我教育模式研究［D］. 上海：第二军医大学，2011.

笔记栏

四、国外量表或问卷的跨文化调适

当没有适合本国语言和文化的量表时，研究者可以设计一个新的量表，也可采用跨文化调适的方法改编已验证有效的源量表。由于开发一个新量表的成本高、代价大，对源量表进行跨文化调适以适合当地文化成为很多研究者的首选。在我国护理研究中，很多护理研究者会引进国外研究者编制的量表或问卷。由于不同文化背景的人们对健康、健康保健行为等的认识和理解不同，当量表或问卷中语言表达的内容涉及护理对象和护理人员所处的环境及其主观感受时，就需对原文所表达的内涵、外延及其所处的社会文化场景进行跨文化的翻译。翻译后的量表或问卷既要符合本土文化的特点，又要保持原意，使其保持不同文化背景下概念的一致性，同时要保证翻译后仍具有较好的信度和效度。这个过程实质就是在不同的文化背景下考察新量表与源量表等价性的过程，又被称为量表的跨文化调适（cross-cultural adaption），它是指为了使引入的量表适用于目标文化背景，在量表翻译时尽量按照目标语言的习惯用法，对某些条目进行修订，使之适合目标社会文化的特殊性。跨文化调适包括翻译和心理学测试两项内容。当量表翻译完成后，需要对翻译后的量表的信度和效度进行进一步测试。

（一）量表跨文化调适应遵循的原则

量表跨文化翻译不是简单意义上的直译过程，需结合源量表和目标语言国家的语言和文化背景进行调适，其主要目的是使翻译后的量表能在新的文化背景和语言环境下适用，并且最大限度地与源量表保持等价性（又称对等性或等同性，equivalence），即遵循翻译后量表与源量表的等价性原则，从而获得可比较的测定结果。目前较为公认的评价标准为1988年由Flaherty等提出的对等性模型，包括5个维度上的等价性。

1. 内容等价性（content equivalence） 指目标量表的测量条目所表达的内容符合源量表所处的社会文化和语言情境，同时也符合目标文化情境。但在量表翻译中，一些条目可能不适用于目标量表所处的文化背景。如来自西方社会的源量表中关于卫生政策、医疗保险等的条目，往往不适用于东方文化背景。

2. 语义等价性（semantic equivalence） 指目标量表与源量表相对应的各个条目表达的涵义一致。为了保证翻译后量表与源量表的语义等价性，要求翻译者对源量表和目标量表所处的文化背景和语言系统均较熟悉。

3. 技术等价性（technical equivalence） 指在两种文化情境下，目标量表和源量表所采用的收集资料的方法的一致性。如源量表使用的是书面自填式的方式收集资料，目标量表也要使用此种方法，避免由于收集资料的方法不同而导致结果的偏差。

4. 标准等价性（criterion equivalence） 指目标量表和源量表对结果解释标准的一致性，即两种文化背景下对测量要点的解释相同。

5. 概念等价性（conceptual equivalence） 指在两种文化背景下，测量变量所依据的理论及相关概念的一致性。如"seeing your family as much as you would like"，句中"family"在不同文化背景有不同的概念，有核心家庭和大家庭。那么在翻译此条目时就需根据源量表所处文化环境下的概念调整确切的用词。

除上述等价性维度外，有学者还强调习语等价性（idiomatic equivalence）和经验等价性（experiential equivalence）。习语等价性即常用口语或习惯用语的一致性。经验等价性即源语言及目标语言测量条目反映了同样的日常生活经验，目的是使翻译后的测量工具更适合目标语言所反映的文化情境。如有些条目在源量表所处文化背景下被经历过，而在目标文化背景下从未被经历过，那么这个条目必须用一个类似的且在目标文化背景下被经历过的条目代替。

此外，Flaherty同时强调在两种文化背景下建立起完全等价的测量工具在现实中是不存在的，某个量表总是在某个等价性维度上侧重某种文化。

（二）量表的选择

量表的选择是进行跨文化调适的关键，合适的量表是高质量测量和取得高质量研究成果的前提。因此，研究者需遵循一定的原则，选择合适的量表进行翻译。选择的原则如下：①充分了解量表所依据的理论和相关概念，了解其功能。拟翻译的量表所依据的理论概念在我国文化背景下同样存在，符合研究者研究的理论框架。②了解该量表的主要功能和用途，选择符合测量目的的量表。③详细了解源语言量表常模的研究人群，选择量表时要注意其常模的适用人群，如年龄、性别、区域、受教育程度、职业等。目标量表欲测量的目标人群须符合常模样本的特征。④源语言量表在其文化背景及研究人群中有良好的信效度。选定合适的量表后，研究者需与源量表的作者取得联系，获得其授权和技术支持后方可进行跨文化调适。

（三）量表跨文化调适的基本步骤

量表跨文化调适涉及源语言量表和目标量表的含义和口语翻译的正确性，而不仅是字面上的翻译。翻译的目标是源语言量表和目标量表达到等价。为了使一份量表能在其他国家的文化、语言背景下使用，对量表的翻译、改编和验证过程需仔细计划，采用被广泛应用的、严谨的和被认证过的调适方法。关于量表的跨文化调适的程序，在此根据美国骨科医师学会（American Academy of Orthopaedic Surgeons，AAOS）推荐的指南进行介绍（图7-1）。

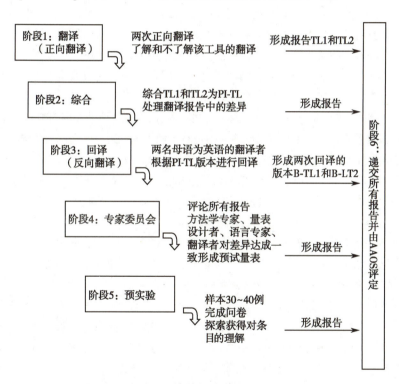

图7-1 AAOS推荐的跨文化调适过程图解

1. 正向翻译 即将源量表翻译为目标量表。源量表至少被两名母语是目标语言的翻译者独立翻译为目标语言，得到两个翻译版本（forward-translated versions of the instrument，即translated version 1和translated version 2，简称TL1和TL2）。这两名翻译者必须有不同的经历和文化背景。一位必须非常了解健康方面的专业术语，其翻译旨在从临床的角度和量表测量学角度提供一个更可靠的等价。另一位翻译者被称为单纯的翻译者，或"无知"翻译者（"naive" translator），最好没有医学和临床背景，也不懂测量学知识，但对目标量表常被使用的口语词词、俚语、习惯性表述、情感用语等非常熟悉，主要是从非专业角度进行翻译，反映了普通人群使用的语言。单纯翻译者比第一位翻译者更可能察觉源语言量表中某些词句的不同含义，其翻译不会受到学术目的的影响并能够提供大众语言，并且能够指出源语言量表中那些模棱两可的意思。每个翻译者需要写一份关于完成翻译过程的书面报告，对其中有争议或不确定的词句要做特别评论。通过这种方式能产生两个翻译版本，这样就可比较两个版本之间的差异，可以反映出那些在源量表中含糊不清的措辞，或者记录下翻译中不一致之处，以供翻译者们讨论解决这一问题。对翻译欠佳的词语应进行讨论，并在两次翻译中选取最佳的翻译结果。

2. 对上述两个翻译版本对比（TL1 和 TL2），得到综合版本 Ⅰ 由第三位会双语并且具有双文化背景的翻译者将两个翻译版本 TL1、TL2 和源量表版本进行对比，比较其量表说明、条目和回答形式中存在差异和模棱两可的单词、句子。并组织所有翻译者和研究团队的研究人员共同参与讨论，对存在的问题进行讨论，对该量表的翻译版本达成一致意见，并形成初期翻译版本（preliminary initial translated version of the instrument in the TL，PI-TL），即综合版本 Ⅰ（synthesis Ⅰ）。整合的过程要形成文字报告，在报告中详细完整地记录整合步骤，包括每一个被提出的问题及如何解决这些问题。

3. 对初期翻译版本（PI-TL）回译 回译是由两名独立的双语翻译者将初期翻译版本（PI-TL）翻译成源量表，通过这个过程得到两份源量表的回译版本（back-translated versions of the instrument，即 back-translated version 1 和 back-translated version 2，简称 B-TL1 和 B-TL2）。这两名翻译者的母语应该是源量表语言，而且他们在对源量表完全不了解的情况下进行翻译。第一位翻译者必须对医学专业术语和量表测量学知识很了解，但并不知道其在进行量表的回译过程。第二位翻译者对源量表语言常用的口语、俚语、隐喻、习惯性表达、情感用语非常熟悉，但对医学术语和量表测量学知识不了解，也不知道其在进行量表的回译过程。回译是检查量表效度的一种方法，其特点是可以了解翻译上总体不一致或概念上的错误。需注意，回译量表和源量表的一致性并不一定就表明正向翻译的 PI-TL 版本是完全正确的，因为有可能发生反向翻译错误但与源量表一致的情况。

4. 组织专家委员会，比较两份回译版本（B-TL1 和 B-TL2），得到综合版本 Ⅱ，完成源量表与目标量表的等价性考察 组建专家委员会是量表翻译过程的核心步骤，对量表的跨文化等价性至关重要。专家委员会中应包括方法学专家、卫生保健专家、语言学专家和所有翻译者（包括前译、回译和翻译合成者）。以"炎症性肠病生活质量量表"的专家委员会为例，其组成包括心理测量学专家、社会学家、公共卫生专家、消化科专家、医学英语专家和研究者。在这个阶段，专家委员会应保持与源量表作者的密切联系，以便得到作者对相关问题的解答。

专家委员会的主要任务是整合所有翻译版本和量表的组成部分，包括源量表、指导语、计分文件和 TL1、TL2、PI-TL、B-TL1 和 B-TL2 版本，对译版本（B-TL1 和 B-TL2）和源量表版本中的量表说明、条目和回答方式进行比较，比较句子的格式、措辞和语法结构，分析意思的相似性以及它们的相关性。在两份回译版本量表之间以及每份回译版本与源量表版本之间存在的任何由于文化含义、口语或俗语导致的模糊和存在差异的词、句子结构、条目和回答方式都要通过专家委员会讨论并达成一致意见，以得到终稿前的量表版本（pre-final version of the instrument in the TL，P-FTL），即综合回译版本 Ⅱ（synthesis Ⅱ）。全体委员要对所有的翻译版本进行评论，并对每一处差异最终达成一致，且对每个决策的合理性都要有相应的文字报告。

通过以上四个步骤，翻译版本 P-FTL 将初步建立概念、语义和内容上的等价。委员会的作用是完成综合版本 Ⅱ 与源语言量表的等价性考察，评价、检查和巩固已经存在概念、语义和内容上等价的回译版本中的量表说明、条目和回答方式，并得到终稿前的量表版本（P-FTL）。

5. 将终稿前的量表版本（P-FTL）在目标语言背景下的样本人群中进行预试验 终稿前的量表版本（P-FTL）将在母语是目标语言的参与者中进行试验性的测试，以便评价量表的说明、条目和回答方式。这些参与者应该来自该量表将要适用的目标人群。例如，"冠心病患者运动恐惧量表"的跨文化调适，预试验选择的样本应是患有冠心病的个体。预试验样本量应在 10 ~ 40 人。如"炎症性肠病生活质量量表"的预试验，炎症性肠病在国内属于罕见病，流行病学资料较少，无法了解具体地区的流行程度，因此预试验样本数可适当少一些，但要求覆盖所要调查的慢性病不同临床分期的患者。每位参与者都会被询问到他们对量表说明、条目和回答方式的理解，并用"清楚"和"不清楚"二分量表进行分级。对于量表说明、回答方式或某些条目定级为不清楚的部分，要求参与者给出修改建议。有 20% 以上的参与者认为某项不清楚时，必须对其进行再评估。故要求样本人群中的意见一致性达到 80% 以上。这一步骤对量表翻译版本在概念、语义和内容上等价提供了更进一步的支持，也促使 P-FTL 版本在量表说明、条目和回答方式上更易被目标人群所理解。经过预试验后将翻译版本定为暂定版本。

需要强调的是，虽然这个阶段对个体理解量表内容提供了有价值的信息，但并不能解决量表的整体信度、效度。而要保证量表的整体信度、效度，需要更大范围的人群调查，进行统计分析后才能在量表是否适用目标语言人群中得出结论。

6. 将预试验确定的暂定版本在目标人群中进行全面的心理学测试 在此阶段，研究者会采用多种心理学测量方法测定量表的信度、效度。研究者常使用的测量指标或统计方法有：①稳定性（重测信度）；②内在一致性（Cronbach'α 系数）；③等价性；④内容效度（内容效度指数，CVI）；⑤结构效度（探索性因子分析、验证性因子分析）等。

量表或问卷的跨文化调适是一个复杂但严谨的过程，研究者必须严格遵循跨文化调适的原则和步骤，确保引进量表的质量，既满足我国护理科研的需要，也为国内学者开发量表提供借鉴。

第三节 生物医学测量法

导入案例

患者，女性，45 岁，罹患系统性红斑狼疮 1 年。疾病不仅给她造成了很大生理痛苦，还让她承受了巨大心理压力。为了深入探究其疾病发病机制，为其制订个性化、精准化治疗方案。

请思考：

1. 医护人员除了从疾病感知、自我管理、生活质量、心理状态等方面进行患者自我报告角度的调查或评价，还可以应用哪些形态学、生理学、生物化学及分子生物学指标对其进行病情的动态评估和治疗效果评价？

2. 可应用哪些基因组学技术揭示其疾病的遗传背景和预后？

生物医学测量以人体及其他生物体为对象，利用生物医学测量工具和技术，研究各种生命现象、状态、性质和成分，了解生物体的结构、功能和疾病状态，揭示生命奥秘，促进生命科学的发展与进步。

一、客观指标的选择与设定

（一）客观指标测量法的分类

1. 按测量对象分类 分为离体测量和在体测量。

（1）离体（in vitro）测量：是指对离体的血、尿、活体组织或病理标本等生物样本所进行的测量。其特点是在测量过程中要保持生物样本的活性，即保持生物样本在体内时的活性特征；为使离体测量的结果最大限度地反映样本在体内时的状况，还应尽可能地使离体样本处在接近体内环境的条件下进行测量。为减少对生物体的损伤，离体测量的样本应尽量微量化。离体测量主要用于病理检查和生化分析中，其测量条件比较稳定和易于控制，但一般不适用于生物体各种活动功能的测量和连续性动态观察。

（2）在体（in vivo）测量：是指在生物体活体上对组织结构和功能状态所进行的测量。在体测量的特点是在测量过程中保持被测生物体的自然状态，能反映生物体的各种被测参数，特别是能反映生物信息随时间和空间的动态变化，因而广泛用于生理检查、患者监护以及在治疗、康复、护理中的实时监控。在体测量中，需避免测量系统与生物体相耦合时对被测生理状态的扰动，以防被测信号失真；需注意防止和抑制体内噪声和外界环境干扰对测量的影响，以确保测量的稳定性和可靠性；需特别注意测量的安全性，以防止对生物体造成不应有的损伤。

2. 按测量条件分类 分为无创测量、有创测量和微创测量。

（1）无创测量：又称为非侵入式测量，其测量系统的探测部分不侵入生物体组织，不造成机体创伤，因而容易为受试者接受，是生物医学测量技术的主要手段。目前，无创测量在临床生理检查和患者监护中被广泛应用，如体表生物电测量、常规生理参数（血压、体温、脉搏等）的测量和大量迅速发展中的医学影像技术（X线、CT、MRI、B超等）。无创测量适合于长时间连续测量和多次重复测量，由于测量系统不破坏皮肤，不侵入机体，因而安全性好。但是，无创测量多数为间接测量，体内信息需经体表传递到测量系统，被测信息在体内传输过程中容易产生失真，故测量的准确性和稳定性相对较低，并且需对信息的传输过程和测量方法的机制进行深入研究和实验评价。

（2）有创测量：又称侵入式测量，其测量系统的探测部分侵入生物体内，会造成机体不同程度的创伤，因而应尽量慎用，一般用于手术中或手术后的危重患者监测，也常用于实验动物的科学研究。对于难以从体表有效传递的生物信息，如心内或大血管内的血压和血流波形等，采用心导管检查等有创方法进行测量是目前最合理可行的方法。有创测量一般是直接测量，被测信息不需要经过体内和皮肤的复杂传输途径，因而信息失真小，测量方法机制明确，测量结果准确度和可靠性高。有创伤测量往往操作复杂，对安全性要求较高。

（3）微创测量：为了发挥无创测量和有创测量两种方法的长处、克服其短处，目前已越来越重视微创测量的研究和应用，较具代表性的是植入式测量和进入体腔的内镜检查技术。

1）植入式测量：是将测量系统的部分或全部经手术埋植于机体内，具有提供精确数据的优点，多用于长期连续测量生物体的功能状态和控制心脏起搏器等人工器官装置及某些自动输药系统。由于实际测量过程中手术创面已经痊愈，因此对测量无明显影响，对生物体的创伤较轻微，故安全性和可接受性均好于有创测量。植入式测量中，对植入材料的电学性能和生物相容性要求严格。

2）内镜检查：内镜检查技术已在临床检查中大量应用，如胃镜、直肠镜、膀胱镜等，它们基本不损伤皮肤，不侵入机体组织，只会引起轻微组织擦伤和不适。由于直接观测体腔内形态，或经体腔而接近被测组织，减少了信息在生物体内传输和经皮肤传输的限制，因此信息失真小，信号强，测量准确。

3. 按测量结果表达形式分类 根据生物体内信息的特点和不同观测目的，可将生物体内的信息分为一维、二维和多维，其测量方法可分为一维信息测量、二维信息测量和多维信息测量。

（1）一维信息测量：泛指反映生物体功能活动的各种变量和成分。一维信息测量中，一般是对被测信息在一定空间内取样（包括离体取样和在体取样），然后予以定量测定，并常常测量或显示被测参量随时间变化的过程。一般的生理测量和生化分析多为一维信息测量，其特点是测量精度高，动态和实时性好，测量设备较简单，测量速度快；但这种测量受到取样方式的制约，或者只反映生物体内特定部位的信息而不能反映信息的空间分布差异，或者是反映较大取样空间中的平均信息而非精细部位的信息状态。

（2）二维信息和多维信息测量：一般是对被测信息在一定空间的多个位置同时多点采样，或

笔记栏

142

利用探测装置在一定空间范围内顺序扫描，依次获得多个空间位置上的同一信息，然后将信息的空间分布用二维或多维显示方法予以记录。多采用成像技术，如 X 线、超声成像、核素扫描成像、磁共振成像、热成像、生物电阻抗法成像以及显微镜、内镜成像等。也有采用多道测量并经数据处理后以图形反映生理信息的空间分布方法，如心电体表等电位分布（又称心电体表电位地形图，ECG mapping），它虽不属于成像技术，但属于二维信息测量。

二维和多维信息测量的特点是能反映生物信息的空间分布，便于反映生物体的结构形态（如细胞形态、肿瘤和病理变化等）及功能活动的空间过程（如心脏和大血管中的血流状态），因而在医学诊断中有极高价值，在临床中应用非常广泛。二维和多维信息测量的局限性在于，受成像速度制约而动态测量性能较差，定量精度较低，一般设备较复杂，测量速度较慢。但随着多维信息测量的速度、动态性和定量性不断提高，因而应用范围不断扩展，显示出极好的发展前景。

（二）常用客观指标测量

1. 形态学指标　主要研究人体器官、组织的形态、结构、位置、毗邻关系及其发生、发展的规律。由于研究方法和目的不同，人体形态学可分为解剖学、组织学和影像解剖学等学科。解剖学主要是用肉眼观察以描述人体的形态结构，又称巨视解剖学。组织学是以显微镜为主要观察手段、研究人体器官和组织微细构造的科学，又称为微视解剖学。影像解剖学是医学影像学的基础，通过各种成像技术使人体内部结构和器官形成各种影像，从而了解人体解剖与生理功能状况及病理变化，属于活体器官的视诊范围。本节中主要介绍组织学和影像解剖学测量方法。

 研究实例

负压封闭引流技术对大鼠急性创面愈合过程中 Ⅰ/Ⅲ 型胶原比例变化的影响

生物医学测量指标包括：

1. 创面拍照检测创面愈合率。
2. qRT-PCR 分析 Ⅰ/Ⅲ 型胶原 mRNA 表达。
3. 免疫组织化学分析 Ⅰ/Ⅲ 型胶原蛋白比例变化。
4. 组织学观察创面肉芽组织再生及再上皮化。

来源：赵鑫，石新，陈贝，等. 负压封闭引流技术对大鼠急性创面愈合过程中 Ⅰ/Ⅲ 型胶原比例变化的影响［J］. 中国组织工程研究，2020，24（32）：5122-5127.

（1）组织学常用方法

1）常用光镜标本制备技术：①涂片、铺片、磨片标本的制备：涂片法是一种常用方法，如血液、粪便、痰液等直接涂于载玻片上制成涂片标本，干燥后进行固定、染色及封固。铺片法用于疏松结缔组织、肠系膜、神经等柔软组织，可撕成薄片铺在载玻片上，制成铺片标本，待干燥后进行固定染色。磨片法是用于坚硬组织的标本制作，如除用酸（如稀硝酸）脱钙、按常规制成切片标本外，骨和牙齿等坚硬组织可直接被磨成薄磨片标本进行观察。②切片标本的制备：观察机体各部位的微细结构时，首先要制成薄片，就是切片法，其中以石蜡切片（paraffin section）最为常用。最常用的染色法是苏木精（hematoxylin）和伊红（eosin）染色，简称 HE 染色，苏木精使细胞核和胞质内的嗜碱性物质着蓝紫色，伊红使细胞质基质和间质内的胶原纤维等着红色。

2）特殊显微镜技术：①相差显微镜（phase contrast microscope）：用于观察组织培养中活细胞或未经染色细胞的形态结构。活细胞无色透明，一般光学显微镜下不易分辨细胞轮廓及结构。相差显微镜可将活细胞不同厚度及细胞内各种结构对光产生的不同折射作用，转换为光密度差异，使镜下结构反差明显，影像清楚。组织培养研究常用的是倒置相差显微镜（inverted phase contrast microscope），它的光源和聚光器在载物台的上方，物镜在载物台的下方，便于长时间观察、拍照、摄影及录像贴附在培养器皿底壁上的活细胞，以记录活细胞行为。②荧光显微镜（fluorescence microscope）：用于观察标本中的自发荧光物质或以荧光素染色、标记的细胞结构及细胞内某些成分含量的变化，并探讨细胞的功能状态。其以高压汞灯产生的短波紫外线为光源，并配有激发、阻断、吸热和吸收紫外线等滤片系统，标本中的荧光物质在紫外线激发下产生各种颜色的荧光，借以研究该荧光物质在细胞和组织内的分布。组织中的自发性荧光物质如神经细胞和心肌细胞等的脂褐素呈棕黄色荧光，肝贮脂细胞和视网膜色素上皮细胞内的维生素 A 呈绿色荧光。细胞内某些成分可与荧光素结合而显荧光，如应用吖啶橙处理细胞后，细胞核内的 DNA 呈绿或黄绿色荧光，细胞质及核仁内的 RNA 呈橘黄或橘红色荧光。荧光显微镜广泛用于免疫细胞化学研究，即以异硫氰酸或罗丹明等荧光素标记抗体，用该标记抗体直接或间接地与细胞内相应抗原结合，以检测该抗原的存在与分布。③暗视野显微镜（dark-field microscope）：用于观察因反差或分辨力不足的微小颗粒。此种显微镜主要有一个暗视野集光器，使光线不直接进入物镜，故呈暗视野。而标本内的小颗粒产生的衍射光或散射光进入物镜，暗视野中的颗粒呈明亮小点，如同在暗室可见一束光线中的微小尘粒一般，可分辨 $0.004 \sim 0.2\mu m$ 的微粒，适用于观察细胞内线粒体运动及标本中细菌等微粒的运动等。④共聚焦激光扫描显微镜（confocal laser scanning microscope，CLSM）：是 20 世纪 90 年代初研制成功的一种高光敏度、高分辨率的新型仪器。它以激光为光源，光束经聚焦后落在样品（组织厚片或细胞）不同深度的微小一点，并做移动扫描，通过电信号彩色显像，经过微机图像分析系统进行二维和三维分析处理。CLSM 可用于细胞内各种荧光标记物微量分析，细胞内 Ca^{2+} 和 pH 等动态分析测定，细胞受体移动、膜电位变化、酶活性和物质转运测定，并以激光对细胞及其染色体进行切割、分离、筛选和克隆。因此，CLSM 可对细胞的多种功能进行全自动、高效、快速的微量定性和定量测定，有细胞 CT 之称。

3）组织化学（histochemistry）和细胞化学（cytochemistry）技术：组织化学和细胞化学技术的基本原理是在组织切片上或被检材料上加一定试剂，使它与组织或细胞中待检物质发生化学反应，成为有色沉淀物，用光镜观察；若为重金属沉淀可以用电镜观察，称电镜组织化学（electron microscope histochemistry）。这种方法可用于检测细胞内的酶类、糖类、脂类、核酸与某些金属元素等。如进一步应用显微分光光度计等测定标本中沉淀物的强度，则能较精确地进行定量研究。

4）免疫细胞化学（immunocytochemistry）技术：是将免疫学基本原理与细胞化学技术相结合建立起来的新技术，根据抗原与抗体特异性结合的免疫学原理，检测细胞内某种多肽、蛋白质及膜表面抗原和受体等大分子物质的存在与分布。肽类与蛋白质种类繁多，均具有抗原性，当将人或动物的某种肽或蛋白质作为抗原注入另一种动物体内，则产生与该抗原相应的特异性抗体（免疫球蛋白）；抗体从血清中提出后，再以荧光素、酶、铁蛋白或胶体金标记，用标记抗体与组织切片或细胞标本孵育，抗体则与细胞中的相应抗原发生特异性结合，结合部位被标记物显示，则可在显微镜下观察到该肽或蛋白质的分布。用荧光素标记抗体，并在荧光显微镜下进行观察的技术，称为免疫荧光术。如抗体与辣根过氧化物酶（horseradish peroxidase，HRP）等结合，进行酶显示后可在光镜或电镜下观察，用于电镜者称为免疫电镜术（immunoelectron microscopy）。此外，以铁蛋白和胶体金标记抗体，也能用于光镜和电镜下观察。这种方法特异性强，敏感度高，进展迅速，应用广泛，已成为生物学和医学众多学科的重要研究手段。

近年来，单克隆抗体（monoclonal antibody）制备技术极大提高了抗体特异性与免疫组织化学染色的精确性。继过氧化物酶 - 抗过氧化物酶复合物法（peroxidase-antiperoxidase complex method，PAP）之后，生物素 - 亲和素等试剂的应用，为检测微量抗原、受体、抗体提供了更精确的技术。目前常用的方法有：标记抗生物素蛋白 - 生物素法（labeled avidin-biotin method，LAB）、桥联抗生物素蛋白 - 生物素法（bridged avidin-biotin，BAB）及抗生物素蛋白 - 生物素 -

笔记栏

过氧化物酶复合物技术（avidin-biotin-peroxi-dase complex technique，ABC）。其中，ABC 法使用简便，被广泛应用。

5）组织培养术（tissue culture）：又称体外实验（in vitro experiments）。在无菌条件下，将从机体取得的组织块或细胞置于体外，模拟体内的各种条件进行培养。培养条件包括适宜的营养液、O_2、CO_2、pH、渗透压与温度等，并防止微生物污染。可在倒置相差显微镜下直接观察活细胞的运动、增殖、分化、代谢、吞噬、分泌等动态变化，以及细胞病变、癌变和逆转等机制，可用显微摄像等方法记录活细胞的连续变化过程，以获得在体实验难以获得的研究数据。

6）同位素示踪术（isotopic tracer technique）：是利用放射性同位素或经富集的稀有稳定核素作为示踪剂，研究细胞对某种物质的吸收、合成、转运和分泌等代谢过程。将放射性同位素或其标记物注入动物体内或加入细胞培养的培养基内，细胞摄取该物质后，取被检组织制成切片或细胞涂片。可用显微放射自显影术（microautoradiography）检测该放射性物质在细胞内的原位分布及其代谢转归。由于 β 射线能量低，射程短，电离作用强，应用最多，包含 ^3H、^{14}C、^{32}P、^{35}S、^{45}Ca、^{131}I 等，如用 ^3H- 胸腺嘧啶核苷研究细胞 DNA 合成及细胞增殖动态，用 ^{35}S- 蛋氨酸研究某些腺细胞分泌物的合成与排泄，用 ^{131}I- 碘化钠研究甲状腺素的合成等；还可做标本中的银粒数计量或其光密度测定；也可用液体闪烁计数器测定分离细胞或其匀浆的放射线强度，进行定量研究。

7）原位杂交术（in situ hybridization）：是一种核酸分子杂交技术，通过检测细胞内 mRNA 和 DNA 序列片段，原位研究细胞合成某种多肽或蛋白质的基因表达。其基本原理是根据两条单链核苷酸互补碱基序列专一配对的特点，应用已知碱基序列并具有标记物的 RNA 或 DNA 片段，即核酸探针（probe），与组织切片或细胞内的待测核酸（RNA 或 DNA 片段）进行杂交，通过标记物显示，在光镜或电镜下观察目的 mRNA 或 DNA 的存在与定位。此项技术需首先制备某种核酸探针，其种类主要有三种：①利用大肠杆菌重组带有目的基因的质粒 DNA，制成互补 DNA 探针（cDNA）。②应用限制性核酸内切酶消化制成线性 DNA 模板，在体外转录获得反义 RNA 探针（cRNA）。③依照待测核酸的核苷酸序列，应用 DNA 合成仪合成寡聚核苷酸探针。cRNA 和 cDNA 的常用标记物有 ^{32}S、^{32}P、^3H 等放射性核素和荧光素、生物素、地高辛等非放射性物质。组织学应用的原位杂交术主要是染色体原位杂交和细胞原位杂交。前者是研究遗传基因、抗原基因、受体基因、癌基因等在染色体上的定位与表达；后者是研究细胞某种蛋白质的基因转录物 mRNA 在胞质内的定位与表达。核酸分子杂交术有很高的敏感性和特异性，它在免疫细胞化学的基础上，进一步从分子水平探讨细胞功能的表达及其调节机制，已成为当前细胞生物学研究的重要手段。

8）细胞融合术（cell fusion）：又称细胞杂交（cell hybridization），即体外用人工方法将 2 个或 2 个以上的细胞融合成一种新品系杂交细胞（hybrid cell），筛选出的此种杂交细胞有很强的生命力，增殖也很旺盛。正常人体内也有细胞融合现象，如两性生殖细胞结合而成受精卵，多个巨噬细胞融合成一个体积很大的多核异物巨细胞。常用的细胞融合诱导物是仙台病毒（Sendai virus）和聚乙二醇（polythylene glycol，PEG）。细胞融合术是细胞遗传术、细胞免疫学、病毒学、肿瘤学等研究的一种重要手段，如将受抗原刺激后的小鼠脾淋巴细胞分离出来，与已建立的小鼠骨髓瘤（浆细胞瘤）细胞融合，筛选出的杂交瘤细胞可长期存活和增殖，成为制备单克隆抗体的细胞株。

还有细胞和细胞化学定量术（包括显微镜分光亮度定量术、形态计量术、流式细胞术等）、电子显微镜术（包括透射电镜术、扫描电镜术、冷冻蚀刻复型术和冷冻割断术、电子探针 X 射线显微分析）等一些新的技术。

（2）影像解剖学研究方法：影像学检查是一种特殊的检查方法，它是借助不同的成像手段使人体内部器官和结构显出影像，从而了解人体解剖与生理功能状况以及病理变化，以达到诊断和研究的目的。它是一种特殊的"视诊"，可以"看到"人体内部的解剖结构，如脑、脊髓、心脏、

笔记栏

肺、胃肠道等，以及部分生理功能，是观察活体器官和组织的形态及功能最好的方法，具有特殊研究和诊断效果。

1）计算机体层成像（computed tomography，CT）：1969 年由 Hounsfield 设计成功，1972 年公之于世。CT 不同于 X 线成像，它是 X 线束对人体进行层面扫描，取得信息，经计算机处理而获得的重建图像，所显示的是断面解剖图像，其密度、分辨率明显优于 X 线图像。

CT 的适用范围：广泛应用于呼吸系统疾病、腹腔和盆腔实质脏器疾病、神经系统急性疾病的诊断及外伤等的检查。其在呼吸系统疾病诊断中为首选，对于腹腔和盆腔实质脏器疾病，通常需要进行增强扫描。CT 检查的优点：快速、确切，无禁忌证。缺点：具有放射性，常需要造影剂增强检查。

2）磁共振成像（magnetic resonance imaging，MRI）：原理是将不显磁性的人体放在强大的磁场中，使人体内杂乱无章的原子具有一定的方向，利用射频线圈附加一个磁信号后改变原子的磁方向，再撤销，在其恢复原来状态的过程中发出电信号，利用计算机将射频线圈接收到的信号重建成图像。

MRI 的适用范围：以非急症的神经系统检查为首选；肝脏疾病检查；盆腔疾病的检查；胆道、胰管、泌尿道检查；血管疾病的检查等。MRI 的优点：良好显示组织的解剖结构；无需造影剂即可显示血管管腔结构；可进行肿瘤的良、恶性鉴别；可以反映器官功能、代谢。缺点：成像时间长于 CT；受干扰因素多；空间分辨率差。

3）正电子发射体层成像（positron emission tomography，PET）：是核医学领域比较先进的临床检查影像技术，特别适用于在没有形态学改变之前，早期诊断疾病，发现亚临床病变以及评价治疗效果。目前，在肿瘤、冠心病和脑部疾病的诊疗中尤其显示出重要价值。它可以显示：①流向身体某部分的血流。②组织利用营养物质的情况，如氧气的消耗。③细胞是否有异常。方法是将某种物质，一般是生物生命代谢中的必需物质，如葡萄糖、蛋白质、核酸、脂肪酸（目前应用较多的物质是氟代脱氧葡萄糖），标记上短寿命的放射性核素（如 ^{18}F、^{11}C 等），注入人体后，对该物质在代谢中的聚集情况通过图像反映出来，来反映生命代谢活动水平，从而达到诊断目的。

2. 生理学指标　生理科学是研究生物体（人体和动物）功能活动规律的科学，生理科学实验以大量的实验尤其是动物实验为基础，研究正常的、疾病状态下的以及用药后或护理干预后的生物体功能活动变化及其规律。通过各种不同的生物功能检测仪（表 7-1），检测各种生理指标，记录和研究生物体功能。

表 7-1　生理学指标检测仪器与功能

检测仪器	仪器功能
多功能心电图机	用于记录心脏电活动
动态血压监测仪	24 小时连续监测血压变化
脉搏血氧仪	非侵入式测量血氧饱和度
肺功能测试仪	检测 FVC、FEV_1、FEV_1/FVC 等肺功能参数
多功能体温监测仪	连续监测体温变化
血糖测量仪	监测血糖变化
全自动尿液分析仪	分析尿液成分
全自动血液分析仪	分析血液成分
无创颅内压监测仪	监测颅内压变化
神经电生理检测仪	记录神经电活动，如心电图、肌电图、脑电图、脑磁图等

检测仪器	仪器功能
多导睡眠监测仪	监测睡眠期间血氧饱和度、脉率、体位、鼻气流等
超声心动图仪	利用超声波观察心脏结构和功能
血气分析仪	监测 pH、PCO_2 和 PO_2 等相关指标
免疫分析仪	肿瘤标志物、甲状腺功能、生殖/内分泌、心血管类、先天性疾病等相关指标检测
自动生化分析仪	常规生化项目测定外，还可进行激素、免疫球蛋白、血药浓度等的测定及酶免疫、荧光免疫等分析
神经传导速度测量仪	监测神经纤维传导速度，评估神经系统功能和损伤情况
骨密度仪	测量骨骼密度，评估骨质疏松等骨骼疾病风险

（1）电生理指标：在生物医学领域，通常将生物机体在进行生理活动时所显示出的电现象称为生物电现象（bioelectric phenomenon），研究生物电现象的生理学称为电生理学（electrophysiology）。生物电现象在生物界普遍存在，其中以伴随神经、肌肉（包括骨骼肌、平滑肌和心肌）和感觉器官活动的电变化最引人注目，是现代电生理学的主要研究内容。

人体不同部位的生物电测量与记录，能反映相应部位的兴奋性变化，是临床研究和诊断的重要依据。例如，心电变化的测量与记录是现代医学诊断心脏疾病的主要手段；脑电的测量与记录是探测脑肿瘤和癫痫发作的重要依据；肌电的测量与记录有助于研究和诊断肌肉萎缩与肌肉神经支配疾病等。

（2）普通生理指标：主要指伴随生命活动的一些机械信号，如血压、胸膜腔内压、颅内压、中心静脉压等压力信号，肌肉张力、肠管张力、血管张力、呼吸运动张力等张力信号，尿流量、血流量等流量信号，体温、皮肤干湿度等。这些信号均可通过相应的换能器转换成电信号来进行检测和处理，从而观察相应的生理指标。

 研究实例

气管插管后早期胃肠减压对机械通气患者呼吸力学的影响

【目的】探讨气管插管后早期行胃肠减压对机械通气患者呼吸力学的影响及其临床应用价值。

【方法】将 2023 年 3 月至 6 月接受气管插管后机械通气的 132 例患者分为观察组和对照组。观察组在气管插管后的 1 小时内进行胃肠减压，对照组在气管插管后的 6 小时内未进行胃肠减压治疗。在气管插管即刻（T_0）、机械通气 1 小时（T_1）、机械通气 2 小时（T_2）、机械通气 4 小时（T_3）、机械通气 6 小时（T_4）时分别测量两组患者的呼吸力学参数、氧合及腹内压变化情况并分析。

【结果】在 T_0 时，两组的呼吸力学指标差异均无统计学意义（$P > 0.05$），两组的气道峰压均下降，差异无统计学意义（$P > 0.05$）；在 T_3 和 T_4 时，观察组的平台压和平均气道压显著低于对照组，静态顺应性显著高于对照组，差异均有统计学意义（$P < 0.05$）；在 T_1 后，观察组的 PaO_2/FiO_2 显著高于对照组（$P < 0.05$）；在 T_4 时，观察组的腹内压显著低于对照组（$P < 0.05$）。

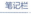 笔记栏

【结论】在气管插管后 1 小时内进行胃肠减压能够有效改善机械通气患者的呼吸力学指标，降低腹内压，提高肺部顺应性和氧合情况。

来源：任佳乐，王志伟，张伟，等. 气管插管后早期胃肠减压对机械通气患者呼吸力学的影响 [J]. 中国急救医学，2024，44（1）：88-92.

3. 生物化学指标 生物化学参数测量所涉及的内容很广，各种有关生物机体的化学结构和物质代谢的测量都属于生化参数测量。它对于了解生命过程的特征、生物机体的生理病理变化机制和各种疾病的诊断等都有重要意义。下面主要介绍常见的几种测量技术。

研究实例

尿毒症维持性血液透析患者血清 HMGB1、NGAL、miR-15a、miR-34b 水平与导管相关性感染的关联性

【目的】探讨尿毒症维持性血液透析患者血清高迁移率族蛋白 1（HMGB1）、中性粒细胞明胶酶相关载脂蛋白（NGAL）、微小核糖核酸（miR-15a）、miR-34b 水平与导管相关性感染发生的关系。

【方法】回顾性选取 2020 年 4 月至 2023 年 4 月收治的 52 例尿毒症维持性血液透析并发导管相关性感染患者（感染组）和 54 例未并发导管相关性感染患者（未感染组）作为研究对象，统计病原菌特点，比较两组血清 HMGB1、NGAL、miR-15a、miR-34b 水平，分析它们与尿毒症维持性血液透析患者并发导管相关性感染的关系，采用受试者操作特征曲线（ROC）分析血清 HMGB1、NGAL、miR-15a、miR-34b 水平单独及联合检测对尿毒症维持性血液透析并发导管相关性感染患者的诊断价值。

【结果】52 例尿毒症维持性血液透析并发导管相关性感染患者共培养出病原菌 53 株，感染组 HMGB1、NGAL、miR-34b 水平高于未感染组，miR-15a 水平低于未感染组（$P < 0.05$）；血清 HMGB1、NGAL、miR-34b 与尿毒症维持性血液透析患者并发导管相关性感染成正相关（$P < 0.05$），血清 miR-15a 与尿毒症维持性血液透析患者并发导管相关性感染成负相关（$P < 0.05$）；血清 HMGB1、NGAL、miR-15a、miR-34b 联合检测对尿毒症维持性血液透析并发导管相关性感染患者的诊断曲线下面积（AUC）值为 0.941，敏感度为 94.23%，特异度为 81.48%。

【结论】尿毒症维持性血液透析并发导管相关性感染患者血清 HMGB1、NGAL、miR-34b 呈高表达，miR-15a 呈低表达，四者与该病具有相关性，四者联合检测对该病诊断价值较高。

来源：钟倩，崔雪曼，李帅，等. 尿毒症维持性血液透析患者血清 HMGB1、NGAL、miR-15a、miR-34b 水平与导管相关性感染的关联性 [J]. 中华医院感染学杂志，2024，34（8）：1163-1167.

（1）质谱技术：质谱分析法是 2002 年诺贝尔化学奖表彰的两项成果之一。最初的质谱仪主要用来测定元素或同位素的原子量，随着离子光学理论的发展，质谱仪不断改进，其应用范围也不断扩大，到 20 世纪 50 年代后期已广泛应用于无机化合物和有机化合物的测定。现今，质谱分析的足迹已遍布各个学科的技术领域，质谱技术在生命科学领域的应用，更为质谱的发展注入了

新的活力，形成了独特的生物质谱技术。

电喷雾质谱技术（electrospray ionization mass spectrometry，ESI-MS）和基质辅助激光解吸电离质谱技术（matrix assisted laser desorption/ionization，MALDI）是诞生于20世纪80年代末期的两项电离技术。这两项技术的出现使传统的主要用于小分子物质研究的质谱技术发生了革命性变化。它们具有高灵敏度和高质量检测范围，在皮摩尔（pmol）数量级水平或更少的样品检测中，当分辨率为1 000时可达到0.005%的精度；降低分辨率，能够使肽类在四极质谱中的检测限达到30fmol，从而使质谱技术真正走入了生命科学研究领域，并得到迅速的发展。

（2）电泳技术：从1809年俄国物理学家Peйce首次发现电泳现象、1909年Michaelis首次将胶体离子在电场中的移动称为电泳以来，电泳技术得到了长足的发展，特别是20世纪80年代发展起来的新的毛细管电泳技术，20世纪90年代初期发展起来的芯片毛细管电泳技术，在小分子分析、药物筛选、DNA分析和基因检测、氨基酸、肽和蛋白质分析以及细胞分析等诸多方面，提供了一种重要的分析工具。

（3）电化学分析法（electrochemical methods）：基本原理是基于溶液的电化学性质，测定化学电池的电位、电流或电量变化进行分析的方法。电化学分析法有多种，如测定原电池电动势以求物质含量的分析方法称为电位法（potential method）或电位分析法；通过对电阻的测定以求物质含量的分析法称为电导法；借助某些物理量的突变作为滴定分析终点的指示的方法，则称为电容量分析法。

离子选择电极（ion selective electrode，ISE）分析法是电位分析法中发展最为迅速、最活跃的分支。对某些离子测定的灵敏度可达10^{-6}数量级。离子选择电极最常用的包括玻璃膜电极、气敏电极和酶电极。现已有H^+、Na^+、K^+、Li^+、Ag^+、Ca^{2+}、Mg^{2+}等玻璃电极，其他的还有测定二氧化碳、氨、氯、二氧化硫、二氧化氮、氟化氢等的气敏电极，测定尿素、尿酸、肌酐、维生素C、乙醇、乳酸、蛋白质等的酶电极。ISE具有选择性好、灵敏度高、线性范围宽、抗干扰能力强、设备简单、分析速度快、易于自动化、标本用量少等优点，已广泛应用于生物、医药、环境、材料、化工等领域。

4. 分子生物学指标　分子生物学是以分子水平研究生命本质为目的的一门新兴边缘学科，以核酸和蛋白质等生物大分子的结构及其在遗传信息和细胞信息传递中的作用为研究对象，是当前生命科学中发展最快并正在与其他学科广泛交叉与渗透的重要前沿领域。本质主要是指对遗传、生殖、生长和发育等生命基本特征的分子机制的阐明，从而为利用和改造生物奠定理论基础和提供新的手段。

（1）分子杂交技术（molecular hybridization technology）：指的是互补的核苷酸序列通过Watson-Crick碱基配对，形成稳定的杂合双链DNA分子过程。根据待测对象不同而区分为三种：

1）DNA分子杂交技术（southern blot）：包括两个过程。一是将待测定DNA分子通过一定方法转移并结合到一定固相支持物（硝酸纤维素膜或尼龙膜）上，即印迹（blotting）；二是固定于膜上的核酸同位素或荧光标记的探针（带有标记与目的基因的一段序列互补结合的DNA片段）在一定温度和离子强度下退火，即分子杂交过程。然后用放射自显影或酶反应显色，根据是否出现杂交带以及杂交带的位置和强度判断待测DNA中是否存在目的基因片段及其大小和含量等。主要应用于遗传病检测、DNA指纹分析、PCR产物判断及基因工程目的基因检测等研究中。

2）RNA分子杂交技术（northern blot）：用于分析细胞总RNA样品中特定mRNA分子大小和含量。其原理和方法southern blot类似，需要注意的是探针序列必须是能与目的mRNA特异性互补结合的一段DNA或RNA序列。虽然northern blot也可检测目标mRNA分子的大小，但更多用于检测目的基因在组织细胞中有无表达及表达的水平如何；可以检测到细胞在生长发育特定阶段或者应激或病理环境下特定的基因表达情况。

3）抗原抗体杂交技术（western blot）：是将蛋白质电泳、蛋白质印迹、免疫测定融为一体的

笔记栏

特异性蛋白质的检测方法。采用聚丙烯酰胺凝胶电泳，以固相载体上的待测目标蛋白作为抗原，与对应的第一抗体特异性结合后，再加入能与一抗专一性结合的带有酶或同位素标记的第二抗体，最后通过二抗带标记化合物的特异性反应，显色或放射显影后出现的杂交带进行检测。可以用于识别和定量抗原蛋白，调节抗原蛋白结构及功能，以及明确受体–激动剂因子、因子–受体和其他受体蛋白相互作用的分子机制。该技术广泛应用于检测待检样品中是否存在目标蛋白以及目标蛋白的表达情况。

由于分子杂交技术具有非常高的灵敏度和特异性，因此这一技术被广泛应用于克隆基因筛选、酶切图谱的制作、基因组特定基因序列的定性、定量检测以及疾病诊断等多个方面，故该技术在临床诊断中的应用频率越来越高。

（2）聚合酶链反应（polymerase chain reaction，PCR）技术：是指聚合酶链式反应，利用聚合酶（polymerase）在体外模拟 DNA 复制的过程，通过不断扩增，使 DNA 的数量呈指数级增长。PCR 反应需要 DNA 模板、Primers（引物）、dNTPs（核苷酸）、PCR buffer（缓冲液）、DNA 聚合酶等原料，PCR 循环条件也是影响 PCR 实验结果的重要因素。PCR 技术是一种快速、高效、灵敏、特异的 DNA 扩增技术，已经广泛应用于基因组研究、分子诊断、基因工程、种群遗传学等领域。其中，常见应用包括 DNA 测序、基因分型、基因克隆、病原体检测等。同时，PCR 技术也在不断发展和改进，主要包括：数字 PCR 技术，适用于稀有突变的检测和定量；实时定量 PCR 技术和微流控 PCR 技术，适用于基因表达和病原体检测等领域。总之，PCR 技术已经成为现代生物学研究和分子诊断的必备技术。

（3）基因测序技术（gene sequencing technology）：又被称为 DNA 测序。主要涉及 DNA 复制、序列读取和序列解读等过程。

1）一代测序技术：包括化学降解法和双脱氧链终止法。①化学降解法：即 Maxam-Gilbert 法，将 DNA 片段的 5′ 端磷酸基用放射性同位素标记，再分别采用不同化学试剂处理修饰和裂解特定碱基，从而产生一系列长度不一而 5′ 端被标记的 DNA 片段，这些以特定碱基结尾的片段群通过聚丙烯酰胺凝胶电泳分离，再经放射线自显影，确定各片段末端碱基，从而得出目的 DNA 的碱基序列。②双脱氧链终止法：即 Sanger 法，反应体系中包括目标 DNA 片段、脱氧核苷三磷酸（dNTP）、双脱氧核苷三磷酸（ddNTP）、测序引物及 DNA 聚合酶等，其核心是 ddNTP 的使用，由于缺少 3′-OH 基团，不具有与另一个 dNTP 连接形成磷酸二酯键的能力，这些 ddNTP 可用来中止 DNA 链的延伸。此外，这些 ddNTP 上连接有放射性同位素或荧光标记基团，可以被自动化仪器或凝胶成像系统检测到。Sanger 法的特点是准确性可达 99.999%，尽管存在测序成本高、通量低等缺点，但它仍然是现今基因检测的"金标准"，也是对新一代测序结果进行评估验证的主要手段。

2）二代测序技术：即 NGS 技术，基于大规模平行测序（massively parallel sequencing，MPS）技术对大量的目的基因同时进行测序，二代测序平台主要采用的技术有以下三种：边合成边测序（sequencing by synthesis，SBS）、连接法测序（sequencing by ligation，SBL，又名 SOLiD）和半导体测序（Ion Torrent）。优点为通量高，一次可对几十万到几百万条核酸分子进行序列测定，单条序列成本低。

3）三代测序技术：常用技术包括单分子荧光测序技术、纳米孔测序技术、电子显微镜观察法。单分子荧光测序技术通过将脱氧核苷酸用荧光标记，实时记录荧光的强度变化，测序过程包括文库构建和上机两步。文库构建是将长片段 DNA 分子与测序接头连接成茎环结构，然后加上与接头互补的测序引物及 DNA 聚合酶。上机测序是将构建好的文库复合物载入 SMRT Cell 的纳米孔中，通常一个纳米孔固定一个 DNA 分子，DNA 聚合酶通过共价连接的方式固定在纳米孔底部。纳米孔测序技术采用电泳技术，借助电泳驱动单个分子逐一通过纳米孔来实现测序；由于纳米孔的直径非常细小，仅允许单个核酸聚合物通过，四种核苷酸的空间构象不一样，因此当它们

笔记栏

150

通过纳米孔时，所引起的电流变化不一样。由多个核苷酸组成的 DNA 或 RNA 链通过纳米孔时，检测通过纳米孔电流的强度变化，即可得到碱基序列。电子显微镜观察法通过电子显微镜鉴定完整 DNA 分子的碱基结构，可以减少对 DNA 分子结构的破坏，且不使用重金属标签，在测序时发生的错误较少，但获得的图片分辨率低。

DNA 序列分析实现了高效、快速、准确测序，使人类知晓了自身全基因组序列，以及众多动物、植物及细菌的序列，通过确定重组 DNA 方向与结构，能够实现对基因突变的定位、鉴定及比较研究，是当前主流分子生物学检测技术之一，主要应用于基因组学研究、遗传疾病筛查、新药开发、进化研究、植物和动物育种等领域。随着技术的不断发展和成熟，新技术的出现也使得基因测序技术更加成熟、多元，成为分子生物学迅速发展的强大推动力之一。

（4）基因编辑（gene editing）技术：指通过特定分子工具对细胞基因进行修改的技术，主要是对基因序列进行修剪、添加、替换等操作。CRISPR-Cas9 是目前最为流行的基因编辑技术，其原理是通过特定的 RNA 分子将 Cas9 酶引向 DNA 特定序列，从而切割或修改目标 DNA 序列。其在研究和治疗癌症、修复遗传病基因、生产转基因作物、研究基因在生物体发育和功能中的作用、疾病动物模型制作、生物能源生产等方面有着广泛应用前景，是生命科学领域中一项重要技术。

（5）基因芯片技术：又称 DNA 芯片、生物芯片，是一种高通量的基因组学技术，原理是通过一系列的探针识别样品中的 DNA 序列，并进行微阵列面积图谱的检测和分析。其将大量（通常每平方厘米点阵密度高于 400）探针分子固定于支持物上后与标记的样品分子进行杂交，通过检测每个探针分子的杂交信号强度进而获取样品分子的数量和序列信息。通俗地说，就是通过微加工技术，将数以万计，乃至百万计的特定序列的 DNA 片段（基因探针），有规律地排列固定于 $2cm^2$ 的硅片、玻片等支持物上，构成一个二维 DNA 探针阵列，与计算机的电子芯片十分相似，所以被称为基因芯片。此技术具有高通量、高敏感度和快速性等优点，在基因检测、基因功能分析、基因表达谱的应用和个体化医疗等方面有着广泛的应用。

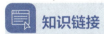 **知识链接**

基因组学在护理学科中的应用前景

基因组学是研究人体基因组的结构和功能及其对身体生长、发育影响的科学，为精准护理和健康管理开辟了新路径。通过研究基因组信息，护理研究者可深入探究基因与健康之间的关系，早期识别患者的遗传风险，实施及时干预和疾病预防，提升护理质量，因此护理工作者积极参与并主导基因组学研究至关重要。

护理研究者已在基因组学实验室及基因组学方法学应用领域取得进展，通过基因组学研究改善护理服务的同时，重点关注基因组干预措施与项目实施对患者健康结局的影响，并通过绩效评估，确保护理领域基因组学治疗的高标准执行。

基因组学研究为护理领域带来了巨大机遇和挑战，护理工作者必须具备将基因组学嵌入日常临床实践的知识和技能，批判性地思考基因组学如何影响临床护理实践；护理工作者需具备标准化沟通技巧，支持患者进行自主决策以应对遗传病诊断或治疗方案选择的挑战；护理工作者需关注基因组医疗保健的政策影响，确保患者和自身的权益得到保障，促进研究的公平可及性。为实现这一目标并提升护理工作者基因组学素养，高校和医院应将基因组学纳入护理本科和研究生教育及继续教育培训体系。

来源：BUESER T, SKINNER A, SAGHDAOUI L B, et al. Genomic research: the landscape for nursing[J]. Journal of Advanced Nursing, 2022, 78(9): e99–e100.

笔记栏

二、测量的精密度与准确度

（一）精密度

精密度（precision）是指在一定测量条件下，对某一变量的多次测量中各观测值间的离散程度。常用标准偏差（standard deviation，SD/S）、相对标准偏差（relative standard deviation，RSD）表示。精密度反映仪器随机性误差的大小和测量过程的重复性，精密度值愈小，精密度愈高。生物医学测量中，往往要对同一生物量在不同时间或不同部位重复多次测量以供比较，或要观察某一生物量的长时间变化。此外，生物医学测量的结果常常作为疾病诊断、治疗和健康管理的依据，关系到人体的健康和安全，所以，生物医学测量对仪器精密度的要求较高，对重复性的要求亦较高。

（二）准确度

准确度（accuracy）是指仪器的实际测量结果与真值（理想值）之间的最大偏差与仪器测量范围的比值，即

$$E_a = \frac{\Delta A_{max}}{H} \times 100\%$$ （公式 7-1）

公式中 Ea 为仪器的测量准确度；ΔA_{max} 为实测值与真值间的最大偏差；H 为仪器的测量范围。

准确度表示仪器实际测量结果与真实的被测量的接近程度，E 愈小，则准确度愈高。在生物医学测量中，被测信息具有多变性，各种被测生物量的正常值范围一般较大，故对仪器的准确度要求以适应被测量的特点和诊断的要求为依据。

（三）灵敏度

灵敏度（sensitivity，S）是指仪器在稳态下输出量变化与输入量变化之比，可表示为

$$S = \frac{\Delta A_0}{\Delta A_1} \times 100\%$$ （公式 7-2）

公式中，S 为灵敏度，ΔA_0 和 ΔA_1 分别为输出量变化和输入量变化。对于线性仪器仪表（linear instrument），灵敏度为常数，并可用满量程的输出量与相应输入量之比计算。灵敏度是将仪器的输出量校正为输入量的依据，也是仪器测量微弱信号能力的反映。由于多数生物医学信号较微弱，故一般生物医学测量仪器的灵敏度较高。但是，在实际测量中，应根据被测信号的幅度范围和仪器抗噪声与干扰的能力，综合考虑并选择适宜的仪器灵敏度。仪器灵敏度愈高，愈有利于小信号的测量，但对于干扰信号也愈敏感，仪器的稳定性愈差。

（四）特异性

特异性（specificity）是指反应物之间的相互识别，并具有严格选择性结合的能力。例如一把钥匙一把锁，钥匙存在特异的对应锁。

在生物界存在着许多相对性的关系，如酶 – 底物、抗原 – 抗体、配基 – 受体之间的相互辨别和选择性结合反应，从立体结构角度上说，就是相应的反应物之间构象的对应性。酶的特异性是指一种酶能在两种或多种不同底物之间作出辨别，并与其中构象最合适的一种底物结合，催化该底物进行化学反应，表现出酶对其底物具有严格的选择性。这种现象可用诱导契合学说来解释，即酶与底物接近时诱导酶蛋白变构，在此基础上，酶与底物互补契合进行反应。通过 X 射线衍射分析证明，酶与底物结合时有显著的构象变化。

三、生物医学测量法的步骤和注意事项

（一）生物医学测量法的步骤

1. 确定研究目的和问题 应用生物医学测量法收集数据和信息，首先需要明确研究目的、假设和研究问题，以及需要测量的生物医学参数和数据类型。

ER7-3
生物医学测
量法的应用

笔记栏

2. 选择合适的测量方法　根据研究目的，选择适当的测量方法和技术。

3. 制订测量方案和操作规程　设计详细的测量方案，包括测量的时间、地点、工具和技术的使用方法，以确保测量的一致性和可重复性。

4. 伦理审查和获得许可　如果研究涉及人体或动物实验，确保获得伦理审查委员会的批准，并遵循所有伦理和法律要求。

5. 数据采集　执行测量并记录数据，确保采集数据的质量，包括避免误差和采用标准化的测量方法。

6. 数据存储和管理　建立安全数据存储系统，确保数据的完整性和保密性。

7. 数据分析　使用适当的统计学软件和方法处理、分析收集到的数据，以解答研究问题并生成结果。

8. 结果解释和报告　解释分析结果，提出结论并撰写研究报告。

（二）生物医学测量法的应用注意事项

1. 标准化　确保测量过程中采用标准化的方法和工具，以便与其他研究进行比较和合并数据。

2. 质量控制　实施质量控制措施，监测和管理测量过程中的误差，尤其要保证获得高质量的标本。

3. 安全和伦理　严格遵循实验室安全规定和伦理原则，特别是涉及人体或动物实验时。

4. 数据共享　研究结束后分享数据，以验证研究结果和促进科学合作。

生物医学测量法通过精密的仪器、规范的测量程序、统一的操作方法测量变量指标，收集数据资料，测量者的主观因素对结果的影响小，测量结果客观性好、可信度高。如果条件允许，护理研究者应尽可能选择生物医学测量法收集研究资料，并严谨设计和执行，以确保数据的准确性、客观性和可靠性；同时，也需要不断更新和应用新的技术和方法，以满足不断发展的护理研究需求。

第四节　二手资料分析法

随着计算机、网络技术的不断发展和普及，电子化的共享存储数据对次级用户开放，促进了二手资料分析的发展。这种分析方法可达到原始研究之外的其他目的，以解决原始分析没有考虑到的问题，或改变第一次分析得出的结论。

一、二手资料的概述

二手资料（secondary data）是相对于原始资料（primary data）（又称为一手资料）而言的，是指并非出于本研究目的而收集的资料。二手资料在该研究之前就已经存在，是研究者本人、他人或组织为其他目的收集的资料。对研究者而言，这些丰富的已经收集好的资料可以再次利用。二手资料分析是指对已经存在的数据集进行再次分析以回答不同的研究问题。

在真实世界中，存在着各种各样丰富的数据。数据可以是量性的，也可以是质性的。数据可以是为研究目的或其他目的而收集的，例如医院记录或保险记录。数据可以有多种形式，如数字、影像、文字以及视频录像等。在公共卫生和护理领域，一手数据资料和二手数据资料之间的区别取决于收集数据者或研究团队和分析数据者之间的关系。如果是由研究者为了研究中的特定目的而收集的数据，那么这个数据就是一手数据资料。例如一个研究团队开展一个研究项目，为了解决研究项目的具体问题进行科研设计，并进行数据收集，然后将收集来的数据进行统计学分析，撰文并发表。在这个例子中，研究者包括数据分析人员有一定的参与，熟悉研究设计和数据收集的过程，而且收集数据的目的是解决研究问题，故属于一手资料。如果数据是由别人因为其他目的而收集的,那么这个数据就是二手数据资料。例如研究者提出问题,而这个问题需要通过分析健康行为危险因素监控系统的数据来解决。这些数据通常是由国家疾病预防和控制中心或地方疾病预防和控制中心及国家卫生有关部门合作完成收集形成的数据库。这个例子中,研究者既没有参与研究设计、也没有参与数据收集过程,而且数据每年收集的目的也不是为了回答研究者提出的特定研究问题,故属于二手资料。同一数据库,既可以作为一手数据也可以作为二手数据,一手资料和二手资料的选择不是非此即彼。护理研究者可以运用两种数据类型开展不同的研究,也可以在研究项目中同时包含这两种数据类型。

由于原始数据的收集费时费力,对数据信息的提取可能不够详尽,二手资料分析被越来越多的研究者应用。伴随大数据时代的来临,我国医疗卫生信息资源日益实现共享,大量数据逐渐公开化,为二手资料的研究提供了契机。医院信息管理系统数据、电子健康档案、可穿戴健康设备产生的数据等医学大数据具有巨大的应用价值。然而,重视并解决大数据研究中的数据管理、共享与合作、伦理考虑、安全性等问题,才能实现在医学领域对大数据的充分挖掘和科学利用。

二、二手资料的来源与优缺点

(一)二手资料的来源

二手资料的来源广泛,包括电子健康档案、患者病历、质量改进数据、医院各类报表以及各种行政管理记录,也包括日记、录像资料、访谈资料等;政府机构、国际组织、行业协会、专门调研机构、大众传媒等公布的数据资料,如人口普查、居民健康调查所获得的所有数据;大型临床试验甚至一些较小的研究数据库也可以作为二手资料再次分析;可穿戴设备用户所产生的生理计量数据亦可再次用于科学研究。

二手资料可以无偿地被公众获取,或是通过某些商业组织的会员、期刊订阅的方式获取,也可通过向收集并管理资料的机构购买。常用数据库介绍如下:

1. 公共数据平台

(1)Dryad 数据库:是受美国国家科学基金会资助的一家非营利性组织,内容比较综合,储存了基因学、遗传学、生物学、生态学、分子学、医学等领域的研究数据,向全球开放。

(2)Figshare 数据平台:是一个开放的数据存储网站,包括法律、计算机、人类学、教育学、生态环境学、化学、心理学等多个领域的数据,不需要注册申请,可直接在网站查询下载使用数据集。

(3)Zenodo 数据平台:开放的数据存储网站,主要包括医学、昆虫学、生物学、生态学等多个领域的数据,不需要注册申请,可直接在网站下载使用数据。

2. 医学数据库

(1)全球健康观测(Global Health Observatory,GHO)数据库:由世界卫生组织统计和整理,囊括了世界范围的全球健康数据,包括常见疾病全球及地区的发生率、死亡率等。所有数据开放获取。

(2)世界卫生组织死亡率数据库(WHO Mortality Database):提供按国家、年龄、性别和收入群体分列的全球死亡和残疾原因的可用数据,可开放获取。

(3)全球健康数据交流中心(Global Health Data Exchange,GHDx):是一个全球卫生和人口数据的目录,数据内容包括人口普查数据、各类调查数据、注册信息、评估指标、行政健康数据以及与健康相关的财务数据。大部分数据需要注册账号并登录后获取。

(4)Omnibus 基因表达数据库(Gene Expression Omnibus,GEO):是一个免费的公共功能基因组学数据存储库,由美国国立生物技术信息中心创建并维护的基因表达数据库,收录了世界各国研究机构提交的高通量基因表达数据。接收基于阵列和序列的数据,提供的工具可帮助用户查询和下载实验和整理的基因表达谱。可以直接通过网站下载数据集。

（5）中国健康与养老追踪调查（CHARLS）数据库：是国内外学者使用频次极高的数据库，旨在收集一套代表中国 45 岁及以上中老年人家庭和个人的高质量微观数据，用以分析我国人口老龄化问题，推动老龄化问题的跨学科研究。全国基线调查于 2011 年开展，覆盖 150 个县级单位，450 个村级单位，约 1 万户家庭中的 1.7 万人。这些样本每 2～3 年追踪一次，调查结束 1 年后，数据对学术界开放。需要在官网进行注册。

（6）公共卫生科学数据中心：是国家人口健康科学数据共享平台的主要数据中心之一，是一个专注于收集、整理、存储和分享公共卫生领域数据的机构，它的目标是促进公共卫生研究和实践的发展，提供研究人员、政策制定者和公众可信赖的公共卫生数据资源。

（7）欧洲肿瘤营养前瞻性研究（the European Prospective Investigation into Cancer and Nutrition, EPIC-Europe）数据库：欧洲肿瘤营养前瞻性研究是一个长期、大规模的合作项目，研究来自欧洲各国的不同人群，调查饮食、营养、生活方式和环境因素之间的关系，以及癌症和其他慢性病的发病率。EPIC 主数据库由国际癌症研究机构托管，该机构负责维护生活方式暴露数据（包括饮食）和随访数据（癌症终点和生命状态）。

（8）慢病数据仓（Chronic Conditions Data Warehouse, CCW）：是美国医疗保险数据建立的一个数据库，主要包括慢性疾病的相关数据，如医疗保险、医疗补助、评估、C 级和 D 级处方药事件的数据等，旨在支持提高医疗照护质量、降低成本和医疗服务使用率的研究。

（9）美国健康营养调查（National Health and Nutrition Examination Survey, NHANES）数据库：由美国疾病预防控制中心建立，旨在监测美国各地成人和儿童的健康和营养状况，包括人口统计学特征、社会经济、饮食和健康等相关数据。

（10）重症医疗数据库（Medical Information Mart for Intensive Care, MIMIC）：2003 年在美国国立卫生研究院的资助下，由美国麻省理工学院计算生理学实验室、美国哈佛医学院 Beth Israel Deaconess 医疗中心和飞利浦医疗公司共同建立，包含该医疗中心所有内外科 ICU 患者的数据。数据团队为保护患者隐私，对患者信息进行了去标识化处理，向全世界的研究人员免费开放。目前已经产生了 MIMIC-Ⅱ、MIMIC-Ⅲ、MIMIC-Ⅳ三个版本：MIMIC-Ⅱ包含 2001—2008 年的数据，数据来自 CareVue 床边监视器；MIMIC-Ⅲ包含 2001—2012 年成年患者数据和 2001—2008 年新生儿重症患者数据；MIMIC-Ⅳ包含 2008—2019 年的数据，数据来自 Metavision 的床边监视器。

（11）生存、流行病学及终点结局（Surveillance, Epidemiology, and End Results-Medicare, SEER-Medicare）数据库：由美国国立癌症研究所建立，是北美最具代表性的大型肿瘤登记注册中心，收集了大量医学相关的原始数据。数据库内容包括人口统计数据、患者个人信息、原发灶位置、肿瘤大小、肿瘤编码、治疗方案、死亡原因等信息。

（12）保健费用及服务利用项目（Healthcare Cost and Utilization Project, HCUP）：是美国最大的纵向医疗服务数据收集项目，旨在开展和转化研究、为决策制订提供信息并改善医疗服务，包括住院、门诊手术和服务就诊以及急诊科就诊的信息。HCUP 自 1988 年开始提供数据，包含美国国家住院患者样本库（National Inpatient Sample, NIS）、儿童住院数据库（Kids' Inpatient Database, KID）、国家住院患者数据库（State Inpatient Databases, SID）、国家门诊手术及服务数据库（State Ambulatory Surgery and Services Databases, SASD）等。主要涉及医院管理、医疗保险、卫生服务、医疗成本等信息。需要注册并购买使用数据库。

以下以重症医疗数据库为例，说明数据库获取的主要步骤。

MIMIC 必须经过一系列步骤（注册、考试、申请），得到认证后才能使用，申请过的用户只有使用权，没有传播数据的其他权限。

1. 完成 CITI PROGRAM 上的培训与考试 申请数据库权限之前，需在 CITI PROGRAM 上完成课程学习与考试。Collaborative Institutional Training Initiative Program（CITI PROGRAM）是一个在线培训平台，为医学、生命科学和社会科学等领域的研究人员提供伦理和合规培训。CITI

笔记栏

PROGRAM 的课程涵盖了人体研究伦理、动物研究伦理、生物安全、数据管理等方面。CITI PROGRAM 的培训证书被全球范围内的研究机构和组织广泛认可。

（1）账号注册：打开 CITI PROGRAM 的官方网址，点击右上角"Register"进入注册页面。

（2）选择课程：下一步会询问是否需要使用 CITI 进行认证，以及需要学习的课程。选择课程【Data or Specimens Only Research】，点击"Start Now"按钮开始学习。

（3）学习与考试：课程一共有 9 个模块，点击每节课最下方的"Take the Quiz"进行考试。全部课程学习完成并且考试通过后，点击"Access your Completion Records"，下载【Completion Report】。

2. MIMIC 下载权限申请

（1）账号注册：打开官方网址，点击"Create new account"，输入邮箱创建账户（此处填写的信息需与 CITI 账号上的一致）。

（2）申请使用权限：注册成功后打开官网重新登录，进入数据库的权限申请页面，点击"Apply for access"进入权限申请页面，根据自身实际情况填写信息。

（3）提交 CITI 报告：返回权限申请页面，点击"training"，在 Training Type 中选择"Data or Specimens Only Research"，选择文件上传【Completion Report】。提交完权限申请跟 CITI 报告之后，官方会在半个月之内通过邮件通知申请结果。

3. MIMIC 数据获取

（1）下载数据（以 MIMIC-Ⅲ为例）：申请通过后进入官网，点击"Find"，选择【MIMIC-Ⅲ Clinical Database CareVue subset】。进入页面后，选择"download the ZIP file"即可下载完整数据。

（2）数据导入与索引建立

1）PostgreSQL 下载与安装：PostgreSQL 是一种开源的关系型数据库管理系统，是最强大和广泛使用的开源数据库之一，可进入官网进行下载并按照指引进行安装。

2）数据导入与索引建立：安装好数据库软件后，需要将 CSV 文件数据导入数据库中，GitHub 官网可获取安装 MIMIC-Ⅲ数据库的脚本代码。为更高效获取数据结构，导入数据后需为数据创建索引。

3）数据库连接与数据提取：连接数据库可以使用数据库管理工具（如 DBeaver、Navicat Lite、Webcat 等），这种方式管理数据库更轻松快捷，可以直观进行常规数据库管理功能，如查询、编辑或设计表、数据写入、SQL 转储以及创建或编辑用户等，同时也可以进行数据的导入/导出等。

以 Navicat Lite 工具为例，添加一个数据库连接。点击【连接】，新建 PostgreSQL 连接，成功连接后可查看表格中的数据。数据提取需使用 SQL 语言代码，在查询窗口输入相应代码并运行，可看到查询结果，并可将结果导出为文件，便于之后的数据分析。

研究实例

【例 1】BURRELL S A, SASSO G E, GREENLE M M. Correlates of health-related quality of life in a national sample of older adult, long-term survivors of colorectal cancer[J]. Cancer Nursing, 2023, 47(3): 142-150.

目前关于结直肠癌（CRC）幸存者健康相关生活质量（HRQOL）的研究通常集中在短期幸存者身上，对老年 CRC 长期幸存者生活质量产生负面影响的人口统计学和临床因素仍缺乏了解。研究者选择 SEER-Medicare 数据库中 1998 年至 2014 年数据资源中所有 CRC

笔记栏

老年幸存者进行了研究。研究发现，健康的社会决定因素、合并症、功能状态和一般健康感知是HRQOL的重要影响因素。在照护CRC长期幸存者时，评估整体的健康、功能状态和疾病总负担的社会决定因素至关重要。疼痛、抑郁和疲劳会显著影响老年CRC幸存者的HRQOL。这项研究的结果强调了长期生存照护和积极症状评估和管理的必要性。

【例2】GONG J Q, WANG G W, WANG Y F, et al. Nowcasting and forecasting the care needs of the older population in China: analysis of data from the China Health and Retirement Longitudinal Study (CHARLS)[J]. The Lancet. Public health, 2022, 7(12): e1005−e1013.

研究者使用了2011年、2013年、2015年、2018年和2020年的中国健康与养老追踪调查（CHARLS）的基线和随访调查数据，共46 619名研究对象被纳入分析。作者分析了地理区域、性别、居住地（城市或农村）、年龄、受教育程度、居住环境等因素与老人依赖率的关系。结果显示，需要复杂照护的3级依赖老年人数量可能从2020年的4 530万增加到2030年的5 932万，增加39.0%。照护需求的大幅增加，突显了促进健康老龄化和建设关爱老年人环境的重要性，这是减轻人口老龄化负担的国家战略。

（二）二手资料的优缺点

1. 二手资料的优点

（1）二手资料最突出的优点是节约成本和时间。因为二手资料是其他人收集的数据，研究者不必将资源用于这个研究阶段。即使二手资料需要购买，但其成本往往低于用于收集并整理类似数据库所需要的工资酬金、交通等费用。此外，因为数据已经收集，通常以电子格式存储，研究者可将多数时间用于分析数据。对于善于利用现有数据资料的研究者，或对于经费困难者，二手资料分析是一种理想的方法。

（2）二手资料可用资源广泛。政府机构每年有很多大规模的调查，还有很多行政管理记录。对于关注群体健康的研究者来说，政府收集的数据意义更加重大。

（3）二手资料往往由权威机构或专家发布，信息较可靠，适合较大的研究项目。

（4）二手资料分析具有较好的可行性和推广性，适合于更多真实世界的临床问题研究。医学大数据更多依赖于数据驱动，关注数据的数量，强调关系而非因果。利用大数据研究提示的关联，产生假设，再利用传统研究设计进行检验。传统研究设计尤其是随机对照试验在研究各个阶段需严格控制偏倚，以达到内部效度最大化。而大数据研究则提高了样本的代表性和外推性（外部效度）。受限于临床场景的复杂性和患者的异质性，以及时间和经费的限制，随机对照试验并不能解答所有的临床问题。医学大数据包含更多的人群信息，能提供更多情景下研究的可能性，提供发现较小效果的可能性，也更容易开展重复性研究。

2. 二手资料的缺点

（1）二手资料分析者的目的与一手资料初始目的不一致，这是由二手资料的固有性质决定的，由于数据的收集出于其他目的，不是专门回答目前研究者所要研究的问题，在样本人群、抽样方法、指标测量方法、录入形式等方面均按照原始研究的设计而不能更改。二手资料研究者所需要的信息资料可能没有收集，或是没有收集到所需的地理区域，或是没有所需年份的资料，或不是研究者所需的特定人群。另一种可能是数据已被收集到，但对于二手资料的研究者来说，无法获取。如被调查者的家庭住址及电话等，由于保密原则不能向二手资料研究者开放。此外，变量的定义和分类可能与目前研究者所选的分类方法或定义不同。例如一组数据可能按照年龄段分类，而不是连续变量。

（2）二手资料研究者难以判断资料质量，由于二手资料数据分析者没有参与策划和执行数据收集的过程，无法控制资料收集的所有环节，不知道数据收集是如何完成的，故很难判断数据质量如何，也不清楚应答率低或者对于特殊调查问题的误解导致的偏倚对数据造成多大影响。

（3）二手资料存在时间滞后性，从一手资料的收集到最终公开需要经过数据审核、录入、处理等过程，周期长，故二手资料研究数据资料存在时间滞后问题。

三、二手资料的收集与分析

使用二手资料进行研究有两种方法：①从一个研究问题开始，然后寻找能够将这个问题进行分析解决的数据库，这是最典型的做法。首先一个研究问题被确定，考虑相关潜在的数据库，接着根据可获得的数据将问题提炼细化，然后考虑其他的数据资源，将问题再一次细化，按照这个过程循环往复。②从选择可用的次级数据库开始，然后提出一个可以用选择的数据库来分析解决的问题。第一种方法是做研究的标准程序，第二种方法对于学生身份的人群（如硕士研究生、博士研究生）较为适用。大数据的快速发展对广大研究者关于数据挖掘、机器学习的知识和能力提出了新的挑战。

（一）从研究问题开始的二手资料分析方法

从问题出发的二手资料研究，可按以下步骤进行：

1. 提出研究问题，建立理论框架或概念框架 首先要明确想要研究的问题和研究目的，然后寻找现有的理论和研究对相关问题的解释，在理论和文献研究的基础上，形成本研究的理论或概念框架。

2. 明确研究对象 详细说明本研究的研究对象，如感兴趣的是儿童、成人，或者整个人群；想要以一个国家范围为样本来分析还是限制到一个较小的范围。

3. 明确研究变量 在数据库中，往往包含了大量的变量，研究者需要结合本研究的理论或概念框架，确定研究的自变量、因变量以及研究中的其他变量（如外变量），避免盲目纳入非本研究需要的变量。

4. 确定数据类型 确定研究变量之后，需要详细说明对研究最有帮助的数据类型，以更好地解决研究问题。

5. 寻找、选择数据库 通过检索 Medline 数据库等，或者通过网站搜索了解其他研究者已经使用过的数据库，或者寻求其他研究人员的建议等途径，获得数据库相关信息，列出一个与研究问题相关的数据库列表，然后检查它们是否符合研究的其他要求（年龄范围、收集年份等）。二手资料研究者可通过阅读数据库附带的编码手册、说明书、报告等，全面了解数据库相关信息，如目的、内容、样本来源、收集时间等。此时研究者可依据所获得的数据库来调整研究问题或者数据要求。

6. 评价数据库 一旦选择了数据库，就要检查想要使用变量中的问题，阅读找到的所有关于数据收集、数据整理等过程的信息，评价数据的质量是否符合研究要求。例如，如认为受访者的年龄、性别、收入和教育水平的信息对研究很重要，那么必须确定选择的数据库中一定要包含这些数据信息，而且记录方式满足研究者分析需求。

7. 二手数据的收集、整理 二手资料大多来源于大规模调查的数据库，涉及面较广，信息量较大，研究者可根据研究需求，选择数据库中的资料，可对其中数据进行合并、转化，对数据值进行逻辑检错，查找异常值，结合专业知识进行判断。还需对缺失值进行处理，可将有缺失值的样本直接删除，或利用插补法对缺失值进行替代。

8. 数据分析与撰写报告 二手资料的统计分析方法、结果、讨论等部分的描述与原始研究类似。区别之处是，二手资料分析报告或论文，需对原始资料的特征、资料的信效度、存在的问题进行说明。

（二）从数据库开始的二手资料分析方法

如果采取的方法是先选择数据库，然后提出能用这个数据库解决的研究问题，那整个过程是类似的，但是步骤的顺序不同。找到了拟采用的数据库，首先要查看这个数据库中包含的变量，然后考虑如何将它们结合创造出一个研究问题。这是一个产生研究想法的过程，反映了研究者的个人爱好或者工作中发现的问题。例如，研究者对失能如何影响人的身体活动量感兴趣，就需要将这个问题变成可操作性的，以利用可获得的数据库中的变量来检验。该研究需确定如何定义失能、如何定义身体活动。首先，应该在 Medline 数据库上检索相关文章了解其他研究者是怎么解决相关问题以及他们是否用过将要选择的数据库去解决问题。这一步可使研究者避免做重复工作，而且将研究置于大的研究背景之下。或者，研究者可以仅查看数据库中的数据，看看有哪些可利用之处。例如，如果研究者打算利用 SEER-Medicare 数据库中的数据，结果发现数据包含了癌症患者的抑郁症发生率；然后登录网站查看并确定了哪些数据是可以获得的，使研究者可以确定一个癌症患者抑郁症的性别差异的研究问题。

（三）数据挖掘与数据预处理

大数据分析在医学领域得到了快速发展，护理研究也应积极面对这一挑战。本书简单介绍数据挖掘与数据预处理相关基本概念，具体内容还需参阅其他专业书籍，具体应用需要研究者与数据工程师、临床医务人员等的充分协调合作。

医学大数据分析主要分为四种类型：①在经过数据处理之后，可以进行描述性分析：回答"已经发生了什么"的研究问题；②诊断性分析：回答"为什么会发生？"的研究问题；③预测性分析：回答"将来可能发生什么？"的研究问题；④处方性（指导性）分析：基于目前状况和未来可能情形进行建议和关键决策，回答"该做些什么？"的研究问题。例如，某医院发生院内感染，应用大数据处方分析识别出可能感染的患者以及可能导致感染传播的护士，并更新院内感染管理策略。

1. 数据挖掘的基本步骤 数据挖掘（data mining）是一门利用数据发现问题、解决问题的学科。具体来说，是通过对大型数据库中的数据进行探索、处理、分析或建模，自动发现有用信息并寻找规律的过程，主要包括准备数据、寻找规律和表示结果三个步骤。准备数据是指从相关数据库中选取所需的数据整合成数据集；寻找规律是指用人工智能、机器学习、统计学等技术寻找数据集中所含规律；表示结果是指用容易理解的方式表示规律，比如数据可视化。

完整的数据挖掘实施可分为 6 个步骤：

第一步，提出问题。需要解决什么问题？

第二步，数据收集、提取和存储。什么样的数据来源可以帮助解决问题？如何收集或提取数据？数据存储的格式是什么？

第三步，数据预处理。如何清理、集成、转换、归约数据等，以获得干净、可靠的数据集用于统计分析或数据挖掘？

第四步，数据分析。如何进行统计学分析？运用什么算法？运用什么机器学习的方法？顺序是什么样的？

第五步，结果展示和数据可视化。如何展示结果？需要多少张表，多少张图？需要什么类型的图？是否有其他可替代的、更优的展示方法？

第六步，问题的答案。第一步所提出问题的答案是什么？研究结果有什么局限性？哪一部分未做解答？下一步计划是什么？

数据挖掘过程并不是一个线性的工作流程，数据收集、提取、储存、清理常常是一个循环过程。实际工作中，并非每一项研究都需要所有步骤，应根据实际需要重新审视这些步骤。当然，不同步骤之间也可能相互影响。例如，数据预处理的方式也受各种各样的统计方法支配，每种统计方法对数据格式、字符串编码、数据解析等的要求不尽相同。

笔记栏

2. 数据预处理 高质量的数据是获得正确、可靠结果的基本条件。真实世界的数据可能存在各种各样的错误或问题。数据预处理（data preprocessing）是数据挖掘的主要步骤，目的在于评估和优化数据质量，通过一系列的数据预处理任务，将原始数据集整理成"干净的"分析数据集，以适用于下一步的统计分析，保证分析结果的真实性、有效性。

数据预处理的过程可概括为 4 个主要步骤：

第一步，数据清理（data cleaning）：数据质量的三要素为完整性、准确性和一致性。然而，真实世界的数据常是不完整、不准确和不一致的。数据的不完整表现为感兴趣的关键变量缺失或变量值缺失，数据不准确表现为有噪声、逻辑错误或异常值，数据不一致表现为不同数据源的变量命名规则、编码、格式存在差别等。数据清理的目的就是处理不完整、不准确和不一致数据。缺失值可以通过忽略元组、人工填写、均值中位数插补等方法，也可以用回归、贝叶斯形式化方法等工具或决策树归纳确定。噪声数据可以通过数据光滑技术进行处理，不一致数据可以通过人工更正。

第二步，数据集成（data integration）：数据可能有多种来源，包括不同的数据集、数据立方（data cube）和文件等，对不同来源、不同形式的数据进行链接（或合并）就是数据集成。数据集成时容易产生不一致和冗余数据。通常，需要进行额外的数据清理去除冗余数据，纠正不一致性。

第三步，数据变换（data transformation）：原始数据集可能不适用于数据挖掘算法，对原始数据集的变量进行数据变换，生成适应算法的新变量，通常能获得更好的建模结果。例如，在使用计算距离的算法时（如神经网络、最邻近分类法、聚类），若建模的数据集中有年龄和年收入，年收入的数值远大于年龄，则计算距离时年收入也将超过年龄。可以将年收入、年龄进行标准正态变换，将数据缩放至特定区间 $[0, 1]$，从而消除变量的量纲对建模的影响。

第四步，数据归约（data reduction）：有时候数据量特别大，数据挖掘的计算过程会变得十分缓慢。数据归约可以帮助减少数据的变量个数，而不影响或基本不影响数据的分析结果。常见的一些数据归约技术包括变量子集选择（attribute subset selection）、数据降维（dimensionality reduction）和数据消减（numerosity reduction）、离散化和概念层次结构（discretization and concept hierarchygeneration）等。

3. 常用的大数据分析方法 一些高级统计分析方法，如回归分析、主成分分析、生存分析、Meta 分析等都可以对数据进行深度分析。决策树模型、支持向量机、随机森林分类、关联规则挖掘、数据降维模型、预测建模等是近年来新出现的数据挖掘技术。详见本书有关章节及其他专业统计用书。

（苏春香 朱秀丽 刘 可）

小 结

本章内容涉及护理研究中收集资料的方法。第一节介绍了常用的收集资料方法，包括观察法、问卷法和生物医学测量法。第二节详细描述了问卷法，主要介绍量表或问卷的心理学测量指标、问卷的编制、量表（问卷）的标准化编制程序以及国外量表或问卷的跨文化调适。第三节介绍了生物医学测量法，包括客观指标的选择与设定、测量的精密度与准确度以及生物医学测量法的基本步骤和注意事项。第四节主要描述了二手资料分析法，主要涉及二手资料的概念、来源与特点以及收集和分析的方法。

1. 如果欲了解护理研究生思政素养现状及其影响因素，但目前尚缺乏验证有效的评估工具，如何编制适用于护理研究生的思政素养问卷并检验其信效度？可以通过哪些方法发放问卷？如何提高问卷的回收率？

2. 请探讨生物医学测量的最新技术进展（如高精度生物传感器、人工智能辅助的生物信号分析等）对护理研究范式产生的影响，及其在优化个性化护理实践中的作用。

3. 选择一个教材中介绍的数据库，尝试获取数据。

笔记栏

第八章

统计学分析

  导入案例

血液透析室的护理工作者想探讨透析中低血压的发生与透析患者躯体功能之间的关系。在研究实施之前，研究者需要确定收集透析中血压的时间点、频率和收集方法。同时，还需要明确采用何种指标来反映患者的躯体功能。最终研究者收集了躯体功能测试前 36 个透析例次中的血压数据，每次透析过程中血压测量频率为透析前 1 次和透析开始后每小时测量 1 次。躯体功能采用了反映步行能力的 6 分钟步行试验（单位为 m）和反映下肢肌力的 30 秒坐立试验（为 30 秒内完成的坐立次数）。

请思考：

1. 如何对透析中低血压、6 分钟步行试验和 30 秒坐立试验结果进行统计描述？

2. 如何比较不同性别、不同年龄的透析患者之间的躯体功能水平？

3. 用何种方法探索透析中低血压的发生情况与 6 分钟步行试验和 30 秒坐立试验结果之间的关系？

4. 如何校正可能对上述关系造成影响的潜在混杂因素（如性别、年龄）？

第一节 概 述

随着护理学科的发展，许多推动人类健康的重要护理研究成果涌现，统计学分析在研究成果形成过程中的作用也得到广泛的认可。在提炼科学问题、提出研究假设、进行研究设计、实施研究项目、资料收集与整理、数据分析与解释、研究报告和论文撰写、研究成果展示等护理研究的各个环节均涉及统计学知识和技能。统计学分析是护理科研中必不可少的工具，恰当的统计学分析方法是形成正确研究结论的基础。

一、统计学分析概述

（一）统计学分析中常用的基本概念

1. 统计学分析 统计学（statistics）是从数据（data）中提取信息、知识的一门科学与艺术，包括研究设计、数据收集、数据整理、数据分析和结果报告等。统计学分析（statistics analysis）也称数据分析（data analysis），是统计学中重要内容，包括统计指标的选择与计算、统计图表的绘制、统计学分析方法的选用、统计分析软件的应用等。统计学分析的目的是在表达数据特征的基础上，阐明和揭示事物间的相互关系、变化规律和发展趋势，借以达到对事物的正确解释和预测，用于指导理论和实践。目前，统计学分析常借助 SPSS、SAS、STATA 等统计分析软件或 R 语言、Python 语言等编程语言实现。

统计学分析可以帮助研究者发现不确定现象背后隐藏的规律。例如，研究者发现临床医学专业和护理学专业大学生每天运动时间不同，这种不同是否真实存在，有两种可能：实际上两个专业大学生每天运动时间基本相同，观察到的差异是因为抽样而出现的偶然现象；也可能是实际上两个专业大学生每天运动时间确实不同，观察到的差异并非单纯源于抽样。上述两种情况，哪一种可能性更大呢？统计学分析可以回答这一问题。

在护理研究中需要用统计学思维方式考虑研究中的有关问题。在掌握统计学分析知识的前提下，批判性地理解和对待文献中的统计结果，对护理研究的开展尤为重要。如某项护理干预措施改善了腰椎术后患者的疼痛，但是腰椎术后患者疼痛的改善是否源于该护理措施，需要设计严谨的临床研究来回答。这个问题涉及在研究中设立对照组和干预组，即比较经过随机分配到接受与不接受该护理措施的两组患者干预前后疼痛变化的差值，经过统计学分析来给出答案。另外，考虑"阴性"结果是否为真阴性。有些研究报道出某些指标的阴性结果，也有一些 Meta 分析在整合数个已发表研究后得出阴性结果。需要思考的问题是，该"阴性"结果是真正的无差异，还是因为样本量不足而导致检验功效不足产生的"阴性"结果。

2. 统计学分析的分类 统计学分析包括统计描述和统计推断。统计描述（statistical description）是指用统计指标、统计表、统计图等方法，对资料的数量特征及其分布规律进行测定和描述，不涉及由样本推论总体问题。统计描述包括平均值、发生率及其变异指标（如标准差、变异系数等）的计算，统计图表的绘制等。统计推断（statistical inference）指如何在一定的可信程度下由样本信息推断总体特征，包括如何由样本统计指标（统计量）来推断总体相应指标（参数），称为参数估计（estimation of parameter）；如何由样本差异来推断总体之间是否可能存在差异，称为假设检验（hypothesis test）或显著性检验（significance test）。统计推断包括关于总体均数和总体概率的置信区间及假设检验，两个或多个总体均数和总体概率差值的置信区间及假设检验等。多因素分析往往用于探索多个变量之间的关系。常用的多因素分析包括多重线性回归分析、Logistic 回归分析、Cox 回归分析、对数线性模型、线性混合模型以及用于数据降维和结构探索的主成分分析、因子分析等。

3. 同质与变异 在护理研究中，除了直接关注的研究因素外，其他非研究因素（如性别、年龄）有可能也会对研究结果造成影响。为了正确分析研究因素的作用，需要使各比较组之间的非研究因素尽可能相同，此即同质（homogeneity）。例如，在随机对照试验研究中，随机分组的目的就是让各组间的研究对象尽可能同质。在同质的基础上观察个体之间的差异称为变异（variation），如双胞胎的身高、体重不同，相同年龄、性别的受试者的生活质量不同。变异是统计学的基础，统计学正是处理数据变异的科学。

4. 总体与样本 根据研究目的确定的同质研究对象的全体称为总体（population）。例如，在调查研究中通过纳入、排除标准确定的所有可能的被调查者。在大多数护理研究中，不可能对总体中的所有研究对象进行采样，而是从其中抽取一部分来进行分析。这种从总体中抽取的部分研究对象称为样本（sample）。为了使研究结果可靠，在抽取样本时可采用随机抽取的方法，即在总体中的每个研究个体都有相同的概率成为样本的成员。

5. 参数与统计量 描述总体统计特征的指标称为参数（parameter），总体一旦确定，参数便是固定不变的。参数常用希腊字母表示，如均数（mean）、标准差（standard deviation）、概率（probability）的总体参数分别记为 μ、σ、π。描述样本统计特征的指标称为统计量（statistic）。统计量是在相应参数附近波动的随机变量，常用英文字母表示。因为变异的存在，即使从相同总体中分次抽取相同数量样本的同一个统计量也可能不同。这种变异性是统计推断的基础，使研究者能够使用样本统计量来估计总体参数，并估计不确定性。

6. 误差 误差（error）指实测值与真实值之差，可分为随机误差、系统误差、过失误差等。

（1）随机误差：随机误差体现测量的精确度（precision）。重复测量获得的实测值往往会围绕某个数值左右波动，这种误差称为随机误差。随机误差是不可避免的，但可以通过增加测量次数

（或增加样本量）求平均值的方法降低。

（2）系统误差：系统误差也称偏倚（bias），是测量仪器或人为原因导致的实测值与真实值之差，理论上这种误差会贯穿整个研究过程。可以通过校准仪器、培训同质化的数据收集人员等方法减少系统误差。通常用准确度（accuracy）来描述实测值与真实值之间的接近程度。

（3）过失误差（gross error）：指在研究中由于研究者的失误而造成的误差，如填错数值、写错单位、点错小数点等。研究中应杜绝此类误差的产生。

7. 随机事件与概率　根据研究目的，在一定条件下对某一随机现象（不确定现象）进行随机试验，其结局是不确定的，称为随机事件（random event），简称事件（event）。事件发生的可能性大小称为概率（probability），一般用大写的 P 表示，取值 $0 \sim 1$。不可能事件的概率是 0，必然事件的概率为 1，一般随机事件的概率为 $0 \sim 1$。统计学中，当随机事件的概率 $P \leq 0.05$ 或 $P \leq 0.01$ 时常称为小概率事件。由于小概率事件发生的可能性很小，在某一次抽样中一旦出现小概率事件，人们不禁要问"怎么回事？这么巧合？"统计学正是以此为理论依据来进行统计推断。

（二）护理研究中的数据

1. 数据来源　护理研究中常见的数据来源有常规保存记录、实验 / 试验记录、调查记录和其他数据。

（1）常规保存记录：一般业务机构都有常规存档的数据资料。例如，医院病案室长期保存住院患者的病案资料、医院人力资源部门保存有职工流动数据。某些血液透析室保存有在本透析室进行治疗的患者每次透析过程中的数据，如透析前的体重、透析前和透析过程中的血压、超滤量等。常规保存数据具有容易获取、省时、省力、节约经费、相对真实可靠等特点。但此类数据往往不是专门为某研究设计收集的，并不一定能完全满足特定研究的需要。因此，某些研究中常需结合其他方法获得的数据进行统计学分析。

（2）实验 / 试验记录：主要为在实验室或临床上开展研究的过程和结果的记录。实验记录常在实验室开展研究的过程中获得。例如，在比较不同饮食方案对小鼠体重增长效果的研究中，将小鼠分成不同的组别，分别给予不同的饮食，观察并记录小鼠饮食的量、干预前后小鼠的体重等指标。试验记录常在临床试验过程中获得。例如，在比较不同健康教育模式对腰椎术后患者功能锻炼效果的研究中收集到的数据。

（3）调查记录：常为现场调查获得的数据，包括但不限于采用现场问卷和线上问卷等方式获取的数据，常用于横断面调查、队列研究或病例对照研究等。例如，探讨血液透析患者的生活质量及相关因素的研究，需要采用问卷的形式对受试者进行调查。

（4）其他数据：统计学分析中也可以采用一些其他数据资料，如多种公开发表的报告、数据、专题研究文献、已发表的研究结果等。常用的数据库有中国卫生统计年鉴、中国健康与养老追踪调查数据库、中国健康与营养调查数据库、美国国家健康及营养普查数据库等。此外，采用 Meta 分析方法，可以对已发表研究的结果进行定量整合。

2. 数据展示方式　原始数据一般按照表 8-1 的格式排列。表格中第一行为变量的名称，从第二行开始往下，每一行代表一个研究个体（或基本分析单位）的观测记录；每一列代表一个观察指标（变量）。表 8-1 中左侧第一列为每个研究个体的标志编号，这样展示的数据可以认为是一种"标准格式"，采用 SAS、SPSS 等统计分析软件进行统计学分析时，无须对数据进行格式转换。

3. 变量和变量的类型　数据是由若干个变量的观察个体所组成。个体（individual, unit, element）是研究的基本单位，如数据库中每位受试者。变量（variable），即可以反映个体特征或属性的量，如参与者的性别、年龄、身高等。不同个体结果可能有不同的取值才能称为变量，否则称为常量（constant）。如在前列腺癌患者生活质量研究中，"性别"均为男性则为常量。变量可分为数值变量（numerical variable）和分类变量（categorical variable）。

表 8-1 某院 10 名急诊就诊患者数据

就诊号	年龄 / 岁	性别	分诊级别	分诊科室	收缩压 / mmHg	呼吸 / （次·min⁻¹）
20220001	51	男	四级	内科	100	19
20220002	82	男	二级	外科	139	25
20220003	38	女	一级	内科	196	18
20220004	26	男	二级	神经内科	132	18
20220005	26	男	四级	内科	128	19
20220006	40	女	三级	外科	159	20
20220007	16	男	二级	神经内科	151	18
20220008	26	女	一级	外科	138	20
20220009	38	男	三级	内科	103	18
20220010	30	男	一级	外科	86	18

（1）数值变量：其变量值是定量的，根据其取值之间有无"缝隙"可分为连续型变量（continuous variable）和离散型变量（discrete variable）。连续型变量可以在某一区间取任何数值。数据之间存在"缝隙"的变量称为离散型变量。在统计学分析时常把离散型变量视为连续型变量进行处理。

（2）分类变量：其变量值是定性的，只有两种类别的分类变量称为二分类变量。超过两种类别的分类变量称为多分类变量。多分类变量中根据变量类别之间是否有大小、顺序或等级关系，又分为有序变量（ordinal variable）和名义变量（nominal variable）。变量类别之间呈现出大小或顺序等关系的分类变量称为有序变量。名义变量也称为无序分类变量，其类别之间无顺序大小，类别只代表名称或标签含义。

不同类型变量的分布规律不同，故其统计学分析方法也不同。例如，数值变量常根据其分布是否符合正态分布，从集中趋势（如均数、中位数）和离散趋势（如标准差、四分位数间距）来选择合适的统计描述方法。分类变量常采用例数和百分比进行统计描述。在探讨不同变量之间关系时，常根据结局变量的类型并在满足相应条件的前提下来选择不同的分析方法，如果结局变量是二分类变量，可选择 Logistic 回归分析；如果结局变量是连续变量，可选择线性回归分析等。

4. 变量的转化与编码 根据研究目的的需要，各类变量之间可以进行转化。例如，血红蛋白量（g/L）原属数值变量，若按血红蛋白正常与偏低分为两类时，可按二分类变量进行分析；若按重度贫血、中度贫血、轻度贫血、正常、血红蛋白增高分为 5 个等级时，可按有序分类变量进行分析。由于分类变量常难以转化成原来的数值变量，且数值变量所含信息往往比分类变量更加丰富，因此，数据收集阶段应尽可能收集数值变量数据。例如，在调查研究中应优先收集研究对象的具体年龄，而不仅仅是年龄分组（如 < 18 岁、18～60 岁、> 60 岁）。有时亦可将分类变量数量化，如可将患者的恶心反应以 0、1、2、3 表示，则可按数值变量进行分析。

分类变量在进行统计分析前往往需要进行编码。二分类变量可以采用 0、1 编码，因为 0 和 1 分别指示了不同属性，这样获得的变量也称为指示变量（indicator variable）。一般情况下，0 表

笔记栏

示不太关注的类别（或称对照组），1 表示关注的类别。例如，在对透析中低血压发生危险因素的研究中，研究者对"发生透析中低血压"更加感兴趣，这时可以让 1 表示"发生透析中低血压"，0 表示"未发生透析中低血压"。对于有序分类变量，一般按由小到大的顺序进行编码（如 1、2、3 等），也可以按实际情况给予相应的得分。例如，文化程度中的文盲、小学、中学、大学及以上分别编码为 1、2、3、4。对于名义变量，可以采用任何形式的编码，但每个编码或数字只起到名称或标志作用，无数值的含义。在多因素分析中，需要对名义变量进行哑变量（dummy variable）编码，目前许多统计分析软件在运行时可以实现自动哑变量编码。

5. 数据的收集与录入 数据收集应遵循准确、完整、及时、真实的原则。因此，数据收集的设备应经过校准，数据收集人员应经过严格统一的培训且具备整体素质好、工作热情高、责任心强的特点。

数据录入是指将收集到的原始资料使用专门的数据录入软件录入建立的数据库中。数据录入应使用专门的数据录入软件（如 Epidata 等），采用双人双机独立录入后将双份文件进行对比，将对比结果中出现的不同值与原始资料比较并修改录入文件中的数据，再次进行双份文件对比和修改，如此循环，直至双份文件完全一致，以确保数据录入的正确性。曾经使用的 Excel 软件数据录入后再由另一人核查或抽查以核实数据的方法已被淘汰。某些由电子设备或在线填写的数据资料（如问卷星）可以经电脑处理，直接转为数据库。也可以采用扫描原始问卷后采用图像或文字识别的方法实现自动数据录入。

6. 数据整理（data sorting） 也称为数据清理（data cleaning），指对原始数据进行检查、核对和错误纠正。其目的是将收集的原始数据系统化、条理化，以便进一步的统计分析。

数据清理可以分为单变量数据的清理和多变量数据的清理。一般情况下，先进行单变量数据的清理。对于数值变量，可以查看最大值、最小值、平均值等，看上述数值是否与实际符合。例如，发现身高超过 260cm、年龄超过 130 岁、体重出现负值等情况时需要核实。极端值或异常值还可以通过统计图的方法协助判断，如散点图、柱状图、频率分布图等。另一方面，可以通过观察数据特点进行核实。例如，在数据库中，所有收缩压数值的个位数都是 0 或 5 时需要核查数据的真实性，因为随机测量的收缩压的个位数可以为 0~9 的任何数值。对于分类变量，可以查看每一分类的频数和百分比来进行核实。例如，一项关于前列腺癌患者生存质量的研究中，性别应全部为"男"，而不应出现"女"；而在研究某血液透析中心所有患者生存质量的数据中，性别应该"男"和"女"均有。

多个变量的数据清理可以发现更为复杂的潜在数据错误（或逻辑错误）。护理研究中可以有多种方法进行多变量的数据清理。例如，在一项关于护士工作幸福感研究的数据中，包括护士工作年限和年龄等变量，可以通过计算护士年龄和工作年限的差值来大概判断个体从事护理工作的开始时间，如果出现护士年龄减去工作年限非常小甚至是负值时，就需要核实该数据。例如，某一护士年龄是 30 岁，而工作年限是 28 年，显然存在逻辑错误。在核实血压数据时，可以使用收缩压与舒张压的差值来初步判断是否存在数据错误。

数据的系统化与条理化是指根据研究目的，将原始数据进行合理分组、归纳和汇总等，以便进行统计分析。

二、缺失值处理

1. 缺失值的概念 缺失值（missing data）是指数据在某一位置上的值不存在或未知。高质量的数据是保证得到可靠研究结果的基础。因此，在资料的收集过程中，应尽量减少数据的缺失，应该收集到的项目要尽可能地收集到，如有缺项，应尽可能在收集资料的现场核实并补齐。通常认为，缺失值的比例越低越好，应控制在数据记录总量的 10% 以内。在数据录入和统计分析过程中，应注意将缺失值与"0"的区分。缺失值表示该数据未填或未收集；而"0"意味着该

笔记栏

数据已经收集到，即表示"无"或该数据值为"0"，该事件未发生或取值为"0"，具有确切的含义，两者要注意区分，以免混淆。在一般的数据库软件中，缺失值通常都用"."表示。不同的软件对缺失值和"0"的处理方式是不同的，例如，某数据集包含36次透析中是否发生低血压的情况，"0"表示未发生，"1"表示发生，该数据集中"0"有5次、"1"有30次、缺失1次的数据。现在希望得出36次透析过程中低血压发生的总次数，上述数据使用Excel的求和功能得出的结果是"30"；但使用SPSS软件计算36次透析过程的总次数时，就会因为有1个缺失值而得不到结果。

2. 导致缺失值的原因 缺失值产生的原因多种多样，主要分为人为原因和非人为原因。人为原因是由被调查者（或受试者）、数据收集者、研究实施者等人员的主观失误、历史局限或有意隐瞒造成的数据缺失，比如在某些研究生活满意度的调查中，16%的被调查者没有回答收入情况；在对血液透析患者生活质量的调查研究中，许多被调查者拒绝回答关于性生活的问题而导致该维度数据的缺失；在研究透析中低血压时，由于数据收集者没能及时按研究方案中设定的每小时测量一次血压而导致部分样本中血压数据的缺失。非人为原因多为机械、软件、数据存储硬件等原因导致的数据收集或保存的失败造成的数据缺失。例如，数据存储的失败、存储硬件损坏、多个数据集合并过程中数据的缺失、定时数据采集系统故障导致的某时间段内部分或全部数据的缺失。

3. 数据缺失的类型 根据数据缺失的机制，可分为以下3类：

（1）完全随机缺失（missing completely at random，MCAR）：表示数据的缺失不依赖于任何变量，是完全随机的。缺失值的出现与数据库中已知或者未知的特征是完全无关的。例如，在研究过程中因样本意外丢失、损坏等原因而导致的无法测量或记录导致的数据缺失。

（2）随机缺失（missing at random，MAR）：是指数据的缺失并非完全随机，与其他观测到的变量存在一定关系。例如，某研究中包括血压和吸烟，在有血压值的人群中吸烟的比例为80%，但在血压值缺失的人群中吸烟的比例为20%，两组吸烟的比例存在差异；此情况可以认为血压值的缺失与观测到的变量（吸烟）有关，是随机缺失。

（3）非随机缺失（missing not at random，MNAR）：指数据的缺失与未观测到的变量有关。如由于收入过高或过低，受试者拒绝回答收入情况，则收入情况为非随机缺失。

在统计分析实践中，要满足完全随机缺失情况的假设通常是很困难的，随机缺失是常用的假设。

4. 缺失值的处理方法 在多数统计分析中，如果某一例记录的某个变量有缺失值，统计分析软件常会自动把该例进行删除处理，这会造成有效样本量的减少。当数据中存在部分缺失值，而该例记录的其他变量仍有统计分析的价值，或者当删除该例记录后样本量太少，不能保证数据分析结果的可靠性时，则可用一些统计学方法对缺失值进行处理。缺失值处理方法包括指标内插法，即根据变量的类型和分布特征，用该指标的均数、中位数、众数等对缺失值进行填补；也可用回归模型估计方法，对缺失值进行估计填补。当然，填补后的缺失值与实际值间毕竟存在一定的差距，因而这是一种不得已的办法。缺失值处理方法的选择可见图8-1。

（1）完整记录分析：也称成组删除法，是指在进行统计分析时把有缺失数据的观测对象从数据库中删除，仅分析没有缺失值的完整观测对象的数据。此方法虽然简单易行，但由于某一变量值的缺失而删除整个观测对象，会造成有效样本的减少。如果某个变量的缺失值比例较大或对某几个变量中任何一个变量存在缺失值的观测对象都进行删除，会造成样本量的大幅度减少，可能会影响研究结果的准确性和稳定性，并导致统计功效下降。如果某变量的缺失值具有明显的特点（如实际月收入太低的被调查者问卷中收入一栏缺失值多于实际月收入中等者），完整记录分析产生的结果将与实际情况存在较大的偏倚，导致结论可靠性降低。完整记录分析在缺失机制为完全随机缺失且缺失比例较低时的估计结果较好。

笔记栏

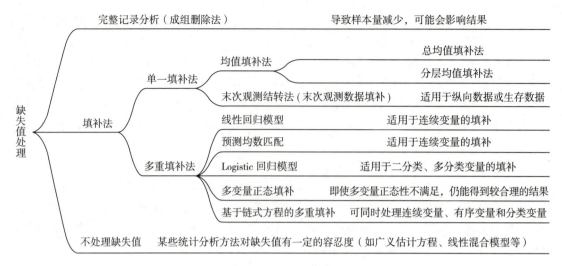

图 8-1 缺失值处理

（2）填补法：填补法（imputation）的基本思想是利用辅助信息，为每个缺失值寻找替代值，包括单一填补法和多重填补法。

1）单一填补法：是指用单个数值填补缺失值，形成完整的数据集后再进行统计分析。常用的单一填补法有均值填补法和末次观测结转法。均值填补法是指用研究变量中回答个体的样本均值作为未回答项目的填补值，分为总均值填补法和分层均值填补法。前者是将所有回答单位的均值作为填补值，后者是将样本分为若干填补层后，将各种研究变量的均值分别作为各层所有无回答的填补值。均值填补法未考虑缺失值的不确定性、减小了数据变异性和估计的标准误，可能会导致Ⅰ类错误的增加。单一填补法在完全随机缺失机制下对均数的估计结果较准确。末次观测结转法是指用末次观测数据填补缺失值，通常用于纵向数据（又称多次重复测量数据）或生存数据中缺失值的填补。末次观测结转法填补过程较简单，但在多数情况下该方法的Ⅰ类错误难以控制，其检验效能和估计误差不稳定。

2）多重填补法：是指基于一个或多个模型填补缺失数据，并反映与"填补"过程相关的不确定性。该方法是根据缺失值的预测分布生成一组填补值，从而生成多个填补后的数据集，然后再对每个填补数据集进行分析，最后合并分析结果。相比于单一填补法，多重填补法具有一定优势：考虑了缺失值的不确定性；减小了抽样误差，从而可以得到更精确的点估计值；最终分析模型中不包括的辅助变量也可以用于填补模型，从而使随机缺失的假设更合理；可以处理完全随机缺失、随机缺失和非随机缺失的数据。基于以上优点，多重填补法已广泛应用于护理研究的缺失值处理中。常用多重填补法的比较见表 8-2。

表 8-2 常用多重填补法的比较

填补方法	说明	特点
线性回归模型	根据线性回归模型进行填补	适用于连续变量的填补。模型应用前提不成立的情况下可能会造成偏倚，填补结果对偏离正态性假设较敏感
预测均数匹配	通过线性回归填补模型为缺失值计算得填补值后，从最接近填补值的 K 个已观测数据中随机挑选一个进行填补	适用于连续变量的填补。相对于一般线性模型，填补结果对偏离正态性假设不敏感，即在正态性假设不成立的情况下，仍有较好的效果。但在样本量较小或缺失变量与协变量之间关系较强时，结果可能不稳定

填补方法	说明	特点
Logistic 回归模型	根据 Logistic 回归模型进行填补	适用于二分类、多分类变量的填补。模型应用时需满足相应的前提假设，否则可能会有较大偏倚
多变量正态填补	使用贝叶斯方法中的马尔科夫链蒙特卡罗算法从估计的多变量正态分布中获得填补值	多变量正态分布的假设常常难以满足，尤其是存在二分类和多分类变量时。但是即使多变量正态性不满足，仍能得到较合理的结果
基于链式方程的多重填补	基于填补模型所有的其他变量，为含有缺失值的每个变量指定条件分布（回归模型），通过轮流估计每个条件分布产生填补值，使用考虑变量的观测值和此次迭代其他变量的填补值来填补缺失值	比多变量正态填补更灵活，不依赖于多变量正态分布的假设，可同时处理连续变量和分类变量。但可能会有一些变量的条件分布与其他变量的不兼容而导致潜在填补错误，且由于单独的回归模型必须适合填补模型中的每个变量，故需要更多的模型规范或说明

（3）不处理缺失值：某些统计分析方法对缺失值有一定的容忍度，可以在不处理缺失值的情况下，利用已知数据进行统计学分析，如广义估计方程、线性混合模型等。

三、护理研究中统计学分析方法的选择

（一）护理研究中统计学分析方法选择的原则

在护理研究中，统计学分析方法的选择应侧重实际应用，避免复杂的数学原理和公式推导，遵循简单、实用、科学、合理的原则。在同一个研究中，如果有多种"可行"的统计学分析方法，应尽可能选择最适合研究设计和数据类型、可以更稳健地反映数据真实情况的统计学分析方法。例如，在以连续变量为主要结局指标的某个两组设计的随机对照试验研究中，传统方法是先计算干预组和对照组在研究前后结局指标的差值，然后对两组的差值使用独立样本 t 检验进行比较。但针对该类研究，如果选择线性混合模型或广义估计方程，不仅可以考虑不同组别（干预组和对照组）的效应，还可以考虑时间效应及组别与时间的交互效应，同时还可以校正一些对结局指标可能有影响的协变量（如年龄、性别），从而得到更为稳健的统计学分析结果。

护理研究中统计学分析方法的选择主要考虑研究目的、变量类型、数据分布、结果呈现等因素。某些统计学分析方法的使用需要满足一些前提条件。例如，简单线性回归分析需要满足因变量是连续变量、自变量可以被定义为连续变量、因变量和自变量之间存在线性关系、观测值之间相互独立、不存在显著的异常值、方差齐性、回归残差近似正态分布的条件或假设。

（二）统计描述

对资料进行统计描述包括选择统计指标、统计图、统计表等内容。数值资料和分类资料的统计描述方法不同。

1. 数值资料的统计描述　数值资料常从集中趋势（即平均水平）和离散趋势（即变异程度）方面进行统计描述。对称分布的数值资料（如呈正态分布的连续型数据）的集中趋势常使用算术均数（简称均数）描述。离散趋势常使用标准差反映。非对称分布的数值资料、数据分布的末端无确切数值或数据分布类型未知的资料，常用中位数描述其平均水平，四分位数间距描述其变异程度。其他数值资料的统计描述指标还包括：几何均数、众数、调和均数、全距、变异系数等。

2. 分类资料的统计描述　分类资料的统计描述主要包括频率、频率分布、发生强度、比等。

笔记栏

3. 常用统计图表 常用的有统计表、条图、百分条图、散点图、饼图、线图、半对数线图、箱式图、茎叶图、雷达图、玫瑰图等。图形的选择应根据数据的性质和分析的目的。图和表格应规范使用，包括清晰、简明的图名或表名、图注或表注、图例等信息。同时，图表的绘制应符合出版物（如期刊、教材、专著）特定的要求。理想的图表应具有自明性，能让读者在不阅读除图表名称和注释之外的文字说明的情况下，仅从图表自身信息就能理解图表所要表达的含义。

此外，还有一些在特定场合使用的统计图，可以使统计结果更加直观、容易理解。例如，常用于判断变量是否服从正态或其他分布的 P-P 图和 Q-Q 图；Meta 分析中效应量合并的森林图、检验发表偏倚的漏斗图；网状 Meta 分析时的网状关系图和优选概率排名曲线（surface under the cumulative ranking curve，SUCRA）；展示预测模型的列线图；临床随机对照试验的流程图（flow chart）等。

（三）常用假设检验的方法

常用假设检验的方法主要包括分布类型的检验、两组连续变量的统计推断（如 t 检验）、多组连续变量的统计检验（如单因素方差分析）、有序分类变量的统计推断、无序分类变量的统计推断、相关分析、简单线性回归分析和 Logistic 回归分析等。

1. 正态分布检验 正态分布是统计分析中最重要的分布类型，也是很多假设检验统计分析方法应用的前提条件。例如，常用的 t 检验、方差分析、相关分析等都要求分析的数据服从正态分布或近似服从正态分布。因此，在许多时候，研究者需要采用一定的方法来判断数据是否符合正态分布。正态分布的考察除了可以使用偏度系数（skewness）、峰度系数（kurtosis）等统计量之外，还可以通过绘制直方图、P-P 图、Q-Q 图等图形工具来判断；也可以对数据进行分布的假设检验，其中包括 Shapiro-Wilk 检验和 Kolmogorov-Smirnov 检验，$P > 0.05$（或 0.10）时说明数据符合正态分布。Shapiro-Wilk 检验一般适用于小样本资料；Kolmogorov-Smirnov 检验适用于大样本资料。偏度系数主要描述数据分布不对称的方向及其程度，> 0 表示正偏态（即分布为右偏，峰尖在左边）、≈ 0 表示正态、< 0 表示负偏态（即分布为左偏，峰尖在右边）。峰度系数描述数据分布形态的陡缓程度，> 0 表示分布的峰态陡峭（高尖），≈ 0 表示分布的峰态合适（服从正态分布），< 0 表示分布的峰态平缓（矮胖）。利用偏度系数和峰度系数进行正态性检验时，可以计算相应的 Z 值（Z-score），即偏度 Z-score = 偏度系数 / 偏度系数的标准误；峰度 Z-score = 峰度系数 / 峰度系数的标准误。在 $\alpha = 0.05$ 的检验水准下，若 Z-score 在 ±1.96 之间，则可认为资料服从正态分布。

在实际的应用中，建议结合图形和假设检验的方法综合判断数据的分布。有时会出现明明直方图显示分布很对称，但正态性检验的结果 P 值却小于 0.05，拒绝原假设，认为不服从正态分布。此时建议不要太刻意追求正态性检验的 P 值，要参考直方图、P-P 图等图形工具来帮助判断。其实，很多统计学分析方法应用时，与其说要求数据严格服从正态分布，不如说要求"数据分布不要过于偏态"更为合适。

2. 组间比较 组间比较是护理研究中最常用的基本统计学分析方法之一。根据比较组的数量（两组或多组）、数据类型（连续变量或分类变量）、数据是否随机（或独立）、数据分布特点（是否符合或基本符合正态分布），可以选择不同的组间比较的统计学分析方法。某些统计学分析方法的应用，需要所分析的数据满足一定的前提条件或假设。对于单组数据，如果是比较某一连续变量与已知总体均数之间是否有差别，可以采用单样本 t 检验；比较单组样本频率时可使用单组样本频率的 Z 检验。两组及多组数据组间比较统计学分析方法的选择，见图 8-2。

3. 方差分析 护理研究设计中，仅安排一种处理因素的设计称为单因素设计，不安排任何其他的控制因素的单因素设计为完全随机设计。如果单因素设计所获得的因变量满足每组资料服从正态分布且方差齐性，则可使用方差分析（analysis of variance，ANOVA）的方法进行组间比较。

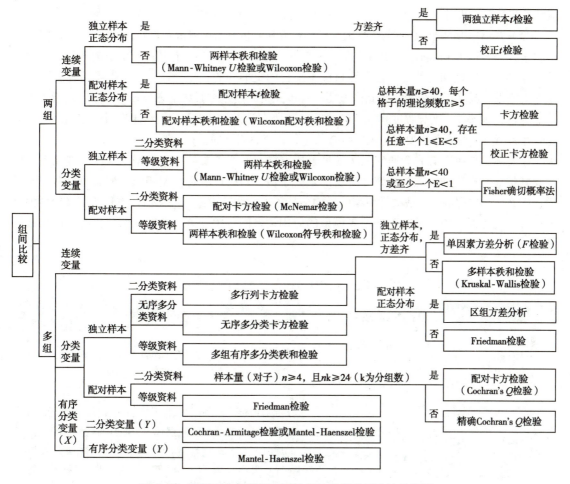

图 8-2 两组及多组数据组间比较统计学分析方法的选择

方差分析的基本思想是把全部观察值间的变异（总变异）按设计和需要分解成两个或多个组成部分，再做分析。

（1）方差分析中的几个基本概念

1）因素与协变量：因素也称因子，是指可能对因变量（一般为 Y）产生影响的分类变量，该分类变量的不同取值称为水平。协变量是指对因变量可能造成影响的连续变量。一般情况下，在协方差分析中需要控制某些因子和/或协变量方能获得自变量与因变量之间比较可靠的关系。

2）交互作用：如果一个因素的效应大小在另一个因素的不同水平下明显不同，则称为两因素存在交互作用。当存在交互作用时，单纯研究某个因素的影响的意义就不大，应在另一个因素的不同水平下研究该因素的影响大小。例如，在研究 3 种不同干预方式对血液透析患者握力的效果中，收集 3 组研究对象干预前、为期 8 周干预后、为期 8 周随访后的握力数据。案例中有干预效应和时间效应，如果两者之间存在交互作用，单独阐述干预效应就不适宜，而需要探讨在不同时间点时不同干预组之间的差别。

3）固定因子与随机因子：固定因子是指该因子在样本中所有可能水平均已出现。此时，对现有样本数据进行分析就可以反映该因素所有水平的状况。例如，分析 3 种干预措施对改善某人群生活质量的效果时，3 种干预措施可属于固定因子。随机因子是指该因素所有可能的水平并未在样本中都出现或者不可能都出现。如果再进行研究或抽样，样本得出的结论可能会改变。例如，在探讨不同社区中心养老服务模式对老年人生活质量效果的研究中，随机抽取了 20 个社区中心的研究对象。其实研究者是希望得到能够外推到抽样所对应的全国所有类似社区中心，因此就涉及将分析结果外推到抽样未包含城市的问题，此时的社区中心就是一个随机因子。

（2）方差分析的适用条件与线性混合模型：方差分析分为单因素方差分析（one-way ANOVA）、两因素方差分析（two-way ANOVA）和多因素方差分析。方差分析有其特定的适应条件，一般包括独立性、正态性和方差齐。独立性指样本来自随机抽样的独立个体。正态性是指各组随机误差项被假设为服从正态分布，因此模型要求各单元格的残差须服从正态分布。方差齐是指各单元格都满足方差齐性（变异程度相等）的要求。异常值可能会对方差分析结果造成一定的影响。因此，在进行方差分析前需要对数据的异常值进行检查，必要时进行适当的处理。

在实际工作中，有时会遇到无法满足上述方差分析所需要的独立数据的条件。线性混合模型及其扩展是解决非独立数据统计分析的重要手段。与线性混合模型相似的概念还有多水平模型、广义估计方程等。一般线性模型的延伸包括了广义线性模型、广义估计方程与广义线性混合模型等。线性混合模型及其延伸的各模型的应用请参阅相关专著。常用方差分析的适用场景见表 8-3。

表 8-3　常用方差分析的适用场景

类型	自变量和因变量	适用场景举例
单因素方差分析	自变量：1 个分类变量（3 组或以上） 因变量：1 个连续变量	判断 3 组或以上（如体力活动水平低、中、高）组间均数（如 6 分钟步行试验距离）是否存在差异
两因素方差分析	自变量：2 个分类变量 因变量：1 个连续变量	分析是否接受干预因素 X1（如是否接受运动干预）的两组受试者的两个时间点 X2（时间因素，如干预前与干预后）的因变量 Y（如 6 分钟步行试验距离）是否有差异；可以分析 X1 和 X2 的主效应，也可以同时分析 X1 和 X2 之间的交互效应
三因素方差分析	自变量：3 个分类变量 因变量：1 个连续变量	已知两个自变量 X1（如是否患有某疾病）和 X2（如性别）对因变量 Y（如 6 分钟步行试验距离）有影响，现探讨第 3 个自变量 X3（如是否存在睡眠障碍）对上述关系是否存在影响
单因素重复测量方差分析	自变量：1 个分类变量（不同的测量时间点） 因变量：1 个连续变量	对同一受试者 3 次及以上（如队列研究中不同随访时间点 X：基线、3 个月后、6 个月后）重复测量数据 Y（如 6 分钟步行试验距离）的比较
两因素重复测量方差分析	自变量：2 个分类变量（其中 1 个为不同的测量时间） 因变量：1 个连续变量	对接受不同暴露或干预（自变量 X1）的受试者进行 3 次及以上 X2（如队列研究中不同随访时间点：基线、3 个月、6 个月）重复测量数据 Y（如 6 分钟步行试验距离）的比较，分析暴露或干预对 Y 的作用
三因素重复测量方差分析	自变量：3 个分类变量（其中 1 个为不同的测量时间） 因变量：1 个连续变量	探讨运动锻炼 X1 和正念训练 X2 对血液透析患者生活质量 Y 的作用。分别在 3 个时间点 X3（如基线、干预 8 周后、随访 8 周后）对 Y 进行测量。组别包括：单纯运动组、单纯正念组、运动联合正念组和对照组
单因素协方差分析	自变量：1 个分类变量 因变量：1 个连续变量 协变量：1 个连续变量	判断不同干预方法 X1 对因变量 Y 的影响，但是不能忽视协变量（如 Y 在干预前的基线值）对因变量的作用

笔记栏

续表

类型	自变量和因变量	适用场景举例
单因素多元方差分析	自变量：1个分类变量 因变量：2个或以上的连续变量	探讨在3个透析中心（X）进行血液透析患者焦虑 Y1 和抑郁 Y2 水平是否存在差异
两因素多元方差分析	自变量：2个分类变量 因变量：2个或以上的连续变量	探讨3种干预方式（X1，如单纯有氧运动、有氧联合抗阻运动和无运动）对不同性别（X2）的血液透析患者焦虑 Y1 和抑郁 Y2 水平的效果

（3）多组样本均数的两两比较：多组（3组及以上）连续变量的方差分析后，如果方差分析的结论是组间有统计学差异，只能说明多组的总体均数不全相等。如果需要探索具体的两个组间是否存在差异，需要进行多个样本均数间的两两比较，或称多重比较。常用的两两比较法包括最小有意义差异（least significant difference，LSD）t 检验和 Bonferroni 法等。LSD-t 检验计算简单，但用此法进行两两比较的次数越多，出现 I 类错误的概率越大。Bonferroni 法是两两比较中最为保守的方法，其原理是将原设检验水准除以比较的次数，采用调整后的检验水准。例如，原检验水准是 0.05，有 4 组均数进行两两比较，共有 6 次两两比较，此时的检验水准调整为 0.05/6 = 0.008 3。Bonferroni 法适用于几乎所有的两两比较，当两两比较的次数不多时效果较好；但当两两比较的次数较多（如超过 10 次），由于其检验水准选择的较低，结论偏于保守。

4. 相关分析　护理研究中经常需要探索两个随机变量之间的关系。例如，分析社区老年人体力活动水平与其 6 分钟步行试验距离之间是否存在线性联系，联系的程度如何，就需要使用相关分析。两个变量之间的线性关系可分为两种：一是两个变量间是否存在"关联性"及联系程度如何。如果两个连续变量都是随机变化的，可以通过线性相关分析来探索两者之间可能存在的线性联系的方向和程度。二是两变量之间的"依存性"，即一个变量的变化将引起另外一个变量多大程度的变化，可以通过回归分析进行探索。

（1）线性相关（linear correlation）：也称为简单相关（simple correlation），指两个连续随机变量间的线性联系；两个分类变量间的联系则称为关联（association）。

相关分为正相关、负相关、零相关和非线性相关 4 种，可以通过散点图直观地概括两变量之间的大概关系。非线性相关中，散点图呈曲线状，变量之间可能呈曲线关系，不宜直接进行线性相关分析。两个连续变量间的联系强度用相关系数（correlation coefficient）来描述，总体的相关系数记为 ρ，来自样本计算出的相关系数一般记为 r。相关系数介于 $-1 \sim 1$，其绝对值越大，说明两变量之间关系越紧密，其值为 0，则表示两者之间没有相关关系。相关系数为正值时称为正相关，为负值时称为负相关。

1）Pearson 相关：对于两个连续型变量 X 和 Y，两者均是随机变量、呈双变量正态分布、散点图呈线性趋势、观察值之间相互独立时，可以使用 Pearson 积矩相关系数（Pearson product-moment correlation coefficient）来描述两者之间的关系。一般情况下，Pearson 分析中的两个变量来自同一观察单位，例如同一位受试者的体力活动水平与自己步行能力之间的相关分析。在进行 Pearson 分析之前需要做散点图，同时需要判断数据中是否存在明显的异常值，因为 Pearson 相关系数易受到异常值的影响。

2）Spearman 秩相关：如果变量 X，Y 不服从双变量正态分布或总体分布类型未知，数据本身有不确定值或为等级资料（即有序分类变量），可采用秩相关（rank correlation）或等级相关来描述两个变量之间的相关程度和大致方向，即 Spearman 秩相关。在进行 Spearman 秩相关性分析之前，需要通过散点图概括两变量之间关系，并判断变量之间是否存在单调关系。一般情况，只有

笔记栏

173

两变量之间存在单调关系时才进行 Spearman 秩相关性分析。

3）Kendall's tau 等级相关：较常用的 Kendall's tau 秩相关系数是 Kendall's tau-b 和 Kendall's tau-c。Kendall's tau-b 适合行和列数量相同时的分析，而 Kendall's tau-c 适合行和列数量不同时的分析。Kendall's tau-b 等级相关系数适用于描述两个等级变量之间的相关关系，且两个变量常源于同一观察单位。Kendall's tau-b 等级相关中的两个变量可以有 3 种情况：①两个连续变量；②两个有序分类变量；③一个有序分类变量，一个连续变量。

（2）分类变量之间的关联：两个分类变量之间的关联分析，即对两个分类变量交叉分类计数所得的频数资料（列联表）做关于某种属性独立性的卡方检验。主要包括如下 3 种情况：①对于一份随机样本同时按照两个二项特征（属性）进行交叉分类，形成一个 2×2 交叉分类表，也称为 2×2 交叉列联表。如果两种属性的概率分布之间无关，则称这两种属性相互独立，否则称这两种属性之间存在关联性。例如，探讨肥胖和高血压之间的关系时，可以将纳入的同一个研究对象按是否肥胖和是否高血压分别分组，从而探讨肥胖和高血压之间的关系。表示两种属性交叉分类的相关程度的指标有多种，可以采用关联系数（r）来表示关联程度。②对于同一个观察对象，分别采用两种分类（或检查方法），可以采用 2×2 配对资料的关联性分析。例如，将同一受试者进行影像学检查（结果为阳性和阴性）和生化检查（结果为阳性和阴性）。③可采用多分类资料的关联分析对无序多分类资料的关系进行描述。例如，探讨 3 个不同国家人群血型（A 型、B 型、O 型和 AB 型）之间的关系时可以使用多分类资料的关联分析。对于两个有序多分类变量，可以使用 Spearman 秩相关性分析。

5. 回归分析 常用的回归分析包括线性回归、Logistic 回归、Cox 回归等。通过回归方程，不仅可以解释一个变量的变化会引起另一个变量变化的幅度，还可以进行预测和控制。预测是指通过回归方程和已知的自变量 X，预测因变量 Y；控制是指通过限制因变量 Y 的取值范围来得到自变量 X 的上限和下限。

（1）选择回归分析的方法：在护理研究中，需要根据研究目的、数据类型和研究设计等条件选择合适的回归分析方法。以探索危险因素、进行预测或校正混杂因素为目的的统计分析，可考虑选择回归分析。回归分析中的自变量也称解释变量，因变量也称结局变量。例如，分析性别、年龄、吸烟习惯对体重的影响，体重就是因变量；性别、年龄和吸烟习惯就是 3 个自变量。因变量是连续变量并满足回归分析条件时，可选择线性回归分析；因变量是分类变量时，可考虑选择 Logistic 回归分析。因变量是计数资料（如哮喘发作次数、住院天数等）时，可考虑选择 Poisson 回归；因变量是生存资料（同时包括生存状态和生存时间两个指标）时可以选择 Cox 回归分析、Kaplan-Meier 生存分析。生存资料的结局指标不只是限制于生存或死亡，其他类似的事件，如是否发生并发症、肿瘤复发、发病、妊娠、再入院等也可视为生存资料。

（2）使用回归分析方法的注意事项：①使用回归分析方法之前，需要检查、核实数据的真实性，只有真实的数据才能作出可靠的结果，得出可信的结论。②注意所采用回归分析方法的前提条件，如线性回归分析时需要满足双变量的线性假设等。对于不满足相关假设的数据，在分析前可以考虑做适当的数据转换，如不满足线性关系的假设可以曲线直线化数据转换，残差不满足正态分布时可以考虑采用广义可加模型或中位数回归，方差不齐时采用加权最小二乘法，存在共线性时考虑采用岭回归或 LASSO 回归，非独立数据分析时考虑采用多水平模型或广义估计方程等。③根据数据类型和所采用的回归分析方法探索自变量纳入模型的最佳形式，必要时做相应的数据转换。例如，在年龄（岁）和高血压发生关系（是否发生高血压）研究的 Logistic 回归分析中，按年龄原始值分析的比值比（odds ratio，OR）为 1.007，解释为年龄每增加 1 岁，高血压发生的比值比（或概率比）增加 0.7%。如果将年龄分为 ≤ 49 岁、50～59 岁和 ≥ 60 岁 3 个年龄组，并以 ≤ 49 岁组为参照组，50～59 岁组的 OR 为 5.75；≥ 60 岁组的 OR 为 0.72；可解释为 50～59 岁组人群发生高血压的概率是参照组的 5.75 倍；而 ≥ 60 岁组人群发生高血压的概率是参照组的

72%。④找出数据中的异常值。当数据中有很大或很小的异常值时，可能会导致回归分析的结果有较大偏倚，且异常值一旦移除或变化，回归方程可能会发生较大变化，从而引起回归分析的结果不稳定。因此，在回归分析前必须发现异常值并根据情况做必要的处理。异常值可以通过散点图等方法来发现。

 知识链接

线性回归分析需要满足的假设

线性回归分析是基于一些假设构建的，这些假设有助于模型的有效性和可解释性。简单线性回归分析需要满足线性关系（linearity）、独立性（independency）、正态性（normality）、等方差性（equal variance）假设，简记为 LINE。多重线性回归分析在满足 LINE 基础上还需要满足自变量之间应线性独立，避免多重共线性（multicollinearity）。

线性关系假设是指因变量与自变量之间存在线性关系，可以通过散点图等方法判断。独立性可以通过研究设计中各样本是否独立来判断，也可以通过 Durbin-Watson 检验等方法进行判断。正态性是指回归残差（而非原始数据）近似正态分布，可以通过绘制残差的柱状图、正态 P-P 图或 Q-Q 图实现。等方差性则可以通过绘制残差（实际值与估计值之间的差）与回归拟合值或标准化残差与标准化预测值之间的散点图进行判断。多重共线性可以通过相关系数、容忍度或方差膨胀因子等指标评价。

来源：方积乾. 生物医学研究的统计方法［M］. 北京：高等教育出版社，2019.

（3）常用的回归分析方法：常用的回归分析除了上述的线性回归、Logistic 回归和 Cox 回归分析外，还包括其他一些方法，具体见表 8-4。

表 8-4 常用的回归分析方法适用场景

类型	自变量与因变量	适用场景举例
二分类 Logistic 回归	自变量：至少 1 个 因变量：1 个二分类变量	探索年龄（$X1$）、性别（$X2$）、体重（$X3$）、6 分钟步行试验距离（$X4$）对是否患有心脏病（Y）的预测
有序多分类 Logistic 回归	自变量：至少 1 个 因变量：1 个有序多分类变量	探索年龄（$X1$）、性别（$X2$）、体重（$X3$）、6 分钟步行试验距离（$X4$）对躯体功能水平（Y，分为低、中、高水平）的预测
无序多分类 Logistic 回归	自变量：至少 1 个 因变量：1 个无序多分类变量	探索年龄（$X1$）、性别（$X2$）、焦虑（$X3$）、抑郁（$X4$）、并发症数量（$X5$）对肺癌患者症状群（Y，分为感知症状群、放疗症状群、肺癌特异症状群和消化道症状群 4 种）的预测
1：n 配对 Logistic 回归	自变量：至少 1 个 因变量：1 个二分类变量	探索吸烟（$X1$）与肺癌（Y）之间的关系。主要研究对象为肺癌患者，针对每一位肺癌患者匹配 1 或 n 位非肺癌健康人，匹配的条件可以有性别（$X2$）、年龄（$X3$，±2 岁）、肺癌家族史（$X4$）等。收集所有受试者的吸烟史 X1 作为主要研究指标，同时可以将月收入（$X5$）和教育水平（$X6$）等可能的混杂因素纳入进行校正

笔记栏

类型	自变量与因变量	适用场景举例
Cox 回归	自变量：至少 1 个 因变量：1 个二分类变量	生存资料数据。探讨某新药对肺癌的效果时，将肺癌患者分为新药组和常规药物组（$X1$，药物分组），随访 2 年，观察两组患者生存的情况（Y），记录死亡或存活（生存时间 $X2$）情况，同时考虑调整性别（$X3$）、年龄（$X4$）、病理分型（$X5$）、肺癌分期（$X6$）对肺癌患者生存是否产生影响
简单线性回归	自变量：1 个连续变量 因变量：1 个连续变量	探讨某人群每日步数（X）与其生活质量中躯体功能维度（Y）之间的关系
多重线性回归	自变量：至少 2 个变量（至少 1 个连续变量） 因变量：1 个连续变量	探讨用年龄（$X1$）、性别（$X2$）、体重（$X3$）、6 分钟步行试验距离（$X4$）预测最大摄氧量（Y）
分层回归	自变量：至少 1 个连续变量 因变量：1 个连续变量	在上述"多重线性回归"案例的基础之上，探索逐个增加自变量（如增加疾病严重程度 $X5$，握力 $X6$）后对因变量预测模型的改变

（4）其他回归分析方法：线性回归分析的衍生模型包括非直线趋势的直线化处理、方差不齐的处理、共线性的处理、分类变量的数值化、强影响点的弱化、断点回归和 Tobit 回归等。当自变量与因变量之间的关系呈现曲线关系，且该曲线关系无法通过上述非直线趋势的直线化处理的情况下，可以考虑采用相应的非线性回归模型。

第二节 预 测 模 型

一、预测模型概述

（一）预测模型的基本概念

1. **预测模型（predictive model）** 又称临床预测模型（clinical prediction model）、风险预测模型（risk prediction model）或风险评分（risk score），是指利用数学模型估计特定个体当前患有某病、处于某种状态或将来发生某结局的概率。预测模型可以对患者的疾病发生、预后转归、风险分层、严重程度分层等情况进行预测，从而为医务工作者和患者提供评估其疾病的风险和预后的相关信息，提高临床决策的准确性和个性化程度。

2. **预测因子与预测结局** 预测模型中的已知信息，即预测因子（predictors），也称预后因素（prognostic factors）或决定因素（determinants），在统计学术语中称为协变量或自变量。常用的预测因子包括社会人口学特征（如年龄、性别）、疾病史、用药史、体格检查（如身高、体重、血压、心率）、影像学检查、电生理检查、实验室检查（如血液、尿液标本检查）、病理学检查、疾病特征和各种组学（如基因组学、蛋白质组学）等指标。临床预测模型中，常见的预测结局包括患病、发病、疾病复发、死亡、并发症、伤残等。

3. **预测模型的分类** 预测模型包括诊断模型和预后模型。诊断模型和预后模型的划分是从应用的角度进行的，两者在统计学上并无本质差异。预测模型的结局多为二分类变量（是否发生），效应指标为结局事件发生的概率。

（1）诊断模型（diagnostic model）：是利用研究对象的基本特征、临床表现、疾病特征来判

笔记栏

断其当前患有某种疾病或处于某种状态的概率。诊断模型中预测因子和结局事件多为同步收集或在前后很短的时间内收集，多用于横断面研究，也可用于病例对照研究。此外，诊断模型研究中需要有判断结局事件发生的"金标准"来独立判断事件是否发生（如诊断是否患有某疾病），且该"金标准"的判断不能直接利用拟构建模型中已知的预测因子信息，以免产生诊断评估偏倚。

（2）预后模型（prognostic model）：是利用研究对象某时间的健康状况（如是否患有某种疾病）、临床特征、干预措施（如是否接受某种治疗）、健康相关的暴露（如是否暴露在与某肿瘤发生相关的辐射下）等因素来预测未来一段时间内发生某结局（发病、存活、伤残、痊愈、并发症）的概率。预后模型中预测因子资料的收集多出现在结局事件发生以前。因此，预后模型中的预测因子与结局之间有纵向的时间逻辑关系，适合采用队列研究设计。虽然预后模型研究可以使用回顾性队列研究数据，但因数据收集最好在充分且严谨的研究设计框架内进行，所以前瞻性队列研究是预后模型最佳的研究设计类型。预后模型数据也可来源于疾病注册数据库和巢式病例对照研究。

4. 预测模型的构建方法 预测模型的构建方法主要分为参数化模型、半参数化模型和非参数化模型。参数化模型主要包括线性回归分析、Logistic 回归分析、Poisson 回归分析和判别分析等。半参数化模型包括 Cox 比例风险模型和竞争风险模型。近年来，非参数化模型发展迅猛，主要为机器学习算法，包括 K 近邻法、支持向量机、分类回归树、随机森林、神经网络、深度学习等。常用的预测模型构建的软件有 SPSS 软件、RStudio 等，其中 RStudio 及其相关的软件包在预测模型构建、图形展示和模型评价中展现出较大的优势。

5. 预测模型的呈现形式 常用的预测模型呈现形式包括公式法、评分系统、彩色打分卡、列线图（Nomogram）和应用程序。

（1）公式法：公式法是直接使用数学公式作为预测模型工具，是各种预测模型展示方法中最核心、本质、精确的方法。公式法还可以同时验证区分度和校准度。但公式法使用时往往需要借助其他设备，使用起来不是很便捷。

（2）评分系统：评分系统和彩色打分卡是把回归模型中的回归系数经过适当的数学化运算转化为可量化的评分系统。评分系统应用起来比较简单、易懂，因此有一定的推广价值。常见的评分系统如压力性损伤危险程度评估的 Braden 量表、评估病情危重程度的改良早期预警评分（modified early warning score，MEWS）等。但因为评分系统往往需要对连续变量的预测因子进行分段，会丧失部分预测信息，而使预测结果不够准确。另外，在各种回归模型的系数转化成评分系统分值的过程中，尚未有科学、统一认可的可靠方法。因此，在各项研究中从拟合模型到评分系统所采取的系数转化方法也不尽相同。

（3）彩色打分卡：彩色打分卡制作原理和评分系统类似，基于对连续预测因子的分段切割，预测结果准确性可能不高。此外，彩色打分卡中预测因子不能太多，否则评分过程会变得更为复杂。

（4）列线图：列线图展示结果的方式更为直观，是把回归模型中的回归系数经过适当的数字化运算转化为分值，并通过列线图的方式展示预测模型，在使用过程中一般不需要电子设备的辅助，但不够精确。

（5）应用程序：应用程序或网页可以采用离线或在线运算的方式，快速、准确地计算出预测结果；还可以直接嵌入常规诊疗系统，从而直接输出结果。但其开发和应用时需要一定的资源。

6. 预测模型研究分类 目前常见的预测模型研究类型主要是预测模型的构建和预测模型的验证。《个体预后与诊断的多变量预测模型透明报告》（Transparent Reporting of a Multivariable Prediction Model for Individual Prognosis or Diagnosis，TRIPOD）中将预测模型研究分为 5 类：①探索预后与诊断因子；②无外部验证的预测模型构建；③有外部验证的预测模型构建；④预测模型验证；⑤预测模型影响的研究。

笔记栏

（二）预测模型的应用领域

预测模型在卫生管理、医疗实践和医学研究中应用广泛。借助临床预测模型，卫生管理部门可以更好地进行医疗质量的管理和医疗资源的配置；医务工作者和患者可以作出更有利的医疗决策；医学研究者可以更精准地确定合适的研究对象。预测模型也被广泛应用在临床护理工作中。临床护士可以通过 Braden 量表评估出可能发生压力性损伤的高危患者，从而为其提供针对性的护理措施以降低压力性损伤的发生风险。临床护士可以使用 MEWS 评估患者的病情危重程度，从而提供预见性的病情观察和干预措施，以改善患者的健康结局。此外，临床预测模型的应用也贯穿疾病的三级预防体系。

1. 一级预防 即在疾病尚未发生时针对病因采取措施的病因预防。临床预测模型可以提供在目前健康状态、生活习惯和环境等情况下，某人群未来一定时间内患有某疾病概率的信息。上述信息可以为社区工作者和医务工作者制订针对改善可能病因的干预措施（如健康教育、行为干预、改变不良生活习惯等）提供直观、有利的信息。例如，基于福明翰心脏研究（Framingham heart study）的福明翰心血管病危险评分明确了降低血脂、血压可以预防心肌梗死。

2. 二级预防 即早发现、早诊断、早治疗的"三早"预防。预测模型常借助易采集、低成本、无创检查收集的信息，构建高灵敏度和特异度的预测模型来判断是否患病，从而实现"三早"的疾病预防理念。

3. 三级预防 即对症治疗和康复治疗的临床预防。预后模型可以对在当前状态下，某疾病一定时间后的并发症、复发、伤残、死亡等结局事件的发生概率给出估算。临床医务工作者和患者可以根据所关注结局事件发生的概率，选择更为合理的治疗和康复方案，从而降低并发症、伤残、死亡等不良事件的发生风险，改善健康结局。

（三）构建预测模型时样本量的计算

足够的样本量是保证预测模型具有良好性能的前提，也可以避免过度拟合等问题，但太大的样本量不一定能提高预测模型的性能。目前研究中，预测模型的样本量计算常使用的方法主要是预测模型中每个发生的结局事件对应的可用样本量与预测变量的数量的比值，即 EPV（events per variable）。如果结局事件发生率不足 20%，EPV 选择最好大于 20，至少为 10，即样本量 = 变量数 × 10/ 发生率。对于二分类结局预测模型的样本量计算，可参考公式 8-1：

$$n = (1.96 / \delta)^2 \phi(1-\phi) \qquad （公式 8-1）$$

其中 δ 为允许误差，一般可以取 ≤ 0.05；ϕ 为预测事件的估计发生率，可从预试验或文献中获得。

（四）构建临床预测模型的步骤

1. 提出研究问题 研究问题的提出多基于临床实践中提出的临床问题。临床问题提出后，需要在充分的文献研究基础上，对问题进一步分析，以凝练成研究问题，明确研究目的。在构建预测模型前还需要充分评估是否有必要构建一个新的预测模型，其评估思路可参考图 8-3。

2. 设计研究方案 理想的研究设计应至少包括研究方法、操作手册、数据记录表、数据管理、质量控制、伦理审查、临床研究注册等内容。研究方法应科学、严谨、细致，包括但不限于如下信息：研究地点、研究开展的时间、预测因子的选择和测量、结局事件的判断、研究人群（如纳入标准和排除标准）的确立、样本量、受试者招募方法、建模数据集和验证数据集的选择、统计分析方法、结果呈现方式、模型的评价和验证方案等。因原始数据和模型构建方案直接关系到预测模型的质量，研究实施方案中应对数据管理和质量控制及模型构建的具体方案进行详细的描述。

3. 构建预测模型 按计划实施研究方案，收集到需要的数据，并对数据库进行整理，至少包括如下步骤：原始数据核查、双机录入数据并核对、极端值核查并处理、缺失值核查并处理。然后，根据预定的研究计划，确定在所有收集到的预测因子中筛选进入模型的预测因子的原则和

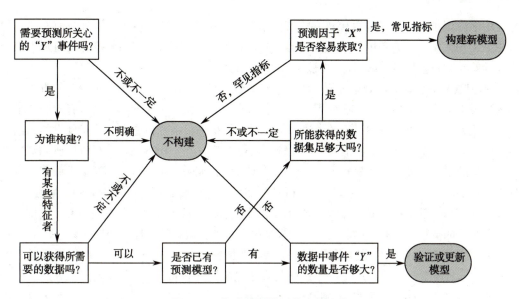

图 8-3　构建预测模型的评估思路

方法。传统的预测模型构建方法的选择主要依据结局事件变量类型。拟合模型并计算模型参数后，运用区分度和校准度等指标评估模型的性能，并采用合适的方法展示预测模型。

4. 验证预测模型　预测模型的效果可能因目标人群、时间、地域的变化而不同。因此，验证预测模型的内部效度和外部效度是预测模型研究的重要内容之一。预测模型的内部效度体现了模型的可重复性（reproducibility），可以利用研究项目本身的数据进行交叉验证或 Bootstrap 验证等方法。外部效度体现了模型的普遍性（generalizability），需要采用建模数据项目以外的数据（如不同的时间、研究单位）来验证。

5. 应用预测模型　临床预测模型的主要价值在于应用该模型是否改变了医疗或患者的决策或行为，从而改善患者的健康结局或降低经济支出等，即预测模型的应用研究，也称临床预测模型的影响研究。预测模型的影响研究常需要实施整群随机对照试验，通过比较是否开展拟评估的临床预测模型两组之间所关注的结局指标（如患者预后、经济支出、不良事件发生等）来实现。

6. 更新预测模型　由于科技、医疗卫生条件的进步和生活方式的改变等原因，某些疾病或健康状态的危险因素、未测量的危险因素、治疗措施等与疾病结局相关的因素会随着时间的变化而变化。即便是经过良好验证的预测模型也可能会随着时间的变化而出现预测性能下降，即校准度漂移。因此，临床预测模型需要动态更新。

二、构建预测模型的经典统计方法

（一）筛选预测变量

预测模型的主要目的是由已知信息预测未知信息。因此，在预测因子变量筛选时，不仅需要从统计学角度考虑，还需要从预测因子的临床实际意义和获得的便利程度等角度综合考虑。预测因子一般包括社会人口学资料（如性别、年龄、教育程度、经济水平等）、生命体征和临床表现、疾病及严重程度（如主要诊断、分期）、治疗信息（如化疗方案、血液透析方案）、既往史、伴随疾病、病理学特征、影像学和实验室检查结果、遗传学特征、身体功能（如心肺耐力、步行能力）、主观健康状况和生活质量（如心理、认知、社会功能）等。目前尚无公认权威的预测因子筛选方法，但在筛选过程中应考虑到以下几点：

1. 专业知识　包括临床专业知识和护理专业知识，可以来源于临床护理实践和已发表文献。统计分析最终要解决临床决策问题，因此，专业知识在预测变量的筛选过程中应该是最优先的考量。根据专业知识判断的与结局事件发生有关的变量应该纳入回归分析的模型，而不能因为单因素分析中未发现统计学意义而直接放弃该变量的纳入。例如，已知 Gleason 评分与前列腺癌预后显著相关，则无须考虑在单因素分析中的 Gleason 评分在不同预后的前列腺癌患者组别中是否体现统计学差异，而应将 Gleason 评分直接纳入回归分析。

2. 单因素分析　根据单因素分析中统计学显著性（P 值）筛选回归模型中变量的方法是一种常用的变量筛选法。虽然这种方法受到统计学家的质疑，但在未出现成熟、公认有效的变量筛选方法前，该方法仍不失为一种可行的做法。具体做法是将单因素分析中 P 值小于预设的界值的变量纳入回归分析模型。预设的界值大小尚无统一的标准，一般为 0.05～0.2，可以由研究者根据研究的具体情况设定。如果样本量较大，可以把 P 值调小；如果样本量较小而需要更保守一些，可以把 P 值设置大一些。此外，在单因素分析中，如果通过预设 P 值的方法纳入的变量数目太少，可以适当放宽纳入的标准。基于有限样本量的单因素分析可能会发现一些虚假的关系或排除一些实际上有关系的变量。因此，单因素分析结果最好只是作为最终纳入模型变量的参考。

3. 探索性分析　此方法主要是通过探讨可能的混杂因素（如"Z"）对试验因素或暴露因素（如"X"）与结局指标（如"Y"）关系影响的大小来决定是否将该"Z"纳入回归分析模型。首先构建不纳入"Z"的回归模型，得到以"X"为自变量，以"Y"为因变量的回归系数 β_1；再将"Z"纳入上述回归模型，得到 β_2，如果 β_2 的值超过 β_1 的 10%，一般认为是需要将"Z"纳入回归模型，否则不需要纳入。

4. 其他方法　在某些统计分析软件中（如 SPSS 软件）的 Logistic 回归和 Cox 回归分析中均有多种变量筛选的方法，如条件参数估计似然比检验（向前：条件）、最大似然估计的似然比检验（向前：LR）、Wald 卡方检验等。在样本量足够大、统计效能足够时，可以选择使用统计分析软件提供的变量筛选方法进行自动变量筛选。变量筛选方法还有决定系数 R^2、赤池信息准则（akaike information criterion，AIC）、贝叶斯信息准则（bayesian information criterion，BIC）、似然比对数、Bootstrap 法等。当回归模型中自变量存在高度相关性、数量很多（如组学研究）或高维数据时，可使用 LASSO 回归、岭回归、自适应 LASSO 回归、最优子集法、系数压缩法和弹性网络等方法协助筛选预测变量。

（二）处理预测变量

预测变量处理过程中首先要处理的是缺失值。当然，最优的办法是在研究设计和数据收集时尽量避免缺失值的出现，但真实世界研究中缺失值往往难以避免。缺失值的处理详见本章第一节。其次，预测变量在纳入模型时往往也需要进行合适的处理。例如，分类变量中某些频数和比例过低时，可考虑与邻近的类别合并。

1. 连续变量　如果预测因子中的连续变量和结局的关系是线性的，则可以用原始值直接纳入回归模型；如果是非线性关系，则应合并相似的分段，将原始值转化为分类变量纳入回归模型。例如，在研究急危重症患者入院时血压和预后（以是否院内死亡为结局指标）的关系时，收缩压太高或太低对患者预后都不利，此时可将收缩压合理分段，以预后最佳的组别（并可以将此组别附近的几个组别合并）为参照，进行回归分析。此外，还可以借助限制性立方样条或多项式回归等方法考察非线性拟合的效果。

如果连续变量不符合正态分布，可以对原值采用取平方根、自然对数值、以 10 为底的对数值或倒数等方法进行数据转换，使转换后的数据符合正态分布后再纳入回归模型。将连续变量转化为等级变量的方式可以采用每变化固定增量的转换形式。例如，在血液透析患者步行能力（以 6 分钟步行试验距离）与 5 年死亡风险关系的研究中，因 6 分钟步行试验结果数值变化幅度较大，如果以每增加 1m 解释 5 年后死亡风险的获益，可能这种变化效应很弱，且临床实际意义也不明显。此时，可以将 6 分钟步行试验结果除以 100 后纳入回归方程，得到的结果可以解释为每增加 100m 的 5 年后死亡风险的获益。另一种方法是将连续变量按每变化一个标准差的形式进行转换后纳入回归分析模型。

2. 无序多分类变量 表现为该变量有多个取值水平，且各取值水平之间无等级关系。如给药方式中，1表示口服、2表示皮下、3表示静脉、4表示直肠、5表示骨髓腔等。在预测模型构建中，可以将特征近似的组别进行合并后以二分类变量的形式纳入回归分析。如果最终纳入回归分析模型的仍为无序多分类变量，则以设置哑变量的方式进行分析。哑变量的设置方式有指示对比、简单对比、差别对比、赫尔默特对比、重复对比、多项式对比和偏差对比等。

3. 有序多分类变量（即等级变量） 表现为各取值之间存在等级关系。如高血压分级中，0表示正常血压、1表示正常高值、2表示1级高血压、3表示2级高血压、4表示3级高血压。等级变量与结局指标之间一般呈单调递增或递减的关系。如果有序变量每改变1个单位，结局事件的发生风险增加或减少的比例相同，则可将该有序多分类变量作为连续变量直接纳入回归分析，但是这种假设很难以证实和满足。因此，建议把有序多分类变量按哑变量处理，并把最低和最高的等级分别作为参照组做回归分析来探索最优模型。在分析过程中，也可以把特征近似的相邻等级做适当合并，但不建议进行跨等级的组别合并，因为这样将对结果解释造成困难。

（三）拟合预测模型

1. 训练集和验证集的拆分 在拟合预测模型前，一般需要将现有的数据集进行划分，以训练集数据拟合预测模型，以验证集数据评估预测模型。此时验证集数据和训练集数据源于同一个数据集，因此，该部分的验证也可称为内部验证。常用的验证数据集拆分方法包括随机拆分验证、K折交叉验证、Bootstrap重抽样和内部–外部交叉验证。

随机拆分验证是指将原始数据集按一定的比例（如1∶1或2∶1等）随机地分成训练集和验证集，然后再进行模型的构建和验证。随机拆分验证的优点是操作简单、容易理解，但缺点是会对数据集造成较大的浪费，特别是在数据量较小的情况下，随机拆分可能会导致训练集和测试集在某次分割中不具代表性。K折交叉验证是随机拆分验证的改进，K的取值可以由研究者来确定。以K为5为例：将原数据集随机分为5份，每次使用其中的4份作为训练集进行建模，1份作为验证集。重复上述过程至每一份数据都曾作为验证集使用过。Bootstrap重抽样是通过在原始数据集中进行有放回的抽样，建构一个与原数据集样本量相同的Bootstrap重抽样样本为训练集，将所有数据集作为验证集评价模型性能，并重复此过程n次，即可得到模型在内部验证中的表现。内部–外部交叉验证多用于多中心研究收集的数据集，每次抽取1个中心的数据集为验证集，其他为训练集。重复上述过程至每一个中心的数据都曾经被用作验证集。最后将每一次内部–外部交叉验证获得的模型表现汇总。内部–外部交叉验证的实质仍属于内部验证。

2. 预测模型的拟合 线性回归分析、Logistic回归分析、Cox回归分析、Poisson回归分析是医学统计分析中使用频率较高的经典统计分析方法。线性回归分析适用于结局为连续变量的预测，如结局指标为血压值、住院时间等。二元Logistic回归分析适用于结局变量为二分类的预测模型的构建，如预测患者当前是否患有某病、是否会发生术后并发症等。无序多分类Logistic回归分析和有序多分类Logistic回归分析分别适用于结局变量为无序多分类和有序多分类的预测。Cox比例风险模型主要用于生存数据的预测模型构建，如预测肺癌患者的5年生存率等。Poisson回归分析常用于事件发生次数的预测，如1年内心衰患者的住院次数、哮喘患者哮喘发作次数等。常用的经典统计分析构建预测模型的方法见表8-5。

（四）评价预测模型

临床预测模型的评价包括区分度、校准度、临床效用、净重新分类指数（net reclassification index，NRI）、综合判别改善指数（integrated discrimination improvement，IDI）等。其中，NRI和IDI适用于比较不同预测模型的预测效能。

笔记栏

表 8-5 常用的经典统计分析构建预测模型的方法

项目	Logistic 回归分析	Cox 回归分析	Poisson 回归分析	线性回归分析
结局指标变量的类型	分类变量	事件 – 时间资料	计数资料	连续变量
结局指标的取值	是 / 否；A/B/C 等	时间，事件	1，2，3……	120，121，130……
应用场景举例	无事件 – 时间记录或短时间 / 固定时间内的随访。如是否患有某种疾病或处于某种状态；某几类状态（如不同症状群类别）	长期随访；删失数据；可预测从开始时间到任一时间点的事件发生概率。如 1 年的死亡 / 复发 / 伤残率	在给定的时间或空间中发生的次数，且遵循 Poisson 分布。如一定时间内并发症数量、哮喘发作次数、住院的天数	医疗费用、住院天数、血压、最大摄氧量

1. 区分度（discrimination） 是指预测模型在预测事件与非事件之间进行区分的能力，常用的指标为 C 统计量（C-statistic），也称 Concordance 统计量。C 统计量表示所构建的预测模型对随机选择一对发生和未发生结局事件的患者，正确判断哪个风险更高的能力。C 统计量在 0~1，较高的值表示较好的区分能力，越接近 1 表示模型的区分度越好；C 统计量等于 0.5 时表示模型的预测能力不比随机猜测的好；C 统计量小于 0.5 时表示模型预测与实际情况相反。在 Logistic 回归模型中受试者操作特征曲线（receiver operator characteristic curve，ROC）曲线下面积（area under the curve，AUC）等于 C 统计量，可用于评估模型的区分度。如果结局变量为事件 – 时间变量，则使用 Harrell's C 统计量；在缺失值较多的情况下推荐使用 Uno's C 统计量。

灵敏度（sensitivity），即真阳性率，是指预测模型能从所有实际患病者（以"金标准"为参照）中正确判断出患者的比例。特异度（specificity），即真阴性率，是指预测模型能从所有实际未患病的人群中正确判定出未患病人群的比例。在一个预测模型中，不同的阈值会出现不同的灵敏度和特异度，且一般情况下随着灵敏度的增加，特异度会降低，反之亦然。ROC 是以 1- 特异度为横坐标，以灵敏度为纵坐标的曲线，其曲线下面积为 AUC。AUC 介于 0.5~1，其值越大，说明预测模型的区分度越好。

2. 校准度（calibration） 校准度指所关注结局实际发生的概率与模型预测的概率的一致性。常用的指标有一致性曲线（calibration plot，calibration curve）、拟合优度检验和 Brier 得分等。例如，评价某预测模型对 100 人患病的预测校准度方法如下：根据预测模型计算出的每人患病概率由小到大进行排序；将排序的 100 人等分为 10 组；每组实际患病概率就是 10 人中患病的比例，每组预测概率就是这 10 人模型预测概率的平均值；以模型预测概率为横坐标，以实际患病概率为纵坐标绘制散点图，即为校准度曲线图。理想预测模型的校准度曲线的散点图应沿着 45° 斜线排列。Brier 得分可以量化校准度，其取值越接近 0 表示模型校准度越好。*Hosmer-Lemeshow* 统计量用于评估模型的整体校准程度，是比较观察到的事件频数和模型预测的事件频数来量化模型拟合。如果 *Hosmer-Lemeshow* 统计量的 *P* 值较大，则不拒绝良好拟合的原假设，表示模型的校准良好。

3. 临床效用 临床效用评价包括决策曲线分析（decision curve analysis，DCA）、K-M 生存曲线、AIC、BIC 等指标。

DCA 是通过分析在预测模型选取不同阈值的情况下患者的风险和获益来评价临床决策是否可行的方法。DCA 的横坐标为决策阈值概率，即参考预测模型的结果，选择某一阈值决定干预或

笔记栏

不干预的概率临界点（见文末彩图 8-4）。纵坐标为净收益（net benefit），即预测模型在不同阈值下，正确判断某人为患者从而进行治疗的获益（利）与错误地将某未患病者判断为患者而进行治疗的损失（弊）之间的差值。DCA 图中有两条参考线：一条是与横坐标平行的水平线，其意义为假设所有人都为阴性而不接受治疗，净收益为 0；另一条是由左上向右下走行的斜率为负值的反斜线，其意义为假设所有人都为阳性而接受治疗的净收益。每个预测模型都有一条对应的净收益曲线（见文末彩图 8-4）。曲线越高，模型在对应阈值下的净收益越大。高于零净收益线（横向的参考线）的部分表示模型的积极效用。每个决策阈值对应对患者的治疗或不治疗的决策。在同一个 DCA 图中，对于每个阈值（横坐标上某一个值），曲线最高的模型是最优的选择。DCA 的判读需要结合临床的实际环境，应选择在临床实际范围内效用最佳的预测模型。DCA 常与 ROC 结合使用，通过 ROC 分析选择可能的阈值，从而判断统计学上的区分度，再将此阈值放在 DCA 中来分析阈值给患者带来的临床净获益。

4. NRI 和 IDI NRI 用于比较两种预测模型并衡量模型的改进和增益。NRI 衡量了改进模型相对于基准模型在重新分类中的净改善情况，考虑了事件和非事件的正确分类以及错误分类的情况，可以评估改进模型的分类准确性。IDI 衡量了改进模型相对于基准模型在整体区分能力上的提升，通过计算改进模型和基准模型的预测概率之间的差异得到综合指标。

（1）NRI 的计算方法：以二分类结局指标为例，介绍 NRI 的计算方法。将研究对象按"金标准"的诊断结果分为患病组和未患病组，样本量分别为 N1 和 N2；然后，根据需要比较的两个预测模型（旧模型和新模型）预测分类结果，整理成两个配对的四格表（表 8-6）。NRI 关注的是两个模型（如新模型比旧模型）在所有个体上的重分类的改进，具体表达为：NRI =（c1 - b1）/N1+（b2 - c2）/N2。NRI > 0 则说明新模型比旧模型的预测能力有所改善；NRI = 0 则说明两模型预测能力并无差别。还可以通过计算 Z 统计量来判断 NRI 与 0 相比是否有统计学显著性。在实际研究中，可以通过 R 语言的 nricens 包计算 NRI。

表 8-6 净重新分类指数计算表

患病组（N1）	新模型		未患病组（N2）	新模型	
旧模型	阳性	阴性	旧模型	阳性	阴性
阳性	a1	b1	阳性	a2	b2
阴性	c1	d1	阴性	c2	d2

（2）IDI 的计算方法：IDI 是基于预测模型对每个个体的预测概率计算所得，体现的是两个模型预测概率的差距。如：

$$IDI = (P_{新模型,事件} - P_{旧模型,事件}) - (P_{新模型,非事件} - P_{旧模型,非事件})$$（公式 8-2）

公式中 $P_{新模型,事件}$、$P_{旧模型,事件}$ 是指在结局事件发生组（如患病组）中，新模型和旧模型对于每个个体预测疾病发生概率的平均值，两者的差值表示预测概率提高的幅度，其差值越大，说明新模型越好。公式中 $P_{新模型,非事件}$、$P_{旧模型,非事件}$ 是指在结局事件未发生组（如未患病组）中，新模型和旧模型对于每个个体预测疾病发生概率的平均值，两者的差值表示预测概率减少的幅度，两部分差值的整体提升表示新模型的改进。IDI 越大，说明新模型预测能力越好。IDI > 0 则说明新模型的预测能力优于旧模型；IDI = 0 则说明两模型预测能力并无差别。在实际研究中，可以通过 R 语言等计算 IDI。

（五）预测模型的外部验证

根据验证数据集来源不同，外部验证可分为时段验证、空间验证和领域验证。

笔记栏

1. 时段验证 指验证集数据与模型构建的训练集数据来源相同（如同一医院、同一地区的几家医院等），但是时间段不同。常见的做法是在收集足够建模的数据集后继续收集数据，使用前面收集的数据做训练集，使用后面继续收集的数据做验证集。

2. 空间验证 指将构建的预测模型应用在非训练集数据的单位（如其他的医院、地区甚至国家）。此种验证方法中采用的验证集数据可能与训练集数据所采集的纳入排除标准不同或预测因子和结局指标的测量方法有差异。空间验证比时段验证能更好地检验模型的可转移性和外推性。通过较严谨空间验证的预测模型，被认可和推广的概率会增加。

3. 领域验证 指在不同的临床场景中对模型进行的验证。例如，训练集用的是体检中心的数据，但验证集用的是社区居民健康普查的数据。

（六）报告研究结果

使用公认、规范、透明的研究报告规范可以提高预测模型研究的透明度和报告质量，促进预测模型构建的研究质量和不同研究之间的比较。首个权威的预后和诊断预测模型报告规范是 2015 年发表于 *BMJ* 上的 TRIPOD。目前最新的预测模型报告规范是 2024 年发表于 *BMJ* 上的 TRIPOD+AI。TRIPOD+AI 涵盖 27 个项目清单，包括题目、摘要、前言、方法、开放科学、患者和公众参与、结果和讨论（表 8-7）。

表 8-7 预测模型研究报告清单（TRIPOD+AI）

主题	项目	D/E	项目细节
题目			
题目	1	D；E	明确研究类型是多变量预测模型的建立还是模型评价、目标人群和预测的结局指标
摘要			
摘要	2	D；E	详见 TRIPOD+AI 摘要清单
前言			
背景	3a	D；E	阐述研究的医学背景（属于诊断模型还是预后模型）以及建立或评价预测模型的理由，包括对现有模型的引用与参考
	3b	D；E	基于当前背景，描述目标人群，包括预测对象和预测模型使用者；阐述预测模型是为哪些人群设计的，如患者、医护人员或公众；说明希望达到的目的
	3c	D；E	阐述已知不同人口学特征人群之间的健康差异
目的	4	D；E	明确研究目的，说明本研究是建立预测模型还是验证预测模型，还是两者都有
方法			
数据	5a	D；E	分别说明建立和评价模型使用的数据来源（如随机试验、队列研究、常规诊疗记录或注册数据等）；说明使用数据的依据及数据的代表性
	5b	D；E	详细说明对研究对象数据进行收集的开始和结束日期；如果有随访，也需要具体说明其日期

主题	项目	D/E	项目细节
方法			
研究对象	6a	D；E	说明研究对象所在的场所（如初级医疗机构、二级医疗机构或普通人群），包括研究中心的数量和位置
	6b	D；E	描述研究对象的纳入标准
	6c	D；E	如果相关，详述研究对象接受干预的细节，并说明在模型建立或评价中如何处理这些干预
数据准备	7	D；E	描述任何数据预处理和质量核查的过程，包括上述处理过程在不同人口学研究对象之间是否相同
结局指标	8a	D；E	清晰定义预测模型所要预测的结局指标及判断的时间，包括如何以及何时进行评估；说明选择结局指标的理由；说明在不同人群间评估结局指标方法的一致性
	8b	D；E	如果结局指标需要评估者主观判断或解释，说明评估者的资质和一般人口学特征
	8c	D；E	报告对预测结局指标评估者实施的盲法
预测因素	9a	D	描述如何选择最初的预测因素（如通过文献、之前的模型、所有可能收集到的预测因素等）和构建模型前已经预选的预测因素
	9b	D；E	清晰定义所使用的所有预测因素，包括如何以及何时测量；对所有预测因素进行测量时如何实施盲法
	9c	D；E	如果预测因素需要评估者主观判断或解释，说明评估者的资质和一般人口学特征
样本量	10	D；E	解释样本量的计算方法（模型建立和评价的样本量需单独说明）；证明这个样本量足以回答研究问题，包括样本量计算的细节
缺失数据	11	D；E	描述缺失数据的处理方法，包括删除数据的原因
分析方法	12a	D	描述在分析过程中数据处理的方法（如何将数据分为模型开发组和模型评价组）；包括是否将数据分割，同时考虑样本量需求
	12b	D	根据模型的种类，描述如何在分析中处理预测因素的（如函数转换、变量转换、重新编码、标准化等）
	12c	D	明确模型的类型，解释选择模型的理由；详述建立模型的步骤，包括调整模型参数（超参数）和内部验证的方法
	12d	D；E	如果数据源于不同研究单位（如医院、国家），描述数据之间是否存在异质性及在估计模型参数和模型表现时如何处理数据之间的异质性。更多注意事项详见 TRIPOD-Cluster 清单
	12e	D；E	详述评价模型性能指标的方法和图，并说明为什么采用所选方法，如区分度、校准度、临床效用；如果可以，对不同的模型进行比较

笔记栏

主题	项目	D/E	项目细节
方法			
分析方法	12f	E	如果在模型评价时发现其表现不佳，描述对模型进行的更新（如再校准等），包括对整个模型或针对特定人群、研究场所的模型更新
	12g	E	对于模型评价，描述预测因素的计算方法，如公式、编写的代码、对象、应用程序接口等
类别不平衡	13	D；E	如果模型中存在类别不平衡的情况，说明为什么及如何处理类别不平衡，以及重新校准模型或处理模型中预测因子的方法
公平性	14	D；E	描述解决模型公平性的方法，并说明选择该方法的依据
模型输出	15	D	明确预测模型的输出方式，如概率值、分类。如果采用分类，需要说明分类的具体方法和选择的阈值，并说明依据
建立与评价	16	D；E	识别建模数据集与评价数据集在研究地点、纳入标准、结局指标和预测因素上的任何差异
伦理审批	17	D；E	说明本研究的伦理审批机构名称并描述参与者知情同意或伦理审查委员会豁免知情同意的情况
开放科学			
资金	18a	D；E	提供研究资金的来源和资助者在本研究中的角色
利益冲突	18b	D；E	所有作者需公开利益冲突声明和资金声明
研究方案	18c	D；E	说明如何获取研究方案；如果没有研究方案，也需声明
注册	18d	D；E	提供研究的注册信息，包括注册名称和编号；如果没有注册，也应说明
数据共享	18e	D；E	提供研究数据的可获取细节
代码共享	18f	D；E	提供分析代码的可获取细节
患者和公众参与			
患者和公众参与	19	D；E	详细说明在研究的设计、实施、结果报告、解释或传播过程中，患者和公众是如何参与的；如果没有参与，也应明确指出
结果			
研究对象	20a	D；E	描述研究对象纳入研究的过程，包括有或无结局指标的研究对象数量以及随访情况（如果适用），建议制作流程图
	20b	D；E	报告研究对象的特征（包括人口学资料、临床特征与可用的预测因素），缺失预测因素与结局指标的研究对象的数量；如果适用，每个数据来源或研究场所的研究对象特征需要单独报告，包括关键日期、主要预测因素、接受的治疗、样本量、结局事件的数量、随访时间、缺失数据量。建议用表格比较不同组间的人口学资料
	20c	E	比较模型评价数据集与模型开发数据集在重要变量上的分布差异，如人口学资料、预测因素和结局指标等

主题	项目	D/E	项目细节
结果			
模型开发	21	D；E	明确每个分析中的研究对象和结局事件的数量，包括模型开发、超参数调整和模型评价阶段
模型规范	22	D	提供完整预测模型的详情（如公式、代码、对象、应用程序接口）以便模型可以应用于其他个体，也可以被第三方评价和实施，包括任何获取或使用的限制（如免费使用或限制专用）
模型性能	23a	D；E	报告模型性能估计及其置信区间，包括针对关键子群体（如不同社会人口学特征）的模型性能估计。考虑使用图的形式辅助展示
	23b	D；E	如果适用，报告预测模型在不同群体中的性能差异。更多详情见 TRIPOD-Cluster 清单
模型更新	24	E	报告模型更新的结果，包括更新后的模型参数和模型预测效果
讨论			
解释	25	D；E	基于研究目的和先前研究，提供对主要结果的全面解释，考虑公平性问题
局限性	26	D；E	讨论研究的局限性（如非代表性样本、样本量、过度拟合、缺失数据等）及其对潜在偏倚、统计不确定性和模型推广泛化可能的影响
当前背景下模型的可用性	27a	D	描述在实施预测模型时，如果遇到输入数据（预测因素）质量不佳或不可用的情况，将如何评估和处理
	27b	D	说明用户在输入数据或使用模型时是否需要进行交互，以及所需的专业知识水平
	27c	D；E	讨论对未来研究的规划，特别是从模型的适用性和推广泛化的角度

注：仅与预测模型开发相关的项目标注为 D，仅与预测模型评价相关的项目标注为 E，与预测模型开发和评价均相关的项目标注为 D；E。

来源：COLLINS G S, MOONS K G M, DHIMAN P, et al. TRIPOD+AI statement: updated guidance for reporting clinical prediction models that use regression or machine learning methods[J]. BMJ, 2024, 385: e078378.

（七）预测模型构建实例分析

对危重症患者进行有效救治是急诊室工作的重要内容之一。急诊危重症患者往往病情危重、变化快、复杂、涉及多器官系统、救治难度大。如能在急诊危重症患者就诊的早期，通过预测该人群在急诊的结局来评估其病情的严重程度，则可以为临床医护工作者提供重要信息，从而为可能预后不良的患者提供及时有效的预见性干预措施，改善该类患者的结局。

下面将在论文《急诊危重患者和严重创伤者预后预测模型及评分工具的构建与验证》中关于急诊危重患者预后预测模型和评分工具的基础上，采用 R 4.3.3 对预测模型再次建模，采用列线图方式展现预测模型，采用 ROC 和校准曲线图对预测模型进行评价。

1. **研究目的** 构建急诊危重患者预后预测模型及评分工具，为急诊医护人员早期快速评估其预后提供依据。

笔记栏

2. 研究对象 2019 年 9 月至 2020 年 8 月于某三甲医院急诊科就诊的危重症患者。危重症患者定义为入院时分诊级别为 Ⅰ 级（急危）和 Ⅱ 级（急重）的患者。就诊时年龄 ≥ 16 岁。对于就诊时已经死亡、资料不完整、除病情恶化外因其他原因而转院或放弃治疗者不纳入数据分析。

采用 EPV（events per-variable）方法计算样本量，EPV 即每个自变量的事件数，其中事件表示因变量中个数较少的那一类。本研究中因变量中个数少的一类为"急诊死亡"，通过预试验数据分析，危重患者急诊死亡率约为 2.9%，自变量个数约为 10，取 EPV = 10。计算所需样本量：$10 \times 10 / 2.9\% \approx 3\ 448$。

3. 观察指标和结局指标 在查阅国内外文献及参考目前常用关于病情严重程度评估工具基础上，结合临床专家意见，将可能与急诊危重症患者急诊预后有关的各项指标纳入可能的预测因子为观察指标，主要包括：患者的一般资料、生理指标、相关评分。本研究中收集的各项资料均是患者入急诊时首次测量的指标。①一般资料包括就诊号、性别、年龄（岁）、入院方式（步行、"120"入院、其他）、主诉、分诊级别（Ⅰ级、Ⅱ级）等。②生理指标包括就诊时测量的血压（收缩压和舒张压，mmHg）、呼吸频率（次 / 分）、体温（耳温，℃）、脉搏（次 / 分）、SpO_2（%）。③入院时的意识状态评分 AVPU 评分（A 为意识清醒、V 为对声音有反应、P 为对疼痛有反应、U 为无反应）和格拉斯哥昏迷评分（Glasgow coma score，GCS）。结局指标为急诊预后，即患者离开急诊时的预后，包括存活（含好转出院、入住普通病房、入住 ICU、急诊手术、转院）和死亡。

4. 资料收集与分组 通过医院电子病历系统收集研究对象的基本资料和入院就诊时首次测量的各项指标。由软件工程师根据研究者设计的资料收集表，从电子病历系统中检索相应时间段符合分诊级别就诊患者的数据，导出到 Excel 软件中。由研究者本人利用 Excel 软件对数据资料进行逐步筛选、核实：①排除资料重复及数据明显缺失的病例；②严格按照纳入、排除标准对病例进行筛查；③对各项数值记录可能存在疑问的资料通过患者就诊号查找病历资料，并通过临床专家进行核查，将不符合临床实际情况（如数据与文字记录明显冲突）的资料进行剔除，以确保数据的准确性。

根据患者在急诊的预后（是否死亡）进行分层随机分组，按照 7∶3 的比例分配训练集和验证集。具体操作如下：分别对存活组和死亡组的数据使用 Excel 公式 RAND（），产生一个 0 和 1 之间的随机数；根据随机数大小由小到大进行升序排列，使每个样本产生一个对应的序号。根据总样本数计算存活组和死亡组患者中的抽样人数，将排序前 30% 的样本抽出作为验证集，剩下70% 分配为训练集。

5. 统计分析方法 采用 SPSS 26.0 软件进行统计分析。根据患者在急诊的预后分为存活组与死亡组，对两组资料进行单因素分析，根据数据的分布情况将连续变量转换为分类变量。将单因素分析中 $P < 0.05$ 的变量纳入 Logistic 回归分析。根据 Logistic 回归结果中各变量分组的 β 值进行赋值构建快速评分工具。将模型中各因子的 β 值除以最小的 β 值再乘以常数 2，取四舍五入后的整数值作为对应的分值，各变量参照组的分值设为"0"分。模型的区分度通过 AUC 进行评价，校准度通过 Hosmer-Lemeshow 拟合优度检验进行评价。计算灵敏度、特异度、通过约登指数计算最佳截断值。假设检验均为双侧，检验水准取 0.05。

6. 研究结果

（1）训练集和验证集分组：将本研究纳入的 5 338 例患者按照 7∶3 的比例进行分层随机分配为训练集和验证集。最终训练集纳入 3 737 例患者，验证集 1 601 例。两组患者的基本信息及生理指标差异均无统计学意义（$P > 0.05$）。

（2）急诊危重患者预后的单因素分析：根据急诊危重患者的预后，将训练集的 3 737 例患者分为存活组和死亡组。对两组患者的性别、年龄、收缩压、脉搏、呼吸、体温、SpO_2、AVPU 评分及入院方式共 9 个变量进行单因素分析，结果显示，除性别外，其他变量差异均具有统计学意义（$P < 0.05$）。

（3）数值型变量转化为分类变量：在进行 Logistic 回归分析前，将年龄、收缩压、脉搏、呼吸、体温、SpO_2 共 6 项数值型变量转换为分类变量。

（4）变量间的共线性分析：经过分析，本研究中各自变量容忍度均大于 0.8，可以认为自变量间不存在多重共线性，可进行 Logistic 回归分析。

（5）急诊危重患者预后的 Logistic 回归分析：将单因素分析中具有统计学差异的变量进行二分类 Logistic 回归分析，采用基于最大似然估计的向前逐步回归法，将因变量中死亡组赋值为"1"，存活组赋值为"0"。

Logistic 回归分析结果显示年龄、收缩压、脉搏、呼吸、体温、SpO_2、AVPU 评分及入院方式共 8 个变量均纳入最终模型。*Hosmer-Lemeshow* 拟合优度检验显示，$\chi^2 = 3.935$，$P = 0.863$，说明预测结果与实际结果间差异无统计学意义，模型具有较好的预测符合程度。模型的 AUC 为 0.882，灵敏度为 0.848，特异度为 0.755，说明该模型具有良好的预测效能。Logistic 回归分析结果见表 8-8。

表 8-8　急诊危重患者预后的 Logistic 回归分析

预测因子	β（95%CI）	SE	Wald X^2	P	OR
常量	–1.901	0.521	13.288	< 0.001	0.149
年龄（岁），16~44 为参照组					
45~74	1.300（1.488，9.041）	0.460	7.971	0.005	3.668
≥ 75	1.571（1.873，12.372）	0.482	10.645	0.001	4.814
收缩压（mmHg），90~219 为参照组					
< 90	1.275（1.769，7.243）	0.360	12.582	< 0.001	3.580
≥ 220	1.409（1.371，12.207）	0.448	6.378	0.012	4.091
呼吸（次/分），12~20 为参照组					
< 12	1.414（0.973，17.370）	0.735	3.698	0.054	4.112
> 20	0.774（1.359，3.459）	0.238	10.536	0.001	2.168
体温（℃），35.5~38.5 为参照组					
< 35.5	2.076（3.292，19.306）	0.451	21.159	< 0.001	7.972
> 38.5	–0.023（0.408，2.343）	0.446	0.003	0.959	0.977
脉搏（次/分），60~100 为参照组					
< 60	0.984（1.196，5.984）	0.411	5.735	0.017	2.675
> 110	0.927（1.537，4.153）	0.254	13.367	0.001	2.527
SpO_2（%），96~100 为参照组					
91~95	0.465（0.912，2.782）	0.285	2.674	0.102	1.593
≤ 90	0.861（1.339，4.177）	0.290	8.795	0.003	2.365

续表

预测因子	β（95%CI）	SE	Wald X²	P	OR
AVPU，A 为参照组					
V	0.672（0.731，5.246）	0.503	1.786	0.181	1.958
P	0.937（1.414，4.602）	0.301	9.682	0.002	2.551
U	1.532（2.723，7.859）	0.270	32.077	< 0.001	4.626
入院方式，步行为参照组					
其他	2.686（1.869，115.286）	1.052	6.526	0.011	14.678
"120"	3.075（2.932，159.978）	1.020	9.087	0.003	21.659

注：AVPU 为 A= 意识清醒；V= 对声音有反应；P= 对疼痛有反应；U= 无反应。

（6）将预测模型简化为评分工具：为了便于临床应用，将预测模型转化为简易评分工具，即急诊危重患者预后评分工具（critical patients outcome scale for emergency department，CPOS-ED）。在进入模型的变量中，部分变量的某个分组未显示出统计学上的差异，因此结合临床意义及实际数据分布情况，根据其分组的死亡率赋予相应的分值，呼吸< 12 次 /min 为 6 分；体温> 38.5℃为 1 分；SpO$_2$ 在 91%~95% 时为 1 分；AVPU 评分 V 为 1 分。综合以上结果形成 CPOS-ED 评分表，其取值范围在 0~36 分，见表 8-9。

表 8-9 急诊危重患者预后评分表

项目	0	1	2	3	4	5	6	7	8
年龄	16 ~ 44			45 ~ 74	> 75				
收缩压	90 ~ 219			< 90	≥ 220				
呼吸	12 ~ 20	> 20					< 12		
体温	35.5 ~ 38.5	> 38.5				< 35.5			
脉搏	60 ~ 110	> 110	< 60						
SpO$_2$	96 ~ 100	91 ~ 95	≤ 90						
AVPU	A	V	P		U				
入院方式	步行							其他	"120"

注：AVPU 为 A =意识清醒；V =对声音有反应；P =对疼痛有反应；U =无反应。

（7）急诊危重患者预后预测模型的评价：采用验证集 1 601 例急诊危重患者数据对所建模型进行验证。当 CPOS-ED ≥ 14 分时，认为急诊危重患者的死亡风险较高。验证集中死亡患者 45 例，模型预测死亡患者即 CPOS-ED ≥ 14 分共 37 例，其灵敏度为 0.822；存活患者 1 556 例，模型预测存活患者即 CPOS-ED < 14 分共 1 252 例，其特异度为 0.805。本模型的 AUC 为 0.872。

（8）用 R 4.3.3 对训练集进行建模，绘制列线图、受试者操作特征曲线和校准曲线图。输出的列线图见图 8-5。

笔记栏

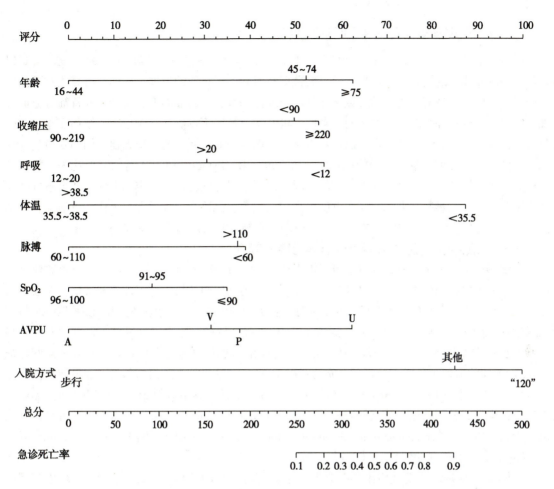

AVPU: A 为意识清醒、V 为对声音有反应、P 为对疼痛有反应、U 为无反应。

图 8-5　急诊危重患者急诊死亡风险预测模型列线图

根据列线图绘制的 ROC 见文末彩图 8-6，本模型的 AUC 为 0.882。

对构建的预测模型绘制校准曲线图（见文末彩图 8-7）。通过校准曲线图可以看出，本模型预测值与实际值基本相符，说明本模型具有较好的预测性能。

7. 研究结论

（1）2019 年 9 月至 2020 年 8 月急诊危重患者共 5 338 例，其中急诊死亡患者 150 例，急诊危重患者的死亡率约为 2.8%。单因素分析结果显示，存活组和死亡组患者在年龄、收缩压、脉搏、呼吸、体温、SpO_2、AVPU 评分及入院方式差异均有统计学意义（$P < 0.05$）；Logistic 回归分析结果显示年龄、收缩压、脉搏、呼吸、体温、SpO_2、AVPU 评分及入院方式 8 个参数是急诊危重患者预后的独立预测因子。

（2）CPOS-ED 中包括年龄、收缩压、脉搏、呼吸、体温、SpO_2、AVPU 评分及入院方式共 8 个变量，其预测急诊危重患者预后的 AUC 为 0.872，最佳截断值为 14 分，灵敏度为 0.822，特异度为 0.805。

（3）使用不同软件进行预测模型构建时回归系数等参数可能会有所不同。采用评分表方式展示的预测模型使用较为方便，而使用列线图展示的预测模型可以保留原回归方程更多的信息。

来源：李林芳. 急诊危重患者和严重创伤患者预后预测模型及评分工具的构建与验证 [D]. 苏州：苏州大学，2022.

三、基于机器学习算法的预测模型构建

Logistic 回归、线性回归、Cox 回归等经典的回归分析方法受限于线性关系的假设，常难以处理复杂的非线性的模式。近年来，随着大数据技术和人工智能的发展，机器学习算法在预测模型构建中应用越来越多。机器学习算法在处理非线性关系、提高准确度、自动提取特征等方面表现出优势，可以弥补传统回归方法的局限性。机器学习算法不仅能够针对连续型结局变量做回归分析、针对分类变量做分类，还可以针对生存结局做类似 Cox 回归的模型构建，例如随机生存森林、深度生存神经网络等。常用的机器学习语言包括 R、Python、STATA 等。目前认为，机器学习算法和传统统计学方法之间并无明显的界限。机器学习算法也存在一定局限性，如可解释性和透明性差、需要大量数据训练、存在过度拟合的风险等。机器学习算法发展迅速、方法众多，本部分仅对常用机器学习算法做一概述，具体原理及实施方法请参阅相关专著。

（一）预测模型构建中常用的机器学习算法简介

1. 树模型（tree-based model）和随机森林（random forest） 树模型是一种非参数监督学习模型，使用树状图的方式展现决策过程，可用于分类和回归分析，易于理解和实现。树模型由根（树的起始点）、结（一个样本群体在模型中表示为图中的一个节点，它表示根据某一个特征或属性的不同取值，将样本分配到不同的子节点）、叶（树的终止点）和分枝（依据何种原则将节点所在的样本分到不同的子样本中）组成。树模型的基本原理是将总研究人群通过某些特征（自变量不同的取值）分成多个相对同质的亚组（分枝），使得每个亚组内部的因变量取值高度一致，但不同亚组之间的因变量取值变异较大，即将"变异"尽量分解到不同亚组之间而非亚组内部。树模型的常用算法有分类回归树（classification and regression tree，CART）、卡方自交互侦测决策树（Chi-squared automatic interaction detector，CHAID）、QUEST 算法（即 quick，unbiased，efficient statistical tree 的缩写）和 C5.0 算法等。

树模型与经典统计模型相比具有模型容量大（可以自动处理大量的自变量）、适用范围广（没有太多的适用条件限制，也可以分析各种比较复杂的关系）的特点。与神经网络或支持向量机等模型相比，树模型具有分析原理和结果简单易懂、相同情况下运算时间短、适用面广等优点。但是，树模型也有一些局限性：①不能对影响因素的作用大小进行精确的定量描述；②对某些数据（如线性关联或无交互作用的数据）可能会给出很复杂的结果，将简单问题复杂化；③需要较大的样本量才能保证逐层分级后的单元格内仍有充分的样本数；④对结果的解释和应用过于灵活，无统一的标准可以遵循。

随机森林算法的基本原理是将 Bootstrap 法应用于分类回归树算法，即将原始训练集（样本量为 n）的样本进行有放回的抽样，得到样本量为 n 的训练数据集，将未被抽中的案例作为"袋外数据集"用于模型评估。同时，还通过随机抽样的方式对全部自变量（假设有 M 个）的集合进行随机抽样。在建立树模型时，每次从 M 个自变量中随机选取 m 个特征（m << M），然后在这 m 个特征中选择最佳的特征进行分裂。在整个分析的树模型形成过程中不进行修剪。重复上述步骤（SPSS 软件中默认为 500 次），将获得的所有树模型放在一起形成一个随机森林，再将随机森林中的结果汇总。若因变量为分类变量，则通过投票法将各个树模型预测结果的众数作为目标变量的预测类别；若因变量为连续变量，则将各个树模型预测结果的平均值作为目标变量最终的预测结果。

2. K 近邻法（k-nearest neighbor，KNN） K 近邻法是根据新案例与其他案例的类似程度来进行分类的方法。这种方法主要考虑的是各案例之间的距离，其基本思想是计算当前案例与训练集中所有案例的距离，取距离最近的 K 个案例，分析这 K 个案例的分类情况，并将当前案例归入这 K 个案例中众数所代表的那个类别（即投票法）。K 近邻法适用范围广，对变量的分布无要求，但其模型并不能给出明确的分类规则，这使得此方法得出的结果在专业解释上有一定的困难。

3. **支持向量机（support vector machine，SVM）** 支持向量机是一种二分类和多分类模型，是尝试找到最优的分割平面（即数据空间中的超平面）以区分阴性和阳性患者的方法。支持向量机的目标是根据有限的样本信息在模型的复杂性和学习能力之间寻求最佳点，以期获得最好的外推能力。支持向量机主要分为线性可分支持向量机、线性支持向量机和非线性支持向量机3类。

4. **梯度提升决策树（gradient boosting decision tree，GBDT）** 梯度提升决策树是基于分类回归树的一种算法，其原理是通过函数的线性组合，不断减小训练过程中的残差来实现回归，也可以使用对数损失函数等方法解决分类问题。梯度提升决策树通过多轮迭代，每轮迭代产生一个弱分类器（一般为分类回归树），每个分类器在上一轮分类器的残差基础上进行训练。最终，基于众多（数百个甚至更多）的分类回归树，通过集成每个弱模型的结果，得到一个更加强大的整体模型。

5. **深度学习（deep learning）** 深度学习通过构建多层神经网络来模拟人类大脑的工作方式，从而实现对复杂数据进行学习和处理的技术。深度学习的核心思想是通过多层神经网络来逐层抽象和提取数据的特征，从而构建更加复杂的模型。神经网络的每一层都包含多个神经元，每个神经元都可以接收上一层的输出，并进行加权和求和的操作，得到一个新的输出。多层神经网络中的每一层都会对输入数据进行一定的变换和处理，从而使最终输出的结果更加准确和可靠。深度学习是一系列发展迅速的算法，其中卷积神经网络（convolutional neural networks，CNN）常用于处理海量图像数据；循环神经网络（recurrent neural networks，RNN）则非常适合处理时序数据和自然语言处理任务（序列长度可变的输入源）。深度学习技术目前已被广泛应用于图像识别、语音识别、自然语言处理、机器翻译、推荐系统等领域。由于其强大的处理能力和智能化的特点，深度学习已成为人工智能领域的重要技术之一。

6. **强化学习（reinforcement learning）** 强化学习是指一种从环境状态到动作映射的学习，目标是使动作从环境中获得的累积奖赏值最大。强化学习是受心理学行为主义启发而产生的，尝试模拟由奖励与惩罚引导的人类学习过程，来让机器学习完成某项任务。在强化学习中，机器代理需要在与环境的交互中采取一系列的动作，并根据环境的反馈信息来调整自己的行为。这个反馈信息通常以奖励或惩罚的形式给出，以指导机器代理在不同状态下采取什么样的动作。通过不断试错和优化，机器代理逐渐学习到如何在不同的状态下作出最优的决策，以最大化累积奖励。

（二）机器学习算法的优势与局限性

1. **机器学习算法可以处理更复杂的关系** 机器学习算法所采用的模型远比线性回归复杂，因此可以分析变量之间复杂、高阶的关系，并据此实现更好的预测表现。

2. **机器学习算法可以自身优化** 相比于传统统计学方法构建预测模型的一次性实现，先进的机器学习算法可以从错误中学习并不断实现自我优化。

3. **机器学习算法可以实现同步多任务** 某些机器学习算法构建的预测模型可以解决高难度的问题。例如，学习像一位医生一样寻找最优治疗策略或在风险预测的同时完成其他任务。

4. **机器学习算法的可解释性差** 机器学习算法构建模型的复杂性也成为使用者理解这些算法的障碍因素。因此，机器学习算法也被称为"黑盒子"算法。目前，有些方法正在被尝试以使机器学习算法更易被理解。例如，部分依赖图（partial dependence plot，PDP）、模型无关的局部解释方法（local interpretable model-agnostic explanations，LIME）、沙普利加性解释（Shapley additive explanations，SHAP）、深度学习特征重要性解释（deep learning important features，DeepLIFT）等。关于不同机器学习算法构建预测模型的准确性和可解释性的大致关系可见图8-8。

5. **机器学习算法不适合小样本量的数据** 当样本量比较小时（如样本量只有几十例），机器学习算法可能会出现过度拟合的情况。因此，不推荐把机器学习算法运用在样本量比较小的预测模型构建中。

笔记栏

193

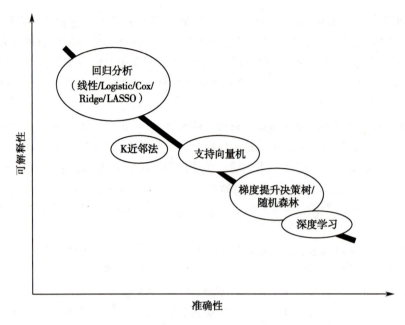

图 8-8 不同预测模型构建方法的准确性和可解释性

随着大数据时代的到来和人工智能技术的迅速发展，机器学习算法在临床预测模型构建和应用的研究中逐渐成熟。理想的预测模型不仅需要有较好的预测效能，还需要考虑预测因子的可及性和临床实际运用的便捷性。预测模型的研究报告也应遵循相应的报告规范，使研究过程和结果更透明，这将有利于预测模型的临床应用。

第三节 结构方程模型

病因学分析中，常常将发病因素分为远端危险因素和近端危险因素。远端危险因素包括社会文化环境、社会经济和环境因素等；近端危险因素包括不可控因素，如年龄、性别和遗传因素，还包括一些可控因素，如生活习惯、饮食行为和精神因素等。远端危险因素与近端危险因素在慢性病发病过程中作用的时间和过程有所区别，在不同环节发生作用，影响到疾病的发生和发展。例如，脑卒中是一种大脑器质性损伤疾病，有发病率高、致死率高、致残率高的特点，其造成的不可逆损害严重影响患者的生活质量，对于其危险因素的研究，不仅要研究一个变量的效应，还要研究一群相关性较强变量（潜在因子）的效应，即不仅要研究可观测变量，还要对不能直接观测的变量（即潜变量，如生活质量）加以分析。同时对于生活质量这样的变量，在研究中既可以是因变量，受其他因素（如社会支持、应对方式）的影响，也可以是自变量影响其他变量（如自理能力、活动能力）；同样，在研究中心理一致感也有因变量和自变量的特性（即潜变量），而且心理一致感和生活质量这两个潜变量间也存在关系。在这种情况下，传统的回归模型，不能解决潜变量间关系的问题，也不能解决一个变量同时是自变量又是因变量的问题。要解决以上问题，可以选用结构方程模型。

一、结构方程模型产生的背景和发展

（一）结构方程模型产生背景
随着人们对社会形象和人类行为的不断研究，研究者发现在诸如社会学、心理学、教育学等领域的研究中，面临着一些研究变量，如社会地位、道德水平、组织承诺、离职意向等，不能非

常准确、直接地测量，而需要通过一些观察变量间接地测量。这种不能直接测量的变量称为潜变量（latent variable），而为了研究这些变量，能直接测量的变量为外显变量（manifest variable），也称观察变量（observable indicator），在结构方程模型中常用于反映潜变量。在这种情况下，传统的统计学分析方法不能妥善处理这些潜变量，新的统计学分析方法应运而生。

结构方程模型（structural equation model，SEM）是一个包含面很广的数学模型，可将一些无法直接观察测量而又想研究探讨的抽象概念作为潜变量，通过一些可以直接观察的变量反映潜变量，从而建立起潜变量间的关系，也就是建立"结构"。SEM 是一种验证性的分析方法，它从一种假设的理论框架出发，通过收集资料，验证这种理论框架是否成立。

结构方程模型是 20 世纪 70 年代发展起来的一种统计模型，其方法脉络是对因子分析（factor analysis）和路径分析（path analysis）的综合。因子分析和路径分析可以看成是结构方程模型的特殊形式。结构方程模型利用因子分析方法引入了潜变量的思想，利用路径分析实现了在模型中同时引入多个因变量，这使得结构方程模型所建立的模型能更好地、更有效地反映现实问题。

结构方程模型与因子分析和路径分析关系密切，因此，在介绍结构方程模型前先简单介绍因子分析和路径分析。

（二）因子分析

1. 概念和基本思路 因子分析的本质是对众多观察变量所构成的多维向量空间进行降维处理，将众多观察变量归纳为少数（降维）几个潜在因子（即公因子）。这些公因子虽无法直接观察得到，却隐藏在可观察变量中，影响或支配着观察变量，各观察变量分别对应不同的公因子。因子分析利用原始数据，提取一些公因子（潜在因子），估计公因子对指标（观察变量）的影响程度（因子负荷，factor loading）以及公因子间的关联性。这些都需要通过对经验数据的分析和探索得出，即通过各个观察变量的协方差矩阵得出，也称为探索性因子分析（exploratory factor analysis）。而另一种分析方法，验证性因子分析（confirmatory factor analysis）则不同，各观测变量分别来自哪个因子是事先给定的，其观察变量与因子的对应关系是基于以前的探索性因子分析、理论分析或主观设计，分析目的是通过经验数据来验证各观测变量能否有效地测量其对应的因子。一般意义上的因子分析都是指探索性因子分析，而验证性因子分析则等同于结构方程模型中的测量模型部分。

2. 因子分析模型 探索性因子分析的数学模型如公式 8-3 所示：

$$\chi_i = \alpha_{i1}\xi_1 + \alpha_{i2}\xi_2 + \ldots + \alpha_{ij}\xi_q + \delta_i \quad (i=1,2,\ldots,\kappa) \quad\quad （公式 8-3）$$

其中，χ_1, χ_2, χ_3, ..., χ_i 是 κ 个可测量指标变量，ξ_1, ξ_2, ..., ξ_q 是 q 个潜在因子，$q \leqslant \kappa$，α_{ij} 是待估计的参数，即因子载荷，δ_i 是误差。

3. 探索性因子分析和验证性因子分析的一般步骤

（1）将观察变量标准化，计算相关矩阵：一般要求相关矩阵中大多数相关系数的绝对值在 0.3 以上，此时进行探索性因子分析才有效。

（2）求解初始公因子以及因子负荷矩阵：求解初始公因子主要是计算各个观察变量在各公因子上的负荷以及确定公因子的数目。求解因子负荷的方法有主成分法、主轴因子法、最小二乘积法和最大似然法，最常见的是主成分法。主成分法也是一种变量降维的思想，即在损失最少信息的情况下，把多个观察变量转换为几个综合指标（公因子），即主成分。分析过程中公因子的个数可以用累计方差贡献率和特征值来确定。

（3）因子旋转：初始的公因子因为各个观察变量在每个公因子上都有负荷，且负荷大小没有规律，其意义常是含混的、很难解释的，因此需要进行因子旋转，最终的目的是使新的因子负荷的绝对值尽可能接近 0 或 1。当某个观察变量在某个因子上负荷较大时，则可认为该变量与该因子有关，否则就是无关系。在探索性因子分析中，一个观察变量最终只能在一个因子上有较大负

笔记栏

荷，即只能用来测量一个因子，而不能同时测量一个以上的因子。因此，各个变量就会被归属于不同因子，然后研究者应根据各因子所属的观察变量的实际含义，对因子（潜变量）进行解释，即每个因子都应有个合理的命名。

（4）计算因子得分：在经过求解初始公因子和因子旋转后，通常可通过线性回归法求解因子得分（factor score），使这些提取出的新因子（潜在因子）作为一个变量进入其他的统计模型中。

（三）路径分析

1. 概念和基本思路 路径分析（path analysis）是由生物学家 Wright 最先提出并发展的一种分析系统的因果关系的技术，主要用于分析多个指标变量间的关系，特别是变量间存在的间接影响关系。

通常的回归模型可以包含多个自变量，但只能有一个因变量，而现实研究中很多因果效应的问题，因变量不止一个。回归方程的局限就在于其只能研究自变量对因变量的直接效应，而不能研究间接效应。路径分析则是专门解释这类有间接效应关系问题的方法，它突破了模型中只能有一个因变量的限制，不仅可以有多个因变量，而且可以说明自变量和因变量间、因变量内部间复杂的关系，即在路径分析中自变量和因变量的角色并不固定，某个变量在一个方程上是自变量，在另外一个方程上则可能是因变量，因此，在路径分析中用外生变量和自生变量的概念代替自变量和因变量。

2. 路径分析的基本步骤

（1）路径图：路径图是路径分析最常用的一个工具，它用图形的形式表示变量间的各种线性关系，包括直接关系和间接关系。在路径分析中，任意两个变量 A 和 B 之间存在 3 种基本关系：

1）单向关系：即 A 影响 B，但 B 不影响 A。A 和 B 之间的直线为单向箭头，由 A 指向 B。

2）互惠关系（reciprocal）：即 A 影响 B，反过来 B 也影响 A，A 和 B 之间的直线为双向箭头。

3）相关关系：即 A 与 B 之间的关系的方向不明确，但可能有相关关系，A 和 B 之间用一带箭头的弧线相连。相关关系只存在于外生变量间。

路径分析模型反映多变量之间的关联或依存关系，根据变量关系的类型可分为递归模型（recursive model）和非递归模型（non-recursive model）两类。递归模型中不含有相互影响的变量，所有关系都是单向的，非递归模型则含有相互影响的变量。

（2）路径系数：路径系数（path coefficient）是路径分析模型的回归系数，有标准化系数和非标准化系数两种。一般情况下，路径系数是路径分析模型中标准化的系数，即将所有变量都标准化后的系数。路径系数有两种，一种是反映外生变量影响内生变量的路径系数，通常用 γ 表示；另一种是反映内生变量影响内生变量的路径系数，通常用 β 表示。

路径系数可以用来衡量变量间的影响程度或变量效应大小。因系数是标准化后的，可以在同一模型中进行不同系数的比较，系数为正，表明自变量对因变量的影响是正向的；系数为负，表明影响是负向的。系数的绝对值越大，影响作用越大。

（3）效应分解：即相关系数的分解，是将变量间的相关系数分解为不同效应的部分。研究者关注的主要是因果效应，包括直接效应和间接效应。

1）直接效应：指一个变量对另一个变量的直接影响，等于路径分析图中两个变量间的路径系数。

2）间接效应：指一个变量通过多个中介变量对另一个变量的影响，等于每一个路径链上路径系数乘积的和。

3）总效应：直接效应加间接效应等于总效应。

笔记栏

196

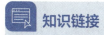
知识链接

影响癌症患儿父母照顾者负担的因素：路径分析

研究目的：基于压力和应对的交易模型，探索父母的复原力、疾病感知和疼痛灾难化之间的关系，作为影响癌症患儿父母照顾者负担的因素。

收集人口统计学和儿童相关特征、复原力、疾病感知、疼痛灾难化、社会支持和照顾者负担的问卷共 67 份，使用 Pearson 相关性和路径分析来探索变量之间的关联。

研究发现，路径模型拟合效果良好（$\chi^2 = 0.563$，$P = 0.755$，$\chi^2/\text{df} = 0.282$，NFI $= 0.991$，CFI $= 1.00$，TLI $= 1.143$，RMSEA < 0.001，SRMR $= 0.0268$）。疾病感知与照顾者负担（$\beta = 0.280$，$P = 0.017$）和疼痛灾难化（$\beta = 0.340$，$P < 0.01$）直接成正相关，与复原力直接成负相关（$\beta = -0.318$，$P < 0.01$）。疾病感知和疼痛灾难化连续介导了癌症患儿父母的复原力与照顾者负担之间的关系（$\beta = -0.190$，$P = 0.001$）。路径分析图见图 8-9。

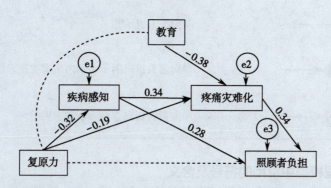

图 8-9　教育、复原力、疾病感知、疼痛灾难化和照顾者负担之间的关系

来源：HELLER N, MELNIKOV S. Factors affecting caregiver burden among parents of children with cancer: a path analysis[J]. Journal of Clinical Nursing, 2025, 34(1): 128-138.

二、结构方程模型中涉及的基本概念

（一）外显变量和潜变量

外显变量是指可直接观察或量度的变量，也称为观察变量或测量变量（measured variable），在结构方程模型中也称指标（indicator）。潜变量（latent variable）也称隐变量，是无法直接观察或测量的变量。潜变量由多个观察变量或指标来测量，即其对外显变量的效应是可测量的。

（二）内生变量、外生变量和中介变量

内生变量（endogenous variable）是指模型中会受到任何一个其他变量影响的变量。外生变量（exogenous variable）是指模型中不受任何其他变量影响但影响其他变量的变量。结构方程模型中内生变量和外生变量都是潜变量。

若以传统的自变量和因变量的关系来看，外生变量因为不受其他变量影响，则必为自变量，而内生变量多作为因变量使用，但也可作为影响其他变量的自变量。当内生变量同时作为因变量与自变量时，说明该变量不仅受其他变量的影响，还可对其他变量产生影响，则该变量为中介变量（intervening variable）。一般在结构方程模型中用 x 表示外生变量，y 表示内生变量；ξ 表示外生潜变量，η 表示内生潜变量。

（三）结构方程模型常用图标含义

在应用结构方程模型时，为能更直观地描述和表达变量间的关系，需构建路径图，应用时对图标有一定规定，结构方程模型常用图标含义见表 8-10。

表 8-10　结构方程模型常用图标含义

图标	含义
● ⬭	圆或椭圆表示潜变量或因子
■ ▬	正方形或长方形表示观察变量或指标
⟶	单箭头表示单向影响或效应
⟷	双向箭头表示相关
⬭ ←	单向箭头指向因子表示内生潜变量未被解释的部分
▬ ←	单向箭头指向指标表示测量误差

（四）结构方程模型中常用的符号及含义

结构方程模型分析中，使用一套固定的符号体系表示潜变量、观察变量、误差项以及矩阵，表 8-11 给出了常用的符号及定义。

表 8-11　结构方程模型中常用的符号及含义

符号	名称	维度	定义
η	Eta	$m \times 1$	内生潜变量（因变量）
ξ	Xi	$n \times 1$	外生潜变量（自变量）
ζ	Zeta	$m \times 1$	结构方程中内生潜变量未被外生潜变量所解释的误差项
β	Beta	$m \times m$	内生潜变量间的系数矩阵
γ	Gamma	$m \times n$	外生潜变量到内生潜变量间的系数
Φ	Phi	$n \times n$	ξ 的协方差矩阵
Ψ	Psi	$m \times m$	ζ 的协方差矩阵
y		$p \times 1$	η 的观察指标
x		$q \times 1$	ξ 的观察指标
ε	Epsilon	$p \times 1$	y 的测量误差
δ	Delta	$q \times 1$	x 的测量误差
λ_y	Lambda y	$p \times m$	y 对 η 的负荷矩阵

符号	名称	维度	定义
λ_x	Lambda x	q × n	x 对 ξ 的负荷矩阵
θ_ε	Theta-epsilon	p × p	ε 的协方差矩阵
θ_δ	Theta-delta	q × q	δ 的协方差矩阵

三、结构方程模型的基本形式及原理

结构方程模型把对概念的测量和概念间的作用关系同时纳入模型，因此包括测量模型（measurement model）和结构模型（structural model）两部分。测量模型中求出观察变量与潜变量之间的关系；结构模型中求出潜变量与潜变量间的关系。

测量模型表示为公式 8-4 和公式 8-5：

$$x = \lambda_x \xi + \delta \qquad\qquad （公式 8-4）$$
$$y = \lambda_y \eta + \varepsilon \qquad\qquad （公式 8-5）$$

分别说明外生变量 ξ 和内生变量 η 是如何通过观察变量 x 和 y 来测量的，测量中存在的误差或干扰分别为 δ 和 ε。

结构模型表示为公式 8-6：

$$\eta = \beta\eta + \gamma\xi + \zeta \qquad\qquad （公式 8-6）$$

β 代表内生变量间的影响作用，γ 代表外生变量对内生变量的影响作用，ζ 代表内生变量未能被模型所解释的误差项。

四、结构方程模型分析的步骤

结构方程模型的建立一般包括四个步骤，即模型设定（specification of a model）、模型拟合（fitting of a model）、模型评估（model assessment）和模型修正（model modification）。

（一）模型设定

结构方程模型是带有潜变量的一种验证性因子分析的方法，模型需要依据已有的经验或理论事先设定，也称假设模型，旨在构建潜变量间合理的路径。除潜变量设定外，观察变量的选择也十分重要。观察变量的选择关键在于能否全面反映潜变量的内容，一般 1 个潜变量对应至少 3 个观察变量为宜。

（二）模型拟合

模型拟合是指将一个具体的样本数据代入设定好的模型，对模型求解，即对模型的各个参数进行估计。结构方程的求解，运用的是变量间的协方差，即变量间的关系，变量观测值标准化后，其协方差阵是变量间的相关系数阵，因此模型也被称为协方差结构模型（covariance structure model，CSM）。常用的拟合方法有最大似然法、加权最小二乘积法、广义最小二乘积法等。

（三）模型评估

在解出模型以后，需要对模型的有效性进行评估，主要包括：

1. 模型的各参数（β、γ、φ、ψ、λ_y、λ_x、θ_ε 和 θ_δ）是否显著。

2. 模型各参数是否合理，是否在合理范围内，是否与逻辑或常识矛盾。

3. 通过一系列的模型拟合指标，估计模型在整体上的拟合情况，这些拟合指标包括绝对拟合指数卡方（χ^2）、近似误差均方根（root mean square error approximation，RMSEA）、标准化残差均方根（standardized root mean square residual，SRMR）、拟合优度指数（goodness of fit index，GFI）、调整拟合优度指数（adjusted goodness of fit index，AGFI）、比较拟合指数（comparative fit

index，CFI）、非规范拟合指数（non-normed fit index，NNFI）、规范拟合指数（normed fit index，NFI）等。常用拟合指数说明见表8-12。

表8-12 常用拟合指数说明

拟合指标	判断标准	数据非正态时可否很好估计	处理不同大小样本时是否稳定	估计模型简约性
卡方（χ^2）	$P > 0.05$	否	否	否
卡方自由度比（χ^2/df）	一般要求 < 5，介于 $1 \sim 2$ 为好	否	否	否
SRMR	< 0.01 拟合非常好 < 0.05 拟合好 $0.05 \sim 0.08$ 可接受 $0.08 \sim 0.10$ 一般 > 0.10 拟合不可接受	不清楚	否	是
NFI	> 0.90 > 0.95 为好	一般低估	是	否
NNFI	> 0.90 > 0.95 为好	一般低估	不清楚	否
GFI	> 0.9 拟合好	一般低估	不清楚	否

4. 模型解释力评价，通过单个方程的测定系数（R_{xi}^2）和整个模型测定系数 R^2 评价，R^2 值越接近 1 则模型解释力越强。

（四）模型修正

若初步模型不适或无法拟合，需要进行模型修正，这一过程遵循省俭原则，不断迭代以寻找最合理、解释力最强、对数据样本拟合良好的最终模型。

> **知识链接**
>
> **省俭原则和等同模型**
>
> 省俭原则：是指在两个模型同样拟合数据时，即拟合程度相差不大的情况下，应选择两个模型中较简单的模型。
>
> 等同模型：指采用其他方法表示各个潜变量之间的关系，也能得出基本相同的结果。

五、结构方程模型的优点和局限性

结构方程模型在因子分析和路径分析的基础上发展而来，突破了因子分析和路径分析的限制，更灵活和更具普遍性。

（一）优点

1. 结构方程模型重视对概念的测量 结构方程模型突出的特点是引入了潜变量的概念，通过多个观察变量对一个抽象的概念（潜变量）进行测量，这点对护理学的相关研究非常重要。与自然科学不同，护理学研究中的一些概念具有很高的抽象性，无法直接测量。例如，有研究者研究慢性病患者的自我管理，研究者认为患者的自我效能对其疾病的自我管理能力有影响。而"自我效能"和"自我管理"都是抽象的概念，无法通过单个测量变量进行直接测量，而可以通过一组观察变量对概念进行测量。这组观察变量间最好呈中等相关，这样可以从多角度反映潜变量的概念特征。结构方程模型通过测量模型实现了用多个观察变量测量一个抽象概念，更好地反映现实研究问题，更具优势的是，它允许同一个观察变量反映不同概念（潜变量）的不同侧面。

2. 结构方程模型中允许多个自变量，并且因变量间可存在相互关系 在传统的线性回归或 Logistic 回归模型中，只允许设定一个因变量，其模型参数代表在其他条件相同的情况下，某个自变量的变化对因变量的影响。而在结构方程模型中某个因变量可以受其他自变量的影响，同时也可以作为其他因变量的自变量。

3. 允许自变量和因变量存在测量误差 很多研究中涉及态度、行为等变量，这些变量不能简单地用单一指标测量，常含有误差。结构方程模型允许自变量和因变量均含有误差。

（二）缺点

1. 对于分类变量的处理是结构方程模型的一个弱点，对于潜变量是分类变量的情况，结构方程模型目前还无法处理。

2. 适用于大样本的统计学分析 取样样本越多，结构方程模型统计学分析的稳定性与各指标的适用性越好。一般而言，大于 200 的样本才可以称得上是一个中型样本，若要求稳定的分析结果，样本量最好在 200 以上。但就样本量而言，有学者建议也可采用相关统计学的首要规则（rules of thumb），即每个变量至少要 10 个或 20 个样本。总之，如果模型中使用较多的测量变量或观察变量、模型复杂、被估计的参数多和估计方法需符合更多估计理论时，那么需要的样本量就越大。

六、常见的结构方程模型分析软件

结构方程模型的发展与相关软件的支持密不可分，目前常用的分析软件有 LISREL、AMOS 和 Mplus。

（一）LISREL

LISREL（linear structure relationship）是由 Joreskog 和 Sorbom 所发展的结构方程模型软件，在结构方程模型的应用和推广上起到了重要作用。目前 LISREL 几乎可在各平台运行，包含 Windows、Mac OS 9X、Solaris、AIX、RISC、OpenVMS、Linux 等。LISREL 包含多层次分析（multilevel analysis）、二阶最小平方估测（two-stage least-squares estimation）、主成分分析（principal component analysis）等。LISREL 主要有以下几点特色：

1. 可以分析完整数据和不完整数据，非线性技术明显领先其他同类软件。

2. 唯一提供结构方程模型中缺失数据问题的方法处理，模型解释力最强。分析的样本大小和变量个数的多寡完全不受限制，提供最大的数据处理能力。

3. 提供最具说服力的验证性因子分析和探索性因子分析报告，并利用 FIRM（formal inference-based recursive modeling）方法检测分类变量和连续变量间的复杂统计关系。

由于 LISREL 在探讨多变量因果关系上的强力优势，使其在社会学研究上应用广泛，并为推广结构方程模型起到了非常重要的作用。目前，LISREL 软件已发展至 8.7 版本。

（二）AMOS

AMOS 是矩结构分析（analysis of moment structure）的简称，是 Small Waters 公司开发的结构方程模型分析软件，主要用于处理结构方程模型、协方差结构分析或因果分析模型等。AMOS 自 6.0 版本以后就作为 SPSS 的一部分被整合到 SPSS 当中，使研究者可以同时使用两个软件。目前 SPSS14.0 以上版本均含有 AMOS 的命令。AMOS 与 LISREL 一样，可以用来绘制路径图形，分析协方差结构。AMOS 有强大的图形界面，操作简单，只需通过指点、点击和拖放操作就可以完成所有任务，无须输入任何指令。

AMOS 与 LISREL 相比，其用于结构方程模型分析的最大特色在于可视化、易学易懂，不必撰写程序（当然也可以通过 AMOS Basic 功能来撰写程序）；而 LISREL 的最大特色在于其需要撰写程序和可进行多层次分析（multilevel modeling）。

（三）其他

除常见的用于进行结构方程模型分析的软件之外，还有其他软件或编程语言同样能实现结构方程模型的功能。Mplus 是一种功能强大的统计软件，用于复杂的统计建模。支持多级模型、潜变量交互效应、非线性模型等高级功能，但用户需要编写简单的语法。Mplus 也支持一些图形界面，比较适合研究复杂数据结构，如多层次数据、纵向数据。Stata 是广泛用于经济学、社会学、流行病学等领域的统计学分析软件，结构方程模型分析功能在较新版本中得到增强。它提供了一套完整的数据管理、统计学分析和图形工具。R 语言是一种免费的编程语言和软件环境，广泛用于统计学分析和图形表示。"lavaan" 是 R 软件中的一个包，专门用于结构方程模型分析。对于熟悉 R 语言的用户，这个工具更灵活。

不同软件之间的比较见表 8-13。

表 8-13　不同软件的比较

比较项目	特色	操作	支持文件的数据库类型	功能
AMOS	可视化的友好界面	直观的拖放式绘图工具，借助工具栏鼠标操作即可直接进行，可不进行冗长的编程	SPSS、Microsoft FoxPro、Microsoft Excel、Microsoft Access 或文本文件等	轻松进行结构方程模型建模、模型修正与模型设定探索、计算直接与间接效果、能够精准地处理缺失值等
LISREL	需要程序向导，或利用 Setup 的功能逐步建立结构方程模型的路径图	撰写程序	SPSS、SAS、Stata、Microsoft Excel、Microsoft Access 或文本文件等	多层次分析模型、绘图、同质性检验等
Mplus	既支持图形界面操作，也支持命令行操作	既支持图形界面操作，也支持命令行操作，适合不同水平的用户	SPSS、SAS、Stata、Microsoft Excel、Microsoft Access 或文本文件等	支持多种统计模型，包括结构方程模型、增长模型、多水平模型等，并且具有强大的模型检验和修正功能
Stata	以输入命令进行操作为主	以命令行操作为主，需要一定的统计基础和编程能力	dBase、Microsoft Excel、Microsoft Access、ODBC 等	提供丰富的统计分析和数据处理功能，包括回归分析、方差分析、时间序列分析等，支持多种数据库格式
R 语言	开源的编程语言，统计分析和数据处理功能强大。有丰富的函数库和包	需要编程能力，但提供了丰富的函数库和包，可以实现自动化和批处理操作	CSV、Microsoft Excel、SQL 或文本文件等	以强大的统计分析和数据处理能力著称，拥有丰富的函数库和包，可以实现各种复杂的统计分析和数据可视化

笔记栏

七、结构方程模型的应用实例

下面将以文章"Analysis of the factors influencing of sleep quality in intensive care unit awake patients based on a structural equation model: a cross-sectional study（基于结构方程模型的重症监护病房清醒患者睡眠质量影响因素分析：一项横断面研究）"为例，学习结构方程模型的应用。

重症监护病房（intensive care unit，ICU）作为危重症患者、术后及多器官功能障碍患者的治疗场所，具有设备先进、治疗方法多样、护理操作多样等特点。持续的侵入性监测和治疗，患者的危急和复杂状况，特殊的治疗环境和其他原因（如炎症介质、患者自身的心理因素）导致 ICU 患者普遍出现睡眠障碍。但是，以前的研究大多使用相关性分析或回归分析来确认这些因素对 ICU 患者睡眠质量的影响，睡眠质量的影响因素和内在机制尚不清楚。而采用结构方程模型有助于分析生理因素、ICU 环境因素和心理因素对 ICU 清醒患者睡眠质量的影响路径及相关影响，使临床人员更好地了解 ICU 清醒患者的睡眠质量，并实施适当的干预措施。

（一）研究目的

构建和验证结构方程模型以确定与 ICU 清醒患者睡眠质量相关的因素，并协助制订临床干预策略。

（二）研究设计

一项横断面研究。选择中国武汉一家三级医院作为研究地点。共调查了 209 名患者，其中 3 名患者疾病进展迅速，无法完成相关调查，6 名患者无法自行完成问卷，因此将 200 名患者纳入分析。

（三）资料收集

采用问卷进行资料收集。

1. 人口学资料 包括年龄、性别、教育程度、健康保险类型、婚姻状况等；与疾病相关的数据包括入住 ICU 时的临床诊断、术后状态、身体携带的导管数量、吸氧方式、疾病严重程度、疼痛评分、镇痛药的使用、使用促进睡眠的药物（入住 ICU 后使用的药物）以及耳塞和护目镜的使用。

2. 急性生理学与慢性健康评估（APACHE Ⅱ） 是评估所有类型危重患者严重程度和预后的客观系统，包含 6 个项目，是目前世界上使用最广泛和最权威的评分方法。APACHE Ⅱ 由急性生理学评分（APS）、年龄和慢性健康评分三部分组成，最高分数为 71 分。在 ICU 中，APACHE Ⅱ 与疾病严重程度成正相关。分数越高，死亡风险越大，疾病越严重。

3. 数字评定量表（NRS） 用于表示不同程度的疼痛（0 表示无疼痛，10 表示重度疼痛），0～3 表示轻度疼痛，4～6 表示中度疼痛，6～10 表示重度疼痛。

4. 医院焦虑抑郁量表（HADS） 由焦虑分量表（HADS-A）和抑郁分量表（HADS-D）组成，每个分量表各有 7 个项目，总共 14 个项目。每个项目按 4 级利克特量表（0～3 分）评分，每个分量表的分数分别计算。总分为 0～7 分表示没有焦虑或抑郁，8～10 分表示可能存在比较严重的焦虑或抑郁，11～21 分表示存在严重的焦虑或抑郁。HADS、HADS-A 和 HADS-D 的 Cronbach's α 系数分别为 0.879、0.806 和 0.806。

5. 疾病进展恐惧问卷（FoP-Q-SF） 主要用于评估癌症和其他慢性疾病患者对疾病进展的恐惧程度，包括 12 个条目，包括身体健康和社会家庭两个维度。该量表的 Cronbach's α 系数为 0.883。该量表采用 5 级利克特量表（1 ="从不"，5 ="总是"）评分，总分为 12～60 分。分数越高，对疾病进展的恐惧就越大。评分 ≥ 34 分表示已达到具有临床意义的"对疾病进展的恐惧"。

6. 客观睡眠监测工具 采用可穿戴活动记录仪进行睡眠监测，测量变量包括总睡眠时间（TST）、深度睡眠时间（DST）、浅睡眠时间（LST）、快速眼动（REM）时间、觉醒次数、零星小睡次数和总体睡眠评分。

（四）假设模型的构建

研究的假设模型框架基于以前的研究。通过文献综述，研究者发现影响清醒 ICU 患者睡眠质量的因素是焦虑、抑郁、疾病进展恐惧、压力等心理因素，以及疼痛、身体管路数量、镇痛镇静作用等疾病相关因素。ICU 环境因素包括照明和噪声（仪器报警音量）。基于此，研究者假设心理因素、疾病相关因素和 ICU 环境因素对 ICU 清醒患者的睡眠质量有负面影响，如图 8-10 所示。

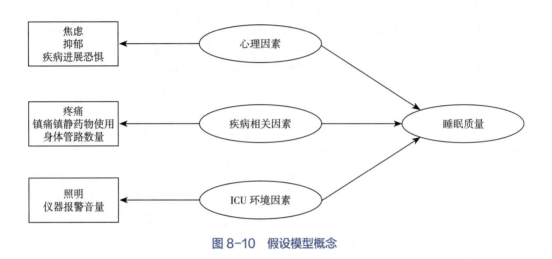

图 8-10 假设模型概念

（五）统计学分析

使用 IBM SPSS Statistics 23.0 和 AMOS 24.0 软件进行数据分析。

使用百分比、平均值和标准差等描述性统计来评估样本的人口统计学和疾病相关特征。采用 Pearson 相关系数分析变量间的关系。采用单因素方差分析结合 Pearson 相关性分析确定结构方程模型中包含的变量。样本的正态性通过峰度和偏度来评估。

（六）结果

1. 模型拟合　根据单因素方差分析及相关性分析结果，以 HADS（焦虑/抑郁）评分和疾病进展恐惧问卷（FoP-Q-SF）评分为外源潜变量，以 HADS（焦虑/抑郁）两个分量表评分和疾病进展恐惧问卷两个维度作为各自的观察变量；疼痛评分、夜间是否使用镇痛药、夜间是否使用镇静剂、夜间是否关灯、夜间是否调低报警音量作为观察变量。睡眠质量作为内源性潜变量，其各个维度作为观察变量，构建初始假设模型如图 8-11 所示。

2. 模型校正　研究发现，上述初始模型除 χ^2/df 之外，其余各项模型拟合指标均未达到可接受标准。而后删除了不显著的路径（$P > 0.05$），并在残差项之间依次建立协变关系，使模型拟合程度达到可接受标准。对模型进行校正后，结果表明 $\chi^2/df = 1.676$（$P < 0.001$），RMSEA = 0.058，GFI = 0.942，AGFI = 0.903，CFI = 0.981，NFI = 0.954 和 NNFI = 0.973。所有指标均符合适应指数标准，表明修改后的模型与研究数据拟合良好，最终的结构方程模型如图 8-12 所示。

3. 拟合模型中因素间的效应关系　路径分析显示，各因素对 ICU 清醒患者睡眠质量的总影响从高到低依次为镇静剂、HADS（焦虑/抑郁）评分、FoP-Q-SF（疾病进展恐惧问卷）评分、疼痛和镇痛药，如表 8-14 所示。HADS 评分对 ICU 清醒患者的睡眠质量有直接的负面影响（$\beta = -0.440$，$P < 0.001$）。FoP-Q-SF（疾病进展恐惧问卷）评分对 ICU 清醒患者的睡眠质量有间接的负面影响（$\beta = -0.142$，$P < 0.001$），并通过镇静或 HADS（焦虑/抑郁）评分影响睡眠质量。镇痛药通过疼痛和镇静剂对 ICU 中清醒患者的睡眠质量有间接的负面影响（$\beta = -0.082$，

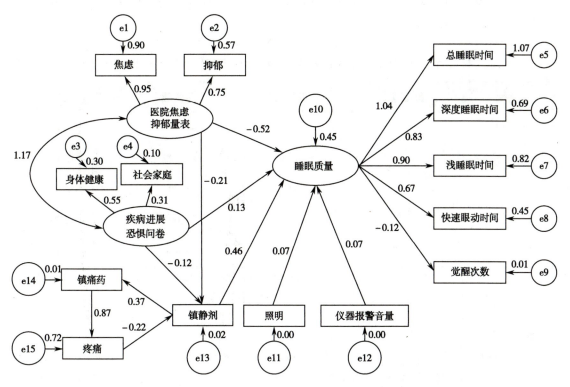

图 8-11　ICU 清醒患者睡眠质量影响因素的结构方程模型初始模型图

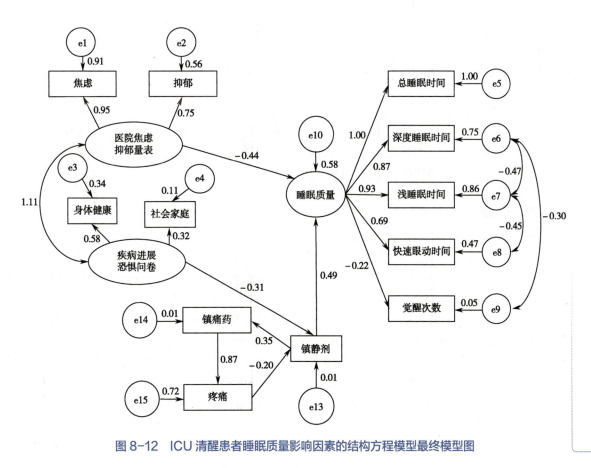

图 8-12　ICU 清醒患者睡眠质量影响因素的结构方程模型最终模型图

笔记栏

$P < 0.001$)。镇静剂对 ICU 清醒患者的睡眠质量有直接的积极影响（$\beta = 0.493$，$P < 0.001$）。其他相关结果见表 8-14。

表 8-14　ICU 清醒患者睡眠质量影响因素的路径和影响分析（N=200）

路径	直接效应	间接效应	总效应	P 值
F1 → F3	−0.440	—	−0.440	< 0.001
F2 → C → F3	—	−0.142	−0.142	< 0.001
A → C → F3	—	−0.094	−0.094	0.138
B → A → F3	—	−0.082	−0.082	< 0.001
C → F3	0.493	−0.029	0.464	< 0.001

注：F1 = HADS（焦虑/抑郁）评分，F2 = FoP-Q-SF（疾病进展恐惧问卷）评分，F3 = 睡眠质量，A = 疼痛，B = 镇痛药，C = 镇静。

（七）结论

ICU 清醒患者的睡眠质量主要受心理和疾病相关因素的影响，尤其是焦虑、抑郁和疼痛，因此可以通过心理干预和药物干预来改善患者的睡眠质量。

来源：ZHANG Y T, XU Y, CAO Z, et al. Analysis of the factors influencing of sleep quality in intensive care unit awake patients based on a structural equation model: a cross-sectional study[J]. Journal of Clinical Nursing, 2025, 34(1): 171−184.

第四节　聚 类 分 析

所谓"物以类聚"，聚类（clustering）是人类认识世界最基本的手段之一，通过适当的聚类，事物才便于研究，事物的内部规律才能被进一步阐明。聚类分析（cluster analysis）是近年来科学研究中重要的统计学分析方法之一，已被广泛应用于解决预防医学、临床医学、护理学和生物信息学等多个医学相关领域中的多变量分类问题。

一、概述

（一）基本概念

一类具有相似特性的事物聚合在相近位置称簇（cluster），其在不同情景下定义不完全相同。无监督分类（unsupervised classification）和有监督分类（supervised classification）是研究多变量分类问题的两种主要统计学分析方法，前者是在无先验知识的情况下将事物分为有意义的簇，先对事物进行收集和/或某些测量后才产生簇，即聚类；而后者则是将未知归属簇的事物正确分类到已知簇中，先有已知簇后才对事物进行归属，即分类（classification）（文末彩图 8-13）。聚类分析又称群分析或点群分析，是一类无监督算法，该方法基于数据集中的观察单位（样品）或特性（变量）利用距离远近（相似性）探索性地将其聚类为若干簇。聚类分析的结果可在无先验知识的情况下为数据集中的观察单位（样品）或特性（变量）提供模式和结构等信息，为进一步研究其关系和潜在规律奠定基础。

（二）基本原理和思想

聚类分析的基本原理是距离近的事物应聚合在一起，此处的"距离"指事物间的相似性（similarity）。聚类分析的基本思想是认为事物间具有不同程度的相似性，在无先验知识的情况下，按照事物相似性将其分类后聚合为若干簇，使属于同一簇的事物间相似性尽可能大而不同簇内的事物间相似性尽可能小，从而达到无监督分类目的。从统计学角度看，聚类分析是通过数据建模简化数据的重要方法；从机器学习角度看，簇相当于隐藏模式，聚类是搜索簇的无监督学习过程；从实际应用角度看，聚类分析是完成数据处理和信息挖掘任务的主要手段之一。

（三）基本步骤

实施聚类分析的基本步骤包括定义聚类问题、原始资料的获取和预处理、数据选择和提取、度量相似性、执行聚类分析、聚类分析结果评价以及聚类结果的描述和解释等。其中数据选择和提取、度量相似性和执行聚类分析是典型聚类算法的三个主要阶段（图 8-14）。

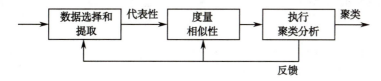

图 8-14　典型聚类分析的三个阶段

1. 定义聚类问题　聚类分析不仅被广泛应用于医学相关领域的不同分析场景中解决聚类问题，也可作为其他分析的预处理步骤。设有 n 个观察单位（样品），每个观察单位有 p 个特性（变量），如何在无先验知识的情况下将 n 个观察单位（样品）或 p 个特性（变量）分类为 k 个簇是聚类分析解决的问题。在实施聚类分析前应根据研究目的明确需要解决的聚类问题。

2. 原始资料的获取和预处理　聚类分析的原始资料包括被聚类对象，即 n 个观察单位（样品）及其 p 个唯一特性（变量）。需要根据原始资料的实际情况对其进行清洗、质控、缺失值和无效值（如变量的取值变化极小）的插补或剔除等预处理。此外，在处理高维或复杂数据时还需根据情况进行降维和标准化变换，以降低变化范围较大的变量对结果的影响。

3. 数据选择和提取　根据研究需要从得到的数据集中选取有效或所需数据，建立分析用数据集。例如，某护士遵医嘱采集了 335 位某种肝病患者的静脉血样品用于实验室检测。该护士根据研究需要选择每位患者的凝血功能指标（变量）进行分析，具体数据集见表 8-15，各指标的缩写和计量单位见表 8-16。

表 8-15　某种肝病患者的凝血功能指标数据集

患者编号	PT	INR	APTT	TT	FIB	ATⅢ	FDP	D-dimer
1	13.10	1.15	26.50	19.00	2.40	61.90	2.95	0.90
2	11.40	0.99	29.20	16.70	3.23	111.40	1.18	0.20
3	13.20	1.19	29.30	15.70	2.79	99.90	2.10	0.58
4	12.70	1.12	36.50	22.10	1.18	43.50	4.06	1.20
5	13.10	1.15	28.40	19.40	2.72	55.80	0.94	0.19
6	11.20	0.97	25.70	16.70	3.45	94.40	2.13	0.47
7	13.60	1.20	29.90	23.70	1.48	55.50	2.54	0.79

笔记栏

患者编号	PT	INR	APTT	TT	FIB	ATⅢ	FDP	D-dimer
8	11.10	0.96	25.70	20.60	2.22	78.60	1.88	0.35
9	13.70	1.21	28.20	19.00	2.13	72.10	1.80	0.38
10	11.60	1.01	26.40	18.90	1.96	84.60	1.32	0.35
…	…	…	…	…	…	…	…	…
335	11.00	1.00	25.80	13.20	2.62	98.00	1.80	0.34

表 8-16 某种肝病患者的凝血功能指标缩写和计量单位

凝血功能指标	缩写	计量单位
凝血酶原时间	PT	s
国际标准化比值	INR	—
活化部分凝血活酶时间	APTT	s
凝血酶时间	TT	s
纤维蛋白原	FIB	g/L
抗凝血酶Ⅲ	ATⅢ	%
纤维蛋白降解产物	FDP	mg/L
D- 二聚体	D-dimer	mg/L

4. 度量相似性 聚类分析根据观测的样品或变量数据特征进行聚类，聚类为同一簇的被聚类对象在某种意义上倾向于相似，而不同簇中的被聚类对象间则倾向于不相似。度量相似性时，常用的统计量为距离和相似系数。在解决实际聚类问题时，对于观察单位（样品）的聚类常用距离度量其相似性，而对于特性（变量）的聚类常用相似系数度量其相似性。

（1）距离：以距离评估相似性时，将每一个不同观察单位（样品）看作特定维度空间中的一个点并在该空间中选择合适算法计算距离，距离相近的点则聚类为一簇。第 i 个与第 j 个观测单位（样品）之间的距离使用 d_{ij} 表示，其一般应满足：①观测单位（样品）自身间的距离为零，即 $d_{ij}=0$（$i=j$）；②距离值不为负值，即 $d_{ij}>0$；③两点间距离与方向无关，即 $d_{ij}=d_{ji}$；④直线距离最近，即 $d_{ij} \leq d_{ik}+d_{kj}$。

距离算法有多种选择，可根据数据集的不同特点进行具体分析和确定算法类型。例如，应综合考虑对数据集所做的预处理和所选距离算法在应用中是否有实际意义。实际应用中，在聚类分析前可使用多种距离算法分别进行探索性聚类，对聚类结果进行比较从而确定最合适的距离算法。常用的距离统计量包括欧氏距离（Euclidean distance）、明氏距离（Minkowski distance）和马氏距离（Mahalanobis distance）。

1）欧氏距离算法：

$$d_{ij} = \left(\sum_{k=1}^{p} (X_{ik} - X_{jk})^2 \right)^{\frac{1}{2}} \qquad （公式 8-7）$$

公式中 X_{ik} 和 X_{jk} 分别是第 i 个样品的第 k 个变量和第 j 个样品的第 k 个变量值，i，$j=1$，2，…，n。

2）明氏距离算法：

$$d_{ij}=\left(\sum_{k=1}^{p}\mid X_{ik}-X_{jk}\mid^{g}\right)^{\frac{1}{g}}\qquad（公式8-8）$$

公式中 g 一般为 1 或 2，分别对应绝对值距离（$g=1$）和欧式距离（$g=2$）。

3）马氏距离算法：

$$d_{ij}^{2}=(X_{i}-X_{j})'S^{-1}(X_{i}-X_{j})\qquad（公式8-9）$$

公式中 X_i 和 X_j 分别为第 i 个样品和第 j 个样品的 p 个元素组成的向量，S 为 n 个样品的 $p\times p$ 协方差矩阵。当 $S=I$（单位阵）时，马氏距离即为欧式距离的平方。

（2）相似系数：变量间的相似性可以从它们的方向趋同性或相关性进行评估。以相似系数评估第 i 个特性（变量）（X_i）与第 j 个特性（变量）（X_j）相似性时，可根据数据集情况选择合适的相似系数算法后，根据相似系数统计量将较为相似的特性（变量）聚类为一簇。相似系数应满足：①相似系数大小介于 -1 与 1 之间，即 $\mid S_{ij}\mid\leqslant1$；②相似系数大小与方向无关，即 $S_{ij}=S_{ji}$；③相似系数为 1 时两变量成比例关系，即 $S_{ij}=\pm1\leftrightarrow X_i=aX_j$，$a\neq0$；④ S_{ij} 越接近 1，变量 X_i 与变量 X_j 的关系越密切，性质越相近。常用的相似系数包括夹角余弦和相关系数。

1）夹角余弦算法：

$$S_{ij}=\cos\theta_{ij}=\frac{\sum_{k=1}^{n}X_{ik}X_{jk}}{\left(\sum_{k=1}^{n}X_{ik}^{2}\sum_{k=1}^{n}X_{jk}^{2}\right)^{\frac{1}{2}}}\qquad（公式8-10）$$

夹角余弦度量变量间相似性时没有考虑各变量的绝对长度而着重从形状方面反映变量间的关系。式中记变量 X_i 与 X_j 的夹角余弦为 $\cos\theta_{ij}$，其中 i，$j=1$，2，…，p。

2）相关系数算法（Pearson 相关系数）：

$$S_{ij}=r_{ij}=\frac{\sum_{k=1}^{n}\left(X_{ik}-\overline{X}_i\right)\left(X_{jk}-\overline{X}_j\right)}{\left[\sum_{k=1}^{n}\left(X_{ik}-\overline{X}_i\right)^{2}\sum_{k=1}^{n}\left(X_{jk}-\overline{X}_j\right)^{2}\right]^{\frac{1}{2}}}\qquad（公式8-11）$$

上述公式为 Pearson 相关系数算法，其中 $\overline{X}_i$ 表示第 i 个变量的平均数。其他相关系数算法还包括适用于等级变量的 Spearman 秩相关系数和 Kendall 秩相关系数。对于分类变量常用列联系数表示其相似程度。

5. 执行聚类分析 需要根据实际情况和分析目的选择特定算法进行聚类分析，实际应用中可使用 SPSS 软件和 R 语言统计包等进行实现。聚类分析按照聚类对象和聚类算法主要分类如下：

（1）以聚类对象分类：基于聚类的对象可将聚类分析分为 R 型聚类和 Q 型聚类，两者在数学上是对称的，实质上没有不同，数据集中的每一行或列表示空间中的一个点或向量。

1）Q 型聚类：又称样品聚类（cluster for individuals），目的是发现样品间的共性。例如，对表 8-15 中的第 2 至 336 行的 335 名肝病患者进行聚类，此处"样品"就是指某种肝病患者（静脉血样品）。

2）R 型聚类：又称变量聚类（cluster for variables），目的是降维后筛选有代表性的变量或利用少数重要变量进一步进行其他分析。例如，对表 8-15 中第 2 至 9 列的 8 种凝血功能指标进行聚类，此处"变量"就是指各种凝血功能指标。

（2）以聚类算法分类：目前聚类分析算法较多。虽然不同聚类算法差异很大，但通常都需要先计算被观测单位（样品）间的距离或特性（变量）间的相似系数。实际应用中较为常用的算法可大致分为基于划分的聚类算法、基于层次的聚类算法和基于密度的聚类算法等。

笔记栏

1）基于划分的聚类算法：基于划分的聚类是将数据集划分为不重叠的子簇，使得最终每个数据点恰好位于一个子簇中，且各子簇的合并恰是整个数据集。基于划分的聚类算法需要预先指定簇的数目和聚类中心，通过优化一些损失函数将数据集聚类为互不相交的簇。经典算法包括 k 均值（k-means）算法、k 中心（k-medoid）算法和邻近传播（affinity propagation）算法等。

2）基于层次的聚类算法：基于层次的聚类是嵌套簇的集族，组织成树状结构，除叶节点外，树中每一个结点（簇）都是其子簇的并集，树根是包括所有被聚类对象的簇。聚类树的构建方法分为凝聚型层次聚类和分裂型层次聚类。经典算法包括 AGNES（agglomerative nesting）算法和 DIANA（divisive analysis）算法等。

3）基于密度的聚类算法：基于密度的聚类是通过从低密度区域中寻找并分离高密度区域的方法进行聚类，常用算法包括 DBSCAN（density-based spatial clustering of applications with noise）算法和 DPC（density peak clustering）算法等。

4）其他聚类算法：包括基于图论的聚类算法、基于网格的聚类算法、基于模型的聚类算法和基于深度学习的聚类算法等。至今，研究人员仍致力于寻找新的聚类算法或对现有聚类算法进行优化以应对不同的聚类任务。

6. 聚类分析结果评价

（1）评价原则：在对聚类分析结果进行评价时应考虑以下原则：①各簇内的被聚类对象间是否具有高度相似性而不同簇内的被聚类对象间是否几乎不具有相似性。②聚类后获得的簇是否具有实际意义。③优先考虑不同聚类算法产生的相同簇。④被聚类为某簇中的被聚类对象不能太多。⑤在确定最终聚类方案时必须确定簇的数目，通过尝试不同的簇数进行聚类以获得最佳簇数。

（2）评价方法：在获得聚类分析结果后，应基于上述原则以多种方法对其进行评价，据此对聚类分析结果加以检验和修正。主要方法包括内部评价、外部评价、可视化评价和人工评价等。

1）内部评价：内部评价主要通过分析聚类内部数据点的紧密度和聚类之间的分离度来衡量聚类质量，常见内部评价指标主要包括轮廓系数、Calinski-Harabasz（CH）指数和 Davies-Bouldin（DB）指数等。例如，在二阶聚类算法中，可以采用轮廓系数等指标来评估聚类结果的准确性和性能。

2）外部评价：外部评价是将聚类分析结果与某些标准或参考数据进行比较，以评估聚类分析结果的质量。例如，在分类数据非常灵敏的任务中，可以使用 F-score 和混淆矩阵等外部标准方式。

3）可视化评价：通过可视化手段来展示所得到的聚类分析结果，如果相邻的簇间没有重叠，簇内部的被聚类对象离得越近，簇间的被聚类对象离得越远，则意味着聚类分析结果质量较高。

4）人工评价：在时间和资源允许的情况下，人工评估方法可以有效评估聚类分析结果的质量，同时发现不适合自动评估的问题。

7. 聚类结果的描述和解释 对聚类分析获得的结果进行描述与解释是聚类分析的一个重要环节。在获得所定义聚类问题的最终解决方案后，应结合专业知识和结果可视化方法等对聚类分析结果进行描述和解释。在特定研究情景下，还需基于聚类分析结果进行后续分析。

二、常用方法及其应用

目前聚类分析方法较多，本部分以较为常用的层次聚类和 k-means 聚类为例对其实际应用进行介绍。

（一）层次聚类

层次聚类（hierarchical clustering），又称分层聚类、系统聚类，是目前使用最多的一种聚类方法。观测单位（样品）和特性（变量）的聚类问题均可使用层次聚类解决。

1. 基本思想 层次聚类一般不预先指定具体簇的数目，只关注簇之间的远近。层次聚类通过逐步将相似性高的观测单位（样品）或特性（变量）进行聚类而后形成一个反映其嵌套关系或层次关系的聚类结构图，其常表现为树状图或谱系图（dendrogram）。

2. 分类及基本步骤 层次聚类按照层次的形成方式可分为凝聚型层次聚类（agglomerative hierarchical clustering）和分裂型层次聚类（divisive hierarchical clustering）（图 8–15）。前者是一种自底而上的方法，先将各被聚类对象作为单独的簇（层次的底层），计算簇间相似性后逐渐分层合并形成子簇，直到满足一定的终止条件或形成包含所有被聚类对象的一簇（层次的顶层）；而后者是一种自顶而下的方法，先将所有被聚类对象作为一簇，通过不断迭代递归将其分裂为不同的子簇，直至达到一定的终止条件或每个被聚类对象均独立成一簇。

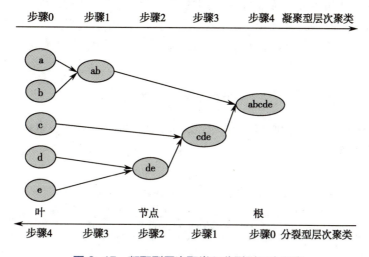

图 8-15 凝聚型层次聚类和分裂型层次聚类

在实际应用中，绝大多数层次聚类都属于凝聚型层次聚类，基本步骤如下：

（1）将数据集中的每个观测单位（样品）或特性（变量）当作单独一簇。

（2）计算所有观测单位（样品）或特性（变量）之间的两两距离，并从中挑选出距离最小的两个点构成一个簇。

（3）继续计算剩余观测单位（样品）或特性（变量）之间的两两距离及点与簇之间的距离，然后将最小距离的点或簇合并到一起。

（4）重复步骤（2）和（3），直到满足一定的终止条件或形成包含所有观测单位（样品）或特性（变量）的一簇，终止算法。

3. 簇间距离的度量 层次聚类根据给定的簇间距离度量准则，构建和维护由簇和子簇形成的嵌套关系或层次关系的聚类结构，直到某个终止条件出现。当一组被聚类对象被凝聚，下一步的处理将在定义新生子簇间的距离上进行，因此对簇间距离的度量是凝聚型层次聚类的关键。

由于簇的形状呈多样性变化，因此簇间距离也有多种算法。簇间距离算法不同，得到的距离大小也不同。以下为度量簇间距离的 6 种常用算法：

（1）最短距离法：又称单连接法（single linkage）、最近邻法（nearest neighbour）。最短距离法将两簇中最相邻的两样品或变量间距离作为簇间距离。

（2）最长距离法：又称全连接法（complete linkage）、最远邻法（furthest neighbour）。最长距离法将两簇中最远的两样品或变量间距离作为簇间距离。

（3）中间距离法：中间距离法（median linkage）以介于最短距离和最长距离间的距离作为簇间距离。

（4）重心法：重心法（centroid linakage）以两簇重心（均数）间的距离作为簇间距离，该算法只可用于样品且必须采用欧氏距离。

（5）簇平均法：又称均连接（average linkage）、类平均法。簇平均法以成对样品两两间距离的平均数作为簇间距离，是最常用的算法之一。该方法充分地利用了所有样品间的信息，通常被认为是一种较好的聚类算法。

（6）离差平方和法：又称 Ward 法（Ward's method），簇中各样品到类重心的平方欧氏距离之和称（簇内）离差平方和。随着簇不断合并，簇内离差平方和会不断增大，选择使离差平方和增加最小的两簇进行合并。该算法计算的簇间距离受两簇样品数的影响较大，两个大簇间由于有较大距离不易合并，但这往往符合对聚类的实际要求。离差平方和法也是最常用的算法之一，但只可用于样品且必须采用欧氏距离。

簇间距离具有不同的定义，从而得到不同的算法，如能统一公式，将有利于编制计算机程序。Lance 和 Williams 于 1967 年给出了统一公式。设 G_i、G_j 分别为两簇，分别含有 n_i 和 n_j 个样品或变量。某一步中把簇 G_i 和 G_j 合并为 G_{ij}，G_{ij} 与其他包含 n_k 个样品或变量的簇 G_k 的 6 种距离算法在 Lance-Williams 公式中统一为：

$$d_{k(ij)} = a_i d_{ki} + a_j d_{kj} + \beta d_{ij} + \gamma |d_{ki} - d_{kj}|$$

（公式 8-12）

公式中 d_{ij} 是簇 G_i 和 G_j 间的距离，当参数 α_i、α_j、β、γ 取不同值时，可用于实现上述 6 种簇间距离算法，具体取值见表 8-17。

表 8-17　簇间距离 Lance-Williams 公式参数表

算法	α_i 或 α_j	β	γ
最短距离法	1/2	0	−1/2
最长距离法	1/2	0	1/2
中间距离法	1/2	−1/4	0
重心法	$n_i/(n_i+n_j)$	$-n_i n_j/(n_i+n_j)^2$	0
簇平均法	$n_i/(n_i+n_j)$	0	0
离差平方和法	$(n_k+n_i)/(n_k+n_i+n_j)$	$-n_k/(n_k+n_i+n_j)$	0

4. 应用实例　以 R 语言软件"cluster"统计包对表 8-15 中前 30 名肝病患者的凝血功能指标分别进行 Q 型聚类和 R 型聚类为例，对凝聚型层次聚类算法的实现进行介绍。

（1）agnes 函数：agnes 函数适用于实现凝聚型层次聚类分析，该函数的具体组成部分如下：

```
agnes(
    x,
    diss = inherits(x, "dist"),
    metric = "euclidean",
    stand = FALSE,
    method = "average",
    par.method,
    keep.diss = n < 100,
    keep.data = !diss,
```

笔记栏

　　　　trace.lev = 0
　　　　）
　　"x"：为用于聚类分析数据框或数据矩阵。对于原始数据框每一行对应一个观测单位（样品），此处即某种肝病患者（静脉血样品），每一列对应一个特性（变量），此处即不同的凝血功能指标。

　　"diss"：设置为 TRUE 时认为输入的"x"为通过相似性度量得到的数据矩阵，而设置为 FALSE 时则认为输入的"x"为原始数据框。

　　"metric"：指定距离算法。例如，当其等于"euclidean"时，则表示使用欧式距离算法。如"x"为通过相似性度量得到的数据矩阵则忽略。

　　"stand"：设置为 TRUE 时表示相似性度量前对"x"进行标准化，反之则设为 FALSE。如"x"为通过相似性度量得到的数据矩阵则忽略。

　　"method"：指定簇间距离算法。例如，当其等于"average"时（默认），则表示使用簇平均法。其他可用选择还包括"single"（最短距离法）、"complete"（最长距离法）、"ward"（离差平方和法）等。当"method"等于"flexible"时，则使用 Lance-Williams 公式。

　　"par.method"：如"method"等于"flexible"时，则使用该函数指定 Lance-Williams 公式中参数 α_i、α_j、β、γ 的取值。

　　"keep.diss"和"keep.data"：指定是否在结果中保留输入的数据框或数据矩阵，用于节省内存分配时间。设置 TRUE 时为保留，FALSE 则反之。

　　"trace.lev"：设置算法中输出的跟踪级别，默认为 0，需要时可输入整数进行设置或调整。

　　（2）Q 型聚类的实现：Q 型聚类即样品聚类，此处即为对某种肝病患者（静脉血样品）进行聚类。对原始数据进行适当预处理后，使用 agnes 函数进行凝聚型层次聚类。函数中设置样品间相似性以欧氏距离度量，簇间距离使用簇平均法度量。输出层次聚类谱系图如图 8-16 所示，可以看出，各患者（静脉血样品）通过凝聚型层次聚类逐渐由单个患者聚类直到最终所有患者都归为一簇。

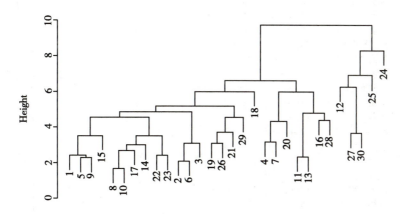

图 8-16　样品层次聚类谱系图

　　（3）R 型聚类的实现：R 型聚类即变量聚类，此处即为对不同凝血功能指标进行聚类。对原始数据进行适当预处理后，使用 agnes 函数进行凝聚型层次聚类。函数中设置样品间相似性以 Pearson 相关系数度量，簇间距离使用簇平均法度量。输出层次聚类谱系图如图 8-17 所示。

　　5. 注意事项　尽管层次聚类简单且易于理解，但需注意当一组被聚类对象被聚类后，下一步的处理将在定义新生子簇间的距离上进行，不可撤销。此外，在基于较大数据集进行样品聚类时，层次聚类效率较低，所产生的树状结构复杂。此时层次聚类结果可作为使用其他聚类方法的基础信息，或结合其他方法完成聚类任务。

笔记栏

213

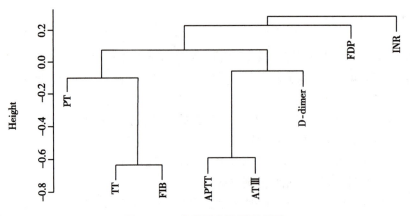

图 8-17 变量层次聚类谱系图

 研究实例

聚类分析在临床护理研究中的应用

某研究基于纵向研究设计探索了心力衰竭患者从急性加重期到稳定期症状群的变化情况。研究通过便利抽样选取 200 例心力衰竭患者，评估其住院前、出院后 3 个月和出院后 6 个月的心力衰竭症状，采用系统聚类分析分别对 3 个时间点发生率≥15% 的症状进行集群，并对症状群变化进行描述分析。结果发现，心力衰竭患者在住院前存在 4 个症状群，分别为情绪与消化症状群、缺血症状群、疲倦症状群和脏器瘀血症状群（图 8-18）；出院后

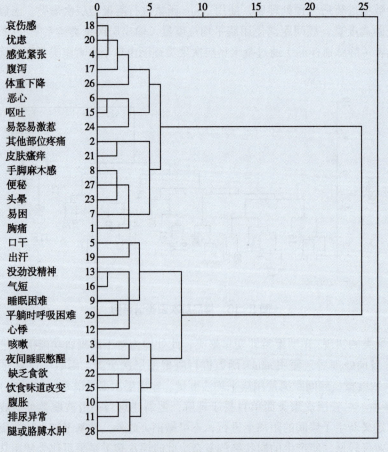

图 8-18 心力衰竭患者入院前 7 天系统聚类分析树状图

3个月和出院后6个月时存在病感症状群和疲倦症状群，口干作为单一症状独立存在。以上结果表明，心力衰竭患者的症状群在急性加重期和稳定期的差异性较大，这有助于医护人员根据不同阶段的症状群特征，探索更有针对性的干预措施。

来源：宣凡馨，李峥，康晓凤，等. 心力衰竭患者症状群的纵向研究［J］. 中华护理杂志，2017，52（12）：1450-1456.

（二）k均值聚类

k均值聚类（k-means clustering），又称快速聚类，是极为经典的聚类算法之一。自提出以来，其因思想简单、速度快、结果良好而得到广泛应用，可高效地解决基于大数据集的样品聚类任务。

1. 基本思想 k均值聚类中，k表示聚类算法中的簇数。该算法的基本思想是从数据集中随机选取k个初始聚类中心C_i（$1 \leq i \leq k$），计算其余待聚类对象与聚类中心C_i的距离，找出离目标待聚类对象距离最近的聚类中心C_i，并将其分配到聚类中心C_i所对应的簇中，计算每个簇中对象的平均值作为新的聚类中心，通过不断迭代直到聚类中心不再变化或达到最大迭代次数后停止。

2. 基本步骤 k均值聚类是一种不断迭代性的聚类算法，传统k均值聚类的基本步骤如下：

（1）选取初始聚类中心：从数据集中随机选取k个点作为聚类中心代表各簇。

（2）初始聚类：计算其余对象与聚类中心的欧氏距离，根据欧氏距离最小原则将每个数据点归入离其最近的聚类中心所代表的簇中。

（3）重新计算聚类中心：计算每个簇中对象的均值作为新的聚类中心。

（4）修改聚类：重复（2）和（3），用计算出的聚类中心重新进行聚类。

（5）完成聚类：每一簇均稳定且聚类中心不再变化时聚类过程结束，获得聚类结果。

3. 应用实例 以使用R语言软件"stats"统计包对表8-15数据集中的所有肝病患者进行k均值聚类为例。

（1）kmeans函数：kmeans函数适用于实现k均值聚类分析，对该函数组成部分简要介绍如下：

```
kmeans(
    x,
    centers,
    iter.max = 10,
    nstart = 1,
    algorithm = c("Hartigan-Wong", "Lloyd", "Forgy", "MacQueen"),
    )
```

"x"：为用于聚类分析数据矩阵。

"centers"：定义k个簇或设置初始聚类中心。如设置簇的数目，初始聚类中心将被随机设置。

"iter.max"：最大允许迭代次数。

"nstart"：如"centers"设置为簇的数目，"nstart"指定随机集合数量。

"algorithm"：指定算法。

（2）Q型聚类的实现：对原始数据进行适当预处理后，使用kmeans函数进行k均值聚类。函数中设置簇的数目为3，其余为默认方法。经历数次迭代后，聚类中心没有变动或变动较小，达到收敛条件，得到最终的聚类结果，实质上是每个簇中各变量上的均数。对聚类结果进行可视化，见文末彩图8-19。

笔记栏

215

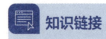 **知识链接**

共识聚类分析

共识聚类分析（consensus cluster analysis），又称一致性聚类分析，是近年来医学相关领域常用的聚类分析方法之一。共识聚类分析通过重复抽样方法随机抽取出特定数量样本生成若干子数据集，通过聚类算法（如 k-means 算法）将每个子数据集中的样本划分为 k 个簇，综合所有重复抽样的子数据集聚类分析结果后对其进行一致性评估，得到最终聚类分析结果。共识聚类分析可在解决无监督聚类任务时为簇的数目和簇所包含个体提供定量的稳定性证据。

来源：MONTI S, TAMAYO P, MESIROV J P, et al. Consensus clustering: a resampling-based method for class discovery and visualization of gene expression microarray data[J]. Machine Learning, 2003, 52: 91-118.

4. 注意事项

（1）k 值的估计：k 均值聚类需事前确定 k 的取值，即簇的数目。在实际问题中，可尝试不同的 k 值获得聚类分析结果后进行对比。此外，也可以通过可视化方法或结合其他聚类算法初步探索数据集获得初始聚类分析结果，再使用 k 均值聚类对结果进行改进。

（2）初始聚类中心的选择：k 均值聚类依赖于初始聚类中心的选择。

（3）距离的度量：k 均值聚类中最常用欧氏距离。欧氏距离可能会因变量间量纲的不同受到影响，因此常在聚类前对其进行标准化，距离越大，样品差异越大。

（4）算法终止条件：一般目标函数达到最优或最大迭代次数后即可终止算法。对于不同的距离度量方法，目标函数往往不同。

（5）其他注意事项：k 均值聚类只能使用连续型变量，并且仅适用于样品聚类。此外，该方法对离群值较为敏感，少量离群值即可对均数产生较大影响从而影响聚类分析结果。

第五节 轨 迹 分 析

在基于纵向数据（longitudinal data）的研究中，常使用重复测量方差分析、生长曲线模型和多水平模型等统计方法进行分析，这类方法一般需要基于总体发展具有相同趋势的假定。然而，这一假定在现实研究中常常不能被满足，多数情况下某些现象随着时间变化常出现异质性（heterogeneity）发展趋势。轨迹分析（trajectory analysis）可针对不同发展趋势的亚组进行描述和拟合，在一定程度上解决了上述传统分析方法的局限性，为纵向数据的分析提供了新思路。因此，轨迹分析目前在心理学和医学相关领域研究中被广泛应用。

一、概述

（一）基本概念

纵向研究（longitudinal study），又称追踪研究，指在两个及以上时间节点获得相同研究对象的一个或多个变量（暴露因素）数据，分析研究变量随时间纵向变化的特征及其与健康结局发生发展关系的一种历时描述性研究设计。纵向数据是对同一研究对象在不同时间节点上重复测量后得到的由不同横断面和时间序列组合而成的数据集。

轨迹一般是指纵向研究中特定重复测量数据（如生物标志物、身体测量、生活习惯和健康状况等）随时间的推进呈现出的变化模式。轨迹分析是纵向数据统计分析的重要方法之一，可用于探索数据集中所关注变量（暴露因素）有多少异质性发展趋势的亚组，并确定各亚组的具体轨迹情况。一旦明确了异质性轨迹的数量和情况，可作为自变量探讨其对特定健康结局的影响与预测价值。

潜类别模型（latent class model，LCM）是描述一组分类变量间相互关系的数学模型与统计分析方法，通过间断的潜变量来解释外显指标（显变量）间的关联，使外显指标间的关联通过潜变量来估计，进而维持其局部独立性。上述提及的潜变量和显变量（又称观测变量）概念在第三节结构方程模型的内容中已做阐释。该模型建立在概率分布原理与对数线性模型的基础上，引入因子分析与聚类分析的功能，目的是用最少的潜类别变量来解释外显变量间的关联。在轨迹分析中该方法根据观测变量的情况将个体分类为潜在（不能直接测量）的异质性轨迹亚组，这里潜在的异质性轨迹亚组就是潜变量。

（二）基本原理和思想

轨迹分析的基本思想是研究对象的某些特征随时间的推进可能存在若干异质性变化趋势或模式。这种情况在以人为研究中心时尤为突出，其研究重点是随时间推移，研究对象的行为、生物标志物或其他研究现象的变化轨迹，往往具有较大的异质性。设定一项纵向研究中获得了包含 n 个研究对象在 t_0、t_1、t_2、t_3 四个时间节点的相同变量 X_i 的纵向数据。传统纵向数据分析方法常常关注这 n 个研究对象的变量 X_i 在 t_0、t_1、t_2、t_3 四个时间节点的平均变化趋势，最终拟合出平滑变化趋势。而轨迹分析的基本原理则是将研究对象根据变量 X_i 在上述四个时间节点的变化趋势分类为 ≥ 2 个异质性亚组，类似于对纵向数据动态变化趋势的聚类分析（图 8-20）。

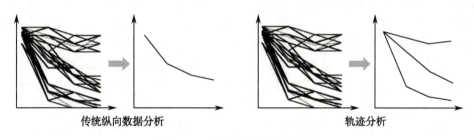

传统纵向数据分析　　　　　　　　　　轨迹分析

图 8-20　轨迹分析的基本原理

（三）基本步骤

1. 定义轨迹分析解决的问题　轨迹分析往往用于探索研究对象特定特征的变化趋势及其在不同的研究对象间是否存在及存在多少异质性亚组。在进行轨迹分析前应根据研究目的明确需要解决的具体问题。

2. 原始资料的获取和预处理　用于轨迹分析的原始资料属于纵向数据，纵向数据往往具有以下特点：

（1）时间序列性：在实际研究情景下，纵向数据通常包含分别在 3~5 个时间节点测量的多个变量，随着时间推移，这些在不同时间节点上重复测量的相同变量可能随时间推移而发生变化。进行轨迹分析时，需结合数据可用性和所用模型确定需要的重复测量次数。

（2）非均衡性：纵向数据中的测量次数和测量间隔时间往往存在非均衡性，即个体在重复测量次数或被重复测量的时间节点（间隔）上可能有所不同。

（3）自相关性：对研究对象进行多次测量时，同一研究对象的各测量值之间可能存在自相关性。

（4）生态单位聚集性：纵向研究往往基于特定生态单位进行抽样，将引入个体聚集相关的额外相关性。尽管通常比同一研究对象重复测量产生的自相关性要小，但忽略这一相关性来源会低估模型参数的标准误差，并可能导致 I 类错误的膨胀。

（5）数据完整性低：理想的纵向研究设计中，每个入组的研究对象均应有对相同变量在不同时点的测量结果。然而，在实际研究情景中，研究对象常因各种原因出现退出研究和失访等情况，从而导致纵向数据的完整性降低，出现较多缺失值。

（6）因果关联时序性：横断面研究设计中，暴露因素（因）和健康结局（果）往往同时存在，无法明确因果关系。传统病例对照研究和队列研究设计虽能探索关联的时序性，但仅局限于基线暴露和终点结局两个时点的关系。而在多时间节点获得的纵向数据在满足暴露因素和健康结局间有时滞性（"因"必须在"果"之前）的同时，往往能提供更多因果间的细节，可更好地反映暴露因素随时间变化的趋势，更加深刻地反映研究对象间的差异。

（7）复杂性：纵向研究需要收集连续型、离散型等不同类型的变量，往往具有维度高、分布类型不同及变量多、类型多变等特点。此外，因变量随自变量的变化趋势也不完全相同，两者间可能存在线性关系，也可能存在非线性关系。

轨迹分析的原始资料为 n 个研究对象在 t_i 至 t_j 共 k 个时间节点的 p 个相同变量 X_i 至 X_j 纵向数据。在建模前需基于上述纵向数据特点结合原始资料实际情况对其进行清洗、质控、缺失值和无效值的插补或剔除以及数据变换等预处理。在使用不同软件进行实现时，还需根据软件要求对数据集的组织形式进行调整。例如在使用 R 语言分析时，需将数据集调整为"长型"数据。此外，研究者还应基于其研究领域的专业知识和描述性统计分析，对期望的轨迹数量及变化趋势（形状）进行初步预估。

3. 轨迹分析建模　现有轨迹分析的方法可大致分为非参数、半参数和参数方法。非参数方法不对数据的分布类型做任何假设，依靠相似（异）性度量将个体分配到不同亚组；半参数和参数方法则假设数据是有限分布的混合，基于条件概率确定个体所属亚组。目前常用于纵向数据的潜类别模型建模方法包括增长混合模型（growth mixture model，GMM）、组基轨迹模型（group-based trajectory model，GBTM）和潜在转移分析（latent transition analysis，LTA）等。

（1）增长混合模型：又称潜变量增长混合模型（latent growth mixture model，LGMM），是有限混合模型在增长曲线模型（growth curve model，GCM）上的拓展，常用于连续型变量的轨迹建模。潜变量增长曲线模型是在假设样本中所有个体具有相似的发展趋势下估计平均增长曲线，可以同时评估个体和整体的变化情况，其基本假设是总体具有同质性。增长混合模型在此基础上引入了分类潜变量解决同质性假设问题，将总体分为互斥的类别对总体异质性进行描述。增长混合模型假定在任何给定的总体中存在有限数量的潜在类似亚组，既可估计每一亚组的平均增长曲线，又可对每一亚组内个体的变异进行评估。

（2）组基轨迹模型：又称潜类别增长模型（latent class growth model，LCGM），是一种半参数的建模方法，用于识别群体中具有相似发展轨迹的类别。组基轨迹模型基于的群体为离散分布，从而在群体中区分具有相似轨迹的亚组。尽管每个个体的发展趋势都可能是独特的，但数据中个体间的异质性或分布可以通过一组有限且唯一的多项式函数表现，每个多项式函数则对应一个离散轨迹。该模型可用于连续型变量、离散型变量和分类变量，数据满足二项分布、删失正态分布、泊松（Poisson）分布和零膨胀分布。

（3）潜在转移分析：为半参数有限混合模型，是潜类别分析（latent class analysis，LCA）在处理纵向数据集时的拓展，可用于分析多个时间节点多个分类变量随时间变化的情况。该模型假设个体可随时间推移改变他们所归属的亚组，其主要目的是研究个体从一个时间节点切换到下一个时间节点的亚组的转移概率。

4. 轨迹分析结果的评价和选择　目前对于轨迹分析结果的评价和选择暂无统一标准，一般应综合考虑实际意义和多种统计指标分析结果对轨迹模型进行评价和选择，其中实际意义可结合理论、前人研究结果和结果的可解释性进行考量，而模型输出的统计指标包括贝叶斯信息准则（Bayesian information criterion，BIC）、赤池信息准则（Akaike information criterion，AIC）和熵值等。

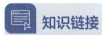 **知识链接**

轨迹模型选择常用统计指标

在拟合轨迹模型时通常需要构建多个包含不同轨迹数量的模型，基于各轨迹的临床意义和模型的统计指标选择最佳模型。对模型进行比较时通常需要综合参考以下统计指标：

1. 传统模型拟合指标　常见的传统模型拟合指标包括BIC和AIC，这两个指标均是评估模型充分性的指标。从轨迹数量角度看，一般认为具有最小BIC值或AIC值的模型最优。近年来研究中还常将上述指标的衍生形式如样本量调整的BIC值（sample-size adjusted BIC, SABIC）用于轨迹分析模型选择。

2. Lo-Mendel-Rubin似然比检验　用于检验 $k-1$ 个轨迹是否优于 k 个轨迹。若结果显著，则拒绝 $k-1$ 个轨迹而接受至少 k 个轨迹。然而，由于缺乏广泛验证，目前尚不建议单独使用该检验进行模型选择。

3. 轨迹内个体占比　实质性信息缺乏可能使模型无法正确识别样本量较小的群组，轨迹的识别可能基于异常值或其他随机波动而非真实轨迹。在实际应用中一般认为每个轨迹组内所包含的个体占比＞5.00%为佳，至少为1.00%。

4. 相对熵　是在对个体进行轨迹分类时常用的分类性能指标，相对熵值越高（即越接近于1）表示个体归类越准确。

5. 平均后验概率　一般建议大于0.70。

来源：1. LENNON H, KELLY S P, SPERRIN M, et al. Framework to construct and interpret latent class trajectory modeling[J]. BMJ Open. 2018, 8(7): e020683.

2. 王巍巍，张格，周庆欣，等. GRoLTS清单：潜变量轨迹研究报告规范［J］. 中国循证医学杂志，2020，20（5）：604-615.

5. 轨迹分析的描述和解释　应结合相关领域的专业知识和结果可视化方法对所获得的轨迹分析结果进行描述和解释。在实际研究情景中，一般还需要基于轨迹分析的结果进行后续分析。常见后续分析是将获得的轨迹作为自变量，分析其对研究关注健康结局的影响。可遵循潜变量轨迹研究报告规范（guidelines for reporting on latent trajectory studies）对轨迹分析结果进行报告（表8-18）。

表8-18　潜变量轨迹研究报告规范

条目编号	报告内容
1	是否报告统计模型中所使用的时间度量
2	是否提供单个随访的均数和标准差
3a	是否报告缺失数据机制
3b	是否描述与失访或缺失数据相关的变量
3c	是否描述分析过程中缺失数据的处理
4	是否纳入观测变量分布类型的信息
5	是否提及统计分析软件

条目编号	报告内容
6a	是否考虑并清晰记录处理组内异质性的方式？若没有，是否提供充分理由以说明某些方法不用考虑
6b	是否考虑并清晰记录处理组间方差 – 协方差矩阵差异的方式？若没有，是否提供充分理由以说明某些方法不用考虑
7	是否描述轨迹的形状和函数形式的限定
8	如果纳入协变量，分析是否仍可重复
9	是否报告随机起始值数量和最终迭代次数
10	是否从统计的角度描述模型比较（和选择）工具
11	是否报告拟合模型总数，是否包括仅含一个类别的模型
12	是否报告每个模型下每组所含个体的数量（绝对样本量或比例）
13	如果轨迹分析的目的是对个体进行分类，是否报告熵
14a	是否报告最终结果的估计平均轨迹图
14b	是否报告每个模型的平均轨迹图
14c	是否报告最终模型的估计均值和每个潜类别下实际观测到的个体轨迹图
15	是否用数字描述了最终潜类别模型的特征（例如，均值、标准差或标准误、样本量、置信区间等）
16	是否提供程序语句文件（通过附件、补充材料和作者）

来源：王巍巍，张格，周庆欣，等. GRoLTS 清单：潜变量轨迹研究报告规范［J］. 中国循证医学杂志，2020，20（5）：604-615.

二、常用方法及其应用

增长混合模型和组基轨迹模型是目前被广泛应用于处理群体异质性增长的两种模型，两者的主要区别在于组内个体的发展轨迹是否存在变异。本部分以这两类模型为例介绍其在相关研究中的实际应用。

（一）增长混合模型

1. 基本原理　增长混合模型是多组增长曲线模型的拓展。增长曲线模型又称潜在轨迹分析、潜在曲线模型等，通常指一组相似或相同建模方法的统称。建立增长曲线模型的目的是描述和检验个体内和个体间的差异。增长曲线模型可拓展为多组增长曲线模型（multiple-group growth curve model，MGGCM），以达到研究多个组间个体变化差异的目的。例如，当研究男性和女性之间的变化差异时，可用"性别"（具有两个类别的分类变量 c）将纵向数据分为互斥的数据子集。使用上述建模方法分别建立增长模型来探索变化趋势（模式）、平均变化情况和各组间研究对象差异。多组增长曲线模型算法为：

$$Y[t]_n = g_{0nc} \cdot A_{0c}[t] + g_{1nc} \cdot A_{1c}[t] + e[t]_{nc} \qquad （公式 8-13）$$

公式中 c 为分组变量，有 k 个水平，可突出表现不同组模型在组特异性基础向量、潜在变量的组特异性平均值和潜在变量的组特异性方差等方面的差异。

增长混合模型作为多组增长曲线模型的拓展，其中分组变量 c 为潜变量，即未被直接测量的变量。该模型与多组增长曲线模型的主要差异在于分组变量是观测变量还是潜变量。增长混合模型算法为：

$$Y[t]_n = \sum_{c=1}^{C} (\pi_{nc}(g_{0nc} \cdot A_{0c}[t] + g_{1nc} \cdot A_{1c}[t] + e[t]_{nc}))\qquad（公式 8-14）$$

公式中右侧包含与公式 8-13 相同的部分 "$g_{0nc} \cdot A_{0c}[t] + g_{1nc} \cdot A_{1c}[t] + e[t]_{nc}$"，在增长混合模型算法中新的部分 π_{nc} 是个体 n 属于某个组 c 的概率，因此 $0 \leq \pi_{nc} \leq 1$，$\sum_{c=1}^{C} \pi_{nc} = 1$。总的来说，观测变量在增长混合模型中被表现为属于某组的概率和多组增长模型的函数。

2. 基本步骤与应用实例　某社区护士收集并整理了 260 名研究对象在 25 岁、35 岁、45 岁和 55 岁时的体重指数（body mass index，BMI），见表 8-19。

表 8-19　研究对象体重指数纵向数据集

编号	年龄 / 岁	体重指数 /（kg·m⁻²）	编号	年龄 / 岁	体重指数 /（kg·m⁻²）
1	55	33.90	4	45	29.76
1	45	35.31	4	35	29.93
1	35	35.48	4	25	28.29
1	25	23.63	5	55	29.70
2	55	28.50	5	45	30.21
2	45	28.63	5	35	29.42
2	35	27.12	5	25	27.37
2	25	20.09	…	…	…
3	55	30.60	260	55	22.00
3	45	35.36	260	45	23.64
3	35	35.36	260	35	24.90
3	25	27.34	260	25	20.20
4	55	28.40			

使用 R 语言软件 "lcmm" 统计包中的 hlme 函数对表 8-19 数据集中所有 BMI 值采用增长混合模型建模。该函数仅用于正态分布情况，其他分布情况下的建模可使用 lcmm 函数，多变量纵向数据可使用 multlcmm 函数。hlme 函数主要包含以下几个部分：

```
hlme(
    fixed,
    mixture,
    random,
    subject,
    ng = 1,
    data
    )
```

"fixed"：增长混合模型中固定效应的双侧线性函数，以"~"左侧连接相应变量，右侧连接协变量（若有多个协变量，则用"+"分割）。默认情况下包含截距项，当在"~"右侧首项为"– 1"时，设置不包括截距项。

"mixture"：单侧函数，在潜类别数量 > 1 时，使用"mixture"定义增长混合模型中某一潜类别的固定效应。截距项定义方法同"fixed"。

"random"：可选单侧函数，用于定义增长混合模型中的随机效应。截距项定义方法同"fixed"。

"subject"：指定分组结构的协变量名称。

"ng"：指定潜类别的数量。当"ng = 1"时（默认情况），则不指定"mixture"和"classmb"，当"ng > 1"时，则必须指定"mixture"。

"data"：指定包含所需变量的纵向数据集。

基于增长混合模型的轨迹分析基本步骤如下：

（1）定义问题：采用增长混合模型对表中纵向数据集进行轨迹分析的目的是探索研究对象在 25 岁、35 岁、45 岁和 55 岁时的 BMI 变化趋势是否存在异质性以及存在多少异质性轨迹亚组。

（2）资料获取和预处理：表 8-19 中的纵向数据集包含观察对象的识别编号、不同时点（25 岁、35 岁、45 岁和 55 岁）的 BMI 测量值。经过适当预处理后将数据转换为"长型"数据（表 8-19）进行分析。

对数据集中研究对象 BMI 值在各时间点上的变化趋势进行初步可视化（文末彩图 8-21），可发现不同研究对象间存在不同的变化趋势，提示可能存在潜在的异质性轨迹亚组，因此考虑使用增长混合模型进行进一步探索。根据既往文献和专业知识判断，数据集的预期 BMI 异质性轨迹亚组数量可能是 3 ~ 4 个。

（3）模型的定义和估计：建立增长混合模型进行轨迹分析。本步骤中首先需要定义一组模型，指定增长参数（如截距、斜率方差和协方差）以及协变量。增长混合模型的估计方法依据观测指标的类型而定。研究中该模型多用于连续型变量，但在更宽泛的意义上来说，它可以构建任何尺度变量的模型。对于"lcmm"统计包中的 hlme 函数，默认的参数估计方法为最大似然估计，在实际分析中还可选用贝叶斯方法进行。首先使用 hlme 函数建立潜在亚组数量为 1（ng = 1）时的基线模型，接着使用 gridsearch 函数以基线模型为起点通过不断迭代分别建立潜在亚组为 2 ~ 7 组时的模型。该实例中使用最大似然法进行模型估计，输出各个模型拟合参数并进行可视化报告（图 8-22），通过综合对比各参数发现亚组数量在 4 组时，各参数均较为满意（对数似然值大；AIC、BIC 及 SABIC 最小，熵值最接近 1.0）。

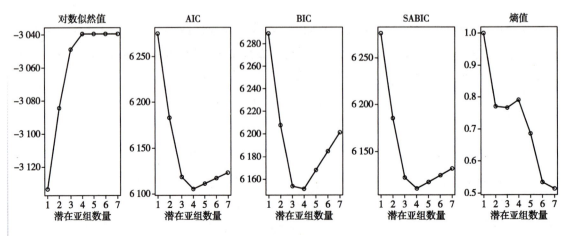

图 8-22 各模型拟合参数结果

不同模型中各潜在亚组所包括的研究对象占比见表8-20。尽管没有统一要求，各亚组中研究对象的占比推荐超过5.00%，最少不低于1.00%。进一步输出潜在亚组为4时模型的后验概率（表8-21），发现各亚组后验概率在0.85至0.97之间（均趋近于1.00），可以接受。

表8-20　各模型每组所含个体占比

模型	亚组1占比/%	亚组2占比/%	亚组3占比/%	亚组4占比/%	亚组5占比/%	亚组6占比/%	亚组7占比/%
1	100.00	NA	NA	NA	NA	NA	NA
2	85.38	14.62	NA	NA	NA	NA	NA
3	41.92	55.77	2.31	NA	NA	NA	NA
4	45.38	11.92	2.31	40.38	NA	NA	NA
5	46.15	11.92	39.62	2.31	0.00	NA	NA
6	43.08	2.31	40.38	14.23	0.00	0.00	NA
7	2.31	0.00	37.31	47.31	0.00	13.08	0.00

NA: not applicable，不适用。

表8-21　潜在亚组数量为4时模型的后验概率

亚组	平均后验概率			
	亚组1	亚组2	亚组3	亚组4
亚组1	0.85	0.07	0.00	0.08
亚组2	0.12	0.88	0.00	0.00
亚组3	0.00	0.03	0.97	0.00
亚组4	0.08	0.00	0.00	0.92

综合考虑上述结果，潜在亚组为4时的模型可最好地表征本例中研究对象的BMI变化趋势，对结果进行可视化并根据临床意义分别命名为快速上升组、中速上升组、缓慢上升组和基本平稳组（文末彩图8-23）。实际研究中还可根据结果进一步进行后续分析，以探讨不同BMI变化轨迹对健康结局的影响。

研究实例

轨迹分析在临床护理研究中的应用

某研究采用前瞻性纵向观察研究设计构建了预测老年胃癌幸存者衰弱异质性轨迹的动态在线列线图。研究随访了381名接受根治性胃切除术治疗的老年胃癌幸存者，记录其出院时及术后1、3、6、12个月时的衰弱水平。采用增长混合模型识别与刻画出患者术后1年的

笔记栏

衰弱轨迹，主要包括衰弱改善型、衰弱持续型和衰弱恶化型3类（文末彩图8-24），并确定了其中两类异质性衰弱轨迹；同时使用多元回归模型明确异质性衰弱轨迹的预测因素，并据此构建了预测老年胃癌幸存者衰弱异质性轨迹列线图。以上研究结果可用于术前预测和识别异质性衰弱轨迹的高危患者以实现术前风险分层，对早期干预、改善预后和降低照护负担具有重要意义和应用价值。

来源：MIAO X Y, GUO Y N, DING L Y, et al. A dynamic online nomogram for predicting the heterogeneity trajectories of frailty among elderly gastric cancer survivors[J]. International Journal of Nursing Studies. 2024, 153: 104716.

（二）组基轨迹模型

组基轨迹模型不仅可反映纵向数据变量的总体变化趋势，还可在假定不同潜在亚组存在的基础上探索总体中的异质性变化趋势。作为一种半参数方法，对先验信息的要求比参数方法更小、运行更快、结果更容易解释，往往是大部分实际研究更为常用的建模方法。

1. 基本原理 组基轨迹模型在结构上包含各组中个体概率和每个组的具体轨迹，假定对于个体 i，采用 Y_i 表示其在 t 时间内的观测值，若假定总体中存在 j 个相互离散的潜在轨迹组，令 $P(Y_i)$ 表示 Y_i 的概率，则有本模型的基本形式：

$$P(Y_i)=\sum\nolimits^{J} \pi_i P^j(Y_i)，\qquad（公式 8-15）$$

公式中 π_j 为第 j 组的组成员概率，表示从总体中随机抽取的个体属于第 j 组的概率，$P_j(Y_i)$ 为个体数据轨迹组 j 时观测值取 Y_i 的概率，即 Y_i 的概率分布函数。为了简化模型构建，组基轨迹模型通常假定变量值在时间线上具有条件独立性，指组 j 中的个体 i 在 t 时间的观测值 y_{it} 与其在之前观测点上的观测值相互独立，在此假定下对于组 j 有：

$$P^j(Y_i)=\prod\nolimits^{T} p^j(y_{it})，\qquad（公式 8-16）$$

公式中 $p^j(y_{it})$ 为个体 i 的观测值 y_{it} 的概率分布函数，在条件独立性假定的情况下不包含 y_{it} 先验值。尽管存在条件独立性假设，但不同轨迹下的 $p^j(y_{it})$ 仍存在差异，因此总体水平上指标仍存在一定的序列关联性。组基轨迹模型的参数估计方法为极大似然估计法，其似然函数的具体形式取决于所分析数据的分布类型，可通过连接函数进行关联。目前可用于包括泊松分布、逻辑分布和删失正态分布等多种分布类型。在组基轨迹模型中，构成每条具体轨迹的参数 β 间存在差异使得不同轨迹组间具有异质性，这种异质性表现为相同时间节点上的取值不同和时间线上呈现的不同变化趋势。

模型另一个关键成分是组成员概率 π_j，对应轨迹组中个体数量占总体的比例，即总体中随机选择的个体属于第 j 条轨迹的概率，取值范围为 0 至 1，和为 1，可方便地解释模型。

2. 基本步骤与应用实例 使用 R 语言软件"gbmt"统计包中的 gbmt 函数对表 8-19 数据集中所有研究对象 BMI 值基于最大似然法采用组基轨迹模型建模，该函数可以拟合单变量和多变量组基轨迹模型，并可用于含有缺失值或不平衡的纵向数据。gbmt 函数主要包含以下几个部分：

```
gbmt(
    x.names,
    unit,
    time,
```

```
ng = 1,
d = 2,
data,
scaling = 2
)
```

"x.names"：为字符向量，指定进行轨迹建模的变量名。

"unit"：为字符向量，指定观测单位变量名。

"time"：为字符向量，指定时间节点的变量名。

"ng"：设置正整数，指定组数。

"d"：设置正整数，指定轨迹的多项式度。

"data"：指定用于分析的数据框。

"scaling"：指定归一化方法，设置范围为 0（不做归一化）、1（中心化）、2（标准化）、3（与均值的比值）和 4（与均值的对数比值），默认为 2。

组基轨迹模型的分析步骤与增长混合模型基本一致。应注意尽管两者在进行轨迹分析时具有相同的优势，但组基轨迹模型假设单一轨迹类别中的所有个体具有相同的变化趋势，而增长混合模型则假定存在单一轨迹类别内不同个体间的变异。因此，当使用此建模方法时不能对各亚组内的差异进行讨论。文末彩图 8-25 为 gbmt 函数建立组基轨迹模型（ng = 4，d = 1 时）的可视化结果，与增长混合模型的结果类似。在实际分析中，研究者还可基于不同的关系假设（线性或非线性）通过 "d" 调整轨迹多项式的度。例如，当 d = 3 时，gbmt 函数建立组基轨迹模型的可视化结果如文末彩图 8-26 所示。

第六节　Meta 分析

利多卡因作为治疗室性心律失常的首选药物已经在各类教科书中出现很多年了，其效果和安全性在经历了大量临床实践后受到质疑。现在的教科书中治疗室性心律失常首选的药物是"利多卡因或胺碘酮"。那么就有一个问题："利多卡因和胺碘酮治疗室性心律失常哪个更有效、更安全？"同样，护理教育中也存在这样的问题，如以问题为基础的教学方法（problem-based learning，PBL）在医学和护理教育领域已经开展很多年，在不同研究者的研究中其效果显示出不同的结果，有一致的，也有矛盾的。要回答这样的问题，是否需要重新做大量的原始研究呢？有什么方法能帮助研究者快速获得答案？本节将介绍一种基于已有研究结果的研究方法——Meta 分析。

一、Meta 分析的概念

Meta 分析又称荟萃分析或元分析（Meta-analysis），最早是由心理学家 Gene V. Glass 于 1976 年提出的统计学分析方法。Meta 一词为希腊词，意为 "after，more comprehensive，secondary"，在我国一般译为荟萃分析。Meta 分析作为一种研究和统计学分析方法，是通过综合、分析多个研究结果，提供一个量化的平均效果或联系，从而回答研究问题。它最大的优点是通过增大样本量来提高研究结论的把握度和解释研究结果的不一致性，其实质上是按照一定的条件统计合并针对同一个问题的众多研究，获得一个综合的效应结论。Meta 分析可以单独使用，但在一般情况下，Meta 分析是系统综述的一个步骤。

 笔记栏

225

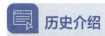 历史介绍

Gene V. Glass 简介

Gene V. Glass，1940 年出生于美国内布拉斯加州的林肯市，是一位统计学家，主要从事教育心理学和社会学研究。1976 年，Glass 首次提出了 Meta 分析的统计学方法，并于 1980 年将 Meta 分析的方法用于心理治疗研究领域。Glass 曾担任亚利桑那州立大学教育学院和心理学院的名誉教授，于 2010 年退休。目前他是教育政策研究中心的资深研究员、科罗拉多大学教育学院的研究教授和美国国家教育科学院成员。

Meta 分析方法应用于医学领域，为循证医学（evidence-based medicine，EBM）的发展奠定了基础。1993 年，Cochrane 协作网这一全新的国际性组织建立；1999 年，我国在四川大学华西医院成立中国 Cochrane 中心，并开展循证医学概念及其系统评价方法的培训。而 Meta 分析作为多数系统综述中的一个重要组成部分，用于对资料进行统计学分析，在循证医学的发展中得到广泛应用。目前大部分的 Meta 分析可借助计算机软件来实现，如 Cochrane 协作网提供的分析软件 RevMan 等。

值得注意的是，Meta 分析是一种通过整合多项独立研究结果来提高统计效能和结论可靠性的统计方法，具有一定的适用性，并非任何研究都适用。通常情况下，Meta 分析适用于研究主题重要性较高、现有研究结论不一致、单项研究样本量不足或需要探索亚组效应的情境。对于已经通过大样本、多中心合作得到明确结论的研究，或设计和执行质量较差、偏倚严重的研究，则不适合进行 Meta 分析，因为无法通过该方法弥补原始研究的质量缺陷。理论上，Meta 分析可以从 2 篇原始研究开始，但实际操作中通常要求至少纳入 3 篇研究，以确保统计稳健性和异质性评估的可靠性。对于特殊领域（如新兴主题或罕见问题）的 Meta 分析，由于原始研究文献稀少，可能仅纳入 2 或 3 篇研究，但这种情况并不常见。

二、Meta 分析的分类

Meta 分析是一种综合多个独立研究的结果，以获得更加准确和可靠的结论的统计学分析方法，在医学、心理学、教育学以及社会科学等领域都有广泛应用，可以根据研究的目的和所采用的方法进行分类。

（一）常规 Meta 分析

这是最常见和最基础的 Meta 分析类型，通过统计学分析方法合并来自多个独立研究的效应量（effect sizes）。效应量是一个量化指标，用于描述研究中干预措施的效果大小，例如治疗组与对照组之间的差异。这种类型的 Meta 分析可以应用于不同类型的研究设计，包括：

1. 随机对照试验（RCT） RCT 是医学研究中的"金标准"，通过随机分配受试者到干预组和对照组来减少偏倚。合并 RCT 的 Meta 分析通常可以提供关于治疗效果的高质量证据。

2. 观察性研究 包括队列研究、病例对照研究等。这些研究不能证明因果关系，但在某些情况下（如无法实施 RCT 时），它们是获取证据的重要来源。Meta 分析可以通过合并观察性研究的结果来增强统计分析能力和结果的可信度。

（二）单组率的 Meta 分析

单组率的 Meta 分析是一种用于综合多个独立研究中同一事件发生率（比例）的统计方法，旨在估计该事件在目标人群中的总体发生率，不像其他类型的 Meta 分析有两组人群，多为患病率、检出率、知晓率、病死率、感染率等的调查，基于的原始研究为横断面研究。对单组率的 Meta 分析而言，最难的就是控制异质性，进行亚组分析和 Meta 回归分析是其重要的处理方法。

（三）单纯 P 值的 Meta 分析

1932 年，著名统计学家 Fisher 提出了"合并 P 值"的思想，被认为是 Meta 分析的前身。但在后期的应用中许多学者发现单纯合并 P 值存在以下不足：不同研究未能根据研究特点进行加权；无法获知事件的发生信息，故无法得出有任何临床意义的信息；无法分析两个结论相反的研究；无法进一步评价研究之间的差异。因此，单纯行 P 值的 Meta 分析是不推荐的。但当纳入研究仅给出了 P 值，且按照 Cochrane 系统评价手册给出的计算方法也不能计算出需要的数据，且临床实践需要合并，那么在这种情况下可以考虑单纯对 P 值进行合并。

（四）Meta 回归分析

在 Meta 分析时，需分析各研究间的异质性，并对异质性的来源进行探讨，Meta 回归分析可评价研究间异质性的大小及来源。一般认为，Meta 回归分析是亚组分析的一种扩大，主要通过对多因素的效应量进行联合分析实现，仅当 Meta 分析纳入的研究数量在 10 个以上时才行此分析。

（五）积累 Meta 分析

最早应用于 1981 年，是指将研究资料作为一个连续的统一体，按研究开展的时间顺序及时将新出现的研究纳入原有 Meta 分析的一种方法。因此，每次研究加入后均重复一次 Meta 分析，可以反映研究结果的动态变化趋势及各研究对结果的影响，也有助于尽早发现有统计学意义的干预措施。

（六）网状 Meta 分析

网状 Meta 分析是一种较新的方法，扩展了传统 Meta 分析的概念，允许同时比较多种干预措施之间的相对效果。这种分析构建了一个干预措施之间的"网络"，从而提供了一种评估不同治疗方式之间相对优势的方法。网状 Meta 分析的关键优势包括：

ER8-2
网状 Meta
分析

1. 更加广泛的疗效比较　可以比较大量的干预措施，提供更加全面的治疗效果分析。

2. 提供了间接比较的可能　即使某些治疗方式之间没有直接比较的研究，也可以通过与其他治疗方式的共同比较来间接评估它们之间的疗效。

3. 建立治疗效果层次　可以帮助识别哪些治疗方式在一组治疗措施中的效果最好，为临床决策提供指导。

（七）诊断性 Meta 分析

诊断性 Meta 分析主要是为了评价某种诊断措施对目标疾病的诊断准确率，多为对目标疾病的敏感性、特异性进行评价，报告似然比、诊断比值比等。

（八）个体病例数据 Meta 分析

个体病例数据（individual patient data，IPD）Meta 分析与仅分析研究报告中总结数据（如平均值、效应量等）的传统 Meta 分析不同，个体病例数据 Meta 分析涉及直接分析来自多个研究的原始数据。这种方法使数据处理更加精确，如调整混杂因素、进行亚组分析和探索个体差异对治疗效果的影响。个体病例数据 Meta 分析的主要优点包括：

1. 更高的数据质量和分析灵活性　可以直接获取原始数据以更准确地评估研究质量，进行更为复杂的统计分析。

2. 更好的异质性管理和亚组分析　可以探索不同患者特征（如年龄、性别、病情严重度）如何影响治疗效果。

3. 潜在的更高的效应量精确度　通过合并个体数据而非研究级别的二手数据，可以提高效应量估计的准确性。

（九）其他类型的 Meta 分析

近年来，随着方法学的研究进展及循证实践的实际需求，出现了许多上述未涉及的 Meta 分析，如不良反应的 Meta 分析、成本 - 效果 / 效用 / 效益的 Meta 分析，患者报告结局的 Meta 分析，全基因组关联研究的 Meta 分析等。

笔记栏

特别的，上述所提及的均为量性研究的 Meta 分析，但在护理研究领域，对于质性研究数据的 Meta 分析聚焦于整合和解释文献中的主题、概念和模式，旨在构建对某一现象的深入理解，使用诸如内容分析法或主题分析法来分析文本数据。

三、Meta 分析计划书的制订

Meta 分析是对同一主题的众多研究的综合分析，和其他研究一样需要拟订一个明确、详细的研究计划书。计划书中应包括：提出研究目的、确定文献检索的方法、制订研究文献的纳入和排除标准、提取文献信息与建立数据库、评价纳入研究的文献质量、确定统计学分析方法、评价偏倚和写出总结报告。

（一）Meta 分析的目的

Meta 分析和其他研究一样，必须有明确的研究目的或研究假设，以避免研究的盲目性。研究目的及假设应当做到简单明确，最好能具体到某一个主要的问题，若同时存在几个相关问题时，应确定一个主要问题。一般情况下，对于 Meta 分析问题的提出可参照 PICOS 格式，即研究人群或参与人群（population or participant）、干预措施（intervention）、比较（comparison）、结局（outcome）和研究设计（study design）。

（二）Meta 分析的文献检索策略

根据研究目的制订详细的检索策略，除了检索国内外常用的电子数据库（如 PubMed、Medline、Embase、Cochrane、万方、维普、中国知网、相关临床试验注册系统等）之外，还应尽可能地通过多种途径检索一些未公开发表的"灰色文献（grey literature）"，如会议专题论文、未发表的学位论文、专著内的章节及药厂的报告等，因为这些文献中可能包含阴性结果，一般较少被投稿和发表，其他来源的资料对这些未发表的试验也较少提及，因此若 Meta 分析只包括那些有限的已发表的试验，可能会导致假阳性结果。

（三）文献的纳入和排除标准

文献是 Meta 分析的素材，文献质量影响分析结果。在研究中，制订文献选择标准非常重要。要根据研究目的，制订严格的文献纳入和排除标准，对检索到的文献进行逐个筛查，以筛出符合 Meta 分析纳入标准的研究。

（四）文献信息的提取与数据库的建立

文献信息的收集提取主要是根据研究目的，记录 Meta 分析所需的各方面研究信息；信息的提取可由至少 2 位研究者独立完成，然后交叉核对提取信息的一致性，以保证提取文献信息的质量；文献信息的记录可通过事先制订的信息收集表来完成。信息收集表可在 RevMan 软件中由研究者自行定制，信息表的内容应包括研究的一般资料、计算 Meta 分析效应值的有关数据、资料的临床特征、研究方法；也可参照常见的文献信息提取内容。此外，为便于后续的敏感性分析，还应收集相关作者的单位、发表年份等信息。

📝 知识链接

Meta 分析资料提取的具体内容

研究来源给出引用和联系细节（研究编号、报告编号、评阅者编号）。

根据预先设定的纳入与排除标准筛选研究，并明确记录排除原因。

研究方法包括研究设计、整个研究的持续时间、随机化、分配隐藏、盲法、可能的偏倚。

研究对象包括总样本量、研究背景、诊断标准、年龄、性别、国家等社会人口学资料、并发症、伦理、研究日期等。

笔记栏

研究干预包括试验组的总样本量，对于每个试验组和对照组应包括具体的干预措施、干预的细节（能够足够让干预重复）。

研究结局包括结局和时点资料是如何收集和报告的；对每一个结局应包括：结局的定义、测量的单位、量表工具的使用和说明。

研究结果包括每个干预组样本量；对每一个结果应包括样本量、失访数量、每个干预组的数据概括。

研究混杂因素包括基金来源、研究作者的主要结论、研究者的混杂评价、对其他相关研究的参考价值、相应的通信地址。

Meta 分析数据库的建立可借助 RevMan、Stata、Excel、SPSS 等计算机软件完成；目前一些文献管理软件（如 Endnote 等），可直接将参考文献的一些信息导入 Meta 分析专用分析软件 RevMan，极大地方便了 Meta 分析数据库的建立。

（五）文献质量评价

对纳入 Meta 分析的研究文献需进行严格的质量评价，以确保纳入文献质量的真实可靠性。文献质量评价至少应包括：

1. 研究方法的质量　包括研究设计和实施过程中的质量控制。

2. 精确度　即随机误差的程度。

3. 外部真实性　研究结果的外推程度。纳入文献的质量评价包括两种方法：第一种方法是根据研究性质的不同采用不同的评价标准，如对 RCT 进行评价可参照 CONSORT 声明标准、Jadad 量表评分标准等；另一种方法是使用由 Cochrane 协作网提供的系统评价手册，该评价手册根据文献的随机分配方法、隐蔽分组、盲法、资料的完整性、选择性报告偏倚和其他偏倚等 6 方面，将文献分为 3 个等级，即高度偏倚、中度偏倚和低度偏倚。

（六）统计学分析方法的选择

Meta 分析的研究目的不同，涉及分析的文献研究类型不同，需要选用不同的统计学分析方法计算其合并后的总效应（common effect size）。在统计学分析方法的选择上，需要先对纳入的研究进行异质性检验，根据检验的异质性选用不同的统计学分析方法和效应指标。

（七）偏倚的评价

偏倚（bias）是由于研究设计、实施、分析、解释、发表等方面的错误导致研究结论与真实结果之间产生的误差。常见的偏倚包括发表偏倚、定位偏倚、引用偏倚、多次发表偏倚和有偏倚的入选标准等，其中发表偏倚是 Meta 分析中主要的偏倚。对 Meta 分析偏倚的评价可通过敏感性分析、漏斗图分析和失安全系数分析来实现。

敏感性分析（sensitivity analysis）被认为是检查 Meta 分析有无偏倚的最佳途径，是检查一定假设条件下 Meta 分析结果稳定性的方法，其目的是发现影响 Meta 分析结果的主要因素，解决不同研究结果的矛盾性及发现产生不同结论的原因。敏感性分析常用的方法是分层分析，即将研究按不同的特征（如样本量大小、统计学分析方法等）进行分组合并后比较各组合并效应间有无显著性差异等。

漏斗图因其直观的可视化，常作为评价 Meta 分析有无发表偏倚的一个简捷途径，其方法是通过图形的对称性来直观地判断有无发表偏倚的存在。有时单纯从图形的对称性也难以判断漏斗图的对称性，可采用定量评价的方法，如采用线性回归方程来测量漏斗图的对称性，或利用 SAS 统计分析软件进行 Begg's 检验、Egger's 检验和 Macaskill's 检验等来评价漏斗图的对称性。

失安全系数分析也是评价 Meta 分析中发表偏倚程度的一种方法，其实质是通过计算需要多

笔记栏

少个阴性研究结果的报告才能使得到的结论逆转。失安全系数越大，说明 Meta 分析的结果越稳定，结论被推翻的可能性越小。

（八）总结报告

Meta 分析的结果报告常采用森林图（forest plot）来展示，借助森林图可以直观得出各研究的点值估计、置信区间及各研究综合后的效应。对 Meta 分析的总结报告内容应尽可能全面、详细，使读者能够获得足够的信息，甚至可以完全重复 Meta 分析的过程。具体的 Meta 分析总结报告内容应包括研究的题目、摘要、前言、研究方法、结果、讨论、结论和基金来源几方面。

四、Meta 分析中的统计方法

（一）资料的齐性检验及意义

Meta 分析是将多项研究合并起来，计算其总体效应。在对各研究进行统计学分析前，必须评价这些研究是否具有差异，即是否具有齐性或异质性。各项研究之间的差异可有两种来源：一种是来源于随机抽样误差，另一种是来源于随机误差；其中，各研究中由于抽样所造成的误差，可用研究组内的方差估计，由随机因素造成的误差可用组间的方差来估计。在 Meta 分析中，检验研究组间的差异是否齐性，可用 χ^2 检验来完成，如果检验结果齐性，可直接计算各研究的合并效应大小；如果检验结果提示非齐性，直接计算合并效应的大小很危险，有必要进一步检查研究设计和其他可能导致非齐性的原因。另外，由于齐性检验的把握度很低，即使检验提示齐性结果时也不代表各研究间一定具有相同的效果。

（二）固定和随机效应模型的统计分析方法选择

Meta 分析中所用的模型假设有两种：固定效应模型（fixed effect model）和随机效应模型（random effect model）。一般在检验结果提示各研究方差齐性的情况下，可选择固定效应模型的统计分析方法；而在各研究方差缺乏齐性的情况下，则选择随机效应模型的统计分析方法。另外，有时同时应用固定效应模型和随机效应模型来计算合并效应，再根据模型的假设来评价结论也是一个有效的方法。

（三）模型效应测量值和统计分析方法的选择

在确立假设模型种类后，还需根据纳入研究的效应测量指标选择具体的统计分析方法。常用的效应指标包括比值比（OR）、相对危险度（RR）、率差（RD）、平均数差值（MD）、需要治疗的例数（NNT）和回归系数等。不同的研究性质和测量指标决定了要选择的相应效应指标，通常两组间比较时，对于二分类测量指标，可选择 RD、OR、RR、NNT，对于连续指标可选择 MD 和回归系数等。

在选择具体的统计分析方法时，要注意不同的统计分析方法具有其各自的优缺点。

Mantel-Haenszel 法具有理想的统计特征，比较符合数学理论，但需要每个研究有完整的 2×2 表，不能满足的研究必须剔除。另外，Mantel-Haenszel 法忽略了研究中需要考虑的混杂因素，在随机对照研究和病例对照研究中，由于混杂因素已被配对，用此法问题不大，如果某些混杂因素如年龄没有被匹配，应用此法可能导致很大的误差。

Peto 法作为 Mantel-Haenszel 法的改良，优势在于简单，但只能用于 OR 的处理，很少用于非实验性研究，但当研究资料不平衡时，其结果也会像 Mantel-Haenszel 法一样产生很大的偏性。

General Variance-Based 法的优势在于其适用于各种测量值的处理，包括差值、比值、回归系数等，但在合并 OR 时并不比 Mantel-Haenszel 法和 Peto 法优越，因其计算相对烦琐。

DerSimonian 和 Laird 法是用于随机效应模型的方法，适用于处理不同研究中的各种测量值。然而，该方法并未校正偏倚、控制混杂因素或其他可能导致个体研究间异质性的因素。所以当研究个体间存在异质性时，单独应用 DerSimonian 和 Laird 法无法替代对研究个体间异质性原因的探索。此外，DerSimonian 和 Laird 法往往使小样本的研究获得较大的权重，而小样本的研究通常存在发表偏倚，从而可能会强调质量差的证据而牺牲质量好的证据。

五、Meta 分析的报告清单

PRISMA（Preferred Reporting items for Systematic Reviews meta-analysis）是由加拿大渥太华医院研究所、莫纳什大学、牛津大学等机构共同发起的一个项目，旨在提高系统评价和 Meta 分析的报告质量。该指南最初在 2009 年发布，并于 2020 年更新。最新版 PRISMA 声明见表 8-22。

表 8-22　2020 年更新的 Meta 分析报告质量的 PRISMA 声明

主题	条目	条目清单
标题		
标题	1	明确研究为系统评价
摘要		
摘要	2	采用结构式摘要，摘要中涵盖如下信息：研究背景、研究目的、研究的纳入和排除标准、资料来源及检索日期、评价纳入研究偏倚风险的方法、结果呈现和整合的方法、纳入研究数量和总样本量、局限性、结论和主要结论的意义、研究资金来源、注册号
背景		
理论基础	3	基于现有研究描述该系统评价的理论基础
目的	4	明确陈述该系统评价的研究目的或待解决的问题
方法		
纳入排除标准	5	详细说明纳入和排除标准，以及在结果综合时纳入研究的分组情况
信息来源	6	详细说明获取文献的所有来源，包括所有数据库、注册平台、网站、机构、参考列表以及其他检索或咨询途径。明确说明每一项来源的检索或查询日期
检索策略	7	呈现所有数据库、注册平台和网站的完整检索策略，包括用到的过滤器和限制条件
研究选择	8	详细说明确定一项研究是否符合纳入标准的方法，包括每项检索记录由几人进行筛选，是否独立筛选。如使用自动化工具，应做详细说明
资料提取	9	详细说明数据提取的方法，包括几人提取数据，是否独立提取，以及从纳入研究的作者获取或确认数据的过程。如使用自动化工具，应做详细说明
资料条目	10a	列出并明确定义所有需要收集数据的结局指标。需说明是否纳入了每项研究中与各结果领域相符的全部结果（例如：所有测量指标、时间点及分析方法），若未全部纳入，则应描述用于确定收集哪些结果的具体方法
	10b	列出并定义提取的其他所有变量（例如，参与者和干预措施的特征，资金来源）。须对任何缺失或不明信息所做假设进行描述
偏倚风险评价	11	详细说明评价纳入研究偏倚风险的方法，包括使用评价工具的细节，评价人数以及是否独立进行。如使用自动化工具，应做详细说明
效应指标	12	详细说明每个结局在结果综合或呈现中使用的效应指标，如风险比（risk ratio）、平均差（mean difference）

笔记栏

主题	条目	条目清单
方法		
方法综合	13a	描述确定结果合并时纳入研究的过程。例如，列出每个研究的干预特征，并与原计划在各项数据合并时进行研究分组的情况（条目5）进行比较
	13b	描述准备数据呈现或合并的方法，例如，缺失合并效应量的处理或数据转换
	13c	描述对单个研究和综合结果使用的任何列表或可视化方法
	13d	描述结果综合使用的所有方法并说明其合理性。若进行 Meta 分析，则需描述检验统计学异质性及程度的模型或方法，以及所使用程序包
	13e	描述用于探索可能造成研究结果间异质性原因的方法（如亚组分析、Meta 回归分析）
	13f	描述用于评价综合结果稳定性的任何敏感性分析
报告偏倚评价	14	描述评价因结果综合中缺失结果造成偏倚风险的方法（由报告偏倚引起）
可信度评价	15	描述评价某结局证据体的可信度（置信度）的方法
结果		
研究选择	16a	描述检索和研究筛选过程的结果，从检索记录数到纳入研究数，最好使用流程图呈现
	16b	引用可能符合纳入标准但被排除的研究，并说明排除原因
研究特征	17	引用每个纳入研究并报告其研究特征
研究偏倚风险	18	呈现每个纳入研究的偏倚风险评价结果
单个研究的结果	19	呈现单个研究的所有结果：（a）每组的合并统计值（在适当的情况下），以及（b）效果量及其精确性（例如置信度/置信区间），最好使用结构化表格或森林图
结果综合	20a	简要总结每项综合结果的特征及其纳入研究的偏倚风险
	20b	呈现所有统计综合的结果。若进行 Meta 分析，呈现每个合并估计值及其精确性（例如置信度/置信区间）和统计学异质性结果。若存在组间比较，请描述效应量的方向
	20c	呈现研究结果中所有可能导致异质性原因的调查结果
	20d	呈现所有用于评价综合结果稳定性的敏感性分析结果
报告偏倚	21	呈现每项结果综合因缺失结果（由报告偏倚引起）造成的偏倚风险
证据可信度	22	针对每个结局，呈现证据体的可信度（置信度）评价的结果
讨论		
讨论	23a	在其他证据背景下对结果进行简要解释
	23b	讨论纳入证据的任何局限性
	23c	讨论系统评价过程中的任何局限性
	23d	讨论结果对实践、政策和未来研究的影响

笔记栏

主题	条目	条目清单
其他信息		
注册与计划书	24a	提供注册信息，包括注册名称和注册号，或声明未注册
	24b	提供计划书获取地址，或声明未准备计划书
	24c	描述或解释对注册或计划书中所提供信息的任何修改
支持	25	描述经济或非经济支持的来源，以及资助者或赞助商在评价中的作用
利益冲突	26	声明作者的任何利益冲突
数据、代码和其他材料的可用性	27	报告以下哪些内容可公开获取及相应途径：资料提取表模板；从纳入研究中提取的资料；用于所有分析的数据、分析编码和其他材料

六、Meta 分析常用软件介绍

目前 RevMan（Review Manager）、Stata 等软件均可用于 Meta 分析，其中 RevMan 作为 Meta 分析评价的专用工具软件，可通过 Cochrane 协作网获取；目前 RevMan 已更新到 5.4 版本，其运行速度和界面都有了很大的提升，而且对于 Meta 分析的结果报告可通过 Meta View 以森林图（forest plot）和漏斗图（funnel plot）的直观形式来展示。

（一）RevMan

RevMan 作为系统综述的一个专业软件，可通过网络与 Cochrane 中心的 Archie 资源链接，能够实现对综述的在线下载、上传及编辑信息的分享，极大方便了综述的分析写作。RevMan 5.4 软件打开的综述界面中，除常规的菜单栏和工具栏以外，整个窗口界面分为两个大的面板，其中左侧的面板为大纲面板，显示的是综述的大纲内容；右侧的面板为内容面板，显示的是综述的所有具体内容，包括综述的题目、作者、具体内容、标签、结果、图表等详细信息。

（二）Stata

Stata 软件也是实现 Meta 分析的常用软件之一，是由 Stata 公司推出的非免费统计分析软件，与常用的 SPSS、SAS 等统计分析软件类似，具有强大的数据处理、统计及作图功能。Stata6.0 版本以后，Mata、metan 等命令程序已被增加到 Stata 软件中用于实现 Meta 分析，目前 Stata 已发展到 18.0 版本，功能也更加完善。Stata 支持软件的在线更新及帮助，其运行环境对计算机硬件也没有特殊的要求。运用 Stata 软件进行 Meta 分析与 RevMan 软件一样，采用的统计分析方法主要包括 Mantel-Haenszel 法、Peto 法、General Variance-Based 法、DerSimonian 和 Laird 法，相应的效应指标包括 *OR*、RD、MD 等。

（三）R 语言

这是一种免费、开源的编程语言，用于统计计算和可视化分析，其拥有多个 Meta 分析的统计包，如 "meta" "metafor" "rmeta" 等。R 语言的灵活性和强大的图形功能使其成为高级用户和专业研究人员的首选。

（四）Comprehensive Meta-Analysis

Comprehensive Meta-Analysis（CMA）是一个专门为 Meta 分析设计的软件程序，其用户界面友好，适合所有水平的研究者。CMA 提供了一系列功能，包括效应量计算、异质性测试、发表偏倚检验、敏感性分析、网状 Meta 分析和图形输出等，界面直观，易于学习和使用，深受许多研究者青睐。

笔记栏

七、Meta 分析实例

下面以 "Effectiveness of virtual reality in cardiac rehabilitation: a systematic review and Meta-analysis of randomized controlled trials（虚拟现实技术在心脏康复中的应用效果：一项随机对照试验的系统评价和 Meta 分析）" 为例，简单介绍 Meta 分析的步骤。

（一）研究的背景和目的

心脏疾病是全球范围内导致死亡的主要原因之一，心脏康复作为一种有效的干预措施，可以帮助患者改善生活质量，减少再住院的风险。近年来，虚拟现实技术因其沉浸式和交互性特点，在心脏康复领域得到了越来越多的关注。虚拟现实能够提供模拟的康复环境，增加患者的参与度和康复动力。尽管有研究表明虚拟现实技术在心脏康复中的应用效果，但是具体效果如何，仍然存在争议。本研究旨在通过 Meta 分析评估虚拟现实技术在心脏康复中应用的效果。

（二）Meta 分析的文献检索策略

研究检索了 1980 年 1 月至 2022 年 5 月公开发表的中英文随机对照试验（RCT），以主题词结合自由词［包括 ("cardiac rehabilitation" OR "cardiac rehabilitations" OR "rehabilitation, cardiac" OR "rehabilitations, cardiac" OR "cardiovascular rehabilitation" OR "cardiovascular rehabilitations" OR "rehabilitation, cardiovascular" OR "rehabilitations, cardiovascular") AND ("virtual reality" OR "reality, virtual" OR "virtual reality, educational" OR "educational virtual realities" OR "educational virtual reality" OR "reality, educational virtual" OR "virtual realities, educational" OR "virtual reality, instructional" OR "instructional virtual realities" OR "instructional virtual reality" OR "realities, instructional virtual" OR "reality, instructional virtual" OR "virtual realities, instructional" OR Kinect OR Wii OR exergame OR exergaming)］进行检索，在 Pubmed，Embase，Web of Science，CINAHL，Cochrane Central Register of Controlled trials 和 Physiotherapy Evidence Database 数据库进行检索。通过筛选标题和摘要，排除重复研究和不符合纳入标准的文献，最后获取符合条件的文献进行质量评估和数据提取。

（三）文献的纳入和排除标准

1. 研究类型为随机对照试验。

2. 研究对象为心脏疾病患者，接受虚拟现实技术干预的心脏康复治疗。

3. 研究提供了足够的数据来评估虚拟现实技术对心脏康复效果的影响，如运动能力、生活质量、心理状态等。

（四）文献的质量评价

采用 Cochrane 协作网提供的风险偏倚工具对纳入的研究进行质量评价，风险工具包括 7 个领域：随机序列生成、分配隐藏、参与者和人员的盲法情况、结果评估的盲法情况、不完整的结果数据、选择性报告和其他潜在偏差。每个领域被评为低偏倚风险、不清楚或高偏倚风险。

（五）资料的提取

由两 2 名研究人员独立完成数据提取，包括研究设计、样本大小、干预措施、结果指标等，并对提取的数据进行交叉核对，确保准确性。如遇分歧，则通过与第 3 位研究人员的讨论和协商解决。

（六）统计学分析方法选择

采用 RevMan 5.3 软件进行数据分析，对连续型结果指标采用加权均数差（WMD）进行汇总，对二分类结果指标采用相对危险度（RR）进行汇总，均给出 95% 置信区间（CI）。通过 I^2 统计量评估研究间的异质性，I^2 大于 50% 时采用随机效应模型，否则采用固定效应模型。

（七）敏感性分析和发表偏倚的评价

采用每次去除一个独立研究后再重新统计的方法对 Meta 分析结果进行敏感性分析。通过绘制漏斗图进行发表偏倚的评价，各研究组成的图形大多为 RR 在 1 左右，基本构成倒置的漏斗状，所以纳入的各项研究无明显的发表偏倚。

（八）总结报告

经过筛选，共纳入10项随机对照试验进行系统评价，对其中7项随机对照试验进行Meta分析，总样本数为1000余名心脏疾病患者。结果显示，与传统心脏康复相比，采用虚拟现实技术的心脏康复可以提高患者的运动能力和生活质量，减轻心理压力等（见文末彩图8-27至文末彩图8-34），虽然部分研究报告了虚拟现实技术干预组与对照组间无显著差异的结果，但整体趋势表明虚拟现实技术在心脏康复中的应用是积极的。虚拟现实技术作为心脏康复的一种补充手段，能够有效提升患者的康复效果，对提高患者的生活质量和心理健康状态具有积极作用。未来研究需要进一步探索虚拟现实技术在心脏康复中的最佳应用方式及其长期效果。

来源：CHEN Y Y, CAO L, XU Y N, et al. Effectiveness of virtual reality in cardiac rehabilitation: a systematic review and meta-analysis of randomized controlled trials[J]. International Journal of Nursing Studies, 2022, 133: 104323.

（胡化刚 梁 涛 王 洁）

小 结

本章主要介绍了护理研究中近年来常用的统计学分析方法，包括统计学分析、预测模型、结构方程模型、聚类分析、轨迹分析和Meta分析的基本概念、原理和思想、基本步骤、常用方法和软件、报告规范及应用实例分析等。

思考题

1. 在一项比较运动锻炼和健康教育对血液透析患者步行能力效果的随机对照试验中，主要结局指标是6分钟步行试验距离（数值变量）；研究者对每一组受试者干预前和干预后的6分钟步行试验距离均进行了测量，应选用何种统计学分析方法比较上述两种干预的效果？

2. 某研究者开发了一个针对某疾病是否患病的疾病诊断模型，通过哪些方法可以将新构建的模型与现有模型进行比较？

3. 结构方程模型与因子分析、路径分析是怎样的关系，三者有什么区别和联系？

4. 结构方程模型在护理研究中适用于哪些情况？应用前景如何？

5. 某社区护士测定并收集整理了500名肝病患者的8项心血管代谢指标资料，包括体重指数、腰围、空腹血糖、糖化血红蛋白、收缩压、舒张压、甘油三酯和高密度脂蛋白胆固醇。该护士欲基于上述8项指标采用聚类分析以研究不同的簇与某健康结局的关系。该护士可选用本章介绍的何种聚类算法进行分析？执行该聚类分析算法的基本步骤有哪些？

6. 某护士收集并整理了社区居民健康体检时的体重指数资料，并且每年以同样方法重复测量该指标数据，共持续5年。该护士拟通过轨迹分析对上述数据资料进行分析。该护士可选用本章介绍的哪些轨迹分析建模方法？对分析结果如何进行选择？

7. Meta分析作为一种统计学分析方法，通过"按照一定的条件统计合并针对同一个问题的众多研究，获得一个定量的更可靠的综合效应结论"的方法，能够更快地获得对某个存在不一致研究结果的研究问题的更全面解答，但也有研究者对该方法质疑，认为目前Meta分析中有"条件"的统计合并是把"苹果"和"梨"进行合并，因为Meta分析并不能控制不同研究中的所有条件，而是把相似的研究进行的合并。你对此有何看法？

8. 结构方程模型和Meta分析能否结合使用？实现原理是什么？有何优势？

第九章

量性研究计划书及研究报告的撰写与评价

导入案例

　　某研究生在乳腺外科实习过程中发现，接受紫杉类化疗药物治疗的乳腺癌患者常常在化疗后自述手脚麻木、刺痛、感觉异常。通过咨询医护人员和查阅文献，该研究生了解到这些症状是化疗致周围神经病变（CIPN），即化疗药物损伤周围神经的正常结构和功能，导致手脚麻木、肌肉无力和本体感觉减退等神经功能紊乱症状。然而，目前对于CIPN尚未有很好的预防性措施，临床常用的干预方法是服用甲钴胺等营养神经药物，但疗效有限。该研究生进行了系统评价和网状Meta分析，发现改善乳腺癌患者CIPN的非药物干预措施中，疗效最显著的前三位是冷冻疗法、运动干预和针灸。既往研究表明，患者对冷冻疗法的耐受性较差。运动干预则因其经济有效，且多项研究结果显示其在减轻癌症患者CIPN症状方面具有积极作用。那么，运动干预能对乳腺癌患者的CIPN症状产生影响吗？该研究生如何在此基础上撰写开题报告呢？

　　请思考：
　　1. 如何根据以上临床现象及临床问题进行研究计划书的撰写？
　　2. 研究计划书及研究报告撰写的目的和作用是什么？

第一节　量性研究计划书的基本内容和格式

一、研究计划书的概念

　　研究计划书（research proposal）是一个用于确定研究方案中的主要要素的书面计划，例如：研究的题目、选题、目的、研究框架、研究设计、研究方法和步骤、技术路线图、研究的进度、经费预算和预期成果。研究计划书是研究者将选题和研究设计方案以恰当的语言和方式传达给评审专家的一个文本，也是研究者的研究行动指南和实施方案。针对学位论文而言，研究计划书通常称为"开题报告"。研究生在开始学位研究课题之前需要提交开题报告，只有通过了开题答辩才允许进入下一阶段的研究工作。对于已经获得批准立项的课题，在开展正式的课题研究之前，以召开课题论证会的形式，邀请相关领域的专家对整个研究计划进行论证和把关，然后根据专家的意见和建议补充与修改研究计划书中的某些环节，以增加课题研究的严谨性，提高课题的水平和质量，也称为"开题报告"。对于以获取研究经费支持为目的的研究计划书，通常称为"基金申请书""课题申请书""项目申请书""标书"。

二、研究计划书的目的和作用

　　研究计划书的目的是体现研究的严谨性和计划性。其作为一种沟通研究信息的方法，作为一份研究计划以及作为一项合约而发挥作用。

1. 沟通研究信息　是指研究者把研究计划传达给那些能够提供咨询、给予许可或提供资金的机构或人，以获得指导或评论，并以此作为判断是否同意研究者实施该研究计划的依据。在研究计划书中，研究者要沟通的信息包括：研究课题做什么？为什么要做？如何做？如何控制干扰因素，提高研究质量？能够获得什么预期结果？有什么学术研究价值和意义？

2. 研究计划　研究计划书是一个行动计划。一份好的研究计划书会把研究计划一步步详细列出来，使研究设计和研究步骤细致而周全，具有可操作性和可行性。

3. 合约　一份通过评审委员会审议并签字确认的完整研究计划书，是学生和导师之间的一份协定；一份获得资助的研究计划书标志着研究者和资助方之间签订了一份合约。研究者应该按照已获批的研究计划书开展研究工作，在定期的研究报告中描述研究工作进展，并提交预期的研究成果。无论是研究生的开题报告还是基金资助课题，研究计划书、进展报告和结题报告都有严格的存档和备案，也是衡量研究课题到期能否结题的重要依据。所以，研究计划书一经获批，研究者就要提交课题任务书以确认研究计划，并按照研究计划去执行，此时研究者可以做一些研究细节上的修改或补充，如果不违反研究伦理，可以增加研究内容，但不能随意改变计划书中的基本内容，尤其是不能删减研究项目内容或降低对预期研究结果的要求，否则就有可能达不到研究计划书获批标准的要求，而且未经审批或论证的研究内容有可能存在违反研究伦理的风险。因此，只有在基金委员会或专家评委明确同意的情况下才可以作出重大修改。如果研究生的研究课题与开题报告时的内容发生了实质性改变，通常需要重新进行开题论证。如果基金资助课题与获批的研究计划书发生了必要的调整和变动，研究者需要在年度报告中如实反映，说明变动的原因，以获得批准和备案。

三、研究计划书的撰写思路

在撰写研究计划书之前，需要对即将撰写的研究计划书有一个大概的写作思路。包括：

1. 形成符合逻辑的研究设想　是指提出一个有学术研究价值的科学问题，并提出解决这个科学问题的方法和思路。科学问题有三种基本类型，涉及所研究的问题和现象的本质是什么？为什么？怎么样？因此，研究者在选题时需要具备透过现象看本质的聚焦和凝练科学问题的能力和水平。

（1）选题是什么？立题依据是什么？为什么要研究这个问题？

（2）研究方案是什么？并提出恰当的研究设计方法。

2. 确定研究计划书的深度　不同级别的研究计划书，所要提供的信息量及其深度不同。

（1）遵循指南：根据项目指南的要求确定研究计划书的撰写深度。

（2）决定描述每个研究步骤所需的信息量。

（3）内容要详细，但又要简明、重点突出和引人入胜。

3. 确定关键点

（1）研究问题的背景和重要性。

（2）研究目的。

（3）研究设计。

（4）实施步骤：包括资料收集和分析计划、人员、时间安排、预算等。

四、研究计划书的撰写格式

研究计划书的撰写格式既具有普适性，又具有特定性。研究计划书的撰写一定要严格遵循其特定指南中的要求。

1. 撰写风格　在撰写研究计划书时，研究者要以严格、审慎和挑剔的态度对待自己的写作，以确保研究计划书能够以最简明清晰的方式呈现给读者。

笔记栏

（1）要紧扣论题：不要呈现那些与主题无关的信息，以免造成篇幅冗长和分散读者的注意力。

（2）学术引用要服务于具体的研究任务：引用量要适可而止，要有效甄别核心文献和无关文献、权威文献和一般文献、重要观点和次要观点，并将引用的内容直接向读者表述出来，然后清楚地注明文献出处。

（3）语言要规范：使用科学语言，用词要严谨、规范；尤其是研究术语，概念要清楚，要禁得起推敲，避免使用"大白话"。

（4）文本格式和外观要规范：要遵循指南要求的文本格式和项目内容进行撰写。

（5）要精益求精地反复修改：对研究计划书中的每一部分内容都要认真审视其准确性，做到语句通顺、含义明确、语言简练、表达清楚。

2. 撰写要求 基本要求是书写一份美观和有吸引力的标书，力争达到"标致"的程度。越是高水平的竞争激烈的基金申请书，对标书质量的要求越高。只有高质量的标书才能在竞争中胜出。

（1）没有拼写、标点符号和语法错误：要精益求精、认真校对、杜绝书写错误。

（2）遵循指南。

（3）不漏项。

（4）在每个项目下书写正确的内容。

3. 撰写内容 内容通常由以下因素决定：

（1）送审的机构和目的：研究计划书的送审目的主要包括申请学位研究课题、接受伦理审查或申请基金资助，相应的送审机构分别是学校研究生院或学院的学术委员会、学校或医院的伦理审查委员会、科研管理机构或基金资助委员会等。根据不同的送审机构和目的，撰写内容的详细程度、篇幅和侧重点不同。

（2）评阅人：根据评阅人是学院导师、学校或医院伦理审查委员会委员、基金委员会评委的不同而有不同的撰写侧重点。

（3）研究的类型：根据量性研究或质性研究计划书的规范进行撰写。自然科学基金和社会科学基金课题研究计划书的撰写思路和风格也有明显的差别。

（4）指南的要求：严格遵循指南要求的格式、项目、内容、字数和篇幅进行撰写。

五、研究计划书的综合评价等级参考标准

（1）优：创新性强，有重要科学研究价值或应用前景，总体研究方案合理可行。

（2）良：立意新颖，有较重要的科学研究价值或应用前景，总体研究方案较好。

（3）中：有一定的科学研究价值或应用前景，总体研究方案尚可，某些关键方面存在不足。

（4）差：某些关键方面有明显缺陷。

对申请书质量的全面评审要素包括：学术上的创新性和学术价值，立题依据充分，研究目标明确，研究内容充分且明确，技术路线清楚，重点突出、方案合理，工作基础好、可行性强，注重学术交流与合作。

ER9-2
量性研究计划
书的撰写

第二节 研究生量性研究开题报告的撰写

研究生撰写开题报告的目的是向大学的导师、研究生院学术委员会和机构研究伦理审查委员会成员沟通他们的研究计划，以申请获得开展学位论文课题的批准。开题报告的水平要满足学位申请的要求。开题报告的格式要遵循学校或学院统一要求的规范格式。开题报告的题目要与研究内容相符合，要确切反映课题研究的主要内容。标题要简明、清楚、具体、符合逻辑，能够为研

究计划书提供更多的信息。题目过长会削弱其中的关键信息，所以要避免使用过多的形容词或过长的句子。开题报告的内容要尽可能详细，包括：前言、文献综述、研究框架、研究方法和步骤、预试验等内容。

一、前言

前言部分主要论述立题依据和研究目的，包括：选题的来源、国内外研究现状及发展动态分析、研究的空白点、研究目的、研究意义。在此基础上，提出该研究的理论框架或概念架构，以指导研究设计。立题依据可以理解为选题的背景和动机，说明研究问题的来源及其重要性。

在立题依据中，需要描述本研究的选题和研究问题，并提供选题的背景信息和研究问题的重要性，指出什么是已知的知识和需要进一步研究的问题。然后，明确陈述本研究的科学问题是什么，并清楚简明扼要地陈述本研究的目的是什么。

选题是指形成、选择和确定一个需要研究和解决的科学问题。对于一个研究者来说，选题是指提出一个有学术价值、自己又有能力解决的科学问题，即选择一个合适的研究问题（research problem）。科学问题是指在学科领域中尚未被认识和解决的有科学研究价值的问题。科学问题的特征是研究和探索所关注的问题或现象的本质：①是什么（what）？②为什么（why）？③怎么样（how）？从而对这一问题或现象进行清楚描述、解释、预测和控制，以构建学科知识。

1. 研究问题的背景和重要性（background and significance of the problem）

（1）研究问题的背景：①描述研究问题是如何发现的，以及该研究问题与护理工作的相关性。②描述以前试图解决此研究问题的 1~2 个比较经典或有代表性的研究项目，分析其解决问题的思路、方法和效果。③描述与此问题有关的一些关键的理论构思，及可能的解决问题的途径。

（2）研究问题的重要性：描述此研究问题在护理实践中的重要性，预期结果的可推广性，以及谁将是研究结果的受益者。

2. 研究问题的陈述（statement of the problem） 研究问题是研究者需要具体回答或研究解决的科学问题。近年来，PICOS 方法的引进提供了构建临床研究问题的逻辑思路和框架，有助于形成一个具有完整结构和具体内容的研究问题。

3. 研究目的的陈述（statement of the purpose） 研究目的是写出为何要进行此研究的理由与目标。研究目的是从选题的立题依据中引申出来的。所以，立题依据的结尾部分要清楚陈述出"本研究的目的是……"

【例1】 以"运动干预对超重或肥胖乳腺癌康复者体重管理影响的研究"为例，讲解立题依据的撰写过程（备注：这是一篇经过编辑和浓缩后的选题的陈述，可以看出立题依据中环环相扣的逻辑思路）。

乳腺癌康复者在治疗后常面临体重增加导致超重或肥胖的问题，这不仅影响治疗效果，还可能增加癌症复发、转移或死亡的风险。而且，肥胖还与多种代谢疾病有关，如糖尿病和心血管疾病，影响生活质量。因此，针对乳腺癌康复者的体重管理具有重要价值和意义。运动是体重管理的有效手段，同时有助于改善患者的身心健康和生活质量。而什么是适合乳腺癌康复者进行体重管理的安全有效的运动干预方案？乳腺癌康复者能否通过运动计划有效管理体重并改善健康状况仍需进一步研究。本研究的目的是探讨为期12周的体重管理运动干预方案对超重或肥胖乳腺癌康复者体重及体成分的影响。研究假设为：①乳腺癌康复者参与运动减重计划后，其体重会降低；②乳腺癌康复者参与运动减重计划后，其体成分会有所改善。

来源：ZHAO F Y, LIU J E, FANG X M, et al. Effects of a 12-week exercise-based intervention on weight management in overweight or obese breast cancer survivors: a randomized controlled trial[J]. Supportive Care in Cancer, 2024, 32(2): 98.

笔记栏

分析：该选题是针对乳腺癌康复者面临的体重管理问题，探讨运动减重计划能否有效帮助乳腺癌康复者减重并改善体成分。该选题的研究问题是"运动减重计划能对乳腺癌康复者的体重和体成分产生影响吗？"或者"乳腺癌康复者能否通过运动减重计划降低体重并改善体成分？"这是一个护理干预性研究的选题。给"乳腺癌康复者（P）"实施"为期12周的运动减重计划，包括信息支持、运动处方和饮食指导（I）"，与"没有参与运动减重计划的乳腺癌康复者（C）"做对照，观察两组患者"体重和体成分（O）"是否有差异。研究问题具备了PICO的结构，比较清楚和具体。本研究选择了随机对照试验研究设计（S），这样选题的PICOS结构就完整而清楚了。

二、文献综述

通过文献综述，提供基本的信息以指导研究设计过程。

1. 相关理论文献的综述（review of relevant theoretical literature） 提供界定研究概念（研究变量）和概念间关系的背景信息，以指导研究框架的开发或构建。

2. 相关研究文献的综述（review of relevant research literature） 指对前人研究工作的总结和评价，包括对过去和近期研究的描述和评价，深入讨论相关领域专家的工作，陈述与提出的研究问题有关的理论和实践知识。

3. 总结（summary） 通过对上述相关理论文献和研究文献的综述，总结在当前研究问题相关的知识体系中，哪些是已有的知识，哪些是未知的知识，从而确定知识的空白点是什么，然后指出期望该研究将会对护理学科知识产生哪些影响或作出什么贡献。

研究计划书中的文献综述可以是对相关领域所有文献的系统综述，也可以只是为能够撰写出观点新颖、重点突出的立题依据和研究设计而书写的最相关领域的文献综述。所以，文献综述的目的是作者把自己的选题放在前人研究的背景中来解释并论证其选题的合适性，让文献综述来说明：①在立题依据中阐明为什么要选择这个研究问题；②在研究设计中为什么要选择这样的研究方法来解决此研究问题。

研究者在文献综述中要描述前人的研究，对前人研究的成果给予肯定，对研究过程中的不足给予评判，找出知识的空白点，吸引读者接受作者的研究逻辑。文献综述的作用是通过论证和解释阐明研究者的研究逻辑和立题依据，从而告诉读者：研究者想要知道什么；为什么设计这样的研究计划去寻找答案。

研究者的任务是巧妙地用研究文献来支持并说明为什么要做该项研究，而不是向读者灌输该问题领域的科学现状。文献综述的目的不是展示研究者已经花了大量的时间和精力并全面掌握和理解了该领域的文献。如果研究者能够让读者用最少的时间、花最少的精力，理解并认可研究问题、研究设计和操作步骤，那么读者就会更加信任申请者的研究能力。但是，这一观点并不意味着研究者可以不必系统了解该领域的文献，而是说在撰写研究计划书时，研究者要在广泛阅读该领域中的直接或间接文献的基础上，分析哪些文献对撰写研究计划书具有最直接的支持作用，哪些文献是可有可无甚至是分散读者注意力的文献，从而对文献进行有选择性的利用。研究计划书就是这样一个在文献综述的基础上最终提炼出的产品。研究者需要在文献综述中对每一个主要论点进行简明的总结，并把它们与正在撰写的研究计划结合起来。

研究生通过系统的文献综述，不仅能够在较短的时间内熟悉相关领域的全面知识，为研究计划书的论证提供丰富的知识和信息，而且能够清楚地梳理出该研究领域内一个个具有里程碑意义或者标志性成果的学术链，从而为站在前人已有研究成果上开展自己的研究工作奠定基础。所以，导师通常希望研究生在选题阶段能够进行系统的文献综述，但在撰写研究计划书时要简明扼要、重点突出，不要罗列与选题和研究设计无关的文献。

笔记栏

三、研究框架

1. 研究框架的开发（development of a framework） 在文献综述的基础上，开发一个研究框架图，定义其中的概念，描述概念之间的关系，说明研究的侧重点，将概念转化为研究变量。明确概念框架非常重要，将决定研究中的研究设计、研究方案以及干预性研究的切入点。

2. 制订研究目标、研究问题或研究假设（formulate of objectives，questions，or hypotheses）

（1）研究目标（research objectives）：研究目标是为了实现研究目的而确定的具体研究内容。它是一些清楚而简明的陈述。陈述形式可以是确认变量间的关系，确定组间差异，或者进行预测。研究目标根据研究目的和研究问题而确定，并且要阐明研究群体和变量。一个研究目标通常只针对一个或两个变量，并简要说明该变量将被确认或者被描述。

（2）研究问题或研究提问（research questions）：是一个简明的疑问句，包含一个或多个变量。变量应该是可以测量和观察的。研究问题的陈述必须涵盖主要的研究变量和目标人群的特点，以及变量之间可能存在的相互关系。

（3）研究假设（research hypotheses）：研究假设是对特定人群中两个或多个变量之间可能存在的（期望的）关系的一种正式的陈述。它是一个暂时性的预测或初步推断。

3. 研究变量的定义（definitions of research variables） 变量是在研究过程中可以测量、操纵或控制的具有不同抽象程度的概念。研究变量（research variables）是一些抽象的概念，如创造性、同感心、社会支持、关爱、生活质量等。对于研究课题中的研究变量，要给出其理论性定义和操作性定义。

四、研究方法和步骤

在研究方法和步骤（methods and procedures）中，要详细描述研究设计的各个要素（elements central to the study design），包括有无干预、测量的数量和次数、抽样方法、资料收集的时间框架、对照组的设立方式、外变量的控制。

1. 描述研究设计（description of the research design） 描述所采纳的研究设计方法，采纳该研究设计的原因，以及采纳该研究设计的优势和劣势。

2. 确定研究总体和样本（identification of the population and sample）

（1）确定总体、目标总体。

（2）样本的选择：纳入标准和排除标准及其理由。

（3）抽样方法：抽样方法及其优势和劣势。

（4）样本量的估计方法及其样本量。

【例2】 以"乳腺癌患者化疗致周围神经病变症状及影响因素分析"为例，讲解描述性研究设计中关键要素的设立方法及其理由。

（1）确定总体、目标总体。

总体：全国所有接受化疗的乳腺癌患者。

目标总体：在2022年4月至11月期间，全国8所三级甲等医院中接受化疗的乳腺癌患者。

（2）样本的选择：纳入标准和排除标准及其理由。

纳入标准：①年龄≥18岁；②经病理学诊断为乳腺癌；③至少完成1个化疗疗程；④知晓疾病诊断和病情。

排除标准：①化疗前具有原发神经系统或其他系统疾病导致的神经病变，如：周围神经炎、颈腰椎病、骨关节病、糖尿病周围神经病变等；②沟通障碍和认知功能障碍。

理由：纳入标准确保样本具有可比性和代表性，排除标准则确保排除可能影响周围神经病变症状的其他疾病或障碍，从而保证研究结果的有效性和准确性。

笔记栏

（3）抽样方法：抽样方法及其优势和劣势。

抽样方法：便利抽样法。根据研究目的规定收集资料的纳入标准和排除标准，并据此判断哪些患者可以成为符合抽样标准的样本。

优势：样本方便获取，能够在研究者方便可及的范围内收集资料。

劣势：样本可能存在地域性选择偏倚，所以，一方面需要增加样本量，另一方面是结果和结论的推论不能无限扩大到样本收集以外的区域。

（4）样本量的估计方法及其样本量：样本量按照率估算公式 $n = u_\alpha^2 P_0 (1 - P_0) / \delta^2$ 计算，以乳腺癌患者化疗致周围神经病变发生率为 73.9% 为参考依据，样本率容许误差 5%，$\alpha = 0.05$，双侧 $u_\alpha = 1.96$，估算样本量至少 297 例。

来源：李若琳，刘宇，王莹，等. 乳腺癌患者化疗致周围神经病变症状及影响因素分析［J］. 护理学杂志，2023，38（17）：39-43.

3. 选择研究场所（selection of a setting） 描述研究场所，包括机构名称及其结构、是否有潜在的合适样本和样本量、在有限的期限内能否获得足够的样本量。选择该研究场所的优势和劣势。

4. 描述干预措施（description of the nursing intervention） 如果有干预措施，需要对干预措施进行详细描述，包括：干预措施的来源、理论或循证基础、开发过程，干预措施的结构、组成部分、核心要素，干预措施的实施方案等，以保证干预措施的可操作性、可重复性和质量控制。目前，护理干预性措施的开发过程包括四个研究阶段：形成性研究、可行性研究、预试验研究、临床对照试验研究，每个研究阶段都有一系列规范化的评价手段评审研究过程的严谨性和科学性。所以，对于实验性和类实验研究，至少需要描述：

（1）研究场所如何组织？

（2）干预措施如何实施？

（3）干预效果如何测量？

（4）外变量（干扰因素）如何控制？

（5）确定哪些外变量没有被控制，并预测它们对研究结果的影响。

（6）描述分组的方法。

（7）描述采用这种研究设计的优势和劣势。

5. 陈述伦理学的考虑（presentation of ethical considerations） 陈述受试者和机构的权利。具体包括：

（1）如何保护受试者权利及其潜在的利益和危险，包括降低潜在危险的措施和步骤、知情同意的过程和文件等。

（2）研究机构的潜在利益和危险，包括降低或排除潜在危险的措施和步骤。

（3）将接受学位论文委员会、大学和医疗机构的伦理审查。

6. 选择测量方法（selection of measurement methods） 描述测量研究变量的方法。具体包括：

（1）每个测量工具的信度、效度、赋值方法和评分标准。

（2）研究工具在本研究中的信度和效度的评价计划。

（3）描述自行开发研究工具的过程及其质量保证措施。

（4）生理学仪器的精确度和准确度。

7. 资料收集的计划（plan for data collection） 描述收集哪些资料及其收集资料的过程。具体包括：

（1）确定资料收集者。

（2）描述资料收集活动的步骤和时间点。

（3）资料收集者的培训和一致性。

笔记栏

（4）调查问卷：样本资料记录单。

（5）特殊的仪器设备。

（6）资料的管理：资料的整理、准确性、保存。

（7）时间进度表。

【例3】 以"乳腺癌患者化疗致周围神经病变症状及影响因素分析"为例，讲解资料收集计划的具体内容。

（1）确定资料收集者：研究者选择各参与医院的一名护士作为资料调查者。

（2）描述资料收集活动的步骤和时间点：研究者对资料调查者进行统一的会议培训，介绍研究目的、内容、调查工具的使用方法、调查流程及注意事项等。各医院进行15例预调查后，研究者解答预调查中遇到的疑问，保证调查的可行性和可信性。在调查前，资料调查者向患者说明本研究的目的、意义和内容，取得其知情同意。资料调查者对符合纳入与排除标准的研究对象在入院后24小时内进行一对一问卷调查，问卷填写时间为10～15分钟。填写后，调查者收集并整理问卷，确保数据的准确性和完整性。

（3）资料收集者的培训和一致性：所有资料调查者经过统一的会议培训，包括研究目的、内容、调查工具的使用方法、调查流程及注意事项等，采用标准化培训材料，以确保资料收集的一致性和准确性。

（4）调查问卷：①一般资料调查表：包括一般资料，如年龄、文化程度、慢性疾病、日常锻炼次数等；疾病相关资料，如疾病分期、化疗药物类型、化疗次数。②肿瘤患者神经毒性评估量表：用于评估化疗致周围神经病变症状的严重程度及其对患者日常生活的影响。③癌症疲乏量表、病人健康问卷和广泛性焦虑量表。

（5）资料的管理：①资料整理：问卷填写后，由资料调查者进行初步检查，剔除无效问卷。②准确性：确保所有问卷均为一对一现场填写，防止遗漏和误填。③资料保存：所有问卷及相关数据均需存储在加密的电子数据库中，纸质问卷则统一存放于专门的资料室中，以确保资料的安全和保密。

（6）时间进度表

2022年3月：启动研究并进行前期准备。

2022年5月：完成所有资料调查者的培训和预调查。

2022年6月至2022年11月：正式数据收集，进行问卷调查和资料整理。

2022年12月至2023年1月：数据分析和结果整理。

2023年1月至2023年4月：撰写研究报告并发布研究结果。

来源：李若琳，刘宇，王莹，等. 乳腺癌患者化疗致周围神经病变症状及影响因素分析［J］. 护理学杂志，2023，38（17）：39-43.

8. 资料分析的计划（plan for data analysis） 统计学分析方法，包括统计描述和统计推断方法。具体包括：

（1）人口统计学资料的分析。

（2）研究目标、问题或假设的分析。

（3）显著性检验的水平。

（4）其他分析技术。

9. 质量控制措施（measures for quality control） 描述在研究过程中如何采取措施控制偏倚，从而保证研究质量，并提高研究结果的真实性。具体包括：

（1）选择偏倚的控制措施。

（2）信息偏倚的控制措施。

（3）混杂偏倚的控制措施。

笔记栏

10. 确认研究的局限性（identification of limitations）

（1）方法学上的局限性：可能存在缺点和不足的方面，包括研究设计、抽样方法、样本量、测量工具、资料收集的步骤、资料分析的技术等。

（2）理论上的局限性：由于理论框架或模型的局限性，研究结果的推广性可能受限。

11. 预期的研究成果（expected research achievements） 可能包括：

（1）研究报告。

（2）学术会议交流。

（3）学术论文。

（4）学位论文。

12. 陈述研究经费预算和研究进度表（presentation of a study budget and timetable）

（1）研究经费预算：包括资料收集工具和收集活动的费用，特殊仪器设备的费用，咨询费用，收集资料的差旅费，资料统计分析的费用，复印、打印费，信息交流/出版费，劳务费等。

（2）研究进度表：根据学制年限制订。

五、预试验

研究生在开题报告之前，最好能够完成一定数量的预试验（pilot study），以检验研究设计的可行性、可操作性和可接受性。包括：做预试验的步骤和结果、可行性和可操作性、遇到的问题和困难、研究设计是否需要修改或继续。

预试验研究是一个完整的小样本研究。对于一项干预性研究设计，预试验研究的目的是评价一个完整的干预方案在实施过程中，其干预方法和干预步骤的可行性，并初步检验其干预效果，然后根据预试验的结果对干预方案进行必要的修订与完善。

总之，开题报告是一个书面的研究计划书，用于陈述研究方案中的主要要素，以沟通研究信息，包括：研究做什么、为什么要做、如何做、如何控制干扰因素以提高研究质量、能够获得什么预期结果。

六、研究生开题报告的口头陈述和答辩

根据举办开题报告的目的、时间限制、现场听众的专业学术水平，选择需要报告的重点内容和逻辑顺序。

（一）开题报告的陈述内容

首先，开题报告要按照学术规范和逻辑顺序进行陈述，环环相扣、逐层递进地报告课题的研究思路和研究计划的每一个步骤，如：标题、研究背景、研究目标、研究方法、预试验、可行性分析、特色与创新之处、年度研究计划、预期研究结果、经费预算。

其次，在报告的过程中，要做到重点突出、详略得当。根据汇报的总时间长度，合理分配每一项汇报内容的时间限制。对于开题报告而言，需要简要报告立题依据的充分性，如：疾病的流行病学信息、选题的来源、新名词的准确定义、研究现状、研究思路、研究的重要性、研究目的、研究的理论框架或概念架构、研究目标、研究内容、相关概念或名词的定义和测量工具。在立题依据充分的情况下，研究设计方案和操作步骤是开题报告的核心内容，需要详细进行重点汇报。根据研究设计的不同类型，所报告的重点内容需要有所侧重。如：对于描述性研究，需要详细报告收集资料的方式，测量工具的来源、施测目的、施测人群、量表的结构维度、条目数、条目举例、评分标准、信度、效度。对于干预性研究，需要详细报告干预措施的来源、可靠性、可操作性、可评价性和质量控制过程。

最后，研究生的开题报告和答辩过程，是开题考核委员会评委对该课题中立题依据的充分性及研究设计过程的科学性、严谨性、可行性和创新性的评审过程，更是通过专家的经验和智慧进

笔记栏

一步提升课题研究设计质量的重要环节。所以，研究生要充分利用这一过程，把研究设计方案中的一些关键问题或疑问提出来，以争取获得评委专家们的分析、点评、意见和建议。

（二）开题报告陈述的注意事项

在准备开题答辩的口头陈述时，研究生要学会用清晰、简洁、自信的方式进行演示和报告。事先要精心准备，确保在规定的时间内将自己的观点、思路、项目和内容表达清楚。选择陈述内容时要注意：

1. 不要以为研究者知道的内容听众也一定知道 在选择陈述内容时，首先应该关注的不是"我想要讲些什么？"或"我的计划书里包括哪些内容？"而应该关注"什么是评委和听众希望了解的？""我应该按照什么顺序进行演示才能够更好地引导评委理解我的研究计划？"然后，按照研究课题的规范步骤和逻辑顺序选择陈述内容。所以，可以通过换位思考来决定如何取舍口头汇报的内容。例如：对于描述性研究，评委希望听到所描述的变量是什么？所采用的资料收集方法是什么？使用量表收集资料时，需要详细报告量表的名称、来源、施测目的、信效度如何？样本量如何计算？样本如何获得？如何抽样？样本量是否充足？统计学分析方法是什么？预期结果是什么？等等。对于干预性研究，评委希望听到干预方案是如何开发的？干预方案的开发是否有理论或循证依据？干预方案的结构和要素有哪些？核心的干预技术是什么？干预方案如何组织实施？干预效果如何评价？主要或次要的测量指标是什么？等等。

2. 在有限的时间里涉及的内容越精练、重点越突出越好 口头汇报要求主题明确、脉络清楚、重点突出，能够用少而精的内容说明研究课题的可信性。所以，阐述的内容不是越多越好，而是越精练越好。重点越突出，听众理解和记住的内容就越多，并且在随后的讨论中能更好地利用这些信息。

3. 在进行演示和汇报时要关注听众的反应 口头报告时要重点突出，关注听众的潜在关注点、需求和对汇报的反应。对于自己没有把握的内容，可以坦诚地告知评委，以便在随后的讨论中听取大家的意见和建议，使研究计划更趋完善。

（三）开题报告的答辩

在答辩阶段要听懂评委的问题。为了能够准确记录评委的意见和建议，可以邀请一位研究生同学帮助做答辩记录，也可以采用全程录音的方式记录答辩过程，并在会后及时整理思路，改进研究计划中需要改进和完善的部分。答辩的原则是直接回答评委的问题和疑问，但是在应答之前一定要弄清楚评委的问题是什么。最常见的现象是研究生在答辩时，没有理解评委的问题，而出现答非所问的情况。

评委提问的问题通常主要包括：

1. 测试研究生的知识储备能力 测试研究生是否具备从事该项研究所需具备的知识，包括扎实的相关专科领域中的专业基础知识以及基本的科研方法知识，只有具备了上述知识才能保证科研过程的严谨性和可靠性。

2. 澄清研究计划中的问题或疑问 如果研究生在口头陈述中对某些背景、概念、方法或步骤等内容存在错误、模糊、不清楚或者有遗漏的地方，评委会以此问题为提问点，请研究生给予进一步的阐述或应答。

3. 提供建设性的意见和建议 评委最重要的职责之一是对研究计划书的质量进行把关，对不严谨的地方提出修改意见和建议。所以，研究生要特别珍惜开题报告时与多位专家面对面接触、专心讨论研究课题的机会，认真听取评委的评判，虚心接受评委的意见和建议，进一步提高研究课题的水平和质量。

ER9-3
量性研究开题
报告案例分析

笔记栏

第三节 基金申请书的撰写

撰写基金申请书与撰写研究计划书的要求是一样的。需要特别强调的是，申请人必须严格遵循基金申请指南的要求，否则在基金申请的形式审查阶段就会被淘汰。研究者在初次作为项目申请人申请基金时，应该从自己所在的单位或当地机构寻找小额资助基金，以便开始建立自己主持基金项目的档案，并逐渐积累撰写科研基金申请书的经验、主持科研项目的经验和科研工作的业绩，为以后逐级申报更高级别的基金积累研究工作基础。

下面以国家自然科学基金面上项目为例，列出基金申请书的填报说明、撰写提纲，并对部分内容给以举例，其中的实例来自刘均娥获批的国家自然科学基金面上项目课题"以家庭功能为焦点的乳腺癌患者社会支持干预模式的开发与评价"。

一、基金申请书撰写的准备

1. 认真阅读申请指南 申请人需要认真阅读《项目指南》和《申请通告》，"申请须知及限项规定"，各科学部对不同项目类型的一些特殊要求。依托单位科研管理人员还需对申请书进行细致的审核，避免出现形式审查不合格而被淘汰的现象。

2. 确定选题 基金申请成败的关键在于选题。鼓励针对科学问题开展深入的基础研究，尤其强调研究的原创性；对获得较好前期研究结果的项目，鼓励开展持续深入的系列研究工作；避免无创新思想而盲目追求使用高新技术和跟踪热点问题的项目申请；避免简单的观察性、描述性的项目申请。

（1）选题要做到与基金的资助范围和学科性质相符合：申请人需要认真阅读《项目指南》，了解重点与优先领域，以利于确定选题范围。研究类型应属于基础研究或应用基础研究。

（2）选题要发挥自己的研究基础与学术优势：在申请者熟悉的领域里做自己擅长的事情，选择自己有研究基础、能发挥本人学术优势的项目。申请者最好有明确而稳定的研究领域或研究方向，并有相应的标志性研究成果，以体现研究过程的持续性和深入性，从而不断拓展研究领域的深度和广度。

（3）申请人要充分了解国内外相关研究领域发展现状与动态：首先，申请人要有自己明确的研究方向和研究兴趣，平时在国内外相关学术领域广泛进行学术交流，及时了解学术发展动态，更新学术观念，立足学术前沿。其次，即使选题是申请人自己熟知的研究领域，在每次撰写基金申请书时，也需要进行系统的最新国内外文献综述，充分了解最新的发展动态和研究进展。

（4）申请的项目有重要的科学意义和研究价值：一个选题恰当的科学基金项目一般具有以下两方面的意义与价值。①对学科发展有重要意义：这类项目往往是指学科的前沿或热点研究课题，多是理论导向型的研究课题或者是问题导向型的课题；要求从学科理论衍生发展出新的理论，而且新理论能指导解决实际的问题。②所研究的科学问题对我国科技、社会、经济发展有重要意义：多为问题导向型课题，从实践中提炼出问题，升华到理论高度进行研究，反过来，新的理论也能指导解决实际中的问题。

3. 认真领会基金申请的三要素
（1）创新思想：基金申请强调保护创新思想，包括选题新颖和研究内容新颖。
（2）研究实力：基金申请重视申请人以往的研究积累和研究水平。
（3）写作技巧：基金申请需要呈现出一份高质量的清晰、准确、具体、可行的研究计划。

4. 做好撰写前的准备工作
（1）明确自己的研究方向。
（2）组建自己的科研团队。
（3）凝练好科学问题，提出明确的研究假说。

笔记栏

（4）明确研究思路，要求研究者能够从复杂的研究问题或现象中划分出一个相对独立、清晰、完整的研究内容和范围。

（5）认真做好国内外文献综述，能够梳理出研究问题的现状和前沿信息。

（6）明确每个栏目的撰写要求，规范撰写，并时刻注意突出自己的优势和特色。

5. 明确标书撰写的总体要求　准确、简洁、清晰的申请题目；全面且重点突出的文献综述；鲜明且高度创新的科学问题；具体、有针对性的研究内容；清晰、操作性强的研究方案；明确、适度的科学目标；合理、专业互补的研究团队；规范、高效可行的经费预算。总之，标书内容要清楚、具体，具有可操作性。标书撰写要严谨、规范，精益求精，能够表现出研究实力，突出研究特色。

二、基金申请书撰写的内容

申请人做好了上述基金申请的准备工作，然后需要严格按照项目申请书的撰写提纲进行书写。

面上项目申请书由信息表格、正文、个人简历和附件构成。

（一）信息表格

信息表格包括基本信息、项目组主要参与者、资金预算表，填写时应按操作提示在指定的位置选择或按要求输入正确信息。

1. 项目基本信息　包括项目名称、资助类别、申请代码等。

（1）项目名称：即申请课题的名称、标题或题目。标题是信息的集中点，要求能准确反映申请书的内容，提供有价值的信息，做到内容具体、简洁、鲜明、确切，符合逻辑，有新意的关键词要出现在标题中。题目过长会削弱其中关键信息的作用，所以要避免使用过多的形容词或过长的句子。

（2）资助类别：选择最适合申请人申报的青年科学基金项目、面上项目或地区科学基金项目等。

（3）申请代码：申请人需要认真查询一级申请代码并选择相应的二级申请代码。申请代码体系的基本特点：①一级申请代码是以器官系统为主线，从科学问题出发，将基础医学和临床医学相融合，把各"学科、科室"共性的科学问题放在一个申请和评审体系中；②二级申请代码按照从基础到临床，从结构、功能及发育异常到疾病状态的顺序进行设立，兼顾疾病相关的基础研究。

准确填写相关学科代码，有助于寻找到合适的同行评议专家。申请内容涉及多个学科时，要比较各相关学科的项目指南，看一看研究重点与哪一学科更接近。例如："以家庭功能为焦点的乳腺癌患者社会支持干预模式的开发与评价"，其研究人群是乳腺癌患者，从学科属性来看属于肿瘤学科，应该到医学科学部下属的医学科学七处（H18：肿瘤学）中寻找相应的学科代码。这时会发现有"乳腺癌"和"肿瘤康复（包括社会心理康复）"这两个相关的学科代码可供选择，接着考虑这个项目的核心内容是患者的社会心理康复，所以，最终选择的代码是"H1822：肿瘤康复（包括社会心理康复）"。

2. 关键词及摘要

（1）关键词：关键词要求尽可能准确、全面，能够突出文章的重点内容。关键词的另外一个重要功能是用于匹配基金申请书的函审（通信评审）专家，以保证做到同行评审。因为基金申请书的函审专家每年都会在函审之前在专家库中完成自己专长的学科方向和关键词的填报或更新。如果项目申请者所提炼出的关键词能够确切地反映申请书的主要内容和特色，那么该申请书将有望到达熟知该学科进展的小同行函审专家手中，这对于正确评价申请书的内容和质量以及判断课题的重要性具有非常关键的作用。

值得注意的是，由于不同学科具有各自不同的学科视角以及解决问题的思路和办法，具有不

笔记栏

同的研究方法学学术语言表达方式，所以建议护理学科专家和学者在撰写基金申请书时，在关键词中尽早选择具有"护理"二字的学科代码，以便该申请书能够匹配到护理评审专家手中。同时，建议护理评审专家在填报或更新专家库信息时，也要优先填写具有"护理"二字的学科代码作为关键词。这样做的好处是，护理学科的基金申请书能够优先派送到护理评审专家手中，保证护理评审专家能够比较容易地看懂和认可护理基金申请书的学术价值和意义。否则，护理专业的基金申请书匹配到其他专业评审专家手中，可能存在看不懂或者不被认可的情况。

（2）摘要：是标书的内容提要，限400字。要求采用结构式摘要，用最简明扼要的文字说明研究方法、内容、目标、科学意义等关键信息，显示出申请者的科研功底和素养。摘要的撰写格式，如："采用……方法（手段）进行……研究，探索/证明……问题，对阐明……机制/揭示……规律有重要意义，为……奠定基础/提供……思路。"

摘要的撰写要以科学问题为核心，写出发现问题、解决问题的过程；注意重点突出，讲明现状、意义、研究目标、研究内容、研究设计思路和预期结果。做到内容具体，结构清楚，逻辑严密，目标明确，突出新颖性，字斟句酌。语气坚定，旗帜鲜明；工作量饱满，有实用价值；言之有物，每个词每句话都必须向读者传达确切的含义；要勾起评委的浓厚兴趣，切忌平淡无奇。

摘要通常需要包括五方面的内容：临床或科学问题的引入；目前研究中存在的科学问题；在文献综述基础上，或者在自己前期工作基础上提出的科学假说；研究思路；预期研究结果，并点明科学意义和/或应用前景。

摘要：采用质性与量性研究相结合的研究设计方法。首先，针对乳腺癌的诊断和治疗会给患者和患者配偶造成同样沉重的心理打击、家庭功能失调和癌症调适困难等问题，采用扎根理论研究方法，通过个体化的深入访谈法，从乳腺癌患者及其配偶亲身经历和体验的角度，探讨他们家庭调适过程的一般规律，构建"乳腺癌患者家庭调适过程模式"，确定他们的社会支持需求。其次，开发乳腺癌患者配偶支持、与父母沟通、与子女沟通、病友志愿者支持、重返工作岗位支持、社会团体支持各模块的干预措施及其实施方案。然后，将每一个模块的干预措施，分别采用随机对照试验研究方法，给实验组实施新开发的家庭或社会支持干预措施，对照组采取常规干预措施，采用敏感的乳腺癌患者和配偶个体心理功能指标，以及家庭功能调适指标，评价各模块的干预效果。最终形成一套"以家庭功能为焦点的乳腺癌患者社会支持干预模式及其实施方案"，以促进乳腺癌患者的全面康复。

3. 项目组主要参与者 按照要求填写项目组主要成员的详细信息。

4. 资金预算表 是预算核定、执行、监督检查和财务验收的重要依据。项目申请人应按照《国家自然科学基金资助项目资金管理办法》《国家自然科学基金项目申请书预算表编制说明》等的有关要求，按照"政策相符性、目标相关性和经济合理性"原则，实事求是编制项目预算。填报时，直接费用应按设备费、业务费、劳务费三个类别填报，每个类别结合科研任务（对应研究方案、预期目标）按支出用途进行说明。

（1）设备费：是指在项目实施过程中购置或试制专用仪器设备，对现有仪器设备进行升级改造，以及租赁外单位仪器设备而发生的费用。计算类仪器设备和软件工具可在设备费科目列支。应当严格控制设备购置，鼓励开放共享、自主研制、租赁专用仪器设备以及对现有仪器设备进行升级改造，避免重复购置。

（2）业务费：是指项目实施过程中消耗的各种材料、辅助材料等低值易耗品的采购、运输、装卸、整理等费用，发生的测试化验加工、燃料动力、出版/文献/信息传播/知识产权事务、会议/差旅/国际合作交流费用，以及其他相关支出。

（3）劳务费：是指在项目实施过程中支付给参与项目研究的研究生、博士后、访问学者以及项目聘用的研究人员、科研辅助人员等的劳务性费用，以及支付给临时聘请的咨询专家的费用等。项目聘用人员的劳务费开支标准，参照当地科学研究和技术服务业从业人员平均工资水平，根据其在项目研究中承担的工作任务确定，其由单位缴纳的社会保险补助、住房公积金等纳入劳务费科目列支。支付给临时聘请的咨询专家的费用，不得支付给参与本项目及所属课题研究和管理的相关人员，其管理按照国家有关规定执行。

一级申请代码选择 H18 及下属代码的面上项目（面上专项除外），在正文"立项依据"之前，需要增加"关于创新思路和重要研究线索的说明"（不超过 800 字），突出展示申请项目的创新性及前期创新发现，主要包括：课题最突出的创新思路和科学价值；已取得的重要研究线索和科学证据。

选择面上专项"源于临床实践的科学问题探索研究"。在正文"立项依据"之前对以下问题进行阐述说明（800 字以内）：本研究的临床科学问题及创新性；本研究的临床价值和转化应用潜力；本研究如何利用临床资源开展临床 – 基础相结合的科学探索。

在申报指南的申请规定中，提出了科研诚信和科技伦理要求：申请人应当按照《项目指南》、申请书填报说明和撰写提纲的要求，填写申请书报告正文，如实填写研究内容和相关研究工作基础等。严禁抄袭剽窃（包括但不限于剽窃他人学术观点、研究思路、研究方案、具有完整语义的文字表述等），严禁弄虚作假，严禁违反法律法规、伦理准则及科技安全等方面的有关规定。不得同时将研究内容相同或相近的项目，以不同项目类型或由不同申请人或经不同依托单位提出申请；不得将已获基金项目重复提出申请。申请科学基金项目的研究内容不得是已向其他渠道提交申请且处于受理、评审期的；相关研究内容已获得其他渠道或项目资助的，须在申请书中说明受资助情况以及与所申请科学基金项目的区别和联系，不得将相同研究内容再次向自然科学基金委员会提出申请。

（二）正文

参照以下提纲撰写，要求内容翔实、清晰，层次分明，标题突出。

正文是基金申请书的主体部分。申请人须按所报项目类别正文撰写提纲填写，无遗漏，内容规范、真实。不得删除提纲及提纲括号内的文字。正文的撰写要做到立题依据充分，学术思想新颖，研究目标明确，研究内容具体，研究方案可行。在立项依据中说明"为什么要做（why）"，在研究目标、研究内容以及拟解决的关键科学问题中说明"要做什么（what）"，在研究方法、技术路线、实验手段和关键技术中说明"怎么做（how）"，在研究基础、工作条件以及项目组成员、经费预算中说明"凭什么做"。

注意字体、字号、全角、行间距、段间距的一致性。标点符号层次分明，格式规范整齐。建议：①中文建议采用宋体五号字或楷体小四号字、1.5 倍行距；重点强调部分加黑或使用下划线；②英文建议采用 Times New Roman 五号字体；③参考文献可以采用比正文小一号的字体。

1. 立项依据与研究内容（建议 8 000 字以下）

（1）项目的立项依据（研究意义、国内外研究现状及发展动态分析，需结合科学研究发展趋势来论述科学意义；或结合国民经济和社会发展中迫切需要解决的关键科技问题来论述其应用前景。附主要参考文献目录）。

1）研究意义：是否具有创新意义是关键，应进行充分阐述。重视预期成果的科学意义、科学价值和应用前景。基础研究，需结合科学研究发展趋势，明确该问题的解决对推动相关学科有什么样的科学价值，可以从学术价值层面论述项目的科学意义。应用基础研究，可以结合学科前沿，围绕国民经济和社会发展中的重要科学问题，论述其对科技、经济、社会发展的重要意义或应用前景。

研究意义：以本研究团队前期研究开发的"乳腺癌患者心理调适过程模型"和"乳腺癌患者全程心理干预模式及其实施方案"为工作基础，结合课题组美方华盛顿大学护理学院"家庭功能研究团队"专家组的乳腺癌患者社会支持干预项目，在国内外文献综述基础上，共同开发一套适合于我国乳腺癌患者的"以家庭功能为焦点的乳腺癌患者社会支持干预模式及其实施方案"，并评价其效果。本研究将针对乳腺癌患者及配偶面临的沉重心理打击、家庭功能失调和癌症调适困难等问题，以乳腺癌患者的心理功能、家庭功能、重返工作岗位等恢复为目标，通过构建一个规范化的家庭支持和社会支持网络与干预模式，促使乳腺癌患者尽早调整到生病后的一个"正常的生活状态"，提高生活质量，有效地回归家庭和社会。这种以家庭功能为焦点，聚焦社会支持的干预模式，开辟了一条经济、有效的新思路和新方法，指明了乳腺癌患者心理社会康复的新方向。

2）国内外研究现状及发展动态分析：立题依据要与自己所选择的研究属性（自由探索类基础研究或目标导向类基础研究）及研究内容遥相呼应，前后一致。在立项依据中阐释与项目申请有关的研究动态和最新研究成果，以及在此基础上有理有据地凝练出科学问题或科学假说。

申请人要对国内外研究进展有充分了解，能够清楚地阐述国内外研究现状、学术前沿、进展程度、发展趋势、同行研究的新动向。做到文献综述思路清晰、逻辑连贯，阐明："谁在做？在做什么？做得怎样？谁做得好或不足是什么？你打算怎么做才能更好？"

立项依据要充分，研究目的要明确。立项依据的撰写风格既要概念清楚，用词严谨、规范，体现专业性和学术性，又要深入浅出，把关键问题交代清楚，即使是大同行也能引起评审人的兴趣，并作出比较准确的判断。

研究思路：癌症康复的目标是使患者的生理、心理、家庭、社会以及性功能回归正常化。本研究将重点关注乳腺癌对患者、配偶、夫妻关系、夫妻沟通困难、婚姻满意度、家庭应对、家庭功能调适等方面所造成的影响，开发有针对性的配偶支持干预项目，促进患者心理功能的恢复，促进家庭功能正常化。同时，也关注乳腺癌患者与其父母和子女的沟通方式，以减轻乳腺癌对患者本人及其直系家庭成员所造成的压力和影响；以及关注乳腺癌康复者重返工作岗位或社会生活的社会支持需求和干预方式。所以，本研究的科学问题是：什么是乳腺癌患者病程不同阶段社会支持干预的机制和切入点？什么是经济、有效的社会支持干预模式？研究假说是乳腺癌患者的康复过程具有一定的规律性，多种因素影响其生活质量和有效地回归家庭和社会，充分发挥以配偶情感支持为核心的家庭支持力量，配合家庭外社会支持力量的参与，能够促进患者的全面康复。

3）主要参考文献目录：参考文献是立项依据的有力辅证，应尽可能选用最新的、同行业内的权威文献，其中国内外的关键性研究工作要有所体现。

（2）项目的研究内容、研究目标，以及拟解决的关键科学问题（此部分为重点阐述内容）。

1）研究内容：是标书的重中之重。它是研究目标的具体体现与分解，是研究题目的细化与解释。需要阐明本项目到底要研究什么具体科学问题。

研究内容的撰写要求做到：内容具体、层次清晰、详略得当；研究内容不宜过多，各研究内容之间尽量相对独立，并在逻辑上呈递进关系。要重视研究内容是否能够验证所提出的科学问题或假说，注重科学性、逻辑性和可行性。

研究内容：

（1）探讨乳腺癌患者的家庭调适过程：描述在乳腺癌的诊断、治疗和康复阶段，患者、患者配偶、夫妻关系和家庭功能受到了哪些影响？他们遇到的核心问题和顾虑是什么？调节和应对过程是什么？调适经验或困难是什么？所需要的社会支持和帮助是什么？

（2）开发乳腺癌患者家庭调适过程模式：总结患者的家庭调适过程规律，提炼核心要素和关键的时间阶段，确定调适过程的促进或妨碍因素，构建乳腺癌患者的家庭调适过程模式。

（3）开发乳腺癌患者社会支持模式及其实施方案：分析乳腺癌患者家庭调适过程的难点、脆弱阶段和实际的社会支持需求，确定配偶、家庭、单位、病友志愿者、社会团体等各方面在社会支持中的优势和侧重点，形成优势互补、经济有效的社会支持干预模块。

（4）实施和评价各模块家庭或社会支持干预项目的有效性：针对患者配偶、年轻患者、重返工作岗位等特定人群的实际需要实施相应的干预项目，并评价效果。

2）研究目标：是指本课题完成之后所达到的目的和能解决的科学问题。是为了实现研究目的而确定的具体的研究内容。它是一些清楚而简明的陈述。

撰写要求包括：明确、具体，解决学术问题，与题目相呼应；以序号和小标题分段描述，使几个研究目标一目了然；用词准确，言简意赅，不要重复前面的研究背景，也不要写成研究内容的压缩版。

研究目标：

（1）确定乳腺癌患者诊疗和康复过程中的家庭调适规律，为患者的心理康复、家庭角色的回归、重返工作岗位或社会生活提供依据。

（2）开发以家庭功能为焦点的乳腺癌患者社会支持模式，形成优势互补、经济有效的社会支持干预模块。

（3）开发、实施和评价乳腺癌患者家庭或社会支持干预各模块项目的有效性。

3）拟解决的关键科学问题：首先，需要仔细分析和提炼对达到预期目标有重要影响的某些研究内容、因素，或必须掌握的关键技术或研究手段。例如：①关键点：研究内容中所涉及科学问题的关键点。②问题的核心：能够使其他问题迎刃而解。③创新点：往往蕴藏在关键问题之中，抓住了关键，也就抓住了创新。然后，把上述各个关键点的核心进行分析、比较和归纳，提炼出关键的科学问题。

撰写要求包括：仔细推敲，反复凝练；表述科学、恰当，采用疑问句的陈述方式；提问研究问题"是什么？为什么？怎么样？"的科学问题；找出关键问题，问题清楚，分析透彻，并有合理的解决办法。

拟解决的关键科学问题："什么是乳腺癌患者病程不同阶段家庭或社会支持干预的机制和切入点？什么是经济有效的社会支持干预模式？"该科学问题的解决将为细化社会支持干预的实施方案和效果评价奠定理论基础。

（3）拟采取的研究方案及可行性分析（包括研究方法、技术路线、实验手段、关键技术等说明）

1）研究方案：是研究实施过程的集合，是对研究过程的详细描述。应该包括研究设计、研究方法、研究阶段、研究步骤、研究内容、研究场所、研究对象、样本量计算、干预措施、测量工具和观察指标、统计学分析方法、预期结果等重要内容。重视研究内容、研究方案及所采用的技术路线是否能验证所提出的科学问题或假说，注重科学性、逻辑性和可行性。要求研究内容适当，研究方案翔实，技术路线清晰，预期结果明确。

撰写要求包括：明确、具体，解决学术问题，与题目相呼应；详细描述研究设计及其研究方案；研究方案要针对研究目标专门设计，要清楚、具体、特色鲜明、符合逻辑，确保完成研究内容、实现研究目标；要有针对性、可行性、可操作性，切忌笼统、空泛。

研究方案：采用质性与量性研究相结合的方法，分为三个阶段：乳腺癌患者家庭调适过程模式的研究、乳腺癌患者家庭或社会支持干预方案的开发研究、干预方案的实施和效果评价研究。乳腺癌患者家庭调适过程模式的研究采用扎根理论研究设计方法。乳腺癌患者家庭或社会支持干预方案的开发性研究，采用护理干预项目开发过程的四个研究阶段：形成性评价研究（formative evaluation studies）、可行性研究（feasibility studies）、预试验研究和随机对照试验研究，进行干预项目的开发和效果评价。干预方案的验证阶段，采用随机对照试验研究设计方法。（略）

需要严格遵守针对相关医学伦理和临床研究的有关规定和要求，包括提供单位伦理审查委员会的审核证明（电子申请书应附扫描件），未按要求提供上述证明的申请项目，将不予资助。需要签署知情同意书的项目，要在申请书中说明知情同意书的签署程序。多单位参与的涉及伦理研究的项目申请，需要分别提供伦理审核证明。

2）技术路线：要求能够清楚地概括研究方案中的关键步骤和重要指标。

3）可行性分析：描述研究团队具备完成该项目的能力和条件，可从理论基础、已有的实验工作基础、已掌握的实验技术、依托单位具备的实验工作条件等方面说明。

撰写要求包括：从学术思想角度提出科研团队，研究条件和技术，国内外交流与合作；重点介绍申请人在本领域的前期积累，以证明自己的实力。

可行性分析：

（1）多学科团队的强强联合提供了专业的技术力量：本研究团队由高校教师及其附属医院的医师、护士、心理咨询师组成，有丰富的心理干预经验，团队合作基础牢固，患者资源丰富。

（2）有美方国际一流专家的指导和合作奠定了项目的高起点：合作方的 Dr. Lewis 教授是全美顶尖级的护理科学家，曾主持完成了 7 个 NIH 科研项目，其中"助她痊愈：乳腺癌配偶心理教育项目"获得了 NCI 226 万美元的资助。

（4）本项目的特色与创新之处：创新是灵魂，是关键。通过描述本研究与已有研究的区别，分析、比较、提炼出亮点和创新之处。

撰写要求：可以针对立项依据中提出的关键科学问题或假说，从发现科学问题和解决科学问题的角度，论述本项目的创新性和特色。但是，描述要精练，实事求是。可以是学术创新，思想创新，内容新，成果新。也可以是新理念，新理论，新方法，新体系，新规律。一般 2~3 个即可，不要太多、太泛、太平淡。

特色与创新之处：

（1）选题视角新颖、独特：选题从乳腺癌患者家庭功能的角度切入，聚焦最核心的配偶支持干预项目的开发，通过以点带面，破解乳腺癌社会支持干预的空泛性。

（2）干预项目的开发过程标准化、规范化：开发过程从研究理念、方法和过程都具有科学性、严谨性、规范性和创新性，能够为国内护理干预项目的开发提供一个参考模式。

（3）研究过程将体现循证护理和转化护理学的思路：研究选题来自患者康复过程的实际需求，预期结果将是一套具有可操作性的干预项目实施手册，能够直接推广应用。

（5）年度研究计划及预期研究结果（包括拟组织的重要学术交流活动、国际合作与交流计划等）：主要体现项目的研究进度和研究内容安排。年度研究计划要以 1~12 个月为一个自然年度来逐年陈述，以适应基金委员会每年提交课题研究进展报告的要求。研究内容要求具体、可执行性强、可测量，为年度进展报告奠定基础。起止时间的填写与基本信息表上的研究期限一致。

年度研究计划：

（1）2016.1—2016.12：乳腺癌患者家庭调适过程模式的研究阶段：访谈、资料分析、模式的构建、专家论证、撰写质性研究论文。美方专家来华指导研究与交流。

（2）2017.1—2017.12：乳腺癌患者家庭或社会支持干预方案的开发性研究阶段：按干预研究的四阶段顺序，完成各模块支持干预措施的开发和预试验。

（3）2018.1—2018.12：干预方案的实施和效果评价性研究阶段：将上述各模块干预项目进行随机对照试验研究。美方专家来华进行观摩、指导和学术交流。

（4）2019.1—2019.12：乳腺癌患者家庭和社会支持干预方案的确认阶段：完成随机对照干预方案，验证效果，总结形成一套规范化的乳腺癌患者家庭和社会支持干预模式和实施方案；撰写论文，总结研究成果，完成结题。

预期研究成果是对项目实施效果的预测，分为研究结果和研究成果。研究结果是指达到预期研究目标时的研究发现，如：新知识、新技术、新方案。研究成果可以是有形的专利、发表的论文、人才培养情况等。可以分为：

1）理论和/或技术成果：与预期目标相对应的标志性成果，例如：开发的干预方案，撰写的研究报告。

2）成果形式和数量：论文、专利、计算机软件、系统设计等。

3）人才培养：青年科研骨干、硕士和博士研究生的培养，建立多学科强强联合的科研团队。

撰写要求：在保证数量的前提下，提升质量；实事求是，具有可行性。

国内外学术交流：重要学术交流活动、国际合作与交流计划。

预期研究结果：

（1）建立"乳腺癌患者家庭调适过程模式"。

（2）开发一套"乳腺癌患者家庭和社会支持干预模式及实施方案"。

（3）培养 2 名博士研究生和 3 名硕士研究生；培养 2 名青年教师和 4 名医护科研骨干。

（4）撰写与发表 2~5 篇 SCI 论文和 6 篇中文核心期刊论文。

2. 研究基础与工作条件

（1）研究基础（与本项目相关的研究工作积累和已取得的研究工作成绩）：详细论述与本项目申请直接相关的前期工作基础，如果是对前一资助项目的延展，需要阐释深入研究的科学问题和创新点；前期已经发表的工作，需要列出发表论文；尚未发表的工作可以提供相关实验资料，如实验数据、图表、照片等。

1）相关工作基础：概括介绍申请人及其团队在主要研究领域所做的工作及成果，如申请人及其课题团队成员具备与申请项目有关的知识、技术、研究方法方面的成功经验及成果。

2）直接工作基础：阐述申请人及其团队在本次申报方向上有关的工作及成果。曾经提出的新观点及学术影响力。由于简历中只能显示代表作，所以，可以在此处加上与本研究相关的前期已发表的重要文章、专利、奖励等成果。成果格式要规范。

3）预试验结果：提示科学假说成立的关键性数据及关键技术或者模型指标等，可以采用图表形式呈现，附图要有解释和说明，画图要真实、精致，图注说明要清晰、准确。列表要规范，数据要准确，具有自明性。

4）团队合作基础：如研究内容涉及学科交叉，请介绍不同学科背景和研究专长的参与者信息和研究工作基础。如果本研究团队是一支强强联合的多学科团队，尤其是以往作为多学科团队有共同获批的课题，或者有共同署名的文章或者专著，一定要予以介绍。

（2）工作条件（包括已具备的实验条件，尚缺少的实验条件和拟解决的途径，包括利用国家实验室、国家重点实验室和部门重点实验室等研究基地的计划与落实情况）：本单位的实验条件，包括重点实验室及与研究内容相关的重要的或关键的实验仪器等，也包括合作单位具有的实验条件。如果研究内容涉及临床样本，要介绍本医院与研究病种相关的临床资源条件或疾病资源库建设情况。

（3）正在承担的与本项目相关的科研项目情况（申请人和项目组主要参与者正在承担的与本项目相关的科研项目情况，包括国家自然科学基金的项目和国家其他科技计划项目，要注明项目的名称和编号、经费来源、起止年月、与本项目的关系及负责的内容等）。

申请人刘均娥主持在研课题 1 项：全程心理干预模式对乳腺癌患者心理和社会功能康复效果的研究（编号 7132022），14 万元，北京市自然科学基金资助项目，2013.01—2015.12，课题负责人。该课题是从医护人员的角度给患者提供专业的社会支持干预。本次申请的课题是从患者配偶、家属、单位和社会的角度给患者提供非（医疗和护理）专业的配偶支持、家庭支持和社会支持，注重调动非专业人员的潜能和可以利用的资源，为患者提供情感支持和沟通技巧的培训。而且，研究焦点从患者个体心理功能的恢复扩展到了家庭功能的调适。所以，本项目与该在研课题互为补充，是课题的进一步延伸，二者将共同为乳腺癌患者构建一个完整的社会支持网络。

完成国家自然科学基金项目情况［对申请人负责的前一个已结题科学基金项目（项目名称及批准号）完成情况、后续研究进展及与本申请项目的关系加以详细说明。另附该已结题项目研究工作总结摘要（限 500 字）和相关成果的详细目录］。

申请人刘均娥主持完成了 1 项国家自然科学基金面上项目课题"乳腺癌患者心理调适过程模

型的研究"，批准号 30870770，资助金额 35 万元，起止年月是 2009.01—2011.12。已结题。

总结摘要：该研究采用扎根理论研究方法，深入访谈了 37 位乳腺癌患者，从她们亲身经历和体验的角度探讨了她们在得知诊断、围手术期、辅助治疗期和康复期的心理调适过程，开发了"乳腺癌患者心理调适过程模型"，并开发了原创性的"乳腺癌患者心理调适状态量表"。在量性研究阶段，采用 1 301 例处于围手术期、辅助治疗期和康复期等不同阶段的患者，描述和分析了患者的心理痛苦、创伤后成长和心理调适水平及其影响因素；前瞻性地跟踪随访了 93 例围手术期患者心理痛苦水平的动态变化；以及 120 例正在进行化疗的乳腺癌住院患者创伤后成长和心理痛苦水平的动态变化趋势及其影响因素；验证了本研究开发的心理调适过程模型的结构和构成要素的正确性。该模型揭示了患者康复历程的动态变化规律和心理调适过程的影响因素，为构建学科知识和开发乳腺癌患者的全程心理干预措施奠定了理论基础；提出了达到比较稳定的心理调适状态是其重返工作岗位的指标和界点，以及回归到"生病后的正常生活状态"是乳腺癌患者全面康复的目标，为我国乳腺癌患者的心理和社会功能康复提供了理论依据。该量表提供了一种判断心理调适过程正常与否的判断标准，以筛选出需要加强心理干预的脆弱人群，具有理论和临床应用价值。

本项目是在进行上述研究课题时，和患者及家庭成员密切接触及资料分析的过程中，发现乳腺癌患者心理调适功能的恢复与其感受到的配偶支持密切相关；而且，乳腺癌不只是患者本人的疾病，而是一种足以造成家庭功能失调和需要家庭共同应对的疾病；作为已婚乳腺癌患者重要情感支持来源的配偶，同样面临着沉重的心理问题和应对困难。因此对患者、患者配偶及其家庭功能调适的干预有着重要的意义，由此延伸到各种社会支持力量的参与。所以，本研究团队开始积极关注乳腺癌患者社会支持及其干预措施的开发。因此，本项目是上述研究课题的延伸。

相关成果的目录：已发表 SCI 论文 3 篇，中文核心期刊论文 6 篇，硕士学位论文 2 本。（略）

相关成果的目录：内容翔实、格式规范。请不要在成果目录中放入不相关、非课题组发表、早于项目开始时间、未标注本基金号，或者标注不规范的成果。

（三）个人简历

1. 申请人简历 保证提供的信息和申请书内容准确可靠，本着科学、求真的态度，按照有关要求认真撰写。注意如实填报申请人和主要参与者的个人简历，包括详细列出各时间段对应的职称，严禁不写中间职称只写最高职称，严禁伪造或篡改相关信息。

申请人及主要参与者在填写论文等研究成果时，应当根据论文等发表时的真实情况，如实规范列出研究成果的所有作者（发明人或完成人等）署名，不得篡改作者顺序。对于个人简历中的代表性论文，还应当如实标注本人署名情况，不得虚假标注第一作者或通信作者。

申请人应当如实填写研究生导师和博士后合作导师姓名，不得错填漏填。如果申请人为在职攻读研究生学位人员，应当如实填报身份信息，不得隐瞒，并按"申请条件与材料"部分的要求提供相关材料。

2. 主要参与者简历（在读研究生除外） 申请人要确保本人及主要参与者的证件号码、职称、学位等信息准确无误。信息不真实涉及学术违规。学位指已经获得的学位，不是在读学位。主要参与者不含学生，只需要将参与项目的学生人数填入总人数统计表中。

第四节 研究报告的撰写

研究报告是反映研究计划执行情况和结果的文件。与研究计划书有关的研究报告包括：项目进展报告和项目结题报告。

一、项目进展报告

项目进展报告是对项目阶段性进展的总结，应全面反映项目当前的执行情况，主要包括：项目执行过程中的进展、阶段性研究成果、项目计划调整情况、经费预算调整和执行情况、人员变动情况、项目存在的问题等，可以分为年度进展报告和中期进展报告。下面以国家自然科学基金面上项目为例，说明项目进展报告的内容和要求。

国家自然科学基金委员会归口管理部门负责审核国家自然科学基金资助项目进展报告（以下简称项目进展报告）、跟踪项目进展与研究成果、核准项目负责人的次年度研究计划和调整要求、确定项目继续资助的情况。对未按规定提交项目进展报告的，或项目执行不力或内容、人员等调整不当而影响项目顺利进展的，视其情节轻重要求负责人和依托单位及时纠正，或给予缓拨资助经费、中止或撤销项目等处理。

项目进展报告由基本信息、正文和附件三部分组成。

（一）基本信息

项目进展报告基本信息包括资助类别、项目名称、负责人及其联系方式、依托单位及其联系人、直接费用、执行年限等。

（二）正文

报告正文要求层次分明、内容准确。项目执行过程中的进展或研究成果、计划调整情况等，须在报告中如实反映。报告正文主要内容包括：

1. 重要研究进展　主要阐述研究工作中取得的重要进展。该部分是项目进展报告的重要部分，要认真撰写。要分层次叙述所开展的研究工作、取得的进展等，给出必要的数据、图表。根据实际情况提供国内外有关研究动态的对比分析及必要的参考文献。

2. 存在问题及解决办法　简要说明项目实施中遇到的问题以及采取或拟采取的措施，研究计划调整情况及原因。简要说明是否按计划进行，哪些研究内容根据国内外研究发展状况及项目进展情况做了必要的调整和变动，哪些研究内容未按计划进行，原因何在。对部分探索性强的研究，有可能未获得理想结果，甚至失败，应如实反映，说明原因、工作状况、发展态势和建议等，供基金委员会管理人员或同行专家参考。

3. 其他需要说明的情况　阐述前面几部分没有涵盖而需要说明的问题。若有经费管理办法规定范围内的预算科目间调整，也须在此予以说明。

4. 研究成果　研究成果需按照期刊论文、会议论文、学术专著、专利、会议报告、标准、软件著作权、科研奖励、人才培养、成果转化的顺序列出，其他重要研究成果如标本库、科研仪器设备、共享数据库、获得领导人批示的重要报告或建议等，应重点说明研究成果的主要内容、学术贡献及应用前景等。项目负责人不得将非本人或非参与者所取得的研究成果，以及与受资助项目无关的研究成果列入报告中。发表的研究成果，项目负责人和参与者均应如实注明得到国家自然科学基金项目资助和项目批准号，国家自然科学基金作为主要资助渠道或者发挥主要资助作用的，应当将其作为第一顺序进行标注。

（三）附件

附件部分可上传项目相关的资料文件，如代表性研究成果等。

二、项目结题报告

项目结题报告是对项目完成情况的总结，应全面反映项目的执行情况、研究结果和成果，主要包括项目的基本信息、研究摘要、研究报告正文、研究成果、项目经费执行情况、审核意见等。下面以国家自然科学基金面上项目为例，说明项目结题报告的内容和要求。

笔记栏

（一）结题报告内容

结题报告内容包括基本信息、摘要、正文、研究成果目录和研究成果统计数据表、项目决算表和决算说明书、签字及审核意见表、电子附件目录和电子附件材料等。

1. 基本信息　此部分与项目进展报告类似。

2. 摘要　摘要由项目负责人填写，应简明扼要地概括资助项目主要研究内容、重要结果及其科学意义等。

3. 正文　应全面反映资助项目的工作情况和研究进展，如实体现资助项目的研究计划执行情况、主要进展与研究成果、人才培养、合作交流等情况，重点描述研究进展与研究成果。撰写时应结构合理、层次分明、突出重点，语言要精练、准确。正文分为两个部分：结题部分和成果部分。

（1）结题部分：主要包括：①研究计划执行情况概述。阐述研究目标、研究内容调整和变动情况；未按计划进行的研究内容或未完成的研究目标需说明原因。②研究工作主要进展、结果和影响。阐述主要研究内容、取得的主要研究进展、重要结果、关键数据等及其科学意义或应用前景。③研究人员的合作与分工。概述研究人员的合作、分工及实际贡献；列出资助项目执行期间新增和退出的研究人员名单，简要说明原因。④国内外学术合作交流等情况。简要描述主办或参加学术会议以及国际学术合作研究情况等。⑤存在的问题、建议及其他需要说明的情况。

（2）成果部分：主要包括：①项目取得成果的总体情况。本部分内容应简明扼要，客观、真实地反映项目研究的主要成果信息，内容包括项目研究取得的成果、知识产权情况、学术价值、社会影响和应用价值等。涉及国家秘密的成果信息按相关法律法规执行。②项目成果转化及应用情况。总体描述资助项目研究成果转化的情况，应体现其直接经济价值、提高生产力及推动社会管理或服务发展的贡献。可根据《中华人民共和国促进科技成果转化法》对成果转化及应用情况进行描述。③人才培养情况。简要描述资助项目执行期间博士后及研究生培养情况，以及研究人员获得国家级人才计划资助情况等。④其他需要说明的成果。

4. 研究成果目录和研究成果统计数据表　项目负责人应按照《国家自然科学基金资助项目研究成果管理办法》的要求，填报研究成果，不得将非本人或非参与者所取得的研究成果，以及与受资助项目无关的研究成果列入结题/成果报告中。发表的研究成果，项目负责人和参与者均应如实注明得到国家自然科学基金项目资助和项目批准号。

5. 项目决算表和决算说明书　资助项目结束后，项目负责人应按照《国家自然科学基金资助项目资金管理办法》《国家自然科学基金委员会关于结题项目结余资金的通知》《国家自然科学基金委员会关于国家自然科学基金项目经费管理相关事宜的通知》和"国家自然科学基金预算制项目决算表编制说明"等有关规定，会同单位科研、财务等部门共同编制项目决算，真实全面反映项目资金收、支、余情况，务必做到账表一致、账实相符，并认真编写决算说明，全面分析项目资金管理和使用情况。

6. 签字及审核意见表　项目负责人、依托单位科研管理部门负责人、依托单位财务部门负责人应在相应位置签字或加盖人名章，依托单位应在相应位置加盖单位注册公章。

7. 电子附件目录和电子附件材料　项目负责人应将所有上传的电子附件材料清单制作成电子附件目录，并按照电子附件目录清单的顺序将附件材料电子化后上传。上传的电子附件材料应为项目负责人和参与者取得的与资助项目相关的代表性研究成果。

（二）结题报告填报注意事项

为全面反映资助项目研究成果，客观评估结题项目完成情况，项目负责人在准备和填报结题报告时需注意以下事项：

1. 如实合理填报　结题报告填报要保证填报内容真实、数据准确，要严格按照结题报告的格式要求实事求是地填写，同时注意知识产权保护，不得出现国家《科学技术保密规定》中列举的属于国家科学技术秘密范围的内容；不得出现任何违反科技保密和科技安全规定的涉密信息、敏感信息。

2. 填报研究成果　项目负责人撰写结题报告时不得将未正式发表/未在线发表或未标注国家自然科学基金项目资助和项目批准号等的论文列入结题/成果报告；不得将非项目负责人或非主要参与者取得的研究成果列入结题/成果报告；不得将与受资助项目无关的研究成果列入结题报告；不得直接复制论文内容作为结题报告内容；不得将早于项目资助开始时间的成果列入结题报告。

3. 标注基金编号　发表的研究成果，项目负责人和参与者均应如实注明得到国家自然科学基金项目资助和项目批准号。对于受到多个基金资助的研究成果，请注明基金数量及国家自然科学基金在其中发挥的作用。国家自然科学基金作为主要资助渠道或者发挥主要资助作用的，应当将其作为第一顺序进行标注。

4. 遵守科技伦理　项目负责人在科学基金项目研究成果的发布、传播和应用中，涉及科技伦理敏感问题的应当遵守有关规定，严谨审慎。

5. 成果公开　国家自然科学基金委员会在准予项目结题之后，按照相关规定将在国家自然科学基金大数据知识管理服务门户及国家科技报告服务系统上公布结题报告全文。对于目前尚不宜公开的实验数据、原始材料等信息，不必在结题报告中出现，但需要在结题报告中的相应位置给予保密说明。

第五节　量性研究论文报告规范

护理学研究可采用多种形式和方法，其中量性研究与质性研究是两种主要的研究方法。采用量性研究后撰写的论文即为量性研究论文（quantitative research paper）。护理量性研究论文主要包括实验性研究论文和观察性研究论文，其撰写应符合一定的报告规范，以保证论文报告的清晰性、完整性、透明性和一致性。

一、量性研究论文报告的基本原则

（一）科学性原则

论文的基本观点和内容能反映护理现象中客观事物发展的基本规律。文中的基本观点是基于对事实材料的科学分析得出的，而非主观臆想随意编造的。作者撰写论文时应本着实事求是的科学态度，做到学术观点明确、论据充分、研究方法科学合理、计算准确、引文正确、用词贴切、结论严谨客观、推理符合逻辑等。

（二）创新性原则

量性研究论文所反映的护理研究应涉及新观点、新理论、新方法、新技术、新成果、新发明及新应用等。具体可表现为：论文的观点是前人未提过的、论据或材料是他人不曾用过的、论文的结果有新的发现或澄清了某方面的看法等。创新是研究论文的价值所在，强调论文应有自身的独到之处。

（三）实用性原则

护理是一门应用学科，护理研究的最终目的是解决护理实践中的实际问题，从而指导和改进临床护理实践，为人类的健康服务。因此，与研究论文相关的护理研究课题应考虑其在护理领域中的实用性，研究论文撰写时应明确研究结果对临床护理实践和护理学科发展的意义。

（四）规范性原则

论文的撰写具有一定的规范性。学位论文的撰写要符合题名、摘要、关键词、正文、参考文献、附录、图表等内容和格式的写作规范。期刊论文的撰写要符合各期刊发表的具体要求。使用医学名词、计量单位、绘制图表等均应符合规范。符合规范的研究论文可以减少信息传递与交流过程中的失误，达到准确高效记录和传播学术信息的目的。

（五）真实性原则

真实性原则既是撰写量性研究论文的基本要求，也是原则性要求。要求论文撰写时所用资料和数据必须真实、可靠，经得起推敲与检验。数据分析过程中应合理客观，不可伪造或篡改数据。对文中所引用的文献资料也要分析文章质量，查出原始出处，不断章取义或随意编造。

（六）可读性原则

论文的撰写是为了记录和传播护理学科技信息，因此，论文应具有良好的可读性。量性研究论文结果中往往包含大量的数据，应对数据进行梳理分析，并对数据内涵进行解释，而非简单堆砌数据。论文应结构清晰，文字表达应简洁，专业术语使用应准确，图表使用应规范。

（七）伦理性原则

研究开展过程中应遵循科研伦理规范，对受试者进行保护，并在研究论文中对伦理保护过程进行阐述。论文写作过程中如需引用他人观点，应进行规范引注，不可剽窃他人观点和成果。对任何实质上为本研究提供过帮助的人应在论文中予以致谢。论文发表时的署名应按照实质贡献进行排序。

二、随机对照研究报告规范

准确完整地描述随机对照研究的设计、实施、分析和结果，能够帮助读者判断研究的内部和外部有效性。试验报告统一标准（Consolidated Standards of Reporting Trials，CONSORT）是目前最权威、应用最广泛的随机对照研究报告规范。该标准由临床研究人员、统计学家、流行病学家和生物医学杂志编辑等专业人员组成的国际小组于1996年制定和发布，并进行了三次修订和更新，目前最新版本为2025年发布的版本。CONSORT 2025声明包括30个条目的报告清单和一张流程图。报告清单从标题和摘要、开放科学、引言、方法、随机化、结果、讨论等七个方面介绍了随机对照研究报告的规范化建议。CONSORT 2025报告清单在"标题和摘要"部分1个条目中规定，报告标题中应体现随机对照研究设计，要提供结构化摘要，包括研究设计、方法、结果和结论。在"开放科学"部分4个条目中规定，应介绍研究的注册信息、研究方案和统计分析计划、获取共享数据的途径和方法、研究资助来源和利益冲突声明等。在"引言"部分2个条目中规定，应描述研究背景和理由，要阐明与获益和危害相关的具体目的。在"方法"部分9个条目中规定，应详尽描述患者或公众参与研究的具体情况、研究设计、研究方案变更、研究场所、研究对象纳入标准、研究场所和干预措施提供者的资格标准、干预与对照措施的详细信息、预先规定的主要和次要结局指标、危害的定义和评估方法、样本量的确定、中期分析和停止准则的说明等。在"随机化"部分5个条目中规定，应描述随机序列生成者和使用方法、随机化类型和限定细节、分配隐藏机制、负责入组和分配的人员是否知晓随机分配序列、盲法的实施对象和方法、统计学分析方法等。在"结果"部分7个条目中规定，应描述研究对象参与流程和流程图、招募过程、干预和对照措施的实施、基线数据、各组纳入分析的数量、结局和估计值、各组不良事件或非预期事件、辅助分析方法等。在"讨论"部分2个条目中规定，应讨论与研究结果相对应的解释，权衡结果的利弊，并考虑其他相关的证据，应讨论研究的局限性，阐述潜在偏倚的来源、不精确和普适性等。CONSORT报告流程图主要用于说明研究对象入组、分配、随访和分析的流程。完整的CONSORT报告清单、流程图和使用说明等可在CONSORT官方网站上获取。

三、非随机对照研究报告规范

在护理研究过程中，由于实际条件或伦理因素的限制，随机分组有时很难实现，而是由研究者根据研究条件或人为设定的标准对研究对象进行分组。由于缺少了随机分组这一提高研究内部

笔记栏

真实性的重要措施，非随机对照研究论文报告应该透明严谨，以便读者判断研究结果的可靠性。美国疾病预防控制中心于 2004 年发布的非随机对照设计报告（Transparent Reporting of Evaluations with Non-randomized Designs，TREND）声明包括 22 个条目，从标题和摘要、引言、方法、结果和讨论等 5 个方面介绍了非随机对照研究报告的规范化建议。TREND 声明与 CONSORT 声明有相似之处，但针对行为和公共卫生干预领域的非随机对照研究特点，对研究理论、分配方案和基线可比性等内容进行了补充和调整。TREND 声明中的条目 2"背景"除了要求介绍研究的科学背景与理由外，还要求介绍设计行为干预措施时使用的理论。条目 8"分配方法"中除了要求描述分配单位（如个人、群体、社区）和分配方法（如区组设计、分层、最小化）外，还要求描述为减少因非随机化而可能出现的偏倚所采取的措施（如匹配）。条目 15"基线一致性"中要求描述各组基线一致性的数据和用于控制组间基线差异性的统计学分析方法。条目 20"结果解释"中要求对结果的解释应考虑研究假设、潜在偏倚的来源、测量的不精确性以及累加分析，以及其他局限性，对结果的讨论应考虑干预措施作用的机制或可能的机制等，要讨论干预措施实施的成功和遇到的阻碍，以及干预的真实性，要讨论对研究、实践和政策的启示。TREND 声明没有扩展版，其清单全文和使用说明可在美国疾病预防控制中心网站上获取。

四、观察性研究论文报告规范

与实验性研究相比，观察性研究受实际条件限制较少，相对较易于实施，但研究中可能存在各种混杂因素使研究结果产生偏倚，因此观察性研究论文规范报告研究的过程和结果有助于读者判断研究结果的内部和外部真实性。加强流行病学中观察性研究报告质量（Strengthening the Reporting of Observational Studies in Epidemiology，STROBE）声明是目前应用最广泛的观察性研究报告规范。STROBE 声明制订始于 2004 年，由流行病学专家、方法学专家、统计学专家、研究人员和期刊编辑等共同制订，正式发布于 2007 年，包括 22 个条目，从标题和摘要、引言、方法、结果、讨论和其他信息等 6 个方面介绍了观察性研究论文报告的规范化建议，主要适用于队列研究、病例对照研究和横断面研究。其中 18 个条目为 3 种研究通用，其余 4 个条目（条目 6、12、14、15）则根据设计类型不同规定了相应的报告建议。条目 6"研究对象"规定 3 种研究均要描述研究对象纳入和排除标准、研究对象来源和选择方法；队列研究要描述研究对象随访方法，对于匹配队列研究，要报告匹配标准和暴露与非暴露人数；病例对照研究要描述确认病例和选择对象的方法，选择病例和对照的理由。条目 12"统计方法"规定 3 种研究均要描述所有统计方法，包括混杂因素控制方法，描述亚组分析和交互作用分析方法，描述缺失数据处理方法，描述敏感性分析的方法；队列研究可能需要描述失访处理的方法；病例对照研究可能需要描述病例和对照如何进行匹配；横断面研究可能需要描述针对抽样策略的分析方法。条目 14"描述性资料"规定 3 种研究均要描述研究对象的特征（如人口学、临床及社会特征）、关于暴露和潜在混杂因素的信息，要指明各变量上存在缺失数据的人数；队列研究要总结随访的时间（如平均和总随访时间）。条目 15"结局数据"规定队列研究要报告随时间推移的结局事件数或综合测量指标；病例对照研究要报告各暴露类别人数或暴露的综合测量指标；横断面研究要报告结局事件数或综合测量指标。完整的 STROBE 清单和使用说明可在 STROBE 声明官方网站上获取。

第六节　学位论文的撰写

一、学位论文的特点

学位论文（thesis/dissertation）是作者提交的用于其获得学位的文献，是标明作者从事科学研究取得的创造性成果和创新见解，并以此为内容撰写的、作为提出申请授予相应的学位时评审用的学术论文。学位论文是学生在导师指导下对所完成科研活动的规范性的文字记录，通常是学生的毕业论文，是判断学位申请者学术水平的重要依据，也是学位申请者获得学位的必要条件。其中，硕士学位论文表明作者在本门学科上掌握了坚实的基础理论和系统的专门知识，对所研究课题有新的见解，并具有从事科学研究工作或独立承担专门技术工作的能力。博士学位论文表明作者在本门学科上掌握了坚实宽广的基础理论和系统深入的专门知识，在科学和专门技术上作出了创造性的成果，并具有独立从事科学研究工作的能力。

学位论文作为一种学术论文，首先具有研究论文的基本特征，如科学性、创新性、实用性、规范性、真实性、可读性、伦理性等。此外，学位论文还有自身固有的一些特点。①指导性：学位论文是学生在导师指导下完成的一份作业。导师需要对学生从研究选题、文献查阅、研究设计、资料收集、资料分析、论文写作等每一步进行悉心指导，方有可能产出高质量的学位论文。②习作性：学位论文撰写是学校课程教学计划的重要组成部分，是训练学生特别是研究生的科研思维及科研能力的重要手段。学位论文的撰写为学生提供了一个将理论运用于科研实践的锻炼机会，带有明显的习作性特征。③局限性：由于学位论文的撰写者是学生，他们多是研究队伍中的新手，受研究能力、研究水平、研究时间等条件的限制，学位论文，尤其是硕士学位论文所反映的研究成果很难代表本领域最高的学术水平。当然也不排除一些学生通过努力和导师指导，产出高水平的研究成果或写出高质量的论文。

二、学位论文的基本结构

根据 2006 年发布的 GB/T 7713.1—2006《学位论文编写规则》，学位论文一般采用"五部"结构，即前置部分、主体部分、参考文献表、附录、结尾部分。不同高校在护理学位论文撰写格式要求上可能略有差异。学位论文"五部"中各部分所包含的常见项目见表 9-1。

表 9-1　学位论文的"五部"结构

模块	常见项目
前置部分	①封面；②封二（如有）；③题名页；④英文题名页（如有）；⑤勘误页（如有）；⑥致谢；⑦摘要页；⑧目次页；⑨插图和附表清单（如有）；⑩注释表（如有）
主体部分	①引言；②研究方法；③结果；④讨论；⑤结论
参考文献表	参考文献
附录	附录
结尾部分	①索引（如有）；②作者简介；③其他；④学位论文数据集；⑤封底（如有）

三、学位论文的写作要求

由于学位论文与研究前期所形成的研究开题报告密切相关（开题报告是在研究开始之前拟订的详细研究计划，学位论文是在研究完成之后所形成的规范性学术文书），因此撰写学位论文时，前半部分涉及研究的背景与重要性、研究相关文献回顾、研究方法学等内容可参照开题报告中的内容撰写要求来完成。以下是学位论文各部分撰写的基本要求：

（一）前置部分

1. **封面**　是学位论文的外表面，对论文起装潢和保护作用，并提供相关的信息。根据国家标准，学位论文封面应包括题名页的主要信息，如论文题名、论文作者等。其他信息可由学位授予机构自行规定。

封面中最重要的信息是题名。题名（title），又称为文题、题目、标题，以简明的词语恰当、准确地反映论文最重要的特定内容。学位论文中的题名应中英文对照，通常标注在学位论文封面的明显位置。其写作的基本要求如下：

（1）准确：即要求学位论文题名的用词能正确、客观地反映论文的核心内容，符合科学性。题名用词必须考虑有助于选定关键词和编制题录、文摘等二次文献，可以提供检索用的特定实用信息。在整篇学位论文中的不同地方出现时，题名应完全相同。

（2）简明：即要求学位论文题名简洁、明了，做到既言简意赅，又能为读者提供必要的信息以了解论文的内容，一般不超过 25 字。

（3）规范：包括两方面，一是题名格式上的规范，要求题名置于正确的位置，通常置于封面明显位置，居中排列，一般用较大的字号或粗体字表示；二是词语规范，有关名词术语、缩略词、翻译语词等要用常用的、约定俗成的和工具书指定的规范用词，应避免使用不常用的缩略词、首字母缩写字、字符、代号和公式等，以避免引起歧义。

（4）新颖和醒目：强调学位论文题名的创新性、独特性和对读者的吸引力。由于题名是读者认识论文的第一窗口，一个别具一格、独具特色和引人注目的题名能不由自主地吸引读者，增加读者的阅读兴趣。但新颖、醒目的题名应建立在准确、简明和规范的前提下，不能刻意追求，以免文不对题或夸大其词。

2. 封二　包括学位论文使用声明和版权声明及作者和导师签名等，其内容应符合我国著作权相关法律法规的规定。

3. 题名页　包含论文全部书目信息，单独成页。题名页主要内容包括：中图分类号、学校代码、国际十进分类法（Universal Decimal Classification，UDC）、密级（按国家规定的保密等级及代码）、学位授予单位、题名和副题名、责任者（包括论文的作者、导师姓名、职称等）、申请学位类别和级别、学科专业、研究方向、论文提交日期、培养单位等。

4. 英文题名页　是题名页的延伸，必要时可单独成页。

5. 勘误页　学位论文如有勘误页，应在题名页后另起页。在勘误页顶部应放置题名、副题名（如有）、作者名等信息。

6. 致谢　是作者对完成论文有实质性帮助的单位和个人表示谢意的一种方式。通常致谢的对象包括：①科学基金、资助研究工作的奖学金基金、合同单位、资助或支持的企业、组织或个人。②协助完成研究工作和提供便利条件的组织或个人。③在研究工作中提出建议和提供帮助的人。④给予转载和引用权的资料、图片、文献、研究思想和设想的所有者。⑤其他应感谢的组织或个人。致谢可放在前置部分，也可放在结尾部分。

7. 摘要页　包括论文摘要及关键词、分类号等的总和，单独编页。

（1）摘要（abstract）：是论文内容的简要陈述，是一篇具有独立性和完整性的短文，一般以第三人称语气写成，不加评论和补充的解释。摘要是论文要点的浓缩，是论文的主要观点和精华所在，起检索和报道论文的作用。学位论文摘要一般要求中文和英文摘要两部分。护理学位论文摘要的写作多采用结构式的固有格式，即目的、方法、结果、结论。①目的（objective）：简要说明本研究的目的。②方法（methods）：简要说明研究设计的具体方案、研究的抽样方法与样本量、干预方案（若有）、研究对象的分组方法（若有）、研究工具、结局指标、资料收集和分析方法等。③结果（results）：简要列出研究的主要结果和数据，并给出统计学显著性检验的确切值，说明有何新的发现。④结论（conclusion）：简要说明主要结果的意义或应用价值，是否可推荐或推广等。如果整个研究分为几个部分，应对各部分的研究方法和结果进行分别阐述。

此外，摘要的写作还应注意：①摘要应具有独立性和自明性，即不阅读论文的全文，就能获得必要的信息。摘要中有数据、有结论，是一篇完整的短文，可以独立使用，可以引用。摘要的内容应包含论文的主要信息，供读者确定有无必要阅读全文，也可供二次文献（文摘等）采用。②力求简洁明了，尽量使用短句。中文摘要一般字数为 300～600 字，外文摘要实词为 300 个左右。如遇特殊需要，字数可以略多。③避免使用缩写词和晦涩难懂的词句，摘要中应尽量避免采用图、表、化学结构式、非公知公用的符号和术语。④以第三人称语气撰写，而非第一人称。⑤一般不用参考文献。

（2）关键词（keywords）：是为便于文献检索从题名、摘要或正文部分选取出来用以表示论文主题内容的词或词组。作者一般是在完成全文后从题名或正文中选取那些最能反映论文主要内容信息或在论文中出现频率较高的词汇作为关键词。每篇学位论文通常选择 3～8 个词作为关键词。关键词应体现论文特色，具有语义性，在论文中有明确的出处。为了便于检索和国际交流，关键词须列出中英文，且中英文关键词的顺序应保持一致。如有可能，尽量采用《汉语主题词表》或各专业主题词表提供的规范词。此外，还建议增加"护理"作为关键词，以提示学位论文的学科属性。

8. 目次页　是论文中内容标题的集合，目次页每行均由标题名称和页码组成，包括引言（前言）、章节或大标题的序号和名称、小结（结论或讨论）、参考文献、注释、索引等。

9. 插图和附表清单　论文中如图表较多，可以分别列出清单置于目次页之后。图的清单应有序号、图题和页码。表的清单应有序号、表题和页码。

10. 注释表　符号、标志、缩略词、首字母缩写、计量单位、名词、术语等的注释说明，如需汇集，可集中置于图表清单之后。

（二）主体部分

1. 引言（introduction）　与开题报告中引言的写法与要求一致，通常包括研究问题的背景、研究问题的重要性、研究问题的陈述和研究目的的陈述等。学位论文中有关历史回顾、国内外研究的综合评述、理论分析和概念框架等，可以单独成章，作为相关文献综述部分，用足够的文字叙述。对于相关概念的定义可放在引言部分，也可单独罗列。

书写引言时应注意：①开门见山，言简意赅，重点向读者陈述研究目的、介绍研究背景、说明立题依据，使读者明确本研究要解决的问题。引言不要与摘要雷同，不要成为摘要的注释。一般教科书中有的知识，在引言中不必赘述。②对前期的研究评价要恰如其分，实事求是，除非确有把握，一般不宜使用诸如"国内外首创""国内外未见报道"等结论性字样。③引言中所涉及的文献应是切题的、最具代表性的参考文献，避免引文过于繁杂。

2. 研究方法（methods）　与开题报告中研究方法的写法与要求一致。研究方法部分是判断学位论文科学性、严谨性和研究质量的重要依据。写作这部分内容时，应力求体现可重复性原则，做到深入、全面、系统地介绍本研究所采用的研究方法和实际研究过程，以方便读者进行重复和验证；要注意强调研究质量的控制措施，以保证研究过程的严谨和研究结果的可信；同时也要注意遵循研究中的伦理原则，保护受试者的权利。

3. 结果（results）　是研究者通过对原始资料和数据进行审查核对、分析归纳和统计处理后得出的用于回答研究问题的数据与事实。结果是论文的核心部分，是引出讨论和结论的主要依据。书写研究结果时应注意：

（1）结果要正确：要将研究收集到的资料进行整理、核对、分析、归纳后方能得出结果，得出结果前要仔细核对录入数据的正确性及统计学分析方法的准确性。应对所得数据进行统计学处理并给出具体的统计值，体现统计学分析结果和差异的显著水平，并正确使用法定计量单位。要实事求是、准确无误，既要报告阳性结果，也要报告阴性结果。

（2）逻辑要清晰：要按照逻辑顺序描述研究结果，一般应先呈现描述性统计结果，后呈现推断性统计结果。

（3）形式可多样：一般宜采用精练的文字来表达研究结果，当文字描述过于冗长时，可采用图、表等形式来归纳研究结果，但各种形式所表达的结果之间应尽量减少重复。

（4）图应规范：图应具有"自明性"，即只看图、图题和图例，不阅读正文，就可理解图意。图应有编号，图的编号由"图"和从1开始的阿拉伯数字组成，例如"图1""图2"等。图宜有图题，并置于图的编号之后。图的编号和图题应置于图下方的居中位置。应注意针对不同数据采用合适的统计图，例如线形图常用于描绘研究结果随时间推移所发生的动态变化，条形图常用于比较各独立事件发生的频率，饼状图常用于呈现一个数据中各项的大小与各项总和的比例。照片图要求主题和主要显示部分的轮廓鲜明，画面清晰，便于制版。

（5）表应规范：表一般采用国际通行的三线表形式，也应具有自明性、编号和表题。表的编号和表题应置于表上方的居中位置。如某个表需要转页接排，在随后的各页上应重复表的编号。编号后跟表题（可省略）和"（续）"，如：表1（续）。续表均应重复表头。

（6）不宜引用参考文献：结果是作者自己的研究成果，在结果部分的书写一般不宜引用他人文献，否则有抄袭之嫌。

4. 讨论（discussion） 主要是对研究结果进行深入分析、科学解释和评价。讨论是研究者学术思想展开的部分，重在阐明事物间的内在联系与规律以及研究结果在理论与实践中的意义，为结论提供科学依据。讨论中书写的主要内容包括：①总结本研究的主要结果，针对研究目的，分析研究结果出现的原因，阐明结果在理论与实践中的意义，明确结果是否达到预期目的，是否能印证研究假说。②与国内外相关文献的研究结果或观点进行比较，分析异同及其可能的原因，提出自身观点和见解。③指出本研究对临床实践的意义，突出本研究的特色与创新。④实事求是地分析本研究的创新性、可推广性和局限性，对未来研究提出合理化建议。在学位论文中，研究的创新性和局限性需要重点陈述，分析时应注意实事求是、深入分析，找出本研究最独特的创新点和最主要的局限性。

书写讨论部分时应注意：①观点应鲜明，逻辑应清晰，层次应分明，可以分点进行阐述。②用语要严谨，对自身研究的评价要客观公正，实事求是，不要轻易得出"弥补国内外空白""国内外首创"等结论。③要紧扣研究问题进行讨论，突出研究中的新发现、新观点、新理论。④要注意引用文献，与国内外以往研究结果进行比较，或结合相关理论进行分析。

【例1】 以"两种中心静脉输液技术的经济学评价研究"为例，说明学位论文研究方法中"质量控制措施"和讨论中"研究的创新性和局限性"部分的撰写方法。

质量控制措施：

1. 方法学支持 通过文献检索和咨询国家卫生健康委员会卫生技术评估重点实验室（复旦大学）的专业人员，确保成本核算方法上的科学性。

2. 熟悉临床操作和环境 在资料收集前，调查员需熟悉各类资料收集部门的工作，如各项操作的操作流程。并请临床工作者向调查员介绍所需要的信息系统的内容和使用方式，使调查员熟练掌握各系统的资料收集。做好对人员及资质、使用的设备、材料及其变异程度的评估。

3. 测量设备 成本横断面调查时，要对秒表的功能进行检查，并使用同一个秒表进行时间的测量。

4. 临床资源支持 本研究通过复旦大学附属肿瘤医院伦理审查并取得管理部门的同意，将复旦大学附属肿瘤医院相关部门的负责人员纳入研究中，确保资料收集的可及性。

5. 资料录入和核对 资料由双人平行录入，由研究者本人及一名研究无关人员录入，并进行核对。数据界值和检查项目的设置应符合逻辑，通过录入、复查、更正等步骤，确保资料的准确。资料录入完成后再随机抽取5%的原始资料，检查录入的质量和纠正错误。

研究的创新性：

1. 研究内容的创新 本研究针对PICC和PORT两种中心静脉输液技术的经济学评价，在国内首次采用成本-效果分析，全面、系统地评价了PICC和PORT技术从置管到拔管全过程的成本－效果，为决策者、管理者、实践者选择安全、有效、经济的中长期中心静脉输液通路提供了经济学证据。

2. 研究方法的创新

（1）成本－效果分析：本研究在国内首次将成本－效果分析应用在中心静脉输液技术的经济学评价中，为护理人员开展护理技术的经济学评价研究提供了方法学参考。

（2）倾向性评分匹配法：本研究采用倾向性评分匹配法，均衡了回顾性队列研究中两组研究对象的基线，为护理人员开展真实世界研究时，对基线及混杂因素的科学处理提供了方法学参考。

（3）综合指数法：本研究首次在中心静脉输液技术的经济学评价中采用综合指数法，构建了能全面评价 PICC 和 PORT 输液技术全程效果的综合效果指数，为护理人员开展综合效果评价提供了方法学参考。

研究的局限性：

1. 导管留置时间的局限性　本研究根据导管留置时间进行了分层，由于留置9～12个月和留置＞12个月这两组的样本量较小，在留置9～12个月组中，有2个亚组的基线不均衡，但因PICC 样本量极少而未进行匹配，可能影响该组研究结果的准确性。此外，在留置＞12个月组中，由于 PICC 常规最多留置12个月，本研究中 PICC 留置超过12个月的例数极少，故未能对两种技术留置时间＞12个月时进行成本－效果评价。

2. 维护期间材料的异质性　本研究所采纳的回顾性队列研究中，研究对象在置管、维护、拔管过程中使用的材料具有一定的异质性，包括 PICC 维护中的贴膜种类（美舒贴膜或Ⅳ 3000 贴膜），以及使用思乐扣与否。本研究为了降低不同材料对成本和效果影响的偏倚，仅纳入了每次维护均使用同一品种的贴膜、均使用或均不使用思乐扣的患者。但在真实世界中，同一位患者在每次维护时可能选择的贴膜不同、可能使用或不使用思乐扣，故研究结果对真实世界中导管的维护可能存在一定偏倚。

来源：王凯蓉. 两种中心静脉输液技术的经济学评价研究［D］. 上海：复旦大学，2020.

分析：该论文从方法学支持、熟悉临床操作和环境、测量设备、临床资源支持、资料录入和核对5个方面论述了该研究的质量控制措施，涵盖了从研究设计到资料收集和分析的全过程。从研究方法和研究内容两方面对研究的创新性进行了分析，从导管留置时间的局限性和维护期间材料的异质性两方面对研究的局限性进行了分析，分析紧扣研究实际情况，分点进行陈述，思路清晰。

5. 结论（conclusion） 又称小结（summary），是论文全文的概括和总结。论文的结论是最终的、总体的结论，不是正文中各段小结的简单重复。结论反映本研究中的结果以及理论分析所产生的结论性意见、学术观点或见解，因此结论的书写要准确、完整、明确、精练，不要与结果或讨论部分重复。如果不可能导出应有的结论，也可以没有结论而进行必要的讨论。可以在结论或讨论中提出建议、研究设想、仪器设备改进意见、尚待解决的问题等。

（三）参考文献表

参考文献（references）是为撰写或编辑论文而引用或参考的有关文献资料。参考文献表是文中引用的有具体文字来源的文献集合。参考文献是论文的基础，一个研究从研究选题，到方法学选择，再到结果的讨论都需要建立在他人文献或观点的基础上。

引用参考文献的基本原则包括：①权威性：选择权威性文献。②准确性：忠实于原文，不断章取义，所有被引用文献均要列入参考文献表中。③时效性：文献应能反映行业的最新研究成果和前沿研究信息，一般要求以近5年发表的文献为主。④规范性：采用规范的文献著录格式。目前国内护理学位论文通常按照国家标准 GB/T 7714—2015《信息与文献　参考文献著录规则》，采用"顺序编码制"。

笔记栏

1. 期刊文献 ［序号］主要作者. 文献题名［文献类型标识］. 刊名，出版年份，卷次（期号）：起止页码.

【例2】［1］俞晓晶，徐雪芬，许莉莉，等. 基于虚拟现实技术的产前健康教育课程的构建及应用［J］. 中华护理杂志，2024，59（2）：184-190.

2. 图书文献 ［序号］主要作者. 书名［文献类型标识］. 版次（第1版不标注）. 出版社，出版年：起止页码.

【例3】［2］胡雁，王志稳. 护理研究［M］. 6版. 北京：人民卫生出版社，2022：211-247.

3. 学位论文 ［序号］作者名. 题名［文献类型标志］. 保存地：保存单位，年份：页码.

【例4】［3］霍苗. 临床护士循证护理实践行为影响因素及作用路径研究［D］. 吉林：吉林大学，2023：20-25.

4. 电子资源 ［序号］主要责任人. 题名［文献类型标识］.（公布或修改日期）［访问日期］. 获取和访问路径.

其中［EB/OL］代表网上电子公告，［R/OL］代表网络发布的报告，［S/OL］代表网络发布的标准。

【例5】［4］国家自然科学基金委. 2024年度国家自然科学基金项目指南［EB/OL］.（2024-01-11）［2024-03-15］. https://www.nsfc.gov.cn/publish/portal0/ tab1503/.

（四）附录

附录（appendix）是作为论文主体部分的补充，并不是必需的。在护理学位论文中，作者通常将与正文相关但又不便于放入正文中的图、表、标准、研究工具、知情同意书等放入附录中，以便读者能更好地理解研究者的观点或见解。

（五）结尾部分

结尾部分主要包括：①索引（如有）：包括分类索引、著者索引、关键词索引等。②作者简历：包括作者的教育经历、工作经历、攻读学位期间发表的论文和完成的工作等。③其他：包括学位论文原创性声明等。④学位论文数据集：包括反映学位论文主要特征的33项数据，如关键词、密级、中图分类号、学位授予单位名称等，一般以表格形式呈现。⑤封底（如有）。

第七节　量性研究期刊论文的撰写和投稿

一、量性研究期刊论文的基本结构

根据2022年发布的GB/T 7713.2—2022《学术论文编写规则》，量性研究期刊论文的结构可归纳为"三部"：前置部分、正文部分、附录部分。根据不同期刊投稿要求，撰写格式和要求可能略有不同。量性研究期刊论文"三部"中各部分所包含的常见项目见表9-2。

表9-2　量性研究期刊论文的"三部"结构

模块	常见项目
前置部分	①题名；②作者信息；③摘要；④关键词；⑤其他项目
正文部分	①引言；②主体（研究方法；结果；讨论）；③结论；④致谢；⑤参考文献
附录部分	附录

笔记栏

二、量性研究期刊论文的写作要求

期刊论文由于期刊版面字数的限制，一般不刻意追求论文文字或数据的翔实性，因此写作时作者应注意行文的高度浓缩、高度凝练，达到言简意赅、简明扼要。期刊论文应考虑读者的需要、爱好和论文的可读、易读程度，注意：①使用通俗易懂的语言文字；②对于抽象难懂的专业术语予以适当的解释和说明；③行文简约，多用短句；④文章主题清晰、篇章结构合理、层次分明；⑤图表清晰规范、数据完整等，使读者能在短时间内获取论文较丰富的信息。以下是量性研究期刊论文各部分撰写的基本要求：

（一）前置部分

1. 题名 一个好的题名，既要言简意赅，又要具有信息，因此题名十分讲究写作技巧。期刊论文的题名写作原则与学位论文类似，一般认为中文期刊论文的题名不宜超过25个汉字，不同期刊对题名字数有不同要求。题名语义未尽时，可用副题名补充说明论文中的特定内容。研究成果分几篇报道，或是分阶段的研究结果，可用不同副题名以区别其特定内容。

2. 作者信息（authorship） 即作者署名，是期刊论文的组成部分。通过署名，可声明作者拥有著作权，有效维护作者的劳动成果，同时也体现文责自负，方便编辑、读者与作者间的联系。

（1）作者署名的条件：对论文有实际贡献的责任者应列为作者，包括参与选定研究课题和制订研究方案、直接参加全部或主要部分研究工作并作出相应贡献，以及参加论文撰写并能对内容负责的个人或单位。

（2）作者署名的原则和方法：作者署名遵循实事求是的原则。在署名过程中应注意：①署名应按对论文的贡献大小及担负相关研究具体工作的多少来排列，而不是按照职位高低或社会威望高低来排列。通常第一作者应是研究工作的主要执行者及论文的主要撰写人，通信作者是研究课题的总体设计者和论文的核心构思者，是论文的主要负责人和联系人。②个人的研究成果，标注个人作者信息。集体的研究成果，标注集体作者信息，即列出全部作者的姓名，不宜只列出课题组名称。③署个人姓名时必须用真名，不用笔名或假名。④个人作者应标明工作单位全称，通信作者还应标明通信地址、邮政编码、电子邮件、学历、研究领域等信息。

3. 摘要和关键词 护理期刊论文的摘要一般包括目的、方法、结果和结论四个部分。与学位论文相比，期刊论文的摘要更加精练，不同期刊对摘要字数要求可能不同。关键词一般为3～8个，宜从《汉语主题词表》或专业词表中选取。未被词表收录的新学科、新技术中的重要术语以及地区、人物、产品等，可选作关键词。

4. 其他项目 基金资助项目产出的论文，应标注该基金名称及项目编号；宜标注收稿日期和修回日期，此项目也可标注在文末；可标注引用该论文的参考文献格式；可标注论文增强出版的元素以及相关声明，如二维码、网址链接、作者声明等，此类元素也可标注在论文其他部分的适当处。

（二）正文部分

正文部分通常包括引言、主体、结论、致谢、参考文献和附录等。正文的表述应科学合理、客观真实、准确完整、层次清晰、逻辑严密、文字顺畅。

1. 引言 中文期刊论文引言通常包含研究的背景、目的、理由、预期结果及其意义和价值。引言的编写应切合主体、言简意赅，以300～500字为宜，突出重点、创新点，客观评价前人的研究，如实介绍作者自己的成果。国外期刊论文往往还需要在引言部分提供理论框架和文献回顾等内容，所占篇幅较大。

【例1】 以"A型主动脉夹层患者Ⅰ期心肺康复护理方案的构建及应用"为例，说明引言的写法。

A型主动脉夹层是最严重的心血管疾病之一，病死率高达73%，外科手术是主要的治疗方式，而运动能力下降、低氧血症是术后常见并发症，严重影响患者预后。Ⅰ期心肺康复是针对患者的一种综合康复模式，包括运动、呼吸锻炼、健康教育等干预技术，通常在术后1～3天内开始，能够提高患者运动能力，缩短住院时间，改善预后。由于A型主动脉夹层患者术前需绝对卧床休息，肌肉易发生废用性萎缩，导致术后活动能力严重不足，以及术中失血量大，易导致术后早期循环系统不稳定等，和其他心脏术后患者相比，更需严密监测生命体征变化，循序渐进地制订个性化Ⅰ期心肺康复方案，如国内学者基于时机理论的A型主动脉夹层患者Ⅰ期心脏康复方案，以诊断期、围手术期、出院准备期3个阶段，从运动处方、呼吸功能锻炼、心理处方、健康教育4个方面进行干预，改善患者的心功能及生活质量。然而临床实践中发现，A型主动脉夹层患者由于害怕血压升高再次引发主动脉夹层相关并发症，术后不敢进行运动，此外，患者性格特点、家庭背景、健康认知等均不同，导致运动依从性差。计划行为理论阐明了心理社会因素与行为产生之间的关系，通过纠正患者的行为态度，提高主观规范和知觉行为控制，促进其产生行为意向，其特点是对个性化行为干预和管理有良好解释力，纠正患者错误认知，弥补目前的Ⅰ期心肺康复方案对心理社会因素关注不足的缺陷。因此，本研究构建基于计划行为理论的Ⅰ期心肺康复方案，并将其应用到临床中，以期能够提高A型主动脉夹层患者术后有氧运动能力，降低低氧血症发生率。

来源：司茜茜，王莹，赵福云，等. A型主动脉夹层患者Ⅰ期心肺康复护理方案的构建及应用［J］. 中华护理杂志，2024，59（9）：1037-1042.

分析：该论文的引言分析了研究问题的背景和重要性，引言首先指出研究的疾病是A型主动脉夹层，通过其病死率数据表明该疾病的严重性。随后指出Ⅰ期心肺康复对该疾病患者康复的重要性，点明该研究的主题。随后通过分析相关文献说明了提出研究问题的依据，即重点分析了国内一项研究中基于时机理论的A型主动脉夹层患者Ⅰ期心脏康复方案的局限性，引出该研究的创新点为基于计划行为理论的个性化行为干预，并剖析其潜在优势，但未对国外的相关研究进行回顾。最后指出研究目的为"构建基于计划行为理论的Ⅰ期心肺康复方案，并将其应用到临床中，以期能够提高A型主动脉夹层患者术后有氧运动能力，降低低氧血症发生率"，但未对研究的长远意义进行更深入的阐述。

2. 主体 是论文的核心，占论文的主要篇幅，论文的论点、论据和论证均在此部分阐述和展示。主要包括研究对象、研究方法、结果和讨论等内容。不同期刊采用的具体格式有所不同。

（1）研究对象：此部分应介绍研究对象的来源、纳入和排除标准、抽样方法、样本量及计算过程、实验性研究中应介绍分组方法。①研究对象的来源：应介绍研究对象入组的时间，以及来源于何处，如某医院住院处、门急诊或社区等，指明该研究场所是否能够提供足够的样本量。②研究对象的纳入和排除标准：纳入标准主要包括研究对象的年龄、疾病标准、有能力填写相关问卷或接受相关检查、知情同意等。注意纳入研究的临床病例应采用该类疾病诊断公认标准。排除标准为纳入范围内需要排除掉的人群标准，应注意不要重复纳入标准中的内容。③抽样方法：应该介绍采用何种抽样方法，若为随机抽样，应详细描述随机的具体过程。④样本量及计算过程：应介绍采用何种样本量计算的方法，采用何种计算公式以及公式中各参数如何确定，以表明该研究统计学意义的把握度。⑤分组方法：实验性研究中，若设置了对照组，应详细介绍分组的方法。若为随机分组，应介绍随机分组的具体方法和过程，是否进行分配隐藏或盲法。

（2）研究方法：此部分应介绍研究设计方案、干预措施（如有）、测量指标和研究工具、资料收集方法、资料分析方法、质量控制措施、伦理保护措施等。①研究设计：应简要介绍研究设计方案，例如随机对照研究是采用平行对照研究，还是随机对照交叉研究；非随机对照研究是采用同期非随机对照研究还是自身前后对照研究；观察性研究是采用横断面调查、病例对照研究还是队列研究。②干预措施：实验性研究中应详细介绍干预组的干预措施，包括干预方案的形成过程、研究人员组织、干预内容、干预方法、干预时间和频率等，同时也应介绍对照组的护理措施，而不能仅以"对照组采用常规护理"一带而过。③测量指标和研究工具：应介绍研究中测量的主要结局指标和次要结局指标，介绍测量各指标的工具。如果是量表和问卷，应介绍其内容、评分方法、结果判断标准、信度和效度；如果是自行设计的量表，还应介绍其编制的过程、信度和效度的验证方法和结果等；如果是测量仪器，应介绍其种类、厂家、型号、精确度和准确度等。④资料收集方法：应介绍资料收集的具体方法和过程，包括通过何种方式进行研究对象的招募，例如在医院张贴海报、在科室发放传单、在网络平台发布广告等方法；如何获得其知情同意；如何进行指标测量；如何发放和回收问卷；多次测量的研究要介绍每次测量的时间、方法和内容。⑤资料分析方法：介绍所采用的统计学软件及其版本；如何对资料进行整理和录入；对各种研究数据采用何种统计方法；阐明所选择的统计分析模型。⑥质量控制措施：介绍在研究设计、资料收集、资料分析过程中如何对研究质量进行控制，例如是否进行调查员培训，数据录入和分析是否进行双人核对等。⑦伦理保护措施：介绍研究是否取得伦理审批及其批件号；在研究资料收集、分析和结果发表过程中如何保护研究对象的利益，如知情同意权、隐私权、匿名权等。

【例2】 以"回归家庭干预对乳腺癌术后患者康复效果的影响"为例（仅展示摘要部分的方法，正文中"对象与方法"部分见全文），说明研究对象和研究方法的写法。

方法：采用非随机分组的类实验研究设计，于2020年9月至2021年1月在北京市某三级甲等医院乳腺外科病房通过目的抽样选取70例乳腺癌患者为研究对象，愿意参与回归家庭干预的患者纳入试验组，在护理门诊进行干预。选择常规护理的患者纳入对照组，在病房进行干预。干预前、后分别用上臂和肩功能自我评定量表、上肢功能障碍评定简表、癌症康复评价简表及家庭亲密度与适应性量表对两组进行测量。

来源：宋鹏娟，刘均娥，陈少华，等. 回归家庭干预对乳腺癌术后患者康复效果的影响［J］. 中华护理杂志，2022，57（2）：133-139.

分析：该论文"研究对象"部分详细介绍了研究对象来源、纳入和排除标准、样本量，但未阐述样本量计算的方法；介绍了抽样方法为目的抽样，但未具体描述如何进行目的抽样；在研究对象部分写明了该研究的伦理批件号及研究对象的自愿参与和签署知情同意书，但未对其他伦理问题进行阐述；介绍了分组方法为根据自愿选择进行分组，但未分析该分组方式可能造成的偏倚，也未阐述为减少偏倚所采取的措施。"干预方法"部分内容较翔实、全面，描述了干预组和对照组的具体干预方法，介绍了干预方案的理论基础为"人-环境-作业模式"；描述了方案构建的过程，即经过文献综述、理论研究、质性研究、专家咨询、可行性研究、方案修订等几个阶段研究，最终形成干预方案。"评价工具"部分写明了评价指标及其工具，所采用的量表介绍了测量内容、评分方法、信效度等详细内容。"资料收集方法"描述了资料收集及质量控制方法，但干预前采用面对面问卷收集法，干预后采用问卷星收集法，未分析干预前后采用不同的资料收集方法的原因以及可能存在的问题。"统计学方法"部分介绍了统计分析软件和各类型资料的统计学分析方法，但未对资料分析的质量控制进行介绍，例如是否采用双人录入和分析等。

（3）结果和讨论：与学位论文撰写要求一致，但由于篇幅限制，期刊论文应着重强调研究的主要结果，进行针对性讨论。中文学术期刊论文中有时将研究的局限性放在结论部分而非讨论部分。

3. **结论** 是对研究结果和论点的提炼和概括，不是摘要或主体部分内容的简单重复，宜做到客观、准确、精练、完整。如果推导不出结论，也可没有"结论"而写作"结束语"，进行必要的讨论，在讨论中提出建议或待研究解决的问题等。

4. **致谢** 是作者对论文的生成做过贡献的组织或个人予以感谢的文字记录，按需撰写，内容应客观、真实，语言宜诚恳、真挚、恰当。

5. **参考文献** 国内护理期刊论文的参考文献一般也是按照国家标准 GB/T 7714—2015《信息

与文献　参考文献著录规则》，采用"顺序编码制"。国外护理期刊论文的参考文献按照各期刊要求格式编写。

（三）附录部分

附录部分是以附录的形式对正文部分的有关内容进行补充说明。由于版面限制，期刊论文一般不设附录，但那些无法编入正文却对突出主题有较大价值的材料，以及某些重要的原始数据、图、表、设备和技术的详细描述等，可作为附录编排于论文的末尾，通常以期刊网页链接形式出现。

三、国内外护理期刊投稿步骤和注意事项

（一）正确选择期刊

ER9-4
护理期刊投稿步骤和注意事项

国内外护理期刊种类繁多，即使在同一分支学科或同一专业也有许多期刊，并且各个期刊的办刊宗旨、专业范围、主题分配、栏目设置及各种类型文章发表的比例均不相同。因此，选择一本恰当的期刊并非一件易事，常常要花费较多的时间。然而，这是论文写作前必不可少的重要一步，是论文得以发表的极其重要的环节。

1. 选择期刊的途径　通过数据库或期刊的影响因子来选择期刊是护理科研工作者的惯用方法。

（1）通过数据库查找目标期刊：国内护理期刊检索可通过中国知网、维普资讯中文期刊服务平台、万方数据知识服务平台、中国生物医学文献服务系统（SinoMed）等数据库和检索平台。英文护理期刊检索可通过 Web of Science 平台中的期刊引用报告（Journal Citation Reports，JCR）查找护理相关的期刊目录；也可以通过检索全文数据库，如美国国立医学图书馆（National Library of Medicine，NLM）制作的 MEDLINE 数据库收录《国际护理索引》（*International Nursing Index*），CINAHL Complete 数据库收录护理学和综合医疗保健类期刊的索引摘要和全文；也可通过专业索引或文摘检索，如美国心理学学会（American Psychological Association，APA）制作的心理学学术文摘数据库（PsycINFO）收录许多行为科学及心理健康摘要文献。一般通过以上途径即可查找到与论文相关主题及目标期刊。

（2）利用影响因子选择期刊：可利用收录期刊的影响因子（impact factor）来选择期刊。期刊的影响因子是该刊前 2 年发表的文献在当前的平均被引用次数。一般来说，期刊影响因子越高，代表其在相关领域的影响力越大，作者可根据期刊影响因子的高低决定投稿方向。

2. 分析期刊及其载文特点　投稿前，作者应找到目标期刊的官方网站，全面了解该期刊的背景信息与载文特点，评估以下内容：

（1）期刊的专业范围（scope）和论文格式（format）：作者首先应确定自己的论文主题是否在该期刊的征稿或发表范围内，如果答案是"否"，则应立即停止对该期刊的进一步"研究"，而应去寻找其他可能的期刊。拟投论文可能极为优秀，但如果不适合该期刊，则不可能在该期刊发表。

（2）期刊的声望（prestige）：期刊的学术水平高，其声望就高；反之，声望则低。各国护理工作者都希望自己的科研成果能发表在有声望的高质量的专业期刊上。因为声望高的期刊有利于信息的国际传播和交流，并对学术成果的认可具有权威性。然而，世界上最有声望的期刊退稿率也很高，其自由来稿的退稿率一般在 85%～90%，其中不乏许多杰出科学家的高质量论文。因此，选择期刊一定要根据自己论文的实际水平正确定位，不可一味追求最有声望的期刊。

（3）期刊论文的出版时滞（publication lag）：出版时滞即论文从接收到发表的平均时间，这是作者选择期刊时需考虑的一个重要问题。论文的出版时滞与期刊的出版周期及稿件积压（backlogs）情况密切相关。一般来说，在稿件积压相似的情况下，月刊的出版时滞总是短于双月刊及季刊，即月刊的信息时效性优于双月刊和季刊。因此，作者需要了解拟投期刊论文的出版时滞，以了解论文在该期刊发表的平均等候时间。

笔记栏

（4）期刊的读者群（audience）：在选择期刊时必须考虑拟投刊物的读者是否为论文期望达到的读者群，即目标读者。论文作者在写作时必须站在读者的角度，思考为什么这些读者想读该论文。考虑目标读者有助于正确选择投稿期刊，而目标期刊的确定，又能指导自己的写作，使写作更贴近读者的需求。

（5）期刊的发行量（circulation）：期刊的发行量大，表明其信息传播的范围广，影响面大，被社会认可的程度高。然而，对发行量一定要辩证分析，不可盲目追求。如果作者所从事的工作仅限于一个很窄的研究领域，其适于投稿的期刊的发行量虽然很小，但却是作者所希望达到的读者群，那么这个期刊也是投稿的最佳选择。

（6）论文的出版费用（payments）：国内护理学期刊通常收取论文版面费，国外英文护理学期刊收取论文发表费（page charges）及彩图费（cost of color photographs）的政策不尽相同。在选择期刊时一定要了解清楚拟投期刊的各种收费政策，以免造成日后的被动。

（7）期刊论文的来源（origin）：向国外护理期刊投稿时应注意目标期刊是否发表过来自亚洲地区作者的论文。这个问题的答案直接向作者提供这本期刊对来自母语为非英语国家护理论文的开放程度。

通过对以上标准进行判断，可帮助作者选择一本适合的护理期刊，以便使自己的论文最大限度地被同行阅读，达到交流的目的。

（二）熟知投稿须知

几乎所有的生物医学期刊都定期刊登投稿须知，尽管各期刊投稿须知的内容不尽相同、细节繁简不一，但目的相同，即帮助作者更加成功地投稿，使论文发表过程更为简捷、有效。因此，投稿前应初步选择数本目标期刊，对目标期刊的"投稿须知"（Instruction for Authors 或 Guidelines for Authors）仔细研究，并用其指导论文写作。投稿须知的主题一般包括：重复或再次发表（duplicate or redundant publication）；患者隐私权的保护（protection of patients' rights to privacy）；稿件准备（preparation of manuscripts）；技术要求（technical requirements）：如隔行打字、页码编写等；题名页（title page）；作者署名（authorship）；摘要（abstract）和关键词（key words）；正文（text）：引言、方法、结果和讨论（introduction, methods, results, and discussion）；致谢（acknowledgments）；参考文献（references）；表格（tables）；插图（illustrations）及图注（legends）；计量单位（units of measure）；缩写词（abbreviations）和符号（symbols）；同行审稿（peer review）；利益冲突（conflict of interest）；保密（confidentiality）等。

（三）准备稿件

投稿前，作者要根据目标期刊的"投稿须知"认真准备稿件。稿件的准备强调两方面的高质量：稿件的格式和稿件的内容。在稿件格式方面，投给期刊的稿件一定要按照目标期刊的格式要求进行编辑，否则会被退回修改，甚至导致退稿。在稿件内容方面，论文初稿完成后，作者还必须对其内容进行反复推敲和修改，确保论文内容正确无误、数据准确完整、语言表达清晰、用词精练。随着人工智能的发展和应用，各期刊对人工智能在论文写作中的应用规则作出了规定，准备稿件时还应遵守这些规定。

📱 **知识链接**

中华护理杂志社关于使用生成式人工智能技术的有关规定

生成式人工智能（generative artificial intelligence，GenAI）技术是指具有文本、图片、音频、视频、数据、代码、模式等内容生成能力的模型及相关技术。GenAI 正在影响和改变学术研究和论文写作。为维护科研诚信，防范学术不端，确保科研过程和成果的真实性、准确性及透明性，中华护理杂志社于 2024 年 6 月 20 日发布《中华护理杂志社关于使用生成式人工智能技术的有关规定》，指出作者在论文写作过程中应注意：

1. 由于 GenAI 不具备作者的基本属性，且不能承担署名作者的相应责任，不能将 GenAI 工具及其产品、团队作为论文的作者进行署名。

2. 不能将 GenAI 技术用于整篇论文或论文重要部分的撰写（如研究方法、结果和对结果的解释分析等）。所有属于科学贡献或智力劳动范畴的内容均应由作者完成。

3. 不能将 GenAI 技术用于数据图、影像图、照片图、森林图、手术音视频等资料图表的生成，改变或操纵原始研究数据、研究过程及结果。

4. 作者必须对论文内容的真实性、完整性、科学性等负责，包括 GenAI 辅助完成的部分。如果作者在研究和论文撰写中使用了 GenAI 技术，应在论文的"材料与方法"（或类似部分）中进行描述，同时在正文后、参考文献前，公开、透明、详细地说明 GenAI 技术的使用和审查情况。

5. 不得直接使用未经核实的由 GenAI 生成的参考文献。对其他作者已标注为人工智能生成内容的，一般不应作为原始文献引用，确需引用的应加以说明。

6. 作者应配合编辑部将 GenAI 辅助完成的部分（文本、图表、程序等）作为补充材料提交、存档，以便审稿人和编辑对论文的原创性进行评判。

（四）准备投稿信

几乎所有的国际护理期刊编辑部都要求在投稿时附上一封作者给主编的信，即投稿信（cover letter）。投稿信一般以通信作者的名义写给编辑部或主编，内容主要包括：①论文介绍（题名、研究内容、主要结果和意义）；②作者贡献介绍（每位作者对文章的具体贡献）；③稿件适宜的栏目；④为什么此论文适合在该刊上发表；⑤是否属于原创性研究；⑥是否一稿多投（保证论文内容之前未曾发表且未同时投两个或多个期刊）；⑦作者认可和利益冲突声明（保证每位作者都读过并认可稿件，并说明可能存在的利益冲突等）；⑧作者，特别是通信作者的联系方式和签字等。以上内容在不同期刊可能要求略有不同，其中部分项目如利益冲突声明、作者贡献明细等还可能要求以单独的文件或表格形式提供。因此，投稿前需仔细阅读"投稿须知"并按要求准备资料。

以下是投稿信范例：

【例 3】

Dear Editor，

We are pleased to submit the enclosed manuscript entitled "论文题名 ××××××××" by 论文作者 ×××××，××××× and ××××× for your consideration for publication in the ×××××××（杂志名称）. The aim of this study was to ××××××××（论文的主要目的和意义）. We hereby certify that the work is original，has not been previously published，and is not under consideration for publication elsewhere. There are no perceived or potential conflicts of interest in this manuscript，and it has been approved for publication by all authors. The contributions of all authors are listed as follows：××××××××（注明每位作者的贡献）.

Thank you for considering this manuscript for publication. We look forward to further communication.

Yours sincerely，

Name of corresponding author

笔记栏

（五）网络投稿

目前绝大多数护理期刊均已建立专门的网络投稿系统，接受网络投稿。网络投稿采用网络形式发送电子版本，以其方便、快捷和高效的特点已基本取代了传统的以实物包装和邮寄形式的投稿。网络投稿程序可简要概括为：输入期刊网址→登录期刊官方网站→注册成为会员→投稿→查阅审稿信息→修稿。网络投稿过程中一定要严格按照"投稿须知"的要求，一步一步地认真完成电子投稿系统的所有步骤，直至生成一份 PDF 电子文档，审核确认无误后方可完成投稿。部分期刊会发送链接至每位作者邮箱，以便每位作者确认投稿相关信息，投稿人应提醒所有作者注意查收相关邮件。此外，投稿人要注意熟记所投期刊官方网站信息以及个人在该网站所注册的账号和密码等信息，以免因遗忘信息或变更信息带来不必要的麻烦。

（六）投稿后事宜

投稿后需要追踪稿件，根据审稿专家和编辑意见进行稿件修改，若稿件被录用后需要核改校样，稿件出版后便能订购单行本，完成投稿工作。

1. 稿件追踪（follow-up correspondence） 大多数护理期刊收到新稿后，会以电子邮件的形式给作者发一份正式的、收到稿件的通知函。如果投稿后仍无任何有关稿件收到后的信息，可通过网络投稿系统查询，或发电子邮件询问甚至打电话给编辑部核实稿件是否收到。稿件从接收到发表所需时间因期刊的不同而有较大差异，中文期刊平均需 3 个月左右；而多数国外护理期刊审理稿件所需时间较长，文章发表需要半年到 1 年，有的甚至需要更长时间。

2. 稿件退修（revised manuscript） 几乎所有审查学术水平达到出版要求的自由来稿，在发表前都需要退给作者修改表述及编辑格式，如澄清部分内容、压缩文章篇幅、重新设计表格、改善插图质量、限制不规则缩写词使用等。国外不少护理期刊的退修还包括两种形式：大修（major revision）或小修（minor revision）。退给作者修改的稿件并不代表文章已经被接受，文章最终能否被录用取决于作者对文章关键性内容和表达方式的修改能否达到审稿专家及编辑的要求。作者修稿时原则上应按照编辑和审稿者的意见进行修改，并对论文修改处进行注解说明。修改后的论文应尽快返回编辑部，附上一封给主编的信，对修稿情况逐一说明。若对审稿专家的退修建议有不同意见，也可在信中提出并作出相应解释。若稿件被退稿，也不要灰心，应仔细分析被退稿的理由。如论文无严重错误，仅因为论文的重要性或创新性水平属中等以下，可按审稿人意见认真修改文稿后，改投至影响因子较低的学术期刊；如果论文包含某些有用的数据和信息，但数据或分析存在严重缺陷，作者可在获取更广泛的证据支持或有了更明晰的结论后，经过仔细修改再投。

3. 核改校样（checking and correcting proof） 校样（proof）指论文在期刊上发表前供校对用的样张。核改校样是文章发表前最后一次纠正错误的机会，因此应逐字逐句仔细核校，力争将错误降到最低限度。

4. 订购单行本（ordering reprints） 作者可以订购自己发表论文的单行本（也叫抽印本，reprints 或 offprints）。但应注意，中文护理期刊的单行本费用通常包括在版面费中，而几乎所有的英文护理期刊（包括不收版面费和彩图制作费的期刊）都要额外收取单行本费用。

第八节 量性研究论文的评价

论文是科研成果的一种主要表现形式，因而论文发表的数量和质量自然而然就成为衡量科研人员研究能力、学术水平的主要指标。论文的数量很容易度量，但其质量则较难评价。论文的质量评价（quality appraisal/evaluation）是指运用科学的方法，制订出合理的标准，并根据标准来衡量和评价某研究的各方面，以判断其价值、意义及局限性等。本节将主要介绍量性研究期刊论文的评价，以帮助护理科研人员掌握公正评价研究论文的方法，提高对论文的认识和撰写水平。

一、量性研究论文评价的基本要求

（一）创新

创新是科研的灵魂，也是量性研究论文写作应注意的重要问题。优秀的量性研究论文应该首先是内容有新意，观点独到；其次是立论角度新颖，论述别致可取。如果立意一般，但有重要的新材料或善于归纳、总结，也算在内容上有突破。

（二）正确

论文内容要正确，包括调查或实验研究的设计方案正确、研究工具或材料使用正确、数据收集和分析方法正确，以及文字表达和图表使用等均要尽可能做到正确无误。随机对照研究设计要遵循随机、对照、重复、均衡的原则。方法要可靠，要注意样本含量、分组原则、组间的可比性等；观察指标应全面、客观、准确、特异性高；有充分的样本数据或实验室检查资料；临床研究有足够的随访结果；有恰当的统计学处理，方法正确，解释得当。

（三）完整

一篇完整的量性研究论文包含从题名到作者、摘要、正文，最后到参考文献及致谢等基本结构。每一部分内容都需要作者精心雕琢，认真完成。其中题名要能概括全篇内容，表达出论文的中心；摘要要用极简短、精练的语言介绍本文主要的目的、方法、结果和结论；引言要阐明本研究的目的、理由和背景，介绍有关的关键文献和观点，说明本研究拟解决的主要问题；方法中要具体说明本研究所用的材料、方法和具体研究步骤；结果力求用简洁明确的文字，辅以必要的图表和照片说明所获得的实验结果；讨论要结合研究结果和研究文献深入分析所获结果的原因，明确本研究解决了哪些关键问题，哪些问题有待进一步研究；结论是在总结本研究得到的主要结果的基础上所推导出的概括性文字，对文章起到画龙点睛的作用；凡不是作者本人而是他人的实验结果、结论、原理、概念、公式、学说等均应注明出处，列为参考文献。

（四）严谨

论文内容要求简洁精练，实事求是，无重复的段落、句子或词语。论文内容要结构严谨，前后一致，不能相互矛盾，不涉及与论文无关的问题，不使用夸张或华丽的辞藻，也不使用过于谦虚的表达。研究论文应有学术的规范性，做到：医学术语准确、规范；图表列出有序、规范；注释与参考文献引证规范；学术内容规范性强；不存在抄袭及版权纷争。

二、量性研究论文评价的基本内容

（一）对量性研究论文主体内容的评价

对学术论文进行评价是一个复杂的过程，评价的深度受评价者经验和水平的制约。评价首先要从摘要开始，通读全篇，对各个步骤进行精确分析和审查，然后通过对研究过程进一步的理解，进行更深入、全面和恰当的评价。

1. 审查研究问题 ①是否提出研究问题。②研究问题是否重要且与护理相关。③研究问题是否具体可行。④研究问题是否具有创新性。⑤研究问题的阐述是否清楚、简洁。

2. 审查研究目标 ①是否描述了目标。②目标是否可被研究。③目标是否确定了研究的变量和总体。④目标是否具体。

3. 审查研究的理论（概念）框架 ①理论框架表述是否清楚。②理论框架是否适合这个研究问题，是否有更适合的不同的理论框架。③研究问题和假设是否来自理论框架，研究问题和理论框架之间的联系是否显得牵强。④理论框架的演绎推理是否符合逻辑。

4. 审查假设部分 ①假设与研究问题的联系是否直接并合乎逻辑。②假设与研究目的是否有逻辑上的关联。③假设是否以理论框架或文献检索为基础，如果不是，作者作出预判的理由是什么。④每个假设中的变量是否明确。⑤假设是否预测了变量之间的关系（自变量和因变量）。

笔记栏

⑥假设是否提到了研究人群。⑦假设的阐述是否用词清楚、客观，以预测的口气进行陈述。⑧假设是有效假设还是无效假设，如果是无效假设，是否有合适理由。

5. 审查研究变量 ①变量是否反映了理论框架中所确定的概念。②变量的概念性定义和操作性定义是否清楚。③变量的概念性定义和操作性定义是否一致。④变量的描述是否全面。

6. 审查研究设计部分 ①为实现研究目标，该研究设计是否最恰当，是否可选择更严密的设计方法。②该设计是否为达到所有研究目标或验证假设提供了有效途径。③设计是否符合伦理原则。④如果设计中有干预，干预是否详细描述。⑤如果设立了对照组，该对照方法是否合适。⑥如果未设对照组，是什么原因（如果有），是否影响对研究结果的理解。⑦控制外变量的方法是否合适和足够。⑧设计的主要局限是什么，是否被研究者所认识。⑨如果是非实验性研究，研究者是否有理由决定不对变量做任何干预，此决定是否合适。⑩研究设计方案是否与抽样方法、统计方法等存在逻辑合理性。

7. 审查样本和抽样方法 ①抽样方法是否使样本具有代表性。②抽样方法有哪些潜在的偏倚。③除了抽样方法本身，是否还有其他因素影响了样本的代表性。④样本量是否足够、确定样本大小的依据是否合理。⑤如果研究中的组数为两个或两个以上，组间是否有等同性。

8. 审查测评工具 ①测评工具能否充分测量研究的变量。②测评工具的选择是否合理。③在本次研究中，测评工具是否具有较好的信度和效度。④是否有其他更好的方法来测量工具的信度和效度。⑤对测评工具的描述是否清晰，它与研究目标的相关性是否被清楚解释。⑥测评工具是否涵盖了所测量的全部内容。⑦如果设计了新量表，是否有足够的理由解释为何不用现存的量表，新量表的研制过程是否科学；是否做过预试验，并根据试验结果做了相应修改；是否具有良好的信效度；是否描述去除或减少应答偏倚的方法，如正向和负向的条目是否平衡、开放式问题和闭合式问题的备选答案是否涵盖了所有可能的情况、问题的数量是否妥当等。⑧测评工具是否需要更深一步研究等。

9. 审查资料的收集过程 ①对资料的收集过程是否描述清楚。②收集资料的方法是否适合此研究。③收集资料的表格设计是否合理及利于将数据输入计算机。④是否对如何培训资料收集者进行了清楚描述，培训方法是否合理。⑤所实施的资料收集过程在整个研究过程中是否保持一致。⑥所收集的资料是否为了解决研究问题或验证假设。

10. 审查评价指标 评价指标也称研究指标、观察指标、结局指标等，审查的主要内容有：①指标是否达到研究预期目的的性能。②是否能如实反映研究设计的目的。③是否能使观察者从中获得准确的结果和科学的判断。④是否具备客观性、合理性、特异性、灵敏性、关联性、稳定性、准确性、可行性等基本属性。

11. 审查统计分析过程和结果 ①资料分析过程是否适合于所收集资料的类型。②是否清楚描述了资料分析过程。③统计描述是否正确。④论文是否包含了统计推断，每个假设和问题是否都做了统计检验，如果没有用统计推断，是否有必要进行。⑤研究者设定的显著性检验的统计水准为多少，这个标准是否合适。⑥是否采用了参数统计方法，是否对参数统计的假设做了检验，如果用了非参数统计判断，是否应采用更有效的参数统计。⑦结果的陈述是否清楚而易于理解。⑧论文对统计方法和结果的陈述是否清楚，结果是否具有统计学意义。⑨数据分析是否回答了每一个研究目的、目标或假设。

12. 审查讨论部分 ①是否讨论了所有重要的结果，结论是否与结果保持一致。②对结果的讨论是否与每一个研究目的、问题或假设有关。③对结果的解释是否客观、深入，有无偏倚。④是否每个结果的讨论都与相似研究做了联系和比较。⑤结果是否对提高临床护理质量、护理教育和护理管理等实践水平有重要意义。⑥是否对研究中所存在的偏倚加以分析，分析是否全面。⑦对本研究的不足是否有清楚的分析和说明。⑧对研究方法是否提出了改进的建议。

13. 审查文献部分 ①文献回顾的方法是否介绍清楚，纳入文献的标准是否恰当。②文献回顾是否全面,是否检索且描述全部或大部分前人的相关研究。③在一次文献能得到的情况下,是否过多地应用了二次文献。④文献是否是最新的。⑤文献是否为研究问题的提出和目标的设立提供了充分的理论依据。⑥文献组织是否合理,是否总结和反映该研究领域理论和实践方面最新发展状况。⑦文献格式是否符合规范。

14. 审查研究伦理 ①本研究中研究对象的权利(自主决定权、匿名权、保密权、隐私权等)是如何保护的。②研究是否通过了机构伦理审查委员会的审查。③研究对象的知情同意是如何实现的,文中是否做了明确说明。

(二)对量性研究论文相关内容的评价

1. 对研究内部效度和外部效度的评价 研究的内部效度(internal validity)是指研究结果能够真正反映自变量与因变量之间关系的确实性程度。研究的内部效度关注的是一个研究能在多大程度上排除干扰变量的影响,从而使研究所获得的结果能真正反映自变量与因变量间的关系。研究的外部效度(external validity)是指研究结果可以推广到其他人群的程度。如果研究结果仅对本次研究的人群有意义,说明研究的外部效度很差。评价的主要内容有:①研究结果的可信度如何。②研究设计是否科学合理,在多大程度上影响了研究本身的效度。③研究方法在多大程度上增加了研究的外部效度。④是否将影响效度的因素降至最低。⑤研究结果可被利用或推广到哪些人群。⑥研究结果可进一步引出哪些研究问题。⑦研究结果对于与研究问题相关的理论提供了哪些补充或建议。⑧研究结果在哪些方面发展了新的护理知识。⑨论文评价结果的总体情况,研究有哪些优势、缺点或不足之处,不足之处可否被纠正。

2. 对研究与该领域其他研究比较的评价 评价内容包括:①本研究中作者是否阅读了相关领域前人的研究文献。②研究目的、问题或假设是否以前人的研究成果为基础。③本研究测量指标的选择和测量是否以前人的研究为基础。④抽样方法、研究设计方案、统计分析方法等与前人的研究相比是否有所改进,以及与前人的研究相比结果如何。⑤对研究结果进行讨论时,是否结合了前人的研究结果和观点等。

三、量性研究论文评价的工具

由于研究论文具有高度的专业性、学术性等,加之论文评价的复杂性,为了确保研究文献得到公平的评价,国际上不少学者、机构特别是国际循证机构倾注了大量心血致力于科技论文的质量评价研究。他们根据常见研究设计公认的要求和原则,制订文献质量评价的内容、条目和方法,从而发展文献质量评价工具。其中,影响较大、应用较多的文献质量评价工具有:英国的牛津文献质量严格评价技能项目(Critical Appraisal Skill Program,CASP)推出的"各类设计研究质量严格评价检查单";澳大利亚 JBI 循证卫生保健中心推出的"各类设计的文献质量严格评价工具"。

四、量性研究论文报告常见问题和解决策略

(一)常见问题

1. 选题缺乏前沿性 这是量性研究论文报告常见的问题。国内外护理期刊最欢迎的是具有原创性且对护理专业发展有贡献的论文。学位论文,尤其是博士学位论文也强调选题的创新性和实用性。研究主题简单重复别人已发表的文献,或经过简单推理就能从已知的文献中获得,是最为忌讳的。若论文选题过分追求新颖性,却脱离护理专业理论与实践,缺乏实用性,也不合适。部分研究论文选题本身切实可行,却在题名撰写时过分冗长或简短,未能体现选题本身的创新之处。还有许多论文在引言或文献综述中仅简单堆砌文献,未将立题依据阐述充分,未完善分析国内外研究现状与本研究的突破口,也无法使读者了解到选题的科学意义。

2. 研究方法缺乏科学性 部分研究虽有良好的选题,却缺乏科学严谨的研究方法。这主要

笔记栏

体现在：①研究设计不合理，即研究设计本身无法解决所要研究的科学问题，如采用横断面研究设计去研究某个指标随时间变化的轨迹。②研究对象不适合或描述不充分，如研究对象纳入和排除标准不合理，样本代表性不足，样本量计算有误等。此外，部分研究论文中对随机化的阐述不充分，未明确随机抽样或分组的具体方法和执行者，也未描述分配隐藏的机制或方法。③干预措施不恰当，如干预措施的制订缺乏科学性，未阐述干预措施具体如何实施，或仅描述干预组的措施，未描述对照组的措施。④资料收集方法欠妥当，如资料收集工具缺乏信度和效度检验，资料收集过程描述过于简单，或未采取质量控制措施。⑤统计方法不科学，如采用了错误的统计方法，统计分析阐述不全面或不规范，统计图表无法展示所呈现的统计结果。⑥伦理问题不明确，如未阐述伦理审查的过程，缺少伦理批件号，未描述研究对象保护的措施等。

3. 结论缺乏逻辑性 部分研究论文提出的论点不能通过该研究方案所证实，逻辑推理有问题，在讨论部分缺乏理论支持及对结果的深入分析，未能公正、客观地从其研究结果中推得结论，未能对研究的局限性和可推广性等进行充分阐述，这些均会使论文存在较大缺陷。

4. 格式缺乏规范性 主要包括：①语言描述不准确，如论文语法错误太多，表达不当，论文组织不当，文字功夫欠佳。②书写格式不规范，如部分字体、段落格式、统计指标格式等不统一、不规范。③图表不规范，如技术路线图缺乏研究特色、罗列内容烦琐，表格缺少相关统计值，表格数量及内容繁杂无重点，图表中特殊内容缺少备注说明。④参考文献格式有误或不规范，如文献类型缩写错误、参考文献年卷（期）页码不完整等。

（二）解决策略

1. 结合临床实践和研究前沿进行选题 护理科研的目的是推动护理临床实践改革，促进护理专业发展，护理工作者应从临床实践出发，思考如何用科学研究的方法去解决实践中遇到的难题。能用经济有效的办法解决患者的护理问题、提高患者满意度的选题往往是好的选题。此外，选题前应充分检索和阅读国内外文献，明确国内外相关研究进展，找到本研究可寻求的创新点和突破口，将临床实践问题与科学研究前沿相结合，找到合适的选题。

2. 遵循科学精神和伦理要求开展研究 选题后应合理设计研究方案，明确研究对象的选择、随机化设计、干预方案的实施、资料收集过程、统计分析的方法等各阶段细节。研究的开展要具有科学性，各阶段规划要具体详尽，开展过程中要进行严格的质量控制，使研究方案能真正解决选题中拟解决的科学问题。同时，研究的开展应符合伦理要求，研究方案应提交伦理审查委员会审查，要在方案设计和实施过程中遵循尊重、有益、不伤害、公正的原则，充分保护研究对象的知情同意权、隐私权、匿名权等各项权利。若出现严重的不良事件，应及时调整研究方案，最大程度地减少对研究对象的伤害。只有科学、严谨、规范地开展研究，合理收集并分析数据，才有可能撰写出合格的研究论文。

3. 根据报告规范和特定要求撰写论文 撰写量性研究论文时可参考相应研究类型的报告规范，如随机对照研究报告的 CONSORT 声明、非随机对照研究报告的 TREND 声明、观察性研究报告的 STROBE 声明等。虽然这些声明仅是关于相应研究报告规范的指南，并非设计或实施研究的指导方案，但也可以帮助研究者明确研究过程中的要素，合理规划各阶段设计。对于向护理期刊投稿的论文，还需要明确不同期刊对论文内容的重要性要求，论文应是该期刊感兴趣的领域，能够引起该期刊读者群的兴趣，且报告规范应符合期刊的特定要求。对于学术论文，应注意结构要清晰，信息要齐全，内容要详尽，并符合各高校的特定要求。论文完成后，还应仔细阅读检查，避免出现语法错误、图表不规范等低级错误，同时还要多征求专家意见，进行论文的修改，使内容更加完善。

五、量性研究论文分析

【例1】 以"非营养性乳房吸吮对极低出生体重早产儿经口喂养能力的影响"为例，对量性研究论文进行分析。

摘要：目的：探讨非营养性乳房吸吮对极低出生体重早产儿经口喂养能力的影响。方法：连续纳入 2020 年 7 月至 2021 年 6 月上海市某三级甲等儿童专科医院 NICU 收治的 148 例极低出生体重早产儿，通过随机区组法将其分为试验组、对照组各 74 例。在机械辅助通气停止后，试验组每天进行一次非营养性乳房吸吮，每次 5 分钟，且在每次管饲前吸吮安慰奶嘴 5 分钟；对照组仅在每次管饲前吸吮安慰奶嘴 5 分钟。比较两组达到完全经口喂养的时间、达到完全经口喂养时的纠正胎龄、早产儿母乳喂养行为量表评分、亲母母乳喂养天数及出院当日母乳喂养率。结果：试验组脱落 2 例，对照组无脱落病例。试验组达到完全经口喂养的时间为（12.29±4.12）天，对照组为（16.87±7.42）天，两组比较，差异具有统计学意义（$P < 0.001$）。试验组达到完全经口喂养时的纠正胎龄为（36.45±1.54）周，对照组为（36.13±4.59）周，两组比较，差异无统计学意义（$P = 0.574$）。出院时，试验组早产儿母乳喂养行为量表评分为［12.0（10.0，13.0）］分，对照组为［6.0（1.5，8.5）］分，两组比较，差异具有统计学意义（$P < 0.001$）。住院期间，试验组亲母母乳喂养天数为［47.0（33.8，62.8）］d，对照组为［37.5（19.0，56.3）］d，两组比较，差异具有统计学意义（$P = 0.021$）。试验组出院当日母乳喂养率为 84.7%，对照组为 66.2%，两组比较，差异具有统计学意义（$P = 0.012$）。结论：实施非营养性乳房吸吮可以缩短极低出生体重早产儿达到完全经口喂养的时间，促进其母乳喂养行为成熟，增加住院期间亲母母乳喂养天数，提高母乳喂养率。

来源：李丽玲，王丽，于玲，等. 非营养性乳房吸吮对极低出生体重早产儿经口喂养能力的影响［J］. 中华护理杂志，2023，58（12）：1422-1427.

分析：该文为随机对照研究，探讨非营养性乳房吸吮对极低出生体重早产儿经口喂养能力的影响，研究选题具有很强的临床实用性。国外研究尚未探讨非营养性乳房吸吮对早产儿经口喂养能力的影响，而国内缺乏早产儿经口喂养能力相关的研究，因此研究选题具有较高的创新性。该研究采用随机对照研究设计，设计较合理。研究采用随机区组法将研究对象分为两组，采用密封信封法进行分配隐藏，详细介绍了随机化分组和分配隐藏的具体实施方法。资料收集过程的陈述清楚，统计分析方法得当，研究结果表达规范，讨论部分能结合本研究所得的结果与研究文献和临床实际进行较深入的分析和讨论。论文结构合理，标题层次分明、行文流畅、语言简洁，具有可读性。主要不足之处在于未对盲法问题进行陈述。从干预方法的描述可以看出，干预组采用非营养性乳房吸吮，对照组仅采用安慰奶嘴吸吮，干预实施过程需要母亲参与，且需要干预实施者协助，因此无法对母亲和干预实施者实施盲法。由于护理干预措施往往需要研究对象或实施者的主动参与，现实中往往无法做到对研究对象和实施者采用盲法，这是很正常的，但研究者可在论文中指出该局限性，并分析可能对研究结果造成的影响。此外该研究中，研究结果测评者是研究小组成员，对其实施盲法是切实可行的，作者应阐述是否实施，若未实施，应说明原因并分析局限性。

【例2】 以"卵巢癌患者癌症相关性认知功能障碍现状及影响因素分析"为例，对量性研究论文进行分析。

摘要：目的：调查卵巢癌患者癌症相关性认知功能障碍（cancer-related cognition impairment，CRCI）的发生状况，分析其影响因素，并探讨主观与客观认知功能障碍评估的相关性。方法：采用方便抽样法，选取 2021 年 5 月至 2022 年 2 月在上海市某三级甲等肿瘤专科医院日间化疗中心、妇科肿瘤病房及门诊就诊的 155 例卵巢癌患者作为调查对象，采用一般资料调查表、蒙特利尔认知评估量表及感知缺陷问卷进行调查。结果：卵巢癌患者蒙特利尔认知评估量表得分为（24.14±4.02）分，CRCI 的发生率为 65.8%（102/155），以抽象能力、延迟回忆及视空间与执行功能降低最为显著。感知缺陷问卷得分为（17.35±10.67）分，其中回顾性记忆、规划/组织能力影响最严重。文化程度以及是否复发是卵巢癌患者客观 CRCI 的影响因素（$P < 0.05$）；文化

笔记栏

277

程度、居住状况、是否有口服药是其主观 CRCI 的影响因素（$P < 0.05$）。患者感知缺陷问卷得分与蒙特利尔认知评估量表得分成负相关（$r = -0.210$，$P = 0.009$）。结论：卵巢癌患者 CRCI 发生率高，建议医护人员将 CRCI 纳入卵巢癌患者的常见症状管理中，对于有高危因素者给予循证干预，以提高其生存质量。

来源：王丽英，丁焱，张易，等. 卵巢癌患者癌症相关性认知功能障碍现状及影响因素分析 [J]. 中华护理杂志，2023，58（14）：1726-1733.

分析：这是一篇观察性研究论文，研究者采用调查工具（一般资料调查表、蒙特利尔认知评估量表、感知缺陷问卷），调查了 155 例卵巢癌患者的癌症相关性认知功能障碍状况及其影响因素。从研究立题来看，卵巢癌相关研究较少，缺乏客观、综合的症状评估且样本量较小，因此本研究立题具有创新性。本研究采用横断面研究设计，设计合理；对研究对象的纳入和排除标准进行了详细说明；所采用的研究工具具有良好的信度和效度，研究资料的统计分析方法得当，结果比较有说服力。在论文写作上，该文结构清楚、层次分明、写作规范、简洁通顺。但本研究仍存在不足之处，如研究采用方便抽样法，使研究结果的可推广性受到限制；文中仅介绍在上海市某三级甲等肿瘤专科医院日间化疗中心、妇科肿瘤病房及门诊进行研究，未具体描述研究场所的特点以及选择该研究场所的原因；部分研究数据未列表进行展示，仅采用文字记录，使研究结果的可读性降低。

（刘均娥　黄晓燕）

小　结

本章介绍了量性研究计划书及研究报告的撰写与评价，主要包括量性研究计划书的基本内容和格式、研究生量性研究开题报告的撰写、基金申请书的撰写、研究报告的撰写、量性研究论文报告规范、学位论文的撰写、量性研究期刊论文的撰写和投稿以及量性研究论文的评价。

思考题

1. 请描述研究生量性研究开题报告的撰写内容。
2. 请描述研究生开题报告陈述的注意事项。
3. 请根据自己的研究选题，完成研究计划书的撰写。
4. 撰写一篇量性研究论文，并选择一本期刊进行投稿。
5. 自行查找一篇典型量性研究论文并进行质量评价，分析该论文中存在的问题，并提出解决策略。

第三篇

质性研究

第十章

质性研究概述

> **导入案例**
>
> 乳腺癌是育龄妇女常见的恶性肿瘤，随着诊疗技术快速发展、育龄推迟，患者往往会面临生育问题。某研究团队查阅文献显示多数年轻的乳腺癌患者均有生育需求，但一些治疗可能使患者的生育力下降或者丧失，因此，许多患者存在生育忧虑问题。研究者查阅文献发现，有关育龄乳腺癌患者生育忧虑体验及其应对策略的研究较少。
>
> **请思考：**
> 1. 在此阶段研究人员宜采用哪种类型的研究？
> 2. 如何进行研究设计？

　　质性研究（qualitative research）是通过系统、主观的方法描述生活体验并赋予其含义的研究方法。它是以文字叙述为材料、以归纳法为论证步骤、以建构主义为前提的研究方法。质性研究以反实证主义为基础，考虑主体的旨趣及其他主观因素的影响，具有透过被研究者的眼睛看世界、描述现象的特点。

　　质性研究最早应用于人文社会科学，以用来理解人类社会独特的、变化的、整体的本质和特征。到 20 世纪 70 年代末才开始应用于护理领域。质性研究注重对事物或现象整体和深入的理解，以整体性、情景性、自然性和文化契合性为特点，受到以"照护整体人"为核心的护理界的广泛关注。质性研究在进一步深入理解人类的体验如疼痛、关怀、无力感、舒适等方面非常有意义，在患者护理问题的发现、评估方法和干预策略的设计等方面均有重要的作用，因而在护理领域的应用日趋广泛。质性研究在我国也越来越受到护理研究人员的重视，相关论文数量呈逐年增长的趋势。本章主要介绍质性研究的理论基础、特点及常见的设计类型。

第一节　质性研究的理论基础

一、质性研究的含义

　　对于质性研究尚缺乏一个统一的定义，不同的学者有不同的理解。Denzin 和 Lincoln 把质性研究看成是一种在自然情境下，对个人的生活世界以及社会组织的日常运作进行观察、交流、理解、体会和解释的过程。Strauss 对质性研究的过程与策略进行了说明，认为"质性研究的目的不在于验证或推论，而是在于探索深奥、抽象的经验世界之意义。研究过程重视被研究者的参与及观点之融入；同时对于研究结果，质性研究不重视数学与统计的分析程序，而强调借由各种资料收集方式，完整且全面地收集资料，并对研究结果做深入的诠释"。我国社会学家陈向明将质性研究定义为"以研究者本人作为研究工具，在自然情境下采用多种资料收集方法，对社会现象进行整体性探究，主要使用归纳法分析资料和形成理论，通过与研究对象互动对其行为和意义构建

笔记栏

281

获得解释性理解的一种活动"。

二、质性研究的世界观

质性研究的方法是在格式塔主义（Gestalts）的思想基础上形成的，格式塔主义认为理解一个过程的最佳途径是去经历和体验这一过程。现实（reality）是社会、历史构成的，是由人类创造的，所以它不能完全被客观测量，需要通过真正的体验才能理解及解释其真实存在的意义。当不同的人换一个角度看待同一个问题时，会产生新的发现。质性研究方法以整体观为指导，其基本思想是：

1. 任何现实都不是唯一的，每个人的现实观都是不同的，并随时间推移而有所改变。

2. 对事物的认识只有在特定的情境中才有意义，质性研究的推理方法是将片段整合，以整体观分析事物。

3. 由于每个人对事物的感受和认识不同，因此对同一事物可以存在不同的感受和认识，同一事物可以有不同的意义。

三、质性研究的哲学基础

质性研究不是来自一种哲学、一个社会理论或者一种研究传统，它受到多种不同社会思潮、理论和方法的影响。在质性研究中也存在很多其他不同的建构理论的方式，研究者个人所受训练的流派不同、看问题的方式不同、研究的情境不同，都可能采取不同的对待和处理理论的方式。目前主要从建构主义、后实证主义、批判主义等几种理论取向来剖析质性研究的哲学基础。

（一）建构主义

建构主义（constructivism）在本体论上持相对主义的态度。在建构主义者看来，所谓"事实"是多元的，是由社会成员所建构的。"事实"的建构过程必然受到主体的影响，隐含着个体的价值观念。文化价值观、社会意识形态和生产方式等都会对建构过程产生影响。因此，用这种方式建构起来的"事实"不存在"真实"与否，而只存在"合适"与否的问题。建构主义具有3个主要特征：①在本体论上，建构主义持相对主义的态度；②在认识论上，建构主义主张交往互动；③在方法论上，建构主义主张阐释与辩证取向。

建构过程的多元化和方法学的多样化主张契合了质性研究的需要。质性研究扎根于具体的文化情境，在社会互动和人际交往中，在动态和发展的过程中了解研究对象的主体体验。研究者与研究对象之间是一个互为主体的关系，研究结果是由不同主体通过互动而达成的共识。"事实"的意义并不是客观地存在于研究对象那里，而是存在于研究者和被研究者的关系之中。对建构主义研究范式而言，研究的目的不是找出人类各种社会现象或行动的真实本质，而是在于说明和诠释这些现象是如何被建构的。

（二）后实证主义

19世纪初叶，法国哲学家和社会学家孔德创立了实证主义哲学，提出用实证方法研究客观世界。后实证主义（post-positivism）是一种"批判的现实主义"。它与实证主义哲学有区别。

实证主义坚持社会科学和自然科学研究在方法论上应该是相同的，坚持对社会世界中的现象及其相互联系进行类似于自然科学那样的探讨并且通过具体的、客观的观察加以经验概括找到规律，得出结论。总的来说，实证主义以传统自然科学的归纳和演绎逻辑为基础，寻求各个研究领域的统一规范性法则，试图将世界和自然纳入一种"合理"的秩序中。实证主义理论范式是自然科学的研究取向，很少有学者将其列入质性研究的理论基础中。质性研究更多的是将后实证主义的内容列入实证主义框架，以奠定质性研究的理论基础。

后实证主义与实证主义的不同之处包括：在本体论上，后实证主义者认为客观实体是存在的，但是其真实性不可能被完全描述，即客观真理虽然存在，但是不可能被人们完全证实；在认识论上，后实证主义者认为我们所了解的"事实"只是客观实体的一个部分或者一种表象。研究就是通过一系列细致、严谨的手段和方法对表象进行"去伪求真"，从而逐步接近客观事实；在方法论上，实证主义采取的是自然主义的做法，强调在实际生活情境中收集资料。后实证主义范式指导下的研究，重视运用直觉判断和个人洞察力获取知识的思维方法，关注个人的主观感受，认为社会现象实际上为个人主观经验。因此，以个人的感官和良知来研究事物，探讨个人的主观经历、表现出来的意义和语言解释等。

陈向明认为可以将后实证主义分为"唯物的后实证主义"和"唯心的后实证主义"两类。前者认为事物是客观存在、不以人的主观意识而有所改变，由于目前人的认识能力有限，因此不可能认识其真实面貌。持这种看法的人一般采取"文化客位"的路线，从自己事先设定的假设出发，通过量性或质性方法进行探索研究。后者认为客观事实客观地存在于被研究者那里，如果采取"文化主位"的方法便能够找到客观事实。他们大都采用质性方法，到实地自然情境下了解被研究者的观点和思维方式，然后在原始资料的基础上建立理论。

（三）批判主义

批判主义（criticism）的代表人物是法兰克福学派、黑格尔、马克思和弗洛伊德。本体论上，批判主义认为，现实中存在矛盾，矛盾使事物变化，形成否定之否定。实体是一种实现的过程，而不是事物的现实状态。社会现实与社会思想之间存在辩证关系：人同时是认知者和行动者，社会既是认知的对象，也是意志和行动的对象，社会现实本身就是由人的行动及其后果构成的，命运的因果不同于自然的因果。批判主义所持的是一种"历史的现实主义"，认为真实的现实是由社会、政治、文化、经济、种族和性别等价值观念塑造而成的。在认识论上，批判主义提倡交往的、主观的认识论，研究结果受到价值观念的过滤。研究的目的是唤醒人们的真实意识，去除虚假意识。在方法论上，批判主义提倡平等对话，批判反思，解脱潜意识所造成的情绪困扰。它批评对科学的误解，反对科技专家统治，并认为理论与实践之间不是一个直接的关系，必须通过意识的启蒙。

批判主义的主要假设是认为事物的本质存在于现实的否定之中，着眼于分析现存社会的矛盾，否定现存社会世界的合理性。批判主义的主要特征包括：①把批判视为社会理论的宗旨，认为社会理论的主要任务就是否定，而否定的主要手段就是批判；②反对实证主义，认为知识不只是对于"外在"于那里的"世界"的被动反映，而是一种积极的建构；③通常运用将日常生活与更大的社会结构相联系起来的方法来分析社会现象与社会行为，注重理论与实践的结合。

在批判主义指导下的研究重视研究者与研究对象的对话，通过研究者与研究对象间的平等交流，逐步去除研究者的"虚假意识"，达到意识上的真实，也同时试图通过对话和交流来消除研究对象对"现实"的无知和误解，唤醒他们在历史过程中被压抑的真实意识，逐步解除那些给他们带来痛苦和挣扎的偏见，提出新的问题和看问题的角度。

第二节 质性研究的特点及其在护理学中的应用

一、质性研究的特点及其与量性研究的区别

护理研究根据研究性质可分为量性研究和质性研究。两者有不同的哲学观和认识事物的方法，彼此之间有根本的区别。量性研究建立在实证主义哲学观基础上，遵循客观的原则去认识和验证事物。研究过程中，强调有严谨的科研设计，以最大程度地排除干扰因素及研究者本人对研究的影响。研究者坚持"价值中立"，确保研究过程的科学性、严谨性和研究结果的客观性和准确性。质性研究则基于建构主义或批判主义的观点，认为认识事物的最佳方法是经历和体验这一事物或者过程。质性研究强调从当事人的角度去了解当事人对某现象的看法，注意他们的心理状

ER10-2
质性研究与量
性研究的区别

笔记栏

态和意义建构，并重视研究者对研究过程的参与和结果的影响，要求研究者对自己的行为进行不断反思。

量性研究和质性研究各有其优势和弱点。前者比较适合在宏观层面对事物进行大规模的调查和预测，对研究变量进行控制、干预来验证已有的理论和假设，找出客观规律；而质性研究则比较适合在微观层面对个别事物进行细致、动态的描述和分析，适合对特殊现象进行探讨，以发现问题或提出看问题的新视角。两者的基本区别见表 10-1。

表 10-1 质性研究与量性研究的区别

特点	质性研究	量性研究
理论基础	反对实证主义	主张实证主义
现实的本质	假定存在的现实是多元和动态的	假定只有一个单一的现实
特性	注重主观性体验	注重客观性体验
目的	探索、描述、理解和剖析现象，发展理论	验证理论，可预测和控制研究现象
研究者的角色	研究人员作为资料收集工具，参与研究过程中	研究人员多数不会参与在被研究的活动中
研究情境	在自然状态下开展	在自然状态下或者在标准实验条件下开展
设计	采用浮现式设计（emergent design），根据收集的资料灵活调整设计方案	严格按照预先确定的研究设计方案来实施
研究方法	注重解释与说服；追求真实性与可信度	重视信度、效度
抽样和样本含量	目的抽样，样本含量一般偏小，根据信息收集情况进行样本量和抽样方法的调整	强调随机抽样，需计算样本含量
资料收集方法	结合互动、人文特点，采用多种资料收集方法，多以观察法、访谈法为主	根据设计采用一种或者多种资料收集方法，多以问卷法、测量法为主
数据分析	基于案例使用描述性或者解释性方法	基于研究变量使用统计方法
推理方法	归纳推理	演绎推理或者归纳推理
结果报告	以丰富的文字陈述结果	用数据分析报告结果
优缺点	研究可信度高，结果的外推性有限；结果不可避免会受到研究者的主观影响	研究说服力强，结果的外推性好；但单纯依靠数据很难对动态的现象进行深入分析，对数据结果的深入分析也存在困难

（一）量性研究

量性研究（quantitative research）是在生物医学和护理领域中使用最多的研究方法。它是研究者在已有的理论和认识的基础上，根据研究目的建立研究假设，设计研究方案，通过测量指标获得数据，用科学的方法来验证理论和假设，用数据来描述和说明结果的研究方法。量性研究强调设计的严谨性，测量的客观性和准确性，统计方法的正确性及结果的准确性。其主要特点及具体研究设计类型见本书第二篇中有关量性研究的章节。

（二）质性研究

质性研究是研究人员凭借研究对象的主观资料和研究人员对研究情境的参与、观察、记录、分析，来深入解释人类社会生活的内涵和特性，并用文字叙述的形式来报告结果。质性研究在实施前多没有理论基础和假设，但最后结果可以产生理论和模式。

相对于量性研究，质性研究的特点主要体现在以下几方面：

1. 自然主义和整体主义的研究 传统质性研究是在自然情境下进行的，对研究对象的生活世界以及社会组织的日常运作进行研究。整体主义的目的是借助研究对象的整个背景去了解、解释现象，并深入地探索事物的内涵和实质，而不是截取某个片段。质性研究者认为，所收集的资料只有结合社会和历史语境才有意义，才能理解其真正含义。要探索，就必须把研究对象放置到丰富、复杂、动态的自然情境中进行考察。研究者作为研究工具，必须与研究对象有直接接触，面对面地与其交往、交谈，了解他们的日常生活、所处的社会文化环境以及这些环境对其思想和行为的影响。

2. 研究过程的动态发展 质性研究是一个对多重现实或同一现实的不同呈现的探究和建构过程，研究过程是动态发展的。科研设计较为灵活，研究实施不是按照一个事先设计好的、固定的研究方案进行的，而是根据实际情况以及对现象认识的不断深入而适度调整的。因为质性研究的目的是对研究现象的理解和解释，因此，研究者不必受到事先设定的"科学规范"或科研设计方案的严格约束，在建构新的研究结果的同时也在建构着新的研究方法和思路。

3. 多种方法采集资料 质性研究往往不会依赖一种资料收集方法，常会采用多种方法收集资料，包括访谈、观察、文档、照片、视频、田野日志等，如图 10-1 所示。一方面，资料收集的方法越多，收获的数据越丰富，研究的发现也就越多。另一个方面，合众法（triangulation）作为质性研究提高可信度的重要策略之一，采用多种资料收集方法，实现资料合众，可提升质性研究的质量。

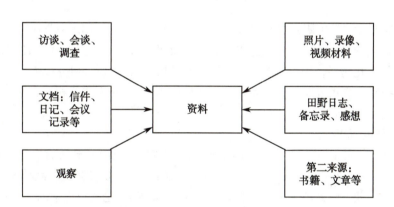

图 10-1 质性研究资料收集方法

4. 资料的收集与分析同步进行 质性研究在实施过程中，对收集的资料会进行及时分析，在分析资料的基础上，对后续资料的收集甚至科研设计进行调整。样本的含量在研究工作开始时是不确定的，通过收集资料、分析资料、再收集资料、再分析资料的方式，直到信息饱和（information saturation），即可停止资料的收集。

5. 重视研究对象的个别经验 质性研究重视研究对象个体经验的特殊性，因为每个研究对象都有其特殊性，研究结果无法被复制或被进一步推论到存在相似情境的对象。而对社会现实的了解必须以生活于其中的个人的特殊经验及感受为基础。研究的目的是对社会现象作出解释，但只有掌握了研究对象的个人解释或体验，才能真正弄清楚其中含义。研究者也参与研究情境中的社会活动，建构对社会现象的理解，但必须基于研究对象本人的经验和体会。

6. 以文字叙述的形式呈现结果 质性研究者收集到的资料包括访谈录音、观察日志、录像带、图片或影像资料等，最后都要以文本的形式加以呈现。量性研究论文由简明的研究方法、数据和表格来说明，而质性研究论文则必须使用系统、全面的资料来说明研究者的观点，文章需包含足够的细节向读者说明研究过程及结果。质性研究论文的篇幅一般比较长，因为：①结果叙述

笔记栏

以文字资料为主，还有许多引文和扩展的案例；②为了让读者更好地理解研究背景，论文需对研究场所和研究对象进行详细描述；③质性研究的资料收集方法、分析方法缺乏标准化，论文报告需要用较长的篇幅来说明研究者们做了什么及为什么这么做。

二、质性研究的主要类型

护理领域内常用的质性研究方法有描述性质性研究、现象学研究、扎根理论研究、民族志研究、个案研究、行动研究、历史研究等。这些常用的质性研究方法提供了多样化的途径和视角来理解和解决护理实践中的问题，研究者要根据研究目的进行研究方法的选择。

（一）现象学研究

现象学（phenomenology）既是一种哲学也是一种科研方法，旨在探索和描述人类的日常生活体验，以了解其含义。现象学是一种系统研究和剖析日常生活的方法。现象学是一种反思哲学，学者们相信人类体验均有其含义。为了探索人类生活体验，现象学家们采用分析－解释的方法，而不像大多数哲学方法那样从抽象概括和定义开始。现象学是在个别中直接看到普遍，在现象中直接捕捉本质，从根本上改变了传统的西方哲学看待本质和现象、一般和个别关系的方式。

现象学研究（phenomenological research）是一种系统、严格地研究现象的方法，以描述、回顾和深度分析个体真实的日常生活经历。研究的目的是描述人类生活经历的固有特性和本质。研究者进入现场，认识和研究事物时，要抛弃自己思维中原有的各种理论框架，不要以预先设定的观点来对事情作出判断，而是以一种对现象高度的敏感性来全身心地投入现场，使现象不断地显现出本质。

现象学研究在我国护理研究中的应用较为普遍。如龚艳琳等采用现象学研究方法探索维持性血液透析患者的益处发现体验，为促进患者心理健康提供参考。研究人员对 13 例维持性血液透析患者进行半结构化访谈，采用 Colaizzi 七步分析法进行资料分析。研究提炼出 3 个主题：探究意义、获得控制感、自我增强。研究结果为医护人员如何引导患者进行积极心理建设，提高患者益处发现的水平和能力提出建议。

（二）扎根理论研究

扎根理论研究（grounded theory approach）是在一系列系统而又灵活的准则基础上，收集和分析事实资料，并扎根在事实资料中建构理论框架。这些准则包括编码、持续比较、备忘录以及开放性的视角等。此方法是由芝加哥大学的 Barney Glaser 和哥伦比亚大学的 Anselm Strauss 共同发展出来的一种质性研究方法，他们于 1967 年在专著《扎根理论之发现：质化研究的策略》中提出。"扎根"（grounded）是指研究的结果根植于所收集的事实资料基础之上；"理论"是指将一组提炼的概念、类属及其关系进行阐述，形成理论框架，用于描述、解释或者预测某一领域的现象。扎根理论研究方法关注研究对象的真实体验和世界观，本身不是一种理论，而是在生动、丰富的原始资料基础上发展新的理论。研究者在研究开始之前一般没有理论假设，直接从实际观察入手，从原始资料中归纳出经验概括，然后上升到理论。这是一种从下往上、从个例至一般的建立实质理论的方法。扎根理论研究需要有经验证据的支持，但是它的主要特点不在于其经验性，而在于它从经验事实中抽象出了新的概念和思想。在哲学思想上，扎根理论研究方法基于后实证主义范式，强调对目前已经建构的理论进行论证。

扎根理论研究程序包括：①开放性和选择性编码；②持续比较；③理论采样；④理论饱和；⑤理论性编码；⑥备忘录和手工整理备忘录。张姮等以老年慢性病患者赋权理论（empowerment）构建为例，阐述了扎根理论研究方法在发展护理理论中的应用步骤及策略。研究者强调理论衍生于详尽、真实的一手资料，研究需要通过对原始资料的三级编码、持续比较、备忘录分析等，逐步提升概念、升华类属、展现核心类属，直至理论框架的形成。

国内有一些质性研究采用了扎根理论研究方法。如李现红将扎根理论研究方法应用到低年资护士护理专业韧性的研究中。研究人员对 17 名低年资护士进行半结构化访谈，采用 Charmaz 建构主义扎根理论的范式收集和分析资料。研究建构了低年资护士护理专业韧性发展模型——松树模型（Pine Tree Model，PTM），阐释了护士专业韧性的发展实质是其专业成长的过程，共有 4 个可以相互转化的发展路径：高水平韧性 – 事业型、中高水平韧性 – 职业型、中低水平韧性 – 工作型和低水平韧性 – 离职型，以及影响护理专业韧性的 5 个主题和 16 个副主题因素。研究结果为护理专业韧性测评工具的发展提供了概念框架，同时也为医院提升低年资护士专业韧性水平和专业坚守度提供了理论依据。

（三）民族志研究

民族志研究（ethnographic research）亦称人种学研究，源于 20 世纪初的人类学及社会学领域，是指对一个特定的民族群体的社会和文化生活进行详细描述和分析的研究方法。目的是通过参与观察和深度访谈的方式，在一种比较自然的环境中，了解并描述某一特定体的文化。民族志研究在方法上采用的主要手段是参与式观察、非结构化访谈，对所得资料的解释也是非预设性的，即不以已有的理论来剪裁事实，而是力争从得到的材料中分析、概括出新理论，并对原有的理论进行补充和修正。民族志研究包括文化内的研究（emic）和文化外的研究（etic），前者研究文化内涵，后者比较相似文化的异同。在健康保健领域，民族志研究最适合于探讨不同文化环境中人们的健康信念、健康行为、照护方式等。最早在护理领域运用民族志研究的学者是 Leininger。她将文化定义为："特定人群的生活方式……指导这群人的思想、行为、情感……是这群人解决问题的方式，表现在其语言、衣着、饮食、习俗上"。民族志研究用在护理领域不仅能提高护士对服务对象的文化敏感性，而且能够提高健康服务的质量。周芸等采用民族志研究方法探究"互联网 + 母乳喂养指导"的护士上门服务体验。研究采用立意抽样法选取开展"互联网 + 母乳喂养指导"护理服务的 8 名上门护士，采用焦点民族志研究方法，通过回顾经验、总结视频课件、参与式观察及深度访谈法获取资料，并使用 Spradley 民族志分析法分析访谈资料和提炼主题。

现象学研究、扎根理论研究、民族志研究这 3 种常用的护理质性研究方法彼此间有一定的区别，具体见表 10-2。

表 10-2 护理研究中常用的 3 种质性研究方法的比较

项目	现象学研究	扎根理论研究	民族志研究
目的	理解某一特殊生活经历的含义	产生某一有关社会结构和社会过程的理论	描述某一种人类文化
理论基础	哲学	社会学	人种学
最适合的研究问题	描述现象的本质	从参与者的观点中发展理论	描述和解释文化群体的模式
研究对象	有某一生活经历的人	与某一社会过程有关的所有的人	在某一文化下的过去和现在的人
资料的主要来源	访谈、日记，对艺术、音乐和文献的回顾	访谈、观察、档案资料回顾	访谈、观察、档案资料回顾
资料分析	对资料进行反思，提炼主题、类型和经历	持续比较分析法	持续比较分析法
访谈和分析的焦点	一般的实践：典型案例、范式案例	分期：社会结构的领域及特点	领域：术语、内容、文化术语
研究结果	对人类生活经历的丰富、全面的描述	带有分析的整合、简洁的理论	对文化场景的深入描述

笔记栏

（四）描述性质性研究

描述性质性研究（descriptive qualitative research）是对研究对象的体验和感受进行直接的描述和概括，常应用于：①探索一些主观性研究问题、研究对象的不同体验等情景；②混合方法研究中，其中质性研究的结果可以解释量性研究的发现；③问卷或者量表开发，通过描述性质性研究来发展条目池；④干预研究中，在发展干预方案阶段，通过质性研究可以识别研究对象的干预需求；在评价阶段，可以通过描述性质性研究，描述参与者对干预措施的体验，了解其对干预为什么有效、为什么无效以及如何改进干预措施的看法。如朱虹宣等应用描述性质性研究方法，从机会、动机和行为3个方面描述老年肺癌患者术后过渡期肺康复行为的影响因素，为制订老年肺癌患者过渡期肺康复方案以及提高肺康复依从性提供依据。

（五）历史研究

历史研究（historic research）是以过去为中心的研究，它通过对已存在的资料深入研究，寻找事实，然后利用这些信息去描述、分析和理解过去，同时揭示当前关注的一些问题，或者对未来进行预测。历史研究是通过收集历史资料来进行的，但得到的不是历史资料，而是通过对史料的观察和整理，运用研究者的洞察力来找出史料背后井然有序的内在结构。历史研究的常用步骤包括：①确定研究问题；②搜寻历史资料；③总结并评估历史资料；④诠释描述历史资料得出的最后结论。

尽管质性研究方法在护理研究领域运用日渐增多，但护理学者对历史研究采用较少，仅限于对护理界有影响人物的研究。对护理实践变迁的历史研究尚不足。护理研究者可以尝试通过收集、查阅护理操作手册、政策书籍、护理记录单等资料来揭示护理实践的变迁规律。

（六）行动研究

行动研究（action research）是一种由实践者自己实施的、在实践中进行的、旨在改进实践的研究方法。实践者在研究中行动，在行动中研究，研究的目的是发现问题、实施对策、提高反思能力、改进工作和生存环境。行动研究并非单一研究方法，其不局限于量性或质性方法，关键在于达成研究目标。评价行动研究和检验研究效果的标准是：行动者的意识和能力是否提高，研究问题是否得以解决，生存环境是否有所改善。

与主流的实证主义研究和边缘的解释主义研究相比，行动研究属于社会科学研究的第三条道路。但在具体实施中，大部分人都运用质性研究方法，因为它更符合行动研究的要求：①质性研究对不同人群（特别是弱势人群）的关注，有利于使处于困难中的行动者提高自信和自尊；②质性研究对研究者个人价值观的肯定，有利于行动者发现问题和解决问题；③质性研究设计灵活，可在研究过程中视情况而调整方案，符合行动的不确定性和结果无法预测的特点；④质性研究强调研究者自我反思，符合行动者在行动中反思并及时进行调整的要求；⑤质性研究不要求大样本，并且不用像实验性研究那样设定严格的实验条件，因此对行动者更具有亲和力，更容易上手。

行动研究还能克服传统质性研究的一些缺点，如研究者单凭个人兴趣选择研究课题、研究内容脱离社会实际等。行动研究在国内外护理研究中的应用日趋广泛。如江华等针对目前尚缺乏研究生层面高级执业护师培养模式的问题，运用行动研究方法构建慢性病管理高级执业护师方向护理硕士专业学位研究生的培养模式。研究运用计划、行动、观察/评价、反思4个步骤间连续的相互作用的过程，通过第一轮及后续行动研究，不断完善培养方案。

（七）个案研究

个案研究（case study）是以一个典型事例或人物为具体研究对象，进行全面系统的研究，以了解其发生和发展规律，从而为解决一般的问题提供经验。个案研究的基本过程包括：研究者在确定了研究问题或现象后，事先不带任何假设进入现象发生的场景中，参与研究对象的生活，观察现象发生的过程，或者深入访谈收集各种质性资料，以此进行分析和归纳，揭示现象发生的原因，逐步归纳出理论命题。个案研究可以应用于各种专业，如伦理学、法律学、社会科学、心理学、教育学、医学和护理学等。

个案研究的对象可以是个人，也可以是个别团体或机构。选择何种质性研究类型需要根据具体的研究情景来定。如在护理实践中一些概念尚未被定义，概念属性尚不明确、概念之间的关系尚未被解释，或者某些护理现象或问题从未被探究时，研究者根据情况可选择扎根理论研究方法。对护理实践中的各种健康促进与疾病预防行动的开展、护理管理中的改革或变革、护理教育中新教学方法的引进与实施等，则适合采用行动研究方法去探究。

三、质性研究在护理领域中的应用

质性研究在深入理解人类的体验如舒适、关怀、自尊感等方面非常有意义。质性研究的作用主要表现为：①可以使研究者产生新思想；②能为量性研究打下基础；③能深化对量性研究结果的认识；④是收集主观感受资料的重要途径；⑤发展护理理论。因此质性研究在护理领域的应用日趋广泛，研究内容包括临床护理、护理管理、护理教育等各个方面。

ER10-3
急性呼吸窘迫综合征患者清醒俯卧位通气体验的质性研究案例分析

1. 质性研究在临床护理领域的开展比较广泛，包括健康教育、心理护理、压力评估、社会工作、交流沟通、临床个案、卫生项目评价等各个领域。研究对象包括患者、护士、护理管理者、护理学生、患者家属以及社区工作者和老年人等。以患者为研究对象所占比例最大，主要是了解患者在某种疾病的检查或治疗过程中的真实体验和治疗感受。如毛莹颖等运用描述性质性研究方法了解肺癌患者围手术期症状管理的体验及需求，为进一步制订肺癌患者症状群自我管理干预措施提供参考。质性研究还以照顾者为研究对象，探索照顾者在患者照护过程中的体验、感受和需求。如霍光研等应用质性研究探究罕见病患儿照顾者的真实体验，以期为针对性进行健康服务、减轻照顾负担提供参考依据。以护理实践为基础的质性研究旨在揭示护理实践活动中的各现象后面的本质和内涵，为探索创新护理服务模式提供基础。

2. 质性研究在护理管理领域中的应用也日趋增多，旨在了解护士群体职业体验与压力、职业期望等，探索不同专科护理管理模式，为管理者提供在医院护理管理领域内确认和解决问题的方法学。如何嘉等通过质性研究探索规培护士工作期间遭受横向暴力的真实体验，确定暴力行为的表现形式、原因及受害者的应对方式，旨在为管理者制订相应策略、减少暴力行为提供参考。王钰涵等运用扎根理论研究，探讨专科护士培训迁移的发展过程及影响因素，为科学管理和使用专科护士提供参考。

3. 护理教育方面的质性研究主要是了解人才培养过程中的影响因素，探索创新培养模式。如李鑫等采用质性研究，探讨护理硕士专业学位研究生临床能力发展的障碍和促进因素，为优化临床实践培养方案提供参考依据。质性研究还可用于对课程建设效果进行评价，关注学生体验及学习经历，以揭示和区别教学的有效性等。如施秋桃将O2O教学模式应用在高职护理学专业"健康评估"课程中，教学效果评价除了采用量性研究方法外，还采用访谈法，了解学生对课程教学模式的看法、接受程度及满意度；了解教师对传统教学模式和O2O教学模式的评价。嵇艳等则应用描述性现象学研究方法了解护理本科生在创新创业课程中的学习体验，为加强护理学专业学生创新创业能力培养提供依据。

 知识链接

质性研究适用的情景

质性研究不能解决所有问题，不适用于所有情况。因此，研究者需要对质性研究的适用性有一个很好的认识。一般来说，质性研究应用于以下情况：

1. 当需要对一个不为人所知的主题进行探索性研究时。

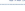笔记栏

2. 当一些事情不能用定量研究充分解释时。

3. 当需要对一个难以用现有观点解释的研究主题提出新的具体观点时。

4. 当不能提出构建假设的基本原理或理论命题时。

5. 在进行研究时，需要用文学表达进行详细的描述性写作。

质性研究特别适用于开辟新的研究领域，例如以前没有研究过或其重要性尚未得到认识的重要主题。此外，质性研究有利于从一个新的角度审视已知的主题。

来源：PYO J, LEE W, CHOI E Y, et al. Qualitative research in healthcare: necessity and characteristics[J]. J Prev Med Public Health, 2023, 56(1): 12-20.

（王红红）

小　结

与量性研究相比，质性研究有其特定的哲学观和理论基础，在研究方法和研究过程上均有较大的区别。质性研究有不同的设计类型，护理研究中常用的质性研究的类型包括现象学研究、扎根理论研究、民族志研究、描述性质性研究等。采用何种设计类型需要根据研究目的和研究情景而定。

思考题

1. 质性研究和量性研究的主要区别有哪些？

2. 举例说明在护理学领域中适用质性研究的情景。

3. 某研究团队预探讨专业护士在我国养老机构中的主要角色及工作范畴，你认为用什么类型的质性研究比较合适？为什么？

4. 行动研究的设计一定是质性研究吗？为什么？

ER11-1
本章教学课件

 导入案例

　　一位护理学专业研究生对慢性疼痛患者的疼痛管理和自我调适过程产生了浓厚的兴趣，她希望深入了解患者如何应对持续的慢性疼痛，以及他们在治疗过程中面临挑战和变化时的自我调适。但她意识到使用之前掌握的量性研究方法并不能很好地达到研究目的，导师建议她可以运用质性研究方法解答当前问题。她接受了导师的建议。然而，在实际实施过程中，她陷入了困惑：如何才能深入了解患者慢性疼痛的体验？又该如何获取他们在自我调适和疼痛管理中采取的策略和行为？质性研究与量性研究方法之间存在的显著差异，使她在收集质性研究数据的过程中陷入了困境。

　　请思考：

　　1. 该研究生需要收集哪些资料？

　　2. 如何收集才能获得患者应对慢性疼痛和进行自我调适的资料？

第一节　访　谈　法

　　质性研究中最常使用访谈法收集资料。本节内容围绕访谈的定义、特点、应用展开介绍，并阐述各类访谈法的基本概念、方法、步骤。

一、概述

（一）定义

　　访谈（interview）是一种通过目的性会话收集资料的研究方法，研究者与受访者可面对面进行交谈，在互动问答的过程中构建知识。访谈法具有一定的结构与目的，研究者依据访谈提纲向受访者提问，以获得与研究目的相关的详细信息。

（二）访谈法的特点

　　1. 技术性　访谈需要研究者拥有一定的访谈技巧，包括提问方式、倾听能力和记录技巧等。研究者需要善于使用开放式问题，以鼓励受访者自由表达观点和感受；同时，研究者还需要具备良好的倾听能力，能够准确理解受访者的回答，并适时进行追问或澄清。

　　2. 交互性　访谈不仅仅是一个简单的问答过程，而是一个研究者与受访者之间建立互动关系、共同构建研究内容的过程。在访谈中，研究者通过提问、倾听和反馈等方式与受访者进行积极的互动，鼓励受访者表达自己的观点和情感。

　　3. 针对性　访谈过程中，研究者需要针对研究主题，通过询问有意识地不断引导受访者讲述自己感兴趣的内容。因此要求研究者具备一定的访谈技巧，不被受访者觉察且能深入了解社会现象的发生、发展和变化的全过程，探索深层次的矛盾。

笔记栏

4. 灵活性 访谈过程中，研究者可根据具体情况灵活地调整问题的顺序、深度和具体内容，并根据受访者的性格特点、情绪状态以及访谈氛围等因素，调整自己的访谈风格、语气和提问方式，使访谈顺利进行。

（三）访谈法的应用

访谈的功能和目的主要是了解受访者的价值观念和真实经历，理解他们对事件意义的解释。访谈被广泛应用于以下领域：

1. 理解和重构社会事件 通过运用访谈法，研究者可以与事件当事人进行深入的交流，了解事件的来龙去脉，挖掘事件的深层含义和影响，由此收集到丰富而详细的一手资料。访谈法有助于研究者更全面、准确地理解、重构社会事件的过程和背景。

2. 描述社会事件的发生过程 通过访谈，研究者可以了解某个事件如何变化和为什么变化。例如，在研究患者患病体验时，研究者可以通过与患者进行深入的对话，获取他们患病后的生理、心理变化。这种方法有助于为优化护理流程、提高护理质量提供参考。

3. 深入探索个人经历 访谈可以挖掘重要的个人经历。在护理领域，个人经历可能涉及患者的心理需求、护理人员的职业发展、护患关系等多方面。这些经历往往具有复杂性和独特性，难以通过简单的问卷调查或观察进行深入了解。而访谈法能够通过与研究对象的深入交流，探索这些个体经历背后的深层原因和面临问题的症结所在，进而有助于提出解决问题的方法。

（四）访谈法的分类

访谈法可从不同角度进行分类。

1. 按访谈形式分类 可分为个别访谈和焦点小组访谈。个别访谈旨在深入探讨受访者的观点、感受、经历或行为，以获得关于特定主题或问题的详细信息，访谈时多采用一对一访谈，研究者与受访者单独交流。焦点小组访谈旨在利用组内的互动来揭示受访者的观点、态度、感受和想法，访谈通常由一位或多位经过培训的主持人（也称为调度员）来引导讨论，确保讨论保持在主题上，并促进所有受访者的参与。

2. 按结构化程度分类 可分为结构化访谈、半结构化访谈和非结构化访谈。结构化访谈是研究者使用一套预先定义好的、标准化的问题来引导访谈，并要求研究者以相同的方式和顺序提问和记录。半结构化访谈是研究者事先拟定访谈提纲并依照提纲提问，但所提问题的前后顺序可以根据受访者的回答灵活调整，深入探讨相关主题，或者转向新的主题。非结构化访谈是以开放式的、灵活的对话形式进行，旨在深入探索受访者的观点、感受、经历或行为。与结构化访谈相比，非结构化访谈不依赖预先设定的问题列表，允许研究者根据访谈的进展和受访者的回答自由调整问题和对话的方向。这种访谈方式特别适合于探索新的、复杂的或不熟悉的主题，以及在需要深入了解个体经验和感受时使用。

3. 按接触方式分类 可分为面对面访谈、电话访谈和在线访谈。面对面访谈是研究者和受访者在同一地点，亲自见面进行对话，访谈的同时可收集非语言信息，如肢体语言、面部表情和情感反应。电话访谈是研究者和受访者在不同地点通过电话进行交流，无须面对面接触，适合需要快速收集资料，或受访者分布广泛而难以面对面访谈的情况。在线访谈是通过互联网进行的访谈，包括使用电子邮件、即时消息软件、视频会议软件，尤其适合全球化研究和对远程受访者进行访谈研究的情况。

4. 按访谈次数分类 可分为一次性访谈和多次性访谈。一次性访谈是只与受访者进行一次会面或一次交流的访谈过程，不涉及后续的追踪或多次交流。多次性访谈是与同一受访者进行两次或多次访谈的过程，关注个体经历、观点变化或深入探索特定主题，可以帮助研究人员更深入地了解受访者的观点，捕捉到随时间变化的态度或行为，从而获得更丰富、更动态的资料。

（五）访谈过程

完成一次访谈需要经过准备、实施和记录等阶段，每个阶段都有其特定的任务和要求。只有经过充分的准备和精心的实施，才能获得高质量的访谈资料并得出有效的研究结论。

1. 准备访谈　这一阶段至关重要，奠定了整个访谈的基础。具体工作包括以下方面：

（1）明确访谈目的：明确访谈的目标，确定需要收集的信息或解决的问题，以此为依据设计访谈提纲。

（2）熟悉访谈相关资料：如果访谈主题是"乳腺癌对患者生活的影响"，那么要求研究者学习有关乳腺癌的病因、发病机制、发病率、发病年龄、一般治疗方案、疾病预后等知识。

（3）掌握受访者的背景：访谈前需要了解受访者的性别、年龄、婚姻状况、教育程度、职业、经历、专业领域等相关信息。如果受访者不止一人，还需要了解人口数、地理位置、组织结构等。

（4）联系受访者：在第一次与受访者联系时，研究者应向对方做自我介绍，告知对方自己的个人背景、访谈的目的和内容等，对访谈时是否录音应达成共识，获得受访者的知情同意，确定访谈的时间、地点、形式，并安排好访谈的流程和时间。当受访者拒绝参与研究时，研究者应采取灵活、开放的态度去处理，不得强迫其参加。

（5）选择访谈环境：深入的访谈需要自由的、轻松的交流环境。一般来说，研究者应征求受访者的意愿，选择在安静、舒适、私密的场所，如咖啡馆、茶室，或卫生服务机构中安静的独立空间等处进行访谈。访谈地点的选择应以方便受访者、保护其隐私、避免被打扰、能保证录音效果为原则。如为了探讨艾滋病患者的患病体验，访谈地点选择在人流量大、环境嘈杂的快餐店是不合适的。

（6）工具准备：准备必要的访谈工具和设备，如笔、笔记本、录音笔等。

2. 实施访谈

（1）与受访者建立良好关系：研究者需要与受访者建立友好互信的关系，这是访谈得以顺利进行的基础。研究者可以通过问候、寒暄以及表达对受访者背景和经验的认可等方式，来拉近与受访者的距离，使其感受到尊重和信任。通过简明扼要的开场白告诉受访者访谈的目的、研究者的身份、访谈的时间及具体过程。

（2）保护隐私与知情同意：明确告知受访者隐私保护措施，获取受访者的口头或书面同意。

（3）记录：征得受访者同意后，使用录音、录像设备和笔记的方式记录访谈。在记录时，研究者需要确保记录的准确性和完整性，以便后续分析。

（4）提问：研究者需要按照事先制订的访谈提纲或问题清单，引导访谈的进行。在提问时，研究者需要运用适当的谈话和提问技巧，如开放式提问、追问等，以获取受访者深入、详细的回答。同时，研究者还需要注意提问的方式和语气，避免给受访者带来压力或不适。在处理敏感话题或试图获取更深层次的信息时，可以根据研究问题迂回发问，通过抛出与此研究问题有紧密关联的问题进行提问和观察，透过这些相互关联的话题引导访谈方向。

（5）运用访谈技巧：在访谈过程中，研究者需要保持高度的敏感性和洞察力，认真倾听受访者的回答，避免打断他们的讲述，注意观察受访者的非言语行为，如面部表情、肢体动作等，以获取更全面的信息。同时，研究者还需要根据受访者的回答和反应，灵活调整访谈策略和提问方式，以确保访谈的顺利进行。为了获取更多的信息，研究者可以用微笑或点头等方式让受访者继续说下去。研究者要保持耐心和专注，在访谈技巧的帮助下逐步展开访谈，使受访者充分地表达思想。当受访者答非所问时，要及时引导回归主题，不要强行终止话题，以免受访者情绪失控而结束访谈。当受访者情绪失控、访谈中断等突发情况发生时，研究者应保持冷静和专业，用平和的语气和体态语言表达对受访者的理解，提供情感支持。如果受访者的情绪过于激动，影响到了访谈的进行，可以提议暂停访谈或结束访谈，给受访者一些时间来平复情绪，尊重受访者的感受和选择。在受访者情绪平复后，研究者应与受访者共同决定是否继续访谈。如果决定继续，研究者应根据受访者的情绪状态调整访谈的深度和速度。如果某个特定的话题触发了受访者的情绪反

笔记栏

应，研究者应考虑避开这一话题，或者在受访者同意并感觉准备好的情况下谨慎地处理。访谈结束后，如果受访者显示出需要进一步的情感支持，研究者可以提供相关资源或建议，例如专业的心理咨询服务。

3. 结束访谈 尽可能以一种轻松、自然的方式在适当的时机结束访谈。访谈结束前，研究者需要向受访者表示感谢，并询问是否有其他需要补充或澄清的信息。同时，研究者还可以与受访者商定后续的合作或交流事宜，如有后续联系的需要，告知受访者可能的后续步骤。

（六）访谈原则

访谈过程中，研究者必须遵循下列原则：

1. 尊重 尊重受访者的意见、感受和隐私是访谈中的首要原则。这包括在访谈过程中保持礼貌、认真倾听，以及保护受访者的个人信息不被泄露。确保受访者了解访谈的目的、过程及其权利（例如随时退出访谈的权利），以及信息如何被使用。获得受访者明确的知情同意。

2. 真实性 确保访谈内容被准确记录，无论是通过笔记、录音还是录像，以便于后续分析和验证。在提问时避免引导性问题，确保受访者的回答是独立思考的结果。不可将个人意见和观点强加于受访者，避免因研究者的个人情绪或偏见而影响访谈的真实性，确保受访者能够自由表达自己的观点和感受。

3. 保密性 对受访者的个人信息和访谈内容进行保密处理，除非得到明确的许可，否则不对外公开。采取适当的措施保护收集到的资料，防止未经授权的访问和使用。

4. 灵活性 进行访谈时，研究者要充分引导受访者，根据访谈过程和受访者的反应依据访谈目的和提纲灵活调整访谈问题，以更好地收集信息和理解受访者的观点。保持开放的态度，对受访者的意见和信息不作出预先的判断，允许新的主题和观点在访谈中自然浮现。

5. 反思性 研究者应持续反思自己的偏见、态度和行为，确保这些因素不会影响访谈的进行和对结果的解释。在访谈后，反思整个过程的有效性和自己的表现，从中学习并改进未来的访谈技巧。

（七）注意事项

1. 选择合适的提问方式 对于不同文化程度的受访者，要运用适合对方知识能力的字词进行提问。提问时注意问题要明确，问题具有开放性，避免使用封闭性或引导性的问题，避免使用专业术语。如果受访者不能理解所问问题，研究者应尝试用更简单、更明确的语言重新表述问题，也可以提供一个相关的例子帮助受访者更好地理解问题的意图。在重新表述问题后，研究者可以询问受访者是否理解了问题，或者让受访者用自己的话重复问题，以确保他们正确理解了问题的意图。

2. 建立和谐访谈氛围 研究者应努力营造轻松、舒适的访谈氛围，显示出耐心和支持的态度，使受访者感到放松和信任，让受访者感到在访谈过程中不需要急于回答，也不必担心回答错误。研究者可以通过友好的问候、适当的赞美和鼓励建立和谐的关系，展现对受访者回答的兴趣和关注。当受访者感受到研究者的关注和兴趣时，更可能倾吐内心真实想法，提供深入的回答。

3. 认真倾听 研究者应全神贯注地倾听受访者的回答，避免急于表达自己的观点而中断受访者的发言。倾听时，不仅要理解受访者所说的内容，还要留意其语气、语速和表情等非言语信息，以捕捉其真实的情感和态度。

4. 细心观察 在访谈过程中，研究者应细心观察受访者的非言语行为，如肢体动作、面部表情等，这些都可以提供额外的信息，有助于研究者更深入地理解受访者的观点和感受。

5. 积极回应 研究者采用点头、重复、表现感兴趣等方式回应情感，使受访者感受到正向反馈，可以让访谈达到事半功倍的效果。

6. 适时调整访谈策略 在访谈过程中，研究者应根据受访者的性格、反应和回答情况，灵活调整提问的顺序和谈话方式，以确保访谈能够顺利进行并获取有价值的信息。对于事务性问题可直接提问，而对于敏感性问题则要掌握一定技巧，婉转进行提问。

7. 适当的追问　访谈双方相互足够信任后，研究者可以根据回答中的关键信息或模糊点进行追问，包含正面、侧面、系统、补充重复、激励等多种方式，有助于深入了解受访者的观点、经验和感受，并揭示其潜在的动机和态度。但切忌施加压力，避免导致对方产生不愉快之感。

8. 尊重受访者　提问的方式应尊重受访者的经验和观点，不进行评判。当受访者的回答与研究预设的结果相背时，切忌将研究者的想法强加于受访者。如果受访者是少数民族或有信仰的特殊人群，应注意尊重民族习惯、传统、信仰和禁忌，提问时要注意受访者价值观和信仰上的接受程度。

（八）访谈法的评价

1. 访谈法的主要优点

（1）深入探究：访谈法可以针对特定的问题或主题进行深入探讨，能够深入探讨受访者的思想、感受、经历和动机，提供比量性研究方法更深层次的见解。

（2）信息丰富：通过面对面的交流，研究者可以观察到受访者的非言语行为，如表情、肢体动作等，这些都可以为研究者提供额外的信息，有助于更全面地了解受访者的真实想法和感受。

（3）灵活性高：访谈法允许研究者根据受访者的回答进行灵活的调整，也可以根据访谈的进展，适时提出新的问题或深入探讨新的主题，以获得更丰富的信息。

2. 访谈法的主要局限性

（1）主观性：访谈资料的质量高度依赖于访谈者和受访者的主观性。访谈者的提问方式、态度或者预设的观念可能会影响受访者的回答。受访者的个人经历、观点、情感等因素都可能影响他们的回答，使得访谈结果具有一定的主观性和偏差。

（2）样本代表性有限：访谈法通常涉及的样本数量较小，可能难以代表整体的观点或情况。此外，受访者的选择也可能受到多种因素的影响，如研究者的人际关系、受访者的意愿等，这可能导致样本缺乏代表性。

（3）耗时长和成本高：访谈法通常需要花费较多的时间和人力、物力、财力成本。研究者需要投入大量的时间和精力进行访谈、整理和分析资料。此外，面对面的访谈还需要考虑交通、住宿等费用，使访谈法的成本相对较高。

（4）访谈质量受限于访谈者的能力：访谈者的能力决定访谈的成功与否。有效的访谈需要研究者具备较高的访谈技巧和丰富的访谈经验。如果研究者缺乏相关的训练或经验，可能会导致访谈效果不佳，无法获取到有价值的信息。

二、各类访谈法

访谈法根据结构化程度，即研究者对会话结构的控制程度，分为非结构化访谈、半结构化访谈和结构化访谈。研究者在进行研究时，需要根据研究目标、研究对象以及研究环境的特点，灵活选择适合的访谈方式。本部分重点介绍以访谈结构化程度为分类依据的三种主要访谈形式，同时对焦点小组访谈进行介绍。

（一）非结构化访谈

1. 概念　非结构化访谈（non-structured interview）又称自由访谈或客观陈述法。这种方法主要用于深入探索和理解研究主题的各个方面，没有统一问卷和固定的提问顺序，研究者只是给出一个题目或大致话题范围，由研究者与受访者在这一范围内自由交谈。

2. 应用　非结构化访谈适用于研究者对问题发生的情景缺乏足够了解，不能提出合适问题的情况，如质性研究的初期。现象学研究和扎根理论研究多采用非结构化访谈收集资料。

3. 特点

（1）开放性：在非结构化访谈中，访谈者根据研究目的通常只提 1～2 个开放式问题，在访

笔记栏

谈过程中根据受访者的回答和反应即时生成和提出问题，不需要事先准备详细的问卷或访谈提纲，鼓励受访者自由地表达自己的想法和感受。

（2）探索性：由于非结构化访谈不受访谈提纲的约束，所以它特别适合探索新的或不太熟悉的主题。访谈者可以通过访谈过程中的互动来发现和探讨新的问题和主题。

（3）深度性：非结构化访谈通常通过几轮访谈深入探讨受访者的感受、意见和生活经历，这样不仅可以获得更丰富的数据，也有助于理解受访者的个人视角和经验，探索更深层次的信息和见解。

4. 访谈提纲 非结构化访谈通常以一个或几个与研究主题相关的开放式问题开始，没有固定的访谈问题，也没有设计一套标准化的访谈提纲作为访谈的引导，研究者需根据受访者的回答逐渐聚焦问题。这种访谈方式可以使受访者自然地使用自己的语言，就研究问题表达自己的观点而不受研究者的影响，允许受访者更详细地描述他们的经历和感受。由于受访者可能叙述各种漫无边际的经历与故事，导致访谈持续时间较长，就需要研究者运用访谈技术，将访谈控制在一定范围内，避免过度跑题。

5. 三轮访谈模式 非结构化访谈的显著特征是三轮访谈模式，即对每个受访者进行三轮不相同的访谈。它可以作为一个有用的框架来组织访谈。

（1）初步访谈：在第一轮访谈中，研究者的主要任务是建立与受访者之间的信任和沟通。研究者会介绍自己和研究的目的，并就一些宽泛的主题或问题进行探讨。这一阶段的重点是让受访者感到舒适和自在，以便他们能够自由地表达自己的观点和感受。同时，研究者也会通过观察受访者的非言语行为（如面部表情、肢体动作等）来获取额外的信息。

（2）深入访谈：在第二轮访谈中，研究者会根据初步访谈的结果和发现，进一步深入探讨特定的问题或主题。这一阶段的访谈通常更具有针对性和深度，研究者可能会使用一些具体的例子或情境来引导受访者进行更深入的思考和表达。此外，研究者还会注意捕捉受访者在谈话中提及的新问题或观点，以便在后续的访谈中进行进一步的探讨。

（3）总结访谈：总结澄清，反思意义。在第三轮访谈中，研究者的主要任务是澄清和确认前两轮访谈中的信息和发现。这一阶段的访谈通常更加集中和具体，研究者可能会针对某些关键的问题或观点进行进一步的追问和确认。此外，研究者还会与受访者一起回顾和总结前两轮访谈的内容，以确保所有的信息都被准确地记录和理解。

通过这三轮访谈，研究者可以逐步深入了解受访者的观点、感受和经验，同时也可以不断调整和完善研究的问题和焦点。需要注意的是，非结构化访谈的三轮访谈模式并不是一种固定不变的流程，而是可以根据实际情况和研究需要进行灵活调整和变通的。

6. 访谈时间 通常情况下，每轮访谈的时长以 60~90 分钟为宜，但这也取决于访谈的目的、受访者的意愿和能力、访谈的深度和广度等因素。一般在访谈开始时就应明确告知访谈时长。每轮访谈的时间间隔以 3~7 天为宜，使受访者有时间回顾消化上一场访谈的情况，又不至于忘记内容，但也没有具体的规定。这主要取决于研究者的时间安排和受访者的可接受性。如果可能的话，研究者应该尽量在受访者方便的时间内安排访谈，并在三轮访谈之间给予他们足够的休息时间，以确保他们能够在每轮访谈中保持注意力和参与度。某些偶然的情况下，三轮访谈也可安排在一天内进行。

7. 访谈技巧 非结构化访谈的受访者在如何回答问题上有很大的回旋余地，要求研究者掌握访谈技巧，并有思想准备及时处理访谈过程中出现的一些意想不到的问题。

（1）鼓励讲述：研究者在非结构化访谈中要营造轻松、愉快的谈话氛围，不断鼓励受访者讲述他们的经历。鼓励讲述并不意味可以随意"话家常"，研究者要引导受访者围绕研究的主题范围，详细描述事件的细节和自身感受。

（2）灵活提问：非结构化访谈没有固定的问卷或程序，研究者需要根据实际情况灵活调整访谈内容和进程。可以根据受访者的反应和兴趣，适时引入新的话题或问题，以保持访谈的活跃度和深度。

（3）追问和澄清：在访谈过程中，研究者需要善于追问和澄清受访者的回答。可以通过提出具体例子、引用相关事实等方式，引导受访者更深入地思考和表达自己的观点。

（4）及时回应：当研究者与受访者进行眼神接触、微笑、点头或手势等交流时，这些都是无声的信号，却传递出强烈的信息，表明研究者正在全神贯注地关注着受访者。也可通过"嗯嗯""然后呢""原来是这样"等语言对受访者提供正向反馈。

（5）情感支持：当访谈一些敏感话题时，若受访者情绪失控，出现啜泣、愤怒等情况，研究者需要中断访谈，使用关心、安慰等方法让受访者情绪平静，等受访者完全恢复、控制和保持平静后再进行访谈。

（二）半结构化访谈

1. 概念 半结构化访谈（semi-structured interview），也被称为半标准化访谈，是介于非结构化访谈和结构化访谈之间的一种访谈方法，有一个明确的、需要遵循的访谈计划和访谈提纲，但允许灵活调整和自由发挥，以便深入探讨受访者的观点和经历。半结构化访谈是既有一定结构又保持一定灵活性的访谈方法，能够在保证访谈效率的同时，兼顾深入了解和探索研究问题的需要，也可产生类似结构化访谈的可统计的质性资料。

2. 应用 广泛应用于需要深入理解个体或群体的观点、看法、思想、经历和行为的各种研究领域。描述性质性研究、现象学研究、民族志研究等研究方法常常通过这种访谈方式收集资料。

3. 特点

（1）兼具结构性和灵活性：相较于非结构化访谈，半结构化访谈提供了一个基本框架和主题大纲，确保访谈围绕研究问题展开，使研究更加聚焦。与结构化访谈相比，半结构化访谈更加灵活，通过开放式问题，研究者可以深入了解受访者的观点、态度和情感，获得更丰富而详尽的信息。

（2）适应性强：在半结构化访谈中，研究者需要灵活运用结构化和非结构化的方法，设计一份既具有指导性又保持灵活性的访谈提纲，以有效地收集受访者的信息和观点。另外，研究者可以根据访谈过程中出现的新信息或新方向，自由调整问题，以捕捉那些可能被问题列表忽略的重要信息。

（3）互动性好：半结构化访谈通常涉及较多的互动和交流，研究者能通过不断追问和澄清，确保理解受访者的真实想法。研究者不再处于主导位置，访谈双方之间可以进行相互提问和回答，形成双向交流。

4. 访谈提纲 半结构化访谈的访谈提纲是一份指导性的文件，用于帮助研究者进行访谈并确保访谈内容的连贯性和一致性。访谈提纲通常包含以下几部分：①访谈目的和背景。这有助于研究者明确访谈方向，并在访谈过程中保持焦点。②主题和问题列表。列出访谈的主要主题和关键问题。这些问题应该是开放式的，能够引导受访者深入思考和分享自己的观点和经验。同时，也可以包含一些封闭式问题，用于收集具体、明确的信息。③访谈流程和顺序。规划访谈的大致流程和问题的顺序，这有助于研究者有条理地进行访谈，确保每个主题和问题都得到充分的讨论。需要强调的是，半结构化访谈的提纲是一个指导性的工具，而不是一份严格的脚本。研究者应该在实际访谈中根据受访者的反应和情况进行灵活的调整，以确保访谈的深入和有效。

访谈提纲应按照研究主题的逻辑框架来安排问题的顺序，确保问题间的连贯性和一致性，这有助于受访者更好地理解访谈的主题和目的。访谈可以由一些较为简单、容易回答的问题开始，以建立受访者的信任和兴趣。然后逐渐过渡到更深入、更复杂的问题，以获取更丰富、更详细的信息。下面的应用实例是一个半结构化访谈的访谈提纲。

笔记栏

应用实例

艾滋病患者情感反应与应对策略访谈提纲

前言：本研究目的在于了解艾滋病患者在疾病过程中的情感反应，以及他们的应对策略，为艾滋病患者的社会支持方案制订提供依据。

（介绍研究的目的、预期结果、公平回报原则、保密原则等，拉近与受访者的关系。）

1. 在疾病过程中，您最常出现的情绪是什么？

2. 哪些特定的情境或事件让您产生特别强烈的情绪？

3. 您采取了哪些方法应对这些情绪？

4. 在应对心理压力方面，有哪些特别有效的方法或经验可以分享？

5. 对于未来，您认为社会应该如何更好地支持艾滋病患者？

请注意，这只是一个示例提纲，在实际应用中，可以根据具体情况对问题进行适当的调整或补充。

（三）结构化访谈

ER11-2
半结构化访谈

1. 概念 结构化访谈（structured interview）又称为标准化访谈。在结构化访谈中，研究者使用标准化的访谈提纲，将相同的问题以相同的方式提问给不同的受访者，从而确保数据的可比性和可分析性。结构化访谈对选择受访者的标准和方法、访谈中提出的问题、提问的方式和顺序、受访者回答的方式、访谈的记录方式等都有统一的要求，不能随意改变。

2. 应用 结构化访谈常被应用于电话访谈、面对面访谈、在马路上或公园里的拦截访谈。

结构化访谈往往被用于开放式访谈的前导，或者是在开放式访谈完成后用来确认访谈所得出的假设能否在统计上得到证实。例如，研究者要解释人们为什么已经知道吸烟对健康有害但还是明知故犯，或者想要了解吸烟对于他们有什么样的意义和重要性时，可以先用结构化访谈了解多少人吸烟，他们倾向于选择哪些烟草品牌，估计他们吸了多少支烟等。这种组合应用使得研究过程更为严谨，有助于确保研究结果的可靠性和有效性。在医疗方面，结构化访谈可用于研究某些疾病人群共有的症状，为后续深入研究提供数据支持。在临床试验中，结构化访谈也是收集患者反馈、评估治疗效果的重要工具。

结构化访谈主要有两种方式：一种是研究者主导方式，即研究者掌握问题大纲，对每个受访者提出相似的问题，确保访谈内容的一致性和可比性；另一种是问卷自填方式，即问题与可能的答案被预先印在问卷上，由受访者自行阅读并作出选择，这种方式更侧重于受访者的独立性和自主性，能够确保访谈的深入和准确。研究者主导的结构化访谈方式常被用于患者健康状况的评估。例如，在抑郁症的研究中，研究者会根据预先设计好的问题大纲，询问患者关于情绪状态、睡眠质量、日常活动等方面的问题，以收集标准化的信息，协助医生诊断。而问卷自填的结构化访谈方式则适用于大规模的健康调查或筛查。比如，在高血压流行病学研究中，研究者会设计包含一系列问题和答案选项的问卷，然后分发给受访者，让他们自行填写，此方式更适用于需要迅速收集大量资料的场景。

3. 特点

（1）标准化与系统性：结构化访谈采用预先设计好的问题和标准化的提问方式，对每个受访者提出相似的问题，确保访谈内容的一致性和系统性。这种标准化使得资料收集更为规范，便于后续的数据分析和比较。

（2）高效性：由于问题和提问方式都是固定的，结构化访谈能够快速收集到所需的信息，提高研究效率。此外，受访者对于固定问题的回答也更容易理解和配合，进一步促使访谈的顺利进行。

笔记栏

（3）灵活性受限：尽管标准化带来了诸多优点，但也使得结构化访谈在灵活性方面受到一定限制。由于问题和提问方式都是固定的，研究者可能难以根据受访者的实际情况和反馈进行灵活的调整，从而影响了访谈的深度和广度。

4. 提问方式

（1）封闭式问题：特点主要体现在其范围小、问题明确以及答案标准化等方面。这类问题通常只允许受访者回答是或否，或者在一系列选项中选择一个答案。这种设计限制了受访者的思考和表达范围，但有助于研究者更准确地收集资料和进行分析。然而，封闭式问题对答案设计的要求较高，对于较复杂的问题，有时很难把答案设计周全，从而可能影响调查的质量。封闭式问题的优势在于，研究者能够事先设定并编码一系列答案选项，从而方便数据的快速录入和处理，确保答案的一致性和可比性，有助于研究者更高效地分析数据并得出准确结论。封闭式问题的例子包括："您最近一周是否出现过头痛的症状？"或者"您是否曾经被诊断为高血压？"这类问题通常要求受访者从预设的选项中选择答案，或者简单地回答"是"或"否"。

（2）开放式问题：具有无预设答案选项、鼓励提供更详细的信息、带有主观性质、涉及复杂和深入的思考等特点。这类问题不会限制受访者进行预定义的回答，而是邀请他们分享自己的想法、感受、经历和见解。开放式问题的答案通常是主观的，反映了受访者独特的观点和经历。同时，这类问题可以带来多方面和细致入微的回答，有助于研究者更深入地探索主题。开放式问题的例子："请您描述一下您最近一次头痛的情况，包括疼痛的程度、持续时间和伴随症状。"或者"您认为哪些因素可能导致了您的健康问题？"

在实际应用中，研究者可以根据研究目的和访谈需求，灵活结合使用封闭式问题和开放式问题，实现优势互补。通过封闭式问题快速收集患者症状、病史等基本信息，再利用开放式问题深入了解患者的具体情况和感受，从而更全面地评估患者的健康状况，了解患者的真实感受，为后续的诊断和治疗提供更有价值的参考。下面的应用实例是一份结构化访谈的访谈提纲。

 应用实例

高血压患者一般情况与患病体验访谈提纲

本研究目的在于了解高血压患者对影响血压因素的认识和相应的健康需求，以期提高对高血压患者的健康照护质量。

（前言部分可介绍研究的目的、预期结果、公平回报原则、保密原则等，拉近与受访者的关系。）

一、一般情况

1. 您目前的年龄是？

A. 30 岁以下

B. 30 ~ 45 岁

C. 46 ~ 60 岁

D. 60 岁以上

2. 您是否了解高血压的相关知识？（是 / 否）

3. 您是否定期测量血压？（是 / 否）

4. 您是否有高血压的家族病史？（是 / 否）

5. 请简要描述一下您的生活习惯（如饮食、作息等）。

6. 您认为哪些因素可能导致了您的高血压？

笔记栏

二、患病体验

1. 您是如何得知自己患有高血压的？（多选）

A. 体检时发现

B. 出现相关症状就医

C. 家族遗传

D. 其他原因

2. 您目前是否有接受药物治疗？（是／否）

3. 您是否曾经因为高血压而住院或接受紧急治疗？（是／否）

4. 请描述一下您患病后的生活变化（如饮食、运动、工作等方面）。

5. 您认为高血压对您的身体健康和心理健康有哪些影响？

6. 您希望获得哪些关于高血压的预防、治疗和管理方面的建议或信息？

5. 访谈原则

（1）按照统一的设计要求进行访谈，使用结构化的问卷或提纲，确保每个受访者面对的问题、提问的方式和顺序都相同。

（2）不要对研究进行过多的解释，可以重复问题，只用设计者提供的标准解释。

（3）避免对受访者进行解释或引导，不要暗示或强加个人观点，以确保受访者的回答是基于其真实想法和感受。

（4）研究者还应尊重受访者的意见和感受，避免使用可能引起不适或冒犯的语言。

（5）确保每个受访者都有平等的机会表达自己的观点和感受，避免因为个人特征或背景差异而导致的不公平现象。

（6）不要随意改变访谈提纲，如临时增加答案选项或者增减题目。

6. 访谈注意点

（1）选择合适的受访者：受访者的选择对于研究结果的可靠性至关重要。应根据研究目的和问题，选择具有代表性、能够提供有价值信息的受访者。

（2）设计合理的访谈问题：问题应具有针对性、明确性和可操作性，避免过于模糊或引导性的问题。同时，问题的顺序和逻辑结构也需要仔细考虑，以确保访谈的流畅性和有效性。

（3）简化问题：题目用字、措辞及形式简单易读，以受访者能够理解为标准。

（4）避免使用感性的字句：个体的情感反应存在差异，且对同一词汇的定义也可能不一致。为了确保访谈的准确性和客观性，研究者应该尽量使用客观、中性的语言，避免带有情感色彩的词汇。

（5）将问题具体化：避免使用抽象的概念提问，可能导致不同受访者的理解出现差异。

（四）焦点小组访谈

1. 定义 焦点小组访谈（focus group interview）是一种最常见的集体访谈的形式，由 1 名研究者组织多名受访者同时进行访谈。这些受访者通常具有一些共同特征，如某个特定目标群体的消费者或潜在客户，或某种疾病的患者。研究者会围绕某些主题或问题引导讨论，讨论的内容和形式由小组成员与研究者共同引导和发展，确保讨论能够围绕主题深入展开。焦点小组访谈的目的是通过小组内成员对研究问题进行集体性探讨，了解他们的观点、态度、信念、行为意向以及他们之间的互动，集体建构知识，从而为决策提供深入、详细的信息。

这种方法的优点在于它能够快速收集大量的信息，同时能够观察和理解群体内部的实时互动。然而，它也有一些局限性，例如样本的代表性可能存在问题，以及小组内部的某些观点和意见可能会受到强势成员的影响等。

2. 类型　焦点小组访谈有多种分类方式。根据研究目的不同，焦点小组访谈可以分为探索性焦点小组、描述性焦点小组和解释性焦点小组。探索性焦点小组主要用于发现新的观点、想法和概念，描述性焦点小组则更注重对已有现象的描述和理解，而解释性焦点小组旨在解释和理解现象背后的原因和意义。根据受访者的特征，焦点小组访谈可以分为同质焦点小组和异质焦点小组。同质焦点小组的受访者具有相似的背景、经验或观点，便于深入探讨某一主题；异质焦点小组的受访者则具有不同的背景、经验或观点，有助于发现更多元化的观点和想法。根据访谈形式的不同，焦点小组访谈也可以分为面对面焦点小组和在线焦点小组。

3. 应用

（1）探索研究问题：在焦点小组访谈中，研究者可以通过引导讨论，深入了解受访者对特定问题的看法、态度和观点。这种讨论有助于揭示问题的多个层面，从而更全面地探索研究问题。通过观察和分析受访者的讨论内容，研究者可以发现新的研究线索和假设，为后续研究提供方向。例如，在草拟某种疾病的预防指南时，研究者可以召集该领域的专家，包括临床医师、护理人员等，共同研讨设计具体的预防指南。

（2）确定问卷结果的原因：在进行问卷调查后，焦点小组访谈可以作为一个补充工具，用来深入了解受访者对问卷中某些问题的回答的原因。通过与受访者的直接交流，研究者可以获取更详细的信息，解释问卷结果背后的原因和动机，从而提高研究的深度和准确性。

（3）鼓励参与：焦点小组访谈对那些在一对一访谈中感到拘束、难以表达自己的人尤为适用。通过焦点小组访谈，研究者能够接近那些原本可能不愿详细阐述自身观点和经验的受访者，为他们提供一个更为舒适、开放的讨论环境。在这样的氛围下，受访者往往能够放下防备，更自然地表达自己的看法和感受。

（4）描述特殊经验：焦点小组访谈非常适合让受访者共同描述特殊事件经历，如乳腺癌术后康复过程、就诊服务体验等。在讨论中，受访者可以相互启发，补充和修正彼此的描述，从而形成一个更完整、更确切的事件经过。这种讨论有助于研究者深入了解事件的细节和过程，为后续分析提供丰富的素材。

（5）探讨敏感问题：焦点小组访谈可用于处理一些敏感的话题，如运用焦点小组访谈研究癌症患者对于生与死的看法等，由于在场其他受访者与自己经历相似，受访者感到安全和信任，更愿意分享他们的看法和感受。

4. 步骤与策略

（1）访谈前准备

1）明确研究目的：确定研究的核心问题和目标，确保焦点小组访谈是获取这些信息的最佳方法。通过明确研究目的，研究者可以为焦点小组访谈的准备工作提供明确的指导，确保整个研究过程能够围绕核心问题展开，并最终达成预定的目标。

2）策划访谈方案：制订明确的访谈计划，包括计划访谈的日期、持续时间、确定访谈地点、明确访谈内容、选择访谈方式和流程、选择和培训研究者、准备访谈物品和材料、做好应对意外情况的预案等。

3）选择合适的受访者：根据研究目的和主题，招募具有代表性且对讨论内容有兴趣的受访者。确保受访者的数量适中、具有同质性或异质性，以便于管理和促进讨论。例如，如果研究的是一种新型护理技术，研究者可以选择已经使用过这种技术的患者、护理专家以及负责实施这种技术的护士作为受访者，这样的组合能够确保从多个角度全面了解这种技术的效果和影响。

4）制订访谈大纲和问题指南：设计开放式问题，以激发受访者的思考和讨论，而非仅仅获取简单的"是"或"否"的答案。在设计问题时，尽量采用诸如"请谈谈您对……的看法""您认为……的原因是什么"等开放式提问方式。为了确保问题能够涵盖研究的所有关键方面，研究

笔记栏

301

者需要对问题进行精心挑选和排列，并思考它们之间的逻辑关系。问题按照从一般到具体、从简单到复杂的顺序排列，引导受访者逐步深入讨论。同时，还要确保问题之间的连贯性和过渡自然，避免出现跳跃或重复的情况。

5）安排合适的场地和时间：选择一个安静、舒适、私密且具有足够空间的场地进行访谈。安排场地时，需要考虑场地的大小、布局和设施。场地应足够宽敞，能够容纳所有的受访者和研究人员，同时场地的布局应合理，便于受访者之间的交流互动和观察记录。例如，可以采用圆桌或马蹄形桌的布局，让受访者围坐在一起，便于面对面的交流。提前检查场地的设施是否完好、电源和网络是否通畅。安排方便受访者的时间进行访谈，以确保他们能够全程参与。

6）准备访谈所需材料：根据访谈主题，准备相关的背景资料、图片、视频等辅助材料。准备记录工具，如笔记本电脑、录音笔、摄像机等，以便于记录访谈内容和受访者的观点。

（2）进入访谈现场：进入焦点小组访谈现场之前，与受访者建立信任关系并营造轻松氛围是访谈能否成功的关键因素。为了营造轻松的氛围，研究者可以在寒暄中引入一些轻松的话题，如天气、交通、近期热门事件等。例如："今天的天气真不错啊，大家来的路上还顺利吗？"或者"最近有个热门电影上映了，大家有没有兴趣去看呢？"这些轻松的话题有助于缓解初次见面的尴尬和紧张气氛，让受访者更加放松地参与到访谈中。在寒暄过程中，研究者还应关注受访者的需求和感受，访谈现场可以提供茶水和小点心，以确保他们在访谈过程中感到舒适和满足。在访谈开始前，向受访者清晰地介绍访谈的目的、流程以及他们将要扮演的角色。这样可以帮助他们更好地理解访谈的意义，减轻他们的紧张感。

（3）实施访谈

1）自然引入话题：研究者根据预先制订的访谈大纲引入话题，开始时较宽泛，然后逐步收紧引导受访者围绕研究主题展开讨论。使用开放式问题，鼓励受访者分享自己的观点、经验和感受。同时，主持人应灵活运用各种技巧，如提问、观察、倾听等，以推动讨论的深入和有效进行。

2）帮助受访者回忆细节：当受访者提到某个事件或经历时，研究者可以通过提问的方式帮助他们回忆细节。例如，"你能具体描述一下那个情况吗？"或"你当时有什么特别的感受吗？"通过这种方式，研究者可以获取更丰富的信息，同时也有助于受访者更全面地表达自己的观点。

3）关注受访者讨论出的新内容：研究者应时刻保持警觉，关注讨论中涌现出的新观点、新概念或新问题。当出现新内容时，研究者可以及时调整访谈大纲，将新内容纳入讨论范围。通过这种方式，研究者可以确保讨论始终围绕有价值的话题进行，同时也能提高访谈的效率和效果。

4）适当使用控制式投射法：控制式投射法是一种通过提问引导受访者投射自己的情感、态度或观点到特定情境中的方法。在使用这种方法时，研究者需要确保问题的设计具有针对性和引导性。提问方式有"如果你处于那种情况下，你会怎么做？"或"你觉得某个人物在面对这个问题时会有什么反应？"借助这种方法，研究者可以深入了解受访者的内心世界和潜在态度，同时也能激发更多的讨论和思考。

（4）结束访谈：结束访谈前，可请每一位受访者简单地总结一下自己的看法，或补充自己想说而没有机会说的话。再一次向受访者强调保密原则，并表示感谢，以增强他们的参与感和满意度。应特别注意的是，组织者要避免对讨论的内容做总结和评价。

5. 访谈技巧 实施焦点小组访谈的技巧与个别访谈存在一些差异，尽管两者都要求研究者具备灵活、客观、移情、有说服力以及善于倾听等基本技能。但在焦点小组访谈中，研究者还需掌握一些特殊的技能，应对具有挑战性的情境，以确保讨论的高效和信息的全面收集。

（1）避免个别人主导讨论：在焦点小组访谈中，有时会出现某个成员或某个小团体主导讨论的情况，导致其他成员无法充分表达意见。因此，研究者需要时刻关注讨论动态，及时打断或引导话题，确保每个人都有机会发言。同时，研究者还可以通过提问或引导的方式，将话题转向其他成员，以促进更广泛的参与。

（2）鼓励成员参与讨论：研究者需要在讨论过程中密切关注每个人的发言情况，及时提醒或询问那些未发言的成员。有的受访者可能由于性格、背景或其他原因，不太愿意在小组中表达自己的观点。研究者可以通过倾听、理解并尊重他们的观点，给予他们更多的支持和鼓励，让他们感受到自己的意见被重视和接纳。此外，研究者还可以采用一些技巧，如使用开放式问题、提供反馈或总结等方式，激发这些受访者的参与热情。

（3）避免"冷场"的技巧：冷场是指在焦点小组访谈过程中出现的长时间沉默或受访者不积极参与讨论的情况。可能的原因是受访者之间相互不熟悉，不好意思率先开口或有所顾虑等。这时，研究者需要采取措施激发讨论活力，如果发现当前话题或提问方式不能引起兴趣，应及时调整问题，使用开放式或引导式问题来引导受访者发言，激发其思考。也可以考虑引入一些简单的互动游戏或小组活动，缓解紧张氛围。

（4）处理"混乱局面"的技巧：当出现多人同时发言，导致讨论混乱、无法进行有效沟通的情况，研究者需要迅速采取措施，可制订发言规则，例如轮流发言或使用话筒等指示物来确定发言者，以确保每次只有一人发言，其他人倾听。若小组成员因意见相驳发生争吵时，研究者应保持中立，公正地调解双方争端，通过提问或总结，引导受访者回到讨论的主题上来，确保讨论不偏离主题。如果无法平息失控的场面，可以暂时休会。当争执的内容紧扣会议主题时，应当允许其自由展开。在这种情境下，研究者应当保持冷静，静心倾听并记录即可。

6. 评价　焦点小组访谈具有一对一访谈所没有的优点，如实施过程高效，可短时间获得大量详细的研究资料，受访者之间可互相提供线索，激发共同回忆，组织形式灵活机动等。但也存在一些弊端，如访谈可能被个别强势者主导、受访者之间相互影响，使研究结果有所偏颇，因此焦点小组访谈对研究者的技巧要求更高。且焦点小组访谈获得的资料比较混乱，难以获得非语言资料，使得资料的整理和分析复杂性增加、耗时更长。

三、记录

访谈记录的方法可以根据访谈的具体需求、环境和资源来选择，以下是一些常见的访谈记录方法。

（一）记录方法

1. 笔录　笔录是最简单且传统的记录方式。这种方法通过纸笔直接记录访谈内容，能够迅速捕捉访谈过程中的重要信息，但可能因记录速度限制而遗漏一些细节。

2. 录音　使用录音设备，如录音笔或手机，来记录整个访谈过程。这种方法可以完整地保留访谈内容，方便后期整理和转录。但需要注意确保录音设备的质量，避免杂音干扰，并事先告知受访者录音事宜，获得其同意。

3. 视频录像　除了声音，视频录像方法还能够记录受访者的表情、语气和肢体语言等非言语信息，较为全面地展示访谈情况，这种方式有助于后期对访谈内容的深入理解和分析，通常适用于需要展示访谈现场或进行视觉分析的研究项目。录像方法同样需要事先征得受访者的同意，并注意保护其隐私。

（二）评价

笔录的优点在于其灵活性和即时性。研究者可以实时捕捉和整理受访者的回答，对重要信息进行筛选和标注。然而，笔录可能受到书写速度的限制，无法完全记录下受访者的所有回答。笔录可能受到研究者主观理解的影响，导致记录的内容不够客观或准确。此外，笔录对于研究者的文字表达能力和速记能力有一定要求。

录音和录像方法的优点在于其完整性和客观性。录音和录像设备能够完全记录下受访者的回答，同时还可以记录下受访者的语调、语气等非语言信息，有助于研究者更全面地了解受访者的态度和观点。然而，录音录像较容易受外界环境的干扰，影响效果。此外，录音与录像还需要征

笔记栏

得受访者的同意，可能存在隐私和伦理问题。

视频录像多用于焦点小组访谈，因为访谈中常出现两个及以上受访者同时发言的情况，可借助录像分辨是谁在讲话。但录像费用贵，对设备要求高，且录像本身可能会干扰实际访谈环境。

研究者可以根据实际需求和情境选择适合的记录方法。对于结构化访谈，一般在访谈过程中对访谈问题打钩或对答案框里的选项画圈，也可把答案直接输入访谈记录软件。对于半结构化访谈和非结构化访谈，通常组合使用笔记、录音和录像方法，以充分发挥各自的优势，提高访谈记录的准确性和完整性。

四、样本量

（一）样本选择方法

与量性研究一样，质性研究的抽样方法取决于研究目的。一般来说，质性研究者应根据研究目的、相关理论需要、数据的信度和效度、研究资料丰富性等选择受访者并确定样本量。抽样方法主要有：目的抽样、滚雪球抽样、便利抽样、理论抽样、同质抽样、最大变异抽样等。

1. 目的抽样（purposive sampling） 研究者根据明确的研究目标和主题，从总体中有针对性地选择具有特定特征或经验的受访者，以确保样本能够充分反映研究内容的多样性和复杂性。该方法能够使研究者通过选择与研究目的高度相关的样本，更有效地收集和分析数据，从而得出更准确、更有价值的结论。

2. 滚雪球抽样（snowball sampling） 这种抽样技术特别适用于研究那些难以找到或难以接触的人群，例如特殊疾病患者、特定的职业群体或边缘化的社会群体等。这种方法以小部分符合研究标准的人作为初始受访者，并通过他们推荐更多相关人员，研究者如同滚雪球般逐渐扩大样本范围，深入了解该领域的实际情况和受访者的观点。滚雪球抽样能够使研究者接触到那些通过传统方法难以找到的受访者，获得更多深层次的信息和多样性的视角。然而，由于样本的选择依赖于受访者的社交网络，可能导致样本具有偏差，其结果可能不具备普遍性或广泛的代表性。

3. 便利抽样（convenience sampling） 又称任意抽样，研究者从目标群体中选择最容易接触到的个体进行研究。在实践中，研究者可能在街头、商店、医院等公共场所随机选择行人、患者或医护人员等作为调查对象。该方法简便易行，研究者可以迅速收集一定数量的数据，但当总体差异较大时，样本可能缺乏代表性。因此，便利抽样通常用于研究的初步探索或预研究阶段。

4. 理论抽样（theoretical sampling） 即在构建新理论时，分析时发现需要新样本来支持这个理论，使这个理论更加完善。因此，理论抽样在研究开始时是不能确定的，而是受分析结果的指引，分析结果决定下一步要收集何种资料，到何处去收集资料。理论抽样是扎根理论研究中特有的抽样方式，这种抽样方法被广泛应用于卫生领域的研究，尤其是护理研究，该抽样方法对于护理理论的构建和完善具有很大的促进作用。

5. 同质抽样（homogenous sampling） 即尽量缩小样本内部的异质性，扩大同质性，即选择那些内部成分比较相似的个案进行研究，其研究目的非常聚焦、单纯。运用同质抽样时，研究目标是深入理解和描述一个特定的群体，有利于研究者更加深入地对较为相似的个案进行挖掘、分析和探讨。如研究者选择6~8位背景相似的患者进行焦点小组访谈就是典型的同质抽样。

6. 最大变异抽样（maximum variation sampling） 这种抽样方法的目的是从研究的目标群体中选择尽可能多样化的样本，以捕捉和理解现象的广泛变异性和不同维度。通过这种方法，研究者可以获得关于研究主题的全面视角，揭示不同背景和特征的个体之间的共同点和差异，也可以通过比较极端或非常不同的案例更好地理解和解释复杂的社会现象，识别跨不同群体的共同模式和关键差异。

（二）样本大小

访谈的样本量取决于研究的具体目标和所采用的方法。对结构化访谈而言，其样本量通常在研究设计阶段就经过精确计算确定，并倾向于较大的规模以确保数据的代表性和广泛性。相比之下，半结构化访谈和非结构化访谈的样本量并非在研究设计时就固定下来，而是研究者在访谈和资料分析的过程中逐步评估，当访谈资料不断出现重复或数据饱和，研究者可以停止资料收集。

有两个标准可以确定是否已经有了充足的受访者。第一个标准是充分性。充分性是指是否有充分的能反映受访者所在地和人群范围情况的访谈量，使样本以外的其他人员也有可能和受访者的经历建立联系的机会。如果要研究护士护理精神异常患者的体验，入选的被访谈者应既反映高年资护士的经历，又反映低年资护士的经历；能够反映不同性别、不同学历护士的经历。另一个标准是信息饱和性。饱和性是指经过一定数量访谈后，研究者在随后的访谈中不断获得相同的重复信息，没有新概念或新主题出现，所有研究问题都被详细地探讨，不能再获得新的信息。在权衡样本的充分性和饱和性时，需要审慎考虑研究时间、经费以及其他相关资源的限制。

焦点小组访谈的会议人数控制并没有一个固定的标准。由于在资料分析阶段，研究者必须找出不同的声音，澄清并进一步探索每一观点的差异，过多的与会者会使研究者在转录会议内容、分析会议内容方面遇到很大的困难，因此每次焦点小组访谈的会议人数通常控制在 10 ～ 12 人，以 8 人最佳。焦点小组访谈的会议人数最低为 3 ～ 4 人，因为只有这样，才称得上焦点小组访谈。

第二节　观　察　法

观察法（observation）是获取非言语行为信息的基本方法，是社会调查体系中最基本的方法，也是行为科学领域中常用的研究方法之一。研究者可通过观察法收集资料，从而达到了解社会现状或行为取向等研究目的。如通过观察初产妇的亲子行为、婴幼儿的行为特征，进而推断和评价其角色适应情况和心理状态等；观察社会群体行为和人际互动可以了解社会价值观、行为模式及社会化程度等。

ER11-3
观察法

日常生活中的观察和科学研究中的观察法两者间存在显著区别。日常生活中的观察是一种人们生活中每天伴随着的对客观事物的感知活动，有很大的随意性，无须事先制订明确的研究目的和观察计划，而科学研究中的观察法有着具体的实施方法。

一、定义

观察法是研究者以观察为基础，通过有目的、有计划地运用自身的感知或借助科学观察器具对正在发生的社会事实进行客观考察，也是研究者对某个对象或某种现象形成认识的一种研究方法，常见于人类行为、人际互动、群体行为等方面的社会科学领域的研究中。

二、特点

1. 客观性　研究者在观察研究对象过程中保持观察活动的客观性，在观察活动中不加任何干预，使被观察的对象保持自然状态，使被观察对象的真实情况能被如实呈现，从而获得观察对象原始、本来、真实的资料，这是观察法客观性的体现。要做到观察法收集资料的客观性，要求研究者按照正确的观察方法进行观察，并具备明确的认知，避免观察过程中只看到次要现象、未把握住主要所在等可能造成的观察失实的情况；排除研究者的情感因素影响，克服因个人好恶而掩盖或者扭曲社会事实，始终保持观察的客观性。

2. 直观性　研究者亲自在现场观察，可以直接感受和记录事件发生的环境、氛围和情境；观察允许研究者即时记录所见所闻，这些记录通常生动和详细，有助于捕捉到细微的社会行为和复杂的人际互动。直观观察还包括对非言语行为的观察，如肢体语言、面部表情和空间动态等，这些信息对于理解社会行为具有重要价值。

笔记栏

3. 目的性 观察法需明确研究的观察目的，进而围绕观察目的设计研究方案。研究方案中应详尽描述观察的情况、收集资料的种类和数量及观察研究需要解决的问题等，使研究者在以合适的身份进入观察时，能够专心致志地收集观察研究中所涉及的资料，排除其他因素的影响，保证研究的观察目的顺利达成。

4. 规划性 观察法的规划性体现在实施观察研究之前，研究者需要进行详细的规划和设计，以确保观察活动能够有效地达到研究目的并产生可靠的数据。这种规划性是观察法成功的关键因素，涉及选择合适的观察场所、确定观察对象、设计观察方案，以及制订资料数据记录和分析的方法。观察法做好规划，可提高资料数据质量和可靠性，提升效率和效果，帮助研究者更好地应对现场可能出现的复杂和突发情况。

5. 条理性 观察法的条理性在于观察时按预先确定的程序和步骤，循序渐进地开展。观察顺序的制订应以事物的不同情况为依据，如按事物出现的时间，由先到后；或按事物出现的空间，由近及远；按事物的自身结构，由外到内；按事物的客观常态，由部分到整体；按事物的外部特征，由大到小；按事物的性质，由主要到次要等。

6. 敏锐性 以观察法开展的科学研究要求研究者具有高度的敏感性和敏锐的洞察力，以便能够准确捕捉和解读研究现象中的细微差别和关键信息，从而提高资料数据的质量和研究结果的深度。这种敏感性包括研究者需要对观察场景中的细节具有高度的敏感性，能够注意到那些可能对研究有重要意义的微小变化或非言语行为。例如，观察时通过关注被观察者的相关特征细节，如穿着、姿势、鞋子、左手食指的颜色，了解被观察者的背景、职业、兴趣爱好等。这种敏感性也包括在观察过程中，研究者能够迅速适应现场情况变化，调整观察策略以继续有效收集资料。

三、应用

1. 适用范围 运用观察法可以描述所发生的事情、事件中所涉及的人或物、事发的时间和地点、事情为什么发生及怎样发生。观察法的适用范围广泛，主要适用于以下情形：

（1）研究很少为人所知的社会现象，如监狱生活等。

（2）研究事件的发生过程、社会文化背景、时间连贯性以及关联性等。

（3）局内人与局外人对同一事件的观点存在明显分歧或以局外人角色无法厘清的现象的研究。

（4）深入研究某一社会现象的个案调查。

（5）辅助其他研究方法，如访谈前采取观察，以便访谈内容更具有针对性。

观察法并不适用于所有的学术问题的研究，如有关大规模群体或组织问题的研究、探究某社会事实明确因果关系的问题、可测量事物的数据统计与量化分析的研究等，均不适合应用观察法进行研究。

2. 适用条件 观察法在上述应用中也需要具备一定的条件，只有具备了这些条件，运用观察法才可能取得最好的效果。这些条件包括：

（1）所研究的问题是从局内人的角度出发，涉及人类的互动和意义。

（2）所研究的现象在日常生活情境或场景中可以通过观察得到。

（3）研究者能够进入现场之中。

（4）现象的规模和范围都相当有限，可以通过观察收集资料。

（5）观察法通常需要较长的时间和一定的资源投入，研究者有足够的时间和资源来完成研究。

四、分类

观察法常以研究者的角色、所使用的工具和方法，以及观察的方式为分类依据。按研究者观察时不同的角色可分为完全参与观察、半参与观察、非参与观察；按观察时涉及的不同工具和方法可分为结构性观察、半结构性观察、非结构性观察；按观察法的不同方式可分为连续式观察、非连续式观察。

1. 完全参与观察（complete participant observation） 完全参与观察是指研究者融入被观察的群体或组织中并成为其中的成员，同时向被观察者隐瞒真实身份，以便观察到被观察者最真实的状态。完全参与观察方法常用于社会学、人类学研究中。美国社会学家 Thomas Mott Osborne 为真正了解犯人的心理与行为状况曾以"罪犯"身份进监狱，与犯人一起生活。他通过隐瞒自己的真实身份在监狱中亲身体验犯人的生活，在此期间，犯人对他无所顾忌，将他视为同伙。在此之后，他写成《在监狱内》一书。美国社会学家 Nels Anderson 将自己伪装成流浪汉，完全参与流浪队伍并在流浪中观察，从而研究流浪者的生活。在这一过程中，他不仅亲身经历饥饿和寒夜的痛苦，还遭到收容所人员与饭店伙计的嘲骂。但是，流浪汉把他当作同伴，使他深入地了解到流浪汉生活的辛酸。

完全参与观察允许研究者身临其境地参加被观察者的群体或组织的活动，从而有机会深入并细致地进行观察，同时在被观察者放下戒备和毫无顾虑的情况下，自然真实的反应得以体现，进而研究者能够获得不易了解且更全面、详细和真实的资料，也能更好地理解被观察对象的思维、情感和行为，帮助提升对其内在动机和背后原因的理解。但当研究者完全参与观察时，被观察对象和研究者自身都可能受到彼此存在和参与的影响，也可能会受到观察者自身观点、信仰和经历的影响，从而导致结果不真实或不典型，即客观性和效度降低。因此，在观察研究中运用完全参与观察方法时需注意两方面：一是研究者要保持自己的独立性及观察的客观性，切勿因成为被观察群体中的一分子而影响观察的客观性，或介入自身的主观性和偏见，使得观察到的社会事实浮于表面、不全面或不可靠；二是对于特殊场所中的特殊活动不能完全参与，否则会有负法律责任的后果。

2. 半参与观察（semi-participant observation） 半参与观察是指研究者参与群体或组织的活动，研究者向被观察对象袒露自己的真实身份进行观察的方法。美国社会学家 William Whyte 在运用半参与观察方法进行观察研究后写出了著名的《街角社会》一书。他曾参与一个低收入地区街头 13 人的青年团体活动，和小团体一起在咖啡馆固定的餐桌上聚会，但他不参加小团体的打架斗殴，并且不向小团体成员隐瞒他研究者的身份。他与小团体成员建立起相互沟通和谅解的关系，小团体成员对他不参与打架斗殴等不良活动都不介意。这种长达 3 年多相处中的观察属于半参与观察，也就是说，被观察者可以容忍和接纳研究者参与他们群体或组织活动。相较于完全参与观察，半参与观察研究者可以有选择地不参与被观察者的一些活动，有利于研究者处于独立超然的状态，从而保持客观态度来观察社会事实。但存在受半参与观察研究者"他群"（非被观察者群体的一员）身份的影响，导致一些隐蔽的、内在的情况容易被忽略，不如完全参与的观察那样细致深入。

3. 非参与观察（non-participant observation） 非参与观察是指研究者完全以旁观者角色，不参与被观察群体或组织的活动，也不组织活动的观察方法，如通过定期去察看犯人的生活、劳动、学习来观察犯人的改造情况。应用该方法时应注意，被观察者始终不知道有研究者在观察，研究者在这一过程中只是看和听，然后将所看到和听到的情况记录下来，不表露对任何问题的兴趣并且不向被观察者询问问题。研究者在不便靠近看和听、又要隐蔽自己的观察活动的情况下，可以利用科学观察工具进行观察，如望远镜、摄影机、录音机等。非参与观察能以较客观、公正的态度开展观察，但有时所见可能只是一些表面的，甚至偶然的社会现象。

4. 结构性观察（structured observation） 结构性观察是指研究者按照事先详尽的计划及统一的观察内容、方法和要求等，采取统一的观察卡、观察提纲等手段进行观察性调查的方法。结构性的表现在于观察上有结构性的特点。结构性观察是观察法中最严格的一种，必须预先制订观察范围、项目及工具，对所观察到的行为和特征进行详细的操作性定义，并对可能发生的事件及反应类型进行预测，从而按照计划系统地进行观察，最终获得标准化的结果。结构性观察在许多方面与实验法类似，实验法以观察法为基础，既能够预测可能发生的重要行为，又可以有准备地安排各种主要情况，从而配合研究目的，并避免受到未预期的因素干扰。

结构性观察在观察前要提出假设，观察结果通常可用来验证假设，其优点在于观察范围、项目及方法等被预先确定，并借用辅助工具和设备对被观察者的行为进行规范而详细的记录，缺点是由于观察存在人为设置或控制，可能无法完全反映自然状态下的行为，限制了对未预料到的行为或复杂行为模式的观察和记录，这可能导致观察结果具有一定的主观性，可能出现偏差。在结构性观察方法运用中，提高观察真实性和可靠性的方法主要有：①仔细核对观察记录。②使用录音机或录像机辅助观察。③同一事件由 2 位研究者单独进行观察，并分别做记录，事后交互查证差别并分析原因。④组队开展观察，尽可能使研究者来自不同的背景，从而最大程度上避免解释上的错误。⑤进行全程的会话记录，使各个情节都有机会被研究者考虑，资料的对错判断及行为的解释有依据，确保观察保持客观态度。⑥保持灵敏度，发现盲点，以期应该观察到的社会事实都未被忽略。

5. 半结构性观察（semi-structured observation） 半结构性观察是介于结构性观察和非结构性观察之间的一种研究方法。这种观察方法结合了预先定义的观察框架和对观察过程中灵活应变的能力，旨在捕捉更多自然发生的行为，同时保持一定程度的系统性和可比性。与完全结构性观察的不同点是，半结构性观察使用部分预定的观察提纲或检查表，这些工具指定了一些关键行为或事件来观察和记录，但同时也为研究者提供了一定的自由度来记录未预料到的行为或情境细节。观察提纲的内容一般包括：

（1）确定被观察对象：被观察对象指被观察者的某方面行为及其相关联的情况。而究竟是哪方面行为及其相联系的情况，则是由观察目的决定的被观察对象范围来确定。如观察的目的是了解某病区护士间的团结合作情况，就要观察反映团结的情况，如相互关心的行为、相互合作的行为，还有相互支持的行为、相互理解的行为等。当然在确定被观察对象范围时，不一定对所有有关团结的行为表现都观察，可以确定其中的几方面，才能使观察有目的地进行。

（2）确定观察目的：观察目的是由调查研究课题决定的，观察目的确定以后，就为其他方面定了明确的方向，也便于对其他方面作出规定。

（3）确定观察的时间、地点、条件：由于被观察对象在不同时间、地点、条件下所表现的情况不完全一样，如果要全面了解真实情况，就必须选定适当的时间、地点、条件进行观察。

（4）确定观察步骤：观察步骤包括观察的计划安排、观察手段等工作准备；依计划如期进入现场；到现场做粗略了解之后选定被观察者并建立良好关系；在良好关系下做正式观察调查并作出观察记录；最后将记录进行整理供研究之用。

（5）确定观察的有关具体措施：观察提纲的制订需注意将可能发生的特殊情况考虑在内，以确保观察活动能够顺利进行。特殊情况主要是指在观察过程中可能遇到的与研究计划不同甚至相悖的情况，如被观察对象不配合、观察场所突发应急状况等。

6. 非结构性观察（unstructured observation） 非结构性观察指研究者到所要研究的群体或组织中进行实地观察，但不运用任何工具，也不做任何有计划的控制。该方法常作为田野调查收集资料的方法，也常用于研究社会现象。非结构性观察是根据观察研究的目的和被观察者的情况，实现开放性观察的方法。此方法不仅没有事先进行计划安排，而且不像结构性观察和半结构性观察有观察卡、观察提纲等辅助观察工具，研究者只借助自身的眼和耳，随时记录下看见和听到的情况。比较灵活、简单易行及适应性强是非结构性观察方法的优点，只需在观察前确定观察研究的目的和观察对象就可实行。非结构性观察的最大优点是能够对所研究的社会团体或情境开展更深入的研究，从而有利于了解被观察者的行为、态度、情感、真正动机、意义及彼此间的实际关系。相较于结构性观察和半结构性观察，该方法的缺点在于要求不严格、内容较不精确；运用的情景受限，无法运用于所有的研究情境。因此，此方法一般用于探索性观察研究。在无预先设计及借助控制工具的情况下，不同研究者可能获得不同的结果，研究者与被观察者彼此之间的关系也会影响观察的客观程度，因此，该方法对研究者提出了更高的要求。

7. 连续式观察（continuous observation）　连续式观察是指在相对长的一段时期中，围绕一个共同课题和目的，对相同的被观察对象进行不间断的多次观察的方法。该方法不仅可以在较长时期内定期观察，也可以做不定期观察。定期观察的时间安排可以是每周一次，或每个月一次，甚至每年一次，而不定期观察要酌情而定。连续式观察一般适用于动态性事件的观察。

8. 非连续式观察（discontinuous observation）　非连续式观察是指在一段时间内对某个对象或现象进行周期性或随机性的监测。与连续式观察不同，非连续式观察不是持续不断的，而是在特定时间点或在特定条件下进行。这种观察方法适用于在资源有限或者资料不需要连续记录的情况下。例如，研究者可能只在特定的季节、时间段或在某些特定事件发生后进行观察。这样可以减少资料收集的工作量和成本，同时仍能获得研究所需的关键信息。

五、评价

观察法是社会科学研究中基本且重要的方法之一。观察法可广泛应用于各个领域，但也存在一些使用上的限制。

1. 优点

（1）搜集的资料涉猎广泛且较可靠：采用观察法可收集到的资料有：①局内人不能注意到的或无法言语表达的特殊对象的资料，如当地人通常会忽视本地民俗传统背后的特殊意义、价值、婴儿或动物的行为等。②有关情爱及感情的资料。③有关社会距离、领导与服从、团体互动等方面的资料等。由于搜集的资料中有关观察到的行为的记录造假的可能性比言语上的编造小，因此观察法中搜集的资料较为可靠。

（2）应用较自然、简便、经济：观察法能够记录处于自然状态下的真实的外在行为，研究过程不需要被观察对象的合作，不会面临遭受拒绝合作的问题，与其他的研究方法相较，在实施上不那么烦琐。经济主要体现在研究者可以在短时间内注意到多方面的社会现象，在时间安排上也可自主伸缩。

（3）深入理解复杂现象，蕴含较高的科学价值：观察法允许研究者深入观察和理解复杂的社会互动和行为模式。一些局外人无法插足或控制的群体或社会情境，如家庭婚姻关系、亲子关系、意外危难事件、婚葬仪式等，都可以通过观察法探究。事件情境的准确重现要求研究者具备敏锐的洞察力和良好的记忆力，从而有助于读者深入了解，同时研究者本人或其他研究者可以选择某方面的现象或问题做进一步的研究。

2. 局限性

（1）应用范围的局限：观察法不适用于大范围地区或大量人群的资料收集，无法直接捕捉到个体的内心思维、感受或动机，不适用于涉及高度隐私或敏感信息的情境，如他人私生活中的性行为等。对于非常快速发生并结束的事件，观察法可能难以准确记录所有细节，特别是在没有适当技术支持的情况下。

（2）观察时间地点的局限：在时间上，过去无法被观察，未来行为也不能通过现在的行为资料来预测。某些特殊的社会事件，如特殊重大仪式、紧急危难事件等，研究者无法预测其发生于何时何地。观察实施过程中也存在不可预见的影响因素妨碍观察的进行。

（3）研究者的局限：观察研究资料收集的准确性和精确性可能受研究者的信仰、价值观、生理、心理及情绪感受等主观因素或偏见的影响或限制。此外，如果研究者未受到良好的观察训练，缺乏洞察力和记忆力，或者自身进行观察活动时依从性较差，也会对资料收集的准确性和精确性产生负面影响，从而导致对现象作出失实的解释，甚至是错误的论断。

笔记栏

（4）资料代表性的局限：观察对象的选择无法随机，只能通过机遇选样，导致样本的代表性较差，无法用于推断一般的情况和作为概括论断的基础。没有控制观察过程的工具，因此观察结果很难完全标准化。同时应用观察法无法有效调查意见和态度。

六、实施原则

虽然以上各类观察方法及其用于观察的实施方式不尽相同，但都要遵循如下原则：

1. 充分准备 无论应用何种观察法进行观察，在实施观察前必须制订好观察实施的具体方案。方案的内容主要包括观察的对象、范围、内容、时间、地点、方式与手段等。根据制订的方案内容一一做好充分的准备，如方案中确定观察中应用的观察提纲或观察卡应提前印好，以便实施观察时记录用；做好相关人员的培训工作，尤其在开展一些大规模的观察研究时，人员的分工与培训、组织与领导、资金的筹备与使用等也需列入方案中；通过对观察现场的评估来判断观察问题的研究在此现场中有无开展的可能，也属于前期的准备。观察现场具有限制或促进所要研究的问题的作用，在选择观察场所时应注意：某些观察场所需要特殊权限或者许可才能够进入观察，应评估是否能获取相关的许可和合法的访问权；有些观察环境并不安全或者较为恶劣，如犯罪现场、自然灾害现场等，存在潜在危险，需要谨慎选择观察时机和方式，以确保安全；保持客观中立的态度选择场所，避免由于研究者对特定的现场或对象有特殊的情感或偏见而造成影响。只有进行全面计划和充分准备，才能够确保观察实施的顺利进行。

2. 严谨搜集 为全面准确地搜集资料并最大程度地减少误差，要注意观察现场的复杂、对象的特殊等影响因素，采取针对性的措施促进与观察对象友好、信任关系的建立，从而使观察顺利开展。由于客观事物的发展变化需要一定的过程，被观察对象在观察的时间内可能未完全暴露出自然状态，要注意未能按时观察到研究者所需要了解的程度，结果不理想的情况。要注意做好望远镜、录音机、照相机等必要工具或手段的准备，避免因其缺乏而造成可收集到的资料或重要信息的缺失等。很多主客观原因会造成资料搜集不全面准确及观察误差大，在观察实施过程中应秉持严谨的观察研究态度，积极针对各种原因采取解决措施，从而尽可能使搜集的资料全面而准确，减少观察误差。

3. 减少误差 由于观察研究是靠研究者的感知去搜集资料，因而可能会受到主观与客观因素的影响，使观察发生误差。主观因素有：研究者依照个人的好恶来选择观察对象，可能倾向于更多地注意与自己已有观念相符的行为或情况；研究者未充分理解观察方案规定的观察标志、范畴、量度等，造成观察研究质量不高，甚至可能是无效劳动，浪费资源；研究者的工作态度不端正，观察不深入、不细致，或实施观察时不善于思考、不及时动手记录造成已看到、听到的资料浮于表面甚至遗漏，最终未能搜集全面、深入的资料，研究的效度降低。

4. 客观记录 观察结果的呈现主要是通过观察的日记、事项笔记、观察卡、录音和录像以及照片等的记载汇集。观察记录的方式通常可分为两种情况：一种是在观察过程中即时记录，另一种是在观察过程中不能即时记录。在处理第一种情况的记录时，直接将记录的结果按要求及时整理。对于未在当场做的记录，研究者要注意避免记忆淡化、忘却、失真等，在观察结束后立即追记，如出现不清楚或不确定的情况还需要通过之后的观察再次核对，确保获取原始、真实的记录，以便进一步的资料整理。无论整理何种情况下获取的资料，都既需要归纳和分类原始记录，又要求在观察现场的研究者写出印象和意见。最终，按时间顺序写出观察报告。

5. 遵循程序 质性研究中的具体观察程序主要是做好观察前的准备，如确定观察问题、选定观察对象、选择观察现场、制订观察计划、设计观察提纲、仔细评估等，之后进入观察现场实施观察，做好观察记录，整理观察资料。观察程序中的任一环节都会对观察结果造成影响，应严格遵循观察程序开展观察。

第三节 实物收集法

在质性研究的资料收集方法中，除了访谈法和观察法，还有一些其他方法，如实物收集法、文献法、田野工作法、专家调查法等。本节特别介绍实物收集法。

ER11-4
实物收集法

一、定义

实物收集法（material collection method）是质性研究中的一种资料收集方法，是指研究者有目的、系统地收集与研究问题相关的实物，并对其进行分析和解释，以回答研究问题的过程。

实物收集法源于人类学和社会学的田野研究传统，后来逐渐被其他社会科学学科所借鉴和应用。狭义的实物收集专指对有形的物质材料的收集，如物品、图像、档案等；广义的实物收集则泛指对一切与研究相关的非语言材料的收集，除了有形物外，还可包括环境、行为、事件等。美国学者 John W. Creswell 将实物收集法定义为"研究者通过收集与研究问题相关的实物资料，对其进行整理、分析和解释，从而获得对研究问题的新理解的一种探究过程"。这一定义突出了实物收集的目的性、系统性和分析性特征。英国学者 Nigel King 和 Christine Horrocks 指出，实物收集法的三个关键要素是：明确的研究目的、多样化的资料来源和严谨的分析程序。通过对实物的分析，研究者可以了解个人或群体的经历、价值观和行为方式，也可以洞察社会结构、权力关系和文化模式。

实物收集法与文献研究法的区别在于，前者直接收集一手的实物资料，后者则主要依赖二手的文本资料。但两种方法可以相互补充，例如文献研究可为实物收集提供背景知识和理论视角，而实物收集则可以为文献研究提供实证支持。实物收集法与档案研究法的相似之处在于，两者都需要收集原始的历史资料。但档案研究侧重于文字材料，如文件、信函等，而实物收集的视野更为宽广，涵盖了档案之外的其他物质材料。实物收集法源于人类学的民族志研究，两者都强调田野实践和情境理解。但传统民族志研究偏重异文化研究，而实物收集法的应用范围更为广泛，不限于特定文化情境。此外，实物收集更强调物质材料本身的意义，而民族志则更关注人与物的互动。

二、发展

（一）人文社会科学研究

实物收集法在人文社会科学研究中的发展历程，经历了从博物学收藏到系统民族志研究，再到物质文化专题研究、多学科交叉研究的发展历程。

1. 早期博物学研究阶段 15～18 世纪，欧洲兴起了博物学研究，学者们开始有意识地收集和研究各种珍奇异物，如标本、化石、艺术品等。这些藏品被视为了解自然和异域文化的窗口。然而，这一时期的收集行为往往带有浓厚的殖民主义和帝国主义色彩，体现了欧洲中心主义的偏见。

2. 人类学民族志研究阶段 19 世纪后期，随着人类学的兴起，实物收集开始服务于系统的学术研究。人类学家在田野调查中收集了大量的器物、服饰、工艺品等，用以研究不同民族的生活方式和文化特征。如 Franz Boas 在北美进行的民族志研究，就大量收集了原住民部落的日常用品和艺术品。

3. 物质文化研究阶段 进入 20 世纪，物质文化研究成为人类学和考古学的重要分支。学者们开始系统地研究物品的制作、使用和传播，探讨物质文化与社会组织、信仰、经济生活等的关系。如英国人类学家 Bronislaw Malinowski 在研究特罗布里恩德人时，就特别关注其贝壳货币的流通与社会互惠体系的关系。

4. 物质文化转向阶段 20 世纪 80 年代以来，在后现代主义和文化研究的影响下，物质文化研究出现了新的转向。研究者开始关注物品的主体间性，即人们如何通过物品来构建自我认同和

笔记栏

社会关系，以及不同主体对物品意义的协商与争夺。同时，研究视野也从异域文化转向了自身社会，开始研究现代消费品、数字化产品等新型物品。

5. 多学科交叉阶段　进入21世纪，实物收集法日益融入多学科交叉研究之中。如人类学、社会学、历史学、考古学、地理学、设计学等学科，都开始重视通过实物来研究社会文化现象。同时，随着数字化技术的发展，实物收集也出现了新的技术手段，如三维扫描、数字化存档等，为实物研究提供了新的可能性。

（二）护理学研究

实物收集法在护理学研究中的应用历史，可以追溯到20世纪中后期。随着护理学科的不断发展和完善，实物收集法逐渐被引入护理学研究的视野之中，并在护理史研究、临床护理研究、社区护理研究等领域得到了广泛应用。

1. 应用早期　这一时期，一些护理史学者开始尝试利用实物资料来重构护理专业的发展历程。例如，Dock 和 Stewart 在其著作 *A Short History of Nursing*（1920）中，利用了大量的护理服装、护理工具、病房设施等实物资料，生动地再现了早期护理工作的面貌。这些实物资料不仅为护理史研究提供了重要的史料依据，也让读者对护理专业的发展有了更加直观和立体的认识。

2. 应用拓展期　进入20世纪70~80年代，随着护理学研究方法的不断完善，实物收集法开始被更多地应用到临床护理研究之中。一些学者开始关注患者在住院期间使用的各类生活用品，并将其作为了解患者需求、评估护理质量的重要窗口。例如，Strauss 等人在其经典著作 *Social Organization of Medical Work*（1985）中，就详细记录和分析了病房中的各类实物，如病床、床头柜、呼叫铃等，揭示了这些看似普通的物品在医疗工作中所承载的复杂社会关系和权力结构。这一研究开拓了实物收集法在临床护理研究中的应用空间。

3. 广泛应用期　护理研究进入20世纪90年代以后，随着社区护理事业的蓬勃发展，实物收集法也被更多地应用到社区护理之中。一些学者开始利用社区居民的日常生活用品来分析他们的健康状况和护理需求。例如，Rubinstein 在其研究 *The Home Environments of Older People*（1989）中，通过系统收集和分析老年人家中的物品，如家具、电器、装饰品等，揭示了这些物品与老年人的生活方式、社会交往和情感需求之间的密切关系，为开展有针对性的社区护理提供了重要依据。类似的研究在社区慢病管理、健康教育等领域也得到了广泛应用。

目前，实物收集法正呈现出多学科融合、技术创新、批判性思考等新的发展动向。护理学研究越来越强调多学科视角的融合，实物收集法也开始与人类学、社会学、心理学等学科的理论和方法进行更加深入的对话。例如，一些研究开始尝试将人类学的民族志研究方法与实物收集法相结合，通过深入田野、长期观察和参与，来全面收集和分析护理情境中的实物，以揭示其中蕴含的文化意义和行为逻辑。随着数字化技术的快速发展，实物收集法也开始与数字化技术进行创新性融合。一些研究开始尝试利用数码相机、录音笔、视频、三维扫描、虚拟现实等数字化工具，来采集、记录和建模护理情境中的实物信息，提高了资料采集的便捷性和准确性。一些研究者开始引入批判性的分析视角，关注实物背后所隐含的意义。例如，一些研究者通过分析医院病房中的实物配置（如病床、床头柜、呼叫铃等），揭示了其中所隐含的医患关系和护患关系，批判性地反思了当前医疗和护理模式中的种种问题。又如，一些研究者通过分析养老院中老年人使用的日常物品，批判性地审视了当前养老模式中的种种不足，为改善老年人的生活质量提供了新的思路。

三、特点

1. 真实性强　实物本身就是研究对象直接的、客观的表现形式，如患者的生理样本、医疗记录等。它直接来源于研究对象，能够真实无误地反映研究对象的某些属性。

2. 信息量大　实物本身包含丰富的定量数据和定性信息。定量数据如生理指标数据、环境参数数值等，定性信息如病历资料中的病情变化记录等。

3. 多角度性　实物包含多个方面的信息，如一个生理样本同时包含形态结构信息、生理功能信息等。分析时可以结合多个实物不同角度进行分析。

4. 可重复性　同一实物可多次收集分析，例如同一份医疗记录，可以被不同研究人员多次收集和研究，生理样本可以提取多份用于重复测试。多次重复收集和分析可消除个别主观因素对结果的影响，更接近真实情况。且实物可以长期保存并重复研究，有利于研究的深层次挖掘和分析。

5. 便于长期追踪　部分实物包含了研究对象长期变化的信息，可以反复利用进行长期随访研究。因此实物收集法更适用于一些长期演变性研究，这些研究需要基于实物的长期积累与分析。

6. 收集和处理难度大　实物收集需要规范操作，如生物样本需要根据标准进行取样与储存、部分实物保存期限短且易损耗、实物数量大则需要分类和编号才能管理与研究、从实物中提取有效信息需要专业知识和技术支持等，因此实物的采集、储存、传输等过程中需要更多资源投入。

四、在护理领域中的应用

实物是护理对象日常生活和健康实践的物质载体，承载着护理对象的行为模式、价值观念、情感体验等多重信息。通过收集和分析实物，研究者可以获取护理对象生活世界大量鲜活而真实的一手资料，挖掘护理现象背后的深层意义和复杂机制。实物所承载的信息具有情境性和动态性，能够反映护理对象与其所处环境的互动过程，为护理学研究提供立体而生动的洞察。

1. 实物收集法在护理领域具有的应用价值

（1）呈现护理对象的主体性：通过收集和分析护理对象的日常实物，研究者可以还原其主体性和能动性，理解其独特的生命经验和意义世界，突破将其简单视为被动接受护理的"患者"的局限性认识。

（2）揭示护理现象的复杂性：护理问题往往具有生物 – 心理 – 社会的多维性，传统的护理学研究主要依赖于量化的实验法和问卷法，难以全面揭示其复杂性。实物承载着多重社会文化内涵，通过实物收集法，研究者可以深入分析实物背后的象征意义、价值观念、行为逻辑等，从不同侧面了解护理问题的成因、影响因素和解决路径。

（3）推动学科交叉：实物收集法源自人类学、社会学等学科，体现了跨学科的研究视角和方法论，有助于促进护理学与其他人文社会科学的对话与合作，推动护理学知识体系的多元化发展。

（4）增强研究的应用价值：实物收集法关注护理对象的日常生活实践，与其切身经验和现实需求紧密相连。通过实物收集法获得的研究发现，可以为改进护理实践、优化护理服务提供更加具体和可操作的依据。

2. 实物收集法在护理领域适用的研究对象与范围

（1）患者的生理样本：包括血液、尿液、粪便、痰液、组织等生物样本。这些样本蕴含了丰富的生理健康信息，可用于疾病诊断、病情监测、治疗效果评估等。

（2）医疗器械和用品：包括各种医疗设备、耗材、敷料、药品等。这些实物反映了护理实践中的技术应用和质量控制情况。

（3）患者的个人物品：包括患者的衣物、饰品、日用品、书写工具等。这些物品蕴含了患者的个人生活方式、心理状态和社会文化背景信息。对患者个人物品的分析可以加深对患者整体状况的理解，有助于提供个性化护理服务。

（4）护理文书和记录：包括护理计划、护理评估、护理记录、交接班记录等。这些实物记录了护理工作的全过程，反映了护理质量和护患沟通情况。对护理文书和记录的分析可以评估护理工作的规范性、连续性和有效性。

笔记栏

（5）护理场景中的环境要素：包括病房布置、照明设施、噪声水平、温湿度等。这些环境要素对患者的康复体验和护理工作的开展有重要影响。对护理环境要素的分析可以识别影响护理质量的关键因素，并提出环境优化策略。

（6）患者健康教育材料：包括健康宣教手册、说明书、示范工具等。这些实物反映了护理人员开展患者教育的方式和内容。对患者健康教育材料和工具的分析可以评估健康教育的针对性、通俗性和实用性。

五、步骤

（一）确定研究目的

1. **了解生活环境和日常生活情况**　通过收集生活和工作场所中的家具、电器等实物，可以了解研究对象的生活方式，如生活空间布局、工作模式等；通过收集日用品，如餐具、衣物等，可以了解研究对象的生活习惯，如饮食习惯、生活起居习惯等。

2. **了解文化背景和价值观念**　通过收集与文化相关的传统工艺品、文物等，可以了解研究对象所处文化的内涵和特征；通过收集信仰物品，可以了解研究对象的信仰和价值观。

3. **了解某个具体问题**　以营养状况研究为例，通过收集与营养相关的食物残渣、餐具等实物，可以了解研究对象的营养结构和饮食习惯。

4. **补充和验证其他来源的资料**　实物收集法可以用来验证通过其他方法（如问卷调查、访谈等）获得的资料，形成交叉验证，获得对研究对象更全面深入的认识和视觉辅助效果，提高研究的可靠性和有效性。

（二）选择实物收集对象

1. **选择与研究目的直接相关的实物**　根据研究目的确定研究的范围和边界，选择符合收集标准的实物，如确定收集实物所在的时间段、地理区域，避免不必要的广泛搜集。例如，研究老年人居家生活的变化，可收集与老年人居家生活相关的家庭照片、日记或家居装饰品。

2. **选择多种资料来源收集实物**　通过收集不同类型的实物资料，如日常用品、信件、照片、视频、音频记录等，可以增加数据的多样性和丰富性，从而提高代表性。

3. **选择合适的抽样方法收集实物**　例如随机抽样、方便抽样、滚雪球抽样等，以确保所收集的资料能够代表研究的总体。

4. **深入参与研究深入选择需要收集的实物**　通过长时间的参与观察和与研究对象的深入交流，可以更好地理解实物资料的背景和意义，从而提高实物资料的有效性。在研究过程中，根据分析的结果，可能需要返回现场进行更多的实物收集，以增强研究的深度和广度。

（三）实施实物收集

1. **获取知情同意**　事前应明确告知研究对象研究目的、收集范围等信息，并提供详细的书面同意书，在征得研究对象充分知情同意的基础上进行实物收集，同时严格保护研究对象的个人隐私。

2. **商定实物收集时间和方式**　如提前一周通过电话或邮件联系研究对象（如患者或家属），详细说明收集目的、研究背景、需要收集的实物范围和类型，如生理样本、日常用品、医疗器械等。根据研究对象的生活作息和就诊时间，与研究对象初步探讨适合的实物收集时间，询问研究对象是倾向于实地面对面收取，还是通过邮寄的方式进行。

3. **收集实物**　包括实地收集和通过邮寄收取。

（1）实地收集：按双方预约的日期和时间到研究对象所在的医疗机构或家中，详细介绍收集工作流程和要求，然后与研究对象一起查看可能存放实物的区域，如病房、家中卧室等，选择与研究目的相符的实物，清晰记录每件实物的基本信息，如名称、型号、状态等，同时在实物表面清楚贴上编号标签以便后续管理，还可以对实物进行拍照记录。

（2）通过邮寄收取：提前与研究对象（如出院患者）充分沟通研究目的和需要邮寄的实物，并请研究对象提供一个详细的实物清单，记录每件物品的详细信息。根据实物的类型、数量和重量选择适当的内外包装物及运输容器，如无菌标本袋、防震泡沫箱等，将包装物和清单一起邮寄给研究对象，请研究对象按清单核对后妥善包装好实物寄回。

4. 表达感谢　实物收集结束时向每位研究对象的支持与合作表达诚挚的感谢。发表论文、学术报告等公开研究成果时，对研究对象的重要贡献表达感谢。

（四）实物资料的整理和保管

1. 根据实物分类标准进行整理　详细记录每件实物对应的背景、来源、时间、地点等基本信息，按预设的分类标准如用途或形态等将实物分类和编号，确保实物与研究对象的对应关系清晰易懂。同时将所有实物信息数字化备份。详细记录研究过程笔记，包括选择实物资料的理由、收集过程，以确保实物研究的可追溯性。

2. 根据不同类型实物的特点采取合适的保管方法　如生物样本需要低温冰箱保存，医疗器械需要在无尘室保管等，妥善保存在规范的库房或仓库内。如果实物是图片和视频，则为每张图片和视频添加唯一的编号前缀，然后根据实物属性如用途、状态等，将其按分类规则整理存放在不同文件夹中，同时将图片和视频基本信息如名称、分类、编号等录入资料库中。可开发图片视频管理系统对其进行检索索引，实现按分类和属性查询与浏览。

六、注意事项

1. 取得研究对象的信任与合作　为确保研究的准确性和有效性，需要争取研究对象的信任与合作。初次与研究对象接触时，研究者需要清晰地解释研究的目的和研究对象可能获得的利益。在研究过程中，为了保证研究对象的参与度并保持长期的合作关系，需要定期与研究对象沟通研究进展，保持积极的互动与反馈，增强他们的参与感。

2. 确保实物的有序与安全　需要制订详细的实物分类标准和管理流程，在实物的采集、保存和处理过程中，必须遵循严格的操作规范，以确保实物资料的有序性、有效性和安全性。必要时，需要咨询领域内专家进行鉴定或进行科学检测。

3. 保护隐私与知识产权　部分实物涉及个人隐私信息，要严格保护患者隐私信息，清除记录中的个人隐私资料。部分实物权属关系可能较为复杂，难以确定。为避免纠纷和侵权问题，研究者需要对实物的权属情况进行调查，并制订相应的知情同意和权属文件，注明知识产权和使用限制。

4. 获得资金与人力支持　实物收集工作通常需要长期的资金与人力支持。为确保研究的顺利进行，研究者需要合理规划资金预算和人力资源配置，如申请科研经费、调配专职研究人员等。中途资金中断可能对研究工作产生严重影响，为应对这一风险，需要提前制订应急预案，确保在资金短缺时能够及时调整研究计划或寻求其他资金支持，确保研究的可持续性。

第四节　伦理考虑

在以人类为研究对象的质性研究中，伦理问题处于重要的位置。质性研究虽不像生物医学研究可能导致研究对象健康受损，但这不意味着没有风险。本节内容主要介绍质性研究中的伦理考虑。

一、知情同意

（一）概念

知情同意（informed consent）是指研究对象作为自主个体，有权了解研究的全部事宜，并决

笔记栏

定是否参与。当研究对象感到权利被侵犯，或主观上不愿意继续接受研究，有权随时退出且不受影响。在质性研究过程中，研究者采用强迫、欺瞒等手段诱使研究对象参加研究，或未经告知便使用录音笔、录像机等工具收集研究资料，以上行为均侵犯了研究对象的知情同意权。

（二）作用

1. 保护研究对象的自主权 受试者在参与研究过程中，有权了解研究的目的、方法、可能的风险和利益等相关信息。通过获得这些信息，他们可以自主判断，决定是否参与研究。

2. 避免研究对象遭受欺骗或威胁 受试者充分了解可能的风险和利益后，可以更加理性地权衡利弊，作出明智的决策。同时，研究人员也可以在受试者知情同意的基础上，对受试者的情况进行充分评估，制订最适合的研究方案。

3. 提醒研究者小心行事 受试者对研究内容、受试者权利和研究者义务、涉及保密条款等知情同意后，能够有效地提醒研究者严格按照预定计划进行研究，确保研究的合规性和伦理性。

4. 保障研究人员权益 通过确保受试者的知情同意，研究人员可以避免因信息不透明或误解而引发的法律纠纷和道德争议，保护自己的合法权益。

（三）知情同意书

1. 概念 知情同意书是一种法律文件，证明受试者了解科学研究的相关信息，并自愿参与其中。研究计划要通过伦理审查委员会的批准，并获得研究对象的知情同意，签署知情同意书后，研究才能开始正式实施。

2. 内容 此部分以适用于访谈的知情同意书为例，介绍知情同意书的基本内容及书写结构。知情同意书的基本内容主要包括：

（1）介绍研究的目的。

（2）详细介绍研究的具体安排：包括访谈的时间地点、人员设施和时长次数等，以及本研究是否有资助者。

（3）列举研究的潜在风险：如质性研究访谈过程需要全程录音录像、当受访者被问及隐私性资料会感到不适等，研究者也应说明会努力降低这种风险。

（4）告知受访者所拥有的权利：如自愿参加访谈的权利、自主选择退出的权利、审核及撤回访谈资料的权利、隐私权等，并表明研究者所承诺遵守的义务。

（5）阐述研究可能的收益：包括给受访者本人带来的直接利益，如促进健康、经济利益等，或获得合理的预期研究结果后给受访者相关的社会群体带来的长期潜在收益。

（6）进行匿名和保密性的保证：介绍在任何可能辨认出受访者身份信息的材料中，都将使用编码或匿名标识符等方式对隐私信息进行保护，说明所有资料都存储在安全的地方，并明确研究资料、访谈资料的共有权、使用范围。

（7）提供研究者的联系途径：明确谁负责对受访者关于研究相关事项及自身权利的问题予以解释，以便受访者可在任何时候联系到研究者，及时解决对该研究的疑问。

（8）提供该知情同意书副本：在签署知情同意书后，研究者应将知情同意书作为研究资料妥善保存，并向受访者提供一份副本。

3. 撰写知情同意书的注意事项

（1）清晰明了的语言：撰写知情同意书应使用通俗易懂的语言，避免使用专业术语或复杂的句子结构，确保受试者能够轻松理解。

（2）完整的研究描述：详细描述研究的性质、目的、方法、过程以及预期的结果。这包括资料收集的方式（如访谈、观察等），以及资料的处理和使用方式。

（3）风险与利益的说明：明确说明参与研究可能带来的风险（如隐私泄露、时间投入等）和潜在的利益（如对个人或社会的贡献、可能获得的知识或技能等）。

（4）隐私保护：承诺在研究过程中保护受试者的隐私，确保所收集的资料仅在研究范围内使用，并遵循相关法律法规进行保密处理。

（5）自愿参与及退出：强调受试者有权自愿参与研究，并可在任何时候自主选择退出研究，而无须承担任何后果。

（6）联系方式与答疑：提供研究者的联系方式，以便受试者在有疑问或需要进一步了解研究时能够联系到研究者。

（7）考虑特殊群体的需求：撰写知情同意书应考虑到特定文化和社会背景对受试者理解的影响，以及特殊群体（如未成年人、老年人、功能障碍者等）的特殊需求，如纳入未成年人作为研究对象时，研究者必须获得其父母或法定监护人的知情同意。

二、研究对象的安全与福祉

研究对象的安全与福祉（safety and welfare）指的是在进行科学研究中，确保所有参与者（无论是人类还是动物）的身体、心理和情感安全不受损害，并且其权利和利益得到尊重和保护的一系列原则和措施。

（一）避免伤害

1. 概念　研究对象有受保护和避免受到伤害的权利，这意味着研究过程应确保不会对研究对象造成伤害。在护理质性研究中，要注意避免造成心理层面的伤害。

2. 原则

（1）不批判：在访谈的过程中，研究者与受访者间将形成相互信任的关系。这使受访者在访谈过程中愿意倾吐他们的文化、生活方式、态度与情感困扰等。若受访者的回答与研究预期的方向有所背离，或不符合主流的认知，研究者也不应予以批判或干预，应尊重受访者的感受。

（2）不曲解：研究者撰写报告时，要抛开研究偏见，保持价值中立。力求理解研究对象行为背后的深层逻辑与原因。如果研究者错误解释了研究对象的话语或行为，很可能会使之感到尴尬甚至愤怒。

（3）保护弱点：研究者应提前了解受访者的一般资料，访谈时避免直接触及受访者的敏感或痛点问题，可以采用间接或迂回的方式提问，让受访者在较为舒适的环境中表达自己的想法。受访者有权要求研究者在访谈过程中对其弱点进行保护。

（4）观察情绪：在研究过程中，要时刻关注研究对象的情绪变化，一旦发现其表现出不适或痛苦，应立即调整提问方式或暂停访谈，给予充分的休息和恢复时间。

（二）适当回报

1. 概念　在质性研究收集资料的过程中，研究对象同样付出劳动，研究者可以通过适当的形式对其进行回报，这种回报可以是精神上的，也可以是物质上的，如在研究过程中为研究对象提供一些有益的信息或资源、研究结束后根据研究对象付出的时间和精力提供相应的劳务费用。

2. 原则

（1）适当有度：回报应与研究对象在研究中的付出和贡献相匹配。如果研究对象在研究中投入了大量的时间和精力，研究者应给予相应的回报，以体现公平和公正。同时也要制止研究对象不合理的索求。

（2）注意回报的合法性：任何形式的回报都应符合相关法律法规和伦理规范，避免产生利益冲突或不当行为。

（3）明确告知：研究者应明确告知研究对象关于回报的具体内容和方式，并在研究过程中和结束后及时兑现承诺。

三、研究数据的隐私与机密性

研究数据的隐私与机密性（privacy and confidentiality）是指在进行科学研究时，采取必要措

笔记栏

施保护参与者的个人信息和研究数据不被未经授权的访问、使用或披露的原则和实践。这涉及一系列的策略和规定，确保所有收集、存储和处理的数据都符合法律、伦理和专业标准。

（一）隐私权

1. 概念 隐私权确保了个体的个人信息、私人生活、病史、生理缺陷、特殊遭遇等隐私，不被他人非法侵扰、搜集、利用和公开。质性研究常常涉及个人的敏感信息和体验，如疾病经历、心理感受等。如果这些信息被泄露或滥用，不仅会对研究对象造成心理和社交上的伤害，还可能影响他们对研究的信任和参与意愿。

2. 原则 研究者应只收集与研究目的直接相关的个人信息，避免收集过多不必要的信息，且对收集到的个人信息需要进行严格保密，不得随意向他人透露或用于非研究目的。若研究对象感到隐私权受侵犯，有权在任何时候决定终止参与研究，并要求删除其个人信息。研究者应尊重研究对象的选择，不得对其进行任何形式的威胁或诱导。

（二）匿名权和保密权

1. 概念 匿名权主要指的是在研究过程中，研究者不能使用可以识别受试者身份的信息。保密权则是指研究者必须严格保密受试者的个人信息，未经受试者或其法定监护人同意，不得向任何人公开这些信息。研究对象有权匿名参加研究或填写问卷，并要求研究者对所有研究资料保密处理。这有助于保护受试者免受可能的歧视、骚扰或其他不良后果。

2. 原则 匿名原则要求研究者在进行数据收集、分析和发布时，确保受试者的身份不被泄露或识别。匿名原则的核心是尊重和保护个人隐私。这意味着研究者必须采取一切必要的措施，确保受试者的个人信息和身份不被滥用或不当披露。受试者的身份无法被直接或间接识别。

保密原则包括以下几方面：个人信息的公开程度必须经本人授权。个人有权选择可分享其私人信息的对象。研究者有替受试者保密的义务与责任。

3. 数据的保护措施

（1）数据匿名化处理：在收集数据阶段，研究者应确保对收集到的个人信息进行匿名化处理，尽可能采用匿名或编码方式，减少个人信息泄露的风险。

（2）限制数据访问：严格控制对包含受试者个人信息的数据集的访问权限，只有研究团队中经过授权的人员才能接触这些数据。

（3）签署保密协议：所有参与研究的人员，包括研究者、助手和数据分析人员等，都应签署保密协议，承诺不会泄露受试者的个人信息。

（4）安全存储设施：采用物理和电子手段确保数据的存储安全，如使用加密技术、设置访问控制等，防止数据被非法获取或篡改。

（5）数据传输保护：在数据传输过程中，使用安全通道进行传输，如加密的电子邮件或安全的在线存储平台，以防止信息在传输过程中被截获。

（6）研究成果发表时的处理：在发表研究成果时，避免使用能够识别受试者身份的详细信息，可以采用化名和编号来代替真实姓名，或考虑使用集体描述的方式，如"一组受试者"或"多数受访者"。除非法律要求或研究对象的明确同意，否则不得公开个人信息。

（7）定期培训与监督：定期对研究团队成员进行伦理和保密培训，确保他们了解并遵守相关规定。同时，研究过程应定期接受伦理审查委员会或相关机构的监督与审查，检查研究过程中的保密措施是否得到有效执行。

四、研究的公正与诚信

研究的公正与诚信（fairness and integrity）是科学研究中的核心伦理原则，确保研究过程的正直、透明和公平。这些原则对于维护研究的质量、可靠性和社会信任至关重要。

（一）公正原则

公正原则强调个体或群体在社会交往中的行为必须遵循客观公正的标准，旨在构建一个平等、公正的研究环境，确保所有受访者都能得到公平对待和尊重。这不仅有助于提高研究的质量和可靠性，还能促进学术进步和社会公正。在质性研究中，这意味着研究者应确保所有受访者的权益得到平等对待，不论其社会地位、性别、年龄或其他背景因素。研究者在收集和分析资料时，应避免主观偏见和歧视，确保研究结果的客观性和公正性。

同时，公平原则要求分配资源、权利和机会时，不偏袒、不偏重、不侵犯他人利益。在质性研究中，这体现为研究者应确保所有受访者都有平等的机会参与研究，并享有获得研究结果和相应回报的权利。研究者还应关注受访者在研究过程中可能面临的潜在风险，并采取措施使风险最小化。

（二）诚信原则

诚信是指在研究活动中始终保持诚实、透明和责任感。这包括准确记录、报告和解释研究数据，避免任何形式的造假、篡改或误导性陈述。追求真实性是任何研究者都应遵循的原则。质性研究者在进行研究时，必须公正、诚实和客观。在资料收集、分析和解读过程中，研究者应确保所提供的信息真实可靠，不夸大、不缩小、不歪曲事实，避免主观偏见和误导性陈述。同时，研究者应尊重他人的知识产权和研究成果，不得抄袭、剽窃或篡改他人的数据或观点。

五、伦理困境

质性研究确实涉及方法及伦理上的多重问题。研究对象知情同意后是否会故意改变行为？使用录音带或录像带等辅助工具是否可能引发伦理问题？研究结果公布出来是否会对研究对象造成伤害？研究对象能否从研究中获益？以上种种困境需要研究者谨慎权衡利弊，着眼于当前研究情境，并经过多方协商，来最大化地保护研究对象的利益。

（葛　莉）

小　结

本章深入探讨了质性研究常用的资料收集方法，包括访谈法、观察法和实物收集法。三种方法各自具有独特的优势和适用场景，能够相互补充和印证，为研究者提供全面而深入的数据支持。在实际研究中，研究者应根据研究主题和目标选择合适的资料收集方法，并注意方法的科学性和规范性，以确保研究结果的准确性和可靠性。本章阐述了质性研究中的伦理考虑，包括知情同意、研究对象的安全与福祉、研究数据的隐私与机密性、研究的公正与诚信，以及研究者可能面临的伦理困境。这些伦理考量构成了质性研究的道德基石，确保研究的科学性、可信度和社会价值。

思考题

1. 请谈谈你对访谈法和观察法在质性研究中的应用及其优缺点的理解。
2. 在质性研究中，如何确定受访者的选择标准？这些标准对研究结果的影响是什么？
3. 实物收集法在质性研究中扮演什么角色？请举例说明如何收集实物资料。
4. 当研究主题涉及敏感或私密领域时，你认为质性研究者在资料收集过程中应如何保护研究对象的隐私和权益？

笔记栏

第十二章

质性研究资料的整理与分析

> **导入案例**
>
> 　　某研究团队欲探讨老年痴呆患者的家庭照顾者在将痴呆老人送入养老院前的等待期间里，他们所经历的独特的内心体验，以及对将要到来的照顾形式变化的应对过程。研究者访谈了 29 位老年痴呆患者的家庭照顾者，并对访谈进行了录音。
>
> **请思考：**
> 1. 研究者如何对这些访谈资料进行分析？
> 2. 研究者采用什么样的分析流程或者分析方法？
> 3. 如何从访谈资料中提炼出最终的研究结果？
> 4. 这种资料分析方法与以往量性研究的统计分析方法有何不同？

　　质性资料分析（qualitative data analysis）是一个复杂的过程，是研究者对庞杂的质性资料，如访谈资料、现场记录、视频、图片或者某些文件等进行逐步提炼和浓缩，系统地寻找其中所包含意义的过程。质性资料分析无论是对初涉质性研究领域的新手，还是对具有丰富经验的研究者而言，都是一个充满挑战的过程。这个过程需要研究者投入大量时间沉浸到资料中，反复阅读和理解、感知和分析、提炼和比较、归类和综合等。

　　由于质性研究有多种不同的研究方法，如现象学研究、扎根理论研究、民族志研究等，每种研究方法中潜在的哲学基础、固定的研究术语以及具体的研究方法均有所不同，因此不同类别的质性研究方法也对应着不同的资料分析方法。但是，这些方法存有差异的同时也具有一定的共性。因此，本章主要针对质性研究资料分析的共性之处进行介绍，而不同的质性研究方法所对应的独特的资料分析方法将在随后的章节中进行说明。

　　质性资料的整理和分析在质性研究活动中不是截然分开的，而是同步进行的；并且质性资料的整理与分析过程与资料收集过程之间是反复循环进行的，这一特点与量性研究中先收集资料、再进行资料的整理与分析完全不同。但为了更清楚地介绍质性研究资料整理和分析中的特点与方法，本章将质性研究资料的整理和分析单独成节进行描述。

第一节　质性研究资料的整理

　　质性研究的资料类型较为繁杂，包括访谈资料、现场记录、视频、图片、某些文档记录，甚至某些实物等，但最常见的还是文本资料。因此，本节主要以质性研究资料中文本资料的整理为例来进行介绍。

一、制订资料的管理方案

在将质性研究资料转化为文本资料之前，研究者应预先制订一个文本资料的管理方案，确保对研究过程中收集的资料进行有序、系统的档案管理，方便后续对收集的资料进行储存、取用及保护，从而避免文本资料的混乱和丢失。具体如何进行文本管理并没有一个统一的规定，可以考虑在设定的资料管理系统中包含清楚的索引，由索引帮助研究者有效地区别现场记录（field notes）、文字转录稿（transcriptions）、文件档案（documents）和研究者所诠释或分析的资料，如备忘录（memo）等。研究者可以根据时间的先后顺序作为资料分类管理的基准，将资料按照收集的日期顺序与资料来源，分别输入计算机中或者存入相应的文件夹中，方便研究者随时查阅。每一个具体日期下的文件夹可以包含不同名目的子文件夹。有时由于访谈录音的区域不同，可以根据区域和录音时间对资料进行分类储存。如果是录音带或者录像带，一定要标注好相应的编号、访谈日期和时间、受访者编号、访谈者、访谈地点等，录音带或者录像带所对应的文本资料的信息标注都要和录音带或录像带上的具体信息编号一致。一般而言，编号检索系统常常包括如下一些信息：资料的类型（如访谈、观察、实物）；资料提供者的姓名、性别、职业等；收集资料的时间、地点和情境；研究者的姓名、性别和职业等；资料的排列序号（如对某人的第一次访谈）等。研究者还可以为每一项信息赋予一个标号，例如，针对被访谈者的职业，可以用 N 表示农民，G 表示工人，J 表示教师，X 表示学生。所有的书面资料都应该标上编号和对应的页码，以便今后分析时查找。

二、转录文本的基本原则

研究者在对质性研究资料进行分析前，先要将质性研究资料转化为文字转录稿。对质性研究的资料如录音文件进行一字不漏的文字转录是一个工作量大、需要较长时间的过程。在质性研究中，由于资料分析和资料收集往往同时进行，因此，研究者从资料收集开始时就应在每次访谈后对收集上来的录音资料及时进行文本转录。转录过程应遵循以下原则：

1. 一字不漏原则　在文本转录时，访谈者和受访者的语言都应该被逐字逐句地转换为文字资料，如有的受访者在访谈过程中连续说出了两个"嗯"，然后开始表述自己的观点。文本转录员转录资料时应该在文本中转录出来两个"嗯"，不要觉得重复而去掉一个"嗯"。这两个"嗯"表达的信息可能是受访者对于所要说的内容有所顾虑，不愿意轻易说出和他人分享，或者是受访者需要时间来思考访谈的问题，或者是受访者在谈到这个问题时发生情绪波动等。再如，某产妇在说到其在急诊接受剖宫产的经历时，访谈录音中在一句话里连续出现"那是一次可怕的经历""可怕的经历"这样的词句，文本转录员一定要如实记录下来，不能因为两个词句的重复而删除其中的一个，因为这时的重复表明了受访者对该次急诊手术的深切感受。另外，在转录文本资料过程中还应包括受访者的叹气、啜泣、笑声以及较长的停顿等非语言信息，此时可以在文本中用省略号表示停顿或者写明停顿的时间长短，用相应的文字如笑、哭等在括号内明确说明。这些记录都将有利于研究者进行更深入的资料分析。当受访者带有浓重的口音或使用方言时，在转录中要尽可能地保留所有方言用词和地域词汇以及语法表达，切忌自行将方言或地域词汇转为对应的普通话进行转录，以免丢失其中所包含的特定含义。

在录音资料转录为文本之后，研究者要重新确认录音资料的转录是否正确。研究者可以边听录音资料边对照文本，以确保资料的准确性。同时，研究者可以将自己在访谈过程中现场记录的内容添加到文本资料相应的地方，如访谈中受访者的表情、手势、身体姿态、动作等。

2. 及时转录原则　研究者获取访谈资料后一定要尽快将其转录为文本资料，避免由于时间过长而对资料中的部分信息或者现场记录的内容难以回忆或者记忆模糊。另外，由于质性研究资料的分析与资料收集过程是相互交叉、不断循环的，因此资料的整理和初步分析应越早越好，不

笔记栏

应拖到积累了很多资料以后才进行。此外，越早进行访谈录音的文本转换，越可以帮助研究者对已经收集的资料有一个比较系统的把握，并为下一步的资料收集提供方向和聚焦的依据，从而使资料收集更具方向性和目的性，提高整个研究的效率，避免因担心收集的资料不够全面而过度收集。

3. 多备份原则 原始资料经过初步的整理和编号以后，要将所有资料复印一份，以便手工分析时用来剪贴和分类。目前绝大部分的文本转录工作是在计算机中完成的，但一定要注意，计算机可能会发生硬件故障、病毒感染，存储介质（如 U 盘）可能会发生损坏、丢失，计算机操作可能会发生误删、误覆盖文件等，这些情况可能会导致资料丢失。为了保证转录资料能够被长期完好保存，研究者一定要将转录文件进行若干备份，如以 U 盘或硬盘形式进行备份，再打印出来一份纸质的文本进行备份。同时，一定保存好一份完整的原件，以便今后查找。

4. 匿名化原则 研究者在撰写研究报告时会引用转录稿中的文字，甚至可能将资料存放在一个公共档案中，在需要时与其他研究者共享。因此，在转录文稿的过程中研究者就要考虑如何确保保密性（confidentiality）。在转录中，研究者可以通过匿名处理人名和地名等方法来保护参与者的安全，做到保密性。建议研究者在一个单独的文件中创建一个列表，在其中列出研究者所更改的所有名字（如人名、地名、组织名、公司名、产品名等）以及相对应的替换内容。最好使用假名进行替换，而不是粗略的空格、星号或代码数字等。在将转录资料进行存档时，需要保存一份原始的、未匿名的版本以及相对应的使用假名的匿名版本。这份匿名版本是可以被访问的，但是原始版本一定要保护好，仅在必要的情况下才能与他人共享。

ER12-2
转录文本

第二节 质性研究资料的分析

质性研究资料的分析与量性研究资料的分析不同，研究者作为研究工具，需要根据不同的质性研究类型和研究目的选择相应的质性资料分析方法。

一、质性研究资料的分析模式

质性研究者分析资料的模式常与其使用的质性研究方法和个人风格相关联。质性研究资料的分析模式较多，Crabtree 和 Miller 将其归为以下 4 种主要类型：

1. 类统计分析法 类统计分析法（quasi-statistical analysis）中最常用的是内容分析法（content analysis）。内容分析法根据一定的研究目的，将文本资料依据"字"或"句子"进行分类整理，也可以同时运用简单的统计方式对资料进行分析。也就是说，内容分析法可以是对质性资料的定性分析，也可以是将文本中某些特质挖掘出来，并用数字描述的方式进行展现。通过内容分析法，可以对质性研究内容（如访谈内容）的各层面做相对客观的、有系统的、质与量相结合的描述。此方法通过系统化的分类和编码过程，可以减少研究者的主观偏见，提高研究的客观性和可靠性。同时，也能够深入挖掘文本资料背后的意义，帮助研究者理解数据中的深层次信息和复杂的社会现象。

表 12-1 中描述了某研究者对中国老年痴呆患者的居家照顾者进行访谈后所了解到的照顾者的一些观点，即他们在中国传统家庭观念下如何看待家庭应照顾好老人这个义务。研究者先对访谈内容进行质性资料分析，编码后提炼出照顾者的主要照护观点，并统计照顾者人群中持有相同观点的人数，随后进行数据的汇总整理。此方法使得质性资料最终能够以质与量相结合的形式进行表达，既揭示了照护观点的类型，同时也体现了不同照护观点所持人数的多少和分布情况。

笔记栏

表 12-1　在中国文化下家庭照顾者对照顾居家痴呆老人的观点（*n*=96）

观点	人数	百分比
1. 互帮互助（家庭成员应在一起互相帮着照顾好老人，这就是家的作用）	51	53.13%
2. 文化传统（中国文化和传统要求家庭应该承担起照顾老人的责任，每个家庭都应该尽量做到）	48	50.00%
3. 反哺（照顾好老人是回报老人养育之恩的一种方式）	35	36.46%
4. 责任（孩子照顾好年迈的父母是天经地义的，不可推脱的责任）	20	20.83%
5. 榜样作用（照顾好年迈的双亲也是对下一代起到榜样作用）	18	18.75%

注：表中括号里的内容是对每一个提取出来的照顾者观点的详细解释。

2. 模板式分析法　模板式分析法（template analysis）是使用预先定义的代码模板（即主题模板）来组织和解释资料，往往借用已存在的理论框架，而且在研究设计时就已确定。研究者依据模板的结构将文本内容逐字阅读、分析后放入模板相应的主题中。在这个分析过程中，研究者可以对模板进行修改和调整，可以添加新的主题、删除不相关的主题或重新组织模板结构。此方法结构化强，可提供明确的分析框架，有助于系统地组织和解释资料；同时具有灵活性，模板在分析过程中可以根据资料的需要进行调整，允许研究者根据资料的具体内容灵活处理。

刘明在其"中国注册护士核心能力架构的研究"中采用的就是模板式分析法。访谈的 3 个开放式问题是依据国际护理学会注册护士能力架构发展而成的，分析时使用已存在的架构作为模板进行资料的分析。依照国际护理学会注册护士能力的要求维度有 6 条，那么初期分析资料时将主题放入的各自的对应模板应该也是 6 个，包括"临床护理照顾、人际关系、领导、法律与伦理实践、个人专业发展及评判性思维"。但研究者在访谈和分析资料的过程中发现，有些主题多次出现在访谈资料中，却在其预先设定的模板中无对应的主题。在此情况下，研究者建立了两个额外的新主题，"教育与咨询"的能力和"科研"能力。

3. 编辑式分析法　编辑式分析法（editing analysis）强调主观诠释的分析，研究者就如编辑者的角色一样，直接进入文本，逐字逐句进行开放式阅读，对文本资料进行编辑、裁剪和重组，直到找出主题或者类属之间的关联和意义，并对资料加以诠释。此种分析法常被现象学研究、民族志研究、扎根理论研究等传统的质性研究者所采用。本篇后面的相应章节还将详细描述此种资料分析方法。

4. 融入 / 结晶式分析法　融入 / 结晶式分析法（immersion/crystallization style）对研究者的素质有较高的要求，强调研究者的直觉与反思，需要研究者具备跨学科的知识和技能。它要求研究者完全浸入文本之中，在不断反思之后，"出现对于资料的一种直觉式的结晶输出"，并通过融入与结晶化的反复循环，达到诠释的目的。此方法通过多样化的表达形式，展现资料的复杂性和多重视角，形成对数据全面而多维的理解，尤其强调创造性和反思性的研究过程。

二、质性研究资料分析的基本过程

质性研究资料的分析过程是一个对资料进行分类、描述、综合、归纳的过程。尽管质性研究资料分析的具体过程根据不同的质性研究方法而有所不同，但它们也有某些相似之处。一般而言，质性研究资料的分析常包括三个基本过程：沉浸、编码与建立编码手册、资料的归类和深入分析。

笔记栏

（一）沉浸

质性研究资料的分析特别要求研究者对研究资料非常熟悉，需要研究者沉浸于资料中，在沉浸资料的过程中进行提炼、归纳、分析和建立主题间的关系。主要的沉浸方法如下：

1. 重复阅读文本或者聆听录音文件 目的是让研究者对资料有一个整体的了解。通常要求研究者至少通读资料 2 遍，并且对资料不断进行反思。研究者要不断提问自己：受访者在资料中呈现了什么内容？其中的情感基调是怎样的？读后的感觉如何？此时研究者要随时记录下自己的思考、想法，也就是下文所说的备忘录。在重复阅读资料的过程中，研究者要尽量摒弃自己对研究问题已有的前设和价值判断，即把自己有关的前设与价值判断暂时悬置起来，让自己完全沉浸于资料中，保持开放的心态与资料互动，在资料中寻找意义、发现意义。例如，与研究问题相关的反复出现的行为及其意义模式；出现事件的主次、出现时间以及他们之间的联系等。研究者要深切体会自己对资料的反应，才有可能深入理解资料。总之，这种"悬置"和"开放"的态度对于研究者深入理解资料、探寻资料中的意义是非常必要的。

2. 使用备忘录 由于质性研究资料的分析是一个反复分析和逐渐深入的过程，因此某些质性研究者将资料分析的过程比喻成"剥洋葱"。在这个过程中，研究者要不断记录自己的思考、灵感以及想法，即备忘录。备忘录的内容既可以提示研究者自己的发现、想法、所下的初步结论，从资料中引发需要在下一步资料收集中进一步澄清的问题，又可以帮助研究者从描述层次的资料走向概念层次的思考，进而帮助研究者发展关键性的概念、主题或类属（category）的关系等。备忘录的内容可以作为研究报告的草稿来源，它的内容经修改后也可以纳入最终的研究报告中。备忘录可以记录在阅读资料旁边的空白处，但常见的是研究者将其专门记在备忘录的文件中，要标清记录的时间、代码或主题所对应的文本资料的具体信息、页码、具体的段落甚至具体到行的号码，以便需要时查找。另外，随着计算机辅助质性资料分析软件的逐渐推广和应用，越来越多的质性研究者使用软件中的 memo 功能进行备忘录的记录和存储，并通过计算机软件功能将与备忘录对应的文字记录或者图片、视频等链接在一起，使研究者在回顾备忘录的过程中能较为准确、快捷了解备忘录产生的背景情况和所对应的质性研究资料。由于备忘录主要是研究者写给自己用的，因此书写风格可以比较随意，不必刻意使用正规的语言，不必担心别人看后的反应。

下面的研究实例中列举了某个研究者在进行"探索关节炎患者的疼痛体验"的研究过程中，反复阅读资料的同时所记录下来的备忘录。在本篇第十五章"扎根理论研究"中有对质性资料分析过程中的备忘录记录方法的详细介绍，读者可以进一步阅读学习。

 研究实例

阅读文本资料时所记录下来的备忘录实例

访谈文字资料：

"每当潮湿寒冷的天气时，关节炎引起的我手部关节的疼痛就特别厉害。早晨我起床的时候它就开始痛了，一整天都是这样。我不愿意吃止痛片，因为我知道这些药都有副作用。就这样，只有晚上的时候我躺在被窝里，身上暖暖和和的时候手的疼痛才好些。"（来自 1 号访谈对象的文本资料的第一页第一段）。

备忘录：

这位妇女描述了她的"疼痛体验"，即她的疼痛产生和消除过程是怎样的。她的话语反映的是她的自我体验，没有任何对疼痛的客观测量。我可以看到在她的描述中提到了她的疼痛的"强度""部位"以及"持续时间"。我注意到"疼痛的消除或者缓解"是在晚上她感到身体暖和的时候，而不是止痛药物的作用，她表达出因为药物都有副作用而不愿意吃止痛药物。她所说的"疼痛就特别厉害"可以反映她"疼痛强度"的一方面，她所提到的"疼痛的部位"就是她的"手部关节"，"疼痛持续时间"即她所告诉我的"一整天"。"疼痛的缓解或者消除"可能就是在她"身上暖暖和和"的时候。从她的话语中可见，她没有在"疼痛期间"使用止痛药物，与她所表达出的对止痛药物的态度相符。她所描述的疼痛特点和减缓疼痛的方法都是她"疼痛体验"的一部分，是非常个体化的。

（二）编码与建立编码手册

1. 编码 编码（coding）是质性资料分析中最基本的一项工作，是一个将收集的质性资料打散，赋予概念和意义，然后再以新的方式重新组合在一起的操作过程。编码就是在如海洋般的质性资料中寻找代码的过程，这个过程往往要逐行逐字进行，需要耗费大量的时间与精力。对于经验不足的研究者而言，编码过程是质性研究中最为困难的一个环节，往往会陷入不知从何入手的困境。编码工作不是简单地对原始资料进行拆分和抄写，它要求研究者具有敏锐的判断力、洞察力和想象力，需要研究者能够敏锐地找到资料的性质与特点，在不同概念与事物之间建立起联系，从而形成资料分析的整合部分。

一般而言，质性研究收集的原始资料很多，内容也非常庞杂，要求研究者在进行资料分析时能够识别出需要编码的资料。哪些资料应该进行编码，在很大程度上取决于研究的问题，同时还需要根据研究的要求确定编码过程中的思考单元是什么。思考单元应该根据资料的具体特性进行选择，可以从资料的意义内容入手，也可以从资料的语言单元入手，比如词、短语、句子、一个段落、几个段落、整个文本甚至几个文本等。例如，当研究的问题比较宏观，收集的资料比较多，可以从段落大意开始进行编码；而当研究的重点是受访者比较关注的概念时，可以从每一个词语着手进行编码。一般而言，首次对资料进行编码时，研究者应该从最基础的层面开始，对资料中的每一个词语都进行认真的思考；随着分析的不断深入，可以逐步扩大分析的范围，从词语扩大到句子、段落和话语。

代码（code）亦可称为标签，是质性资料分析中最基础的意义单位，是将质性资料进行简化和浓缩，反映资料内涵的词语或者词句，甚至段落。代码可以是描述性的代码，即研究者把一类现象命名为一个词，具有低诠释性；代码也可以是分析性的代码，具有推理性和解释性。

为了保留资料的"原汁原味"，尽量使用受访者自己的语言作为代码。受访者自己的语言往往代表的是对他们而言有意义的"本土概念"，作为代码可以更加真切地表达出他们的思想情感。本土概念是受访者经常使用的、用来表达他们自己看世界方式的概念。这个概念可以是研究者本人或研究者所属文化群体所知道的概念，不一定是仅来自受访者群体的独有概念。无论这个概念在研究者看来是多么的平常，但只要这个概念对受访者而言具有一定的意义，就可以被认为是受访者的本土概念。例如，某研究者对"乳腺癌患者术后康复过程的体验"进行访谈，乳腺癌患者在访谈过程中都会提及和同病情的病友在一起互相支持、互相鼓励的情况。这里的"在一起"这个概念对于研究者而言是一个比较平常的概念，但对于被访谈的乳腺癌患者而言就是一个非常重要的本土概念，它表达了乳腺癌患者之间支持的重要性。另外，本土概念也不必是受访者群体所普遍使用的词语，它可以是受访者个人经常使用的特殊语言。

寻找本土概念没有一定的模式可循，主要依靠研究者的直觉和经验。在分析资料过程中，如果发现受访者经常反复使用一些概念，使用频率较高，就说明这些概念在他们的生活中占据比较重要的位置，可以考虑作为本土概念进行呈现，如上面所提到的"在一起"这个概念。此外，受访者在使用某些概念时带有强烈的感情色彩，伴随明显的情感表达时，则表明这些概念对研究者而言也是十分重要的。如研究者在访谈"老年痴呆患者家庭照护者的照护感受"时，很多受访者都提及患病的老年人对他们而言是一个"陌生人"，并且很多照护者说到这里的时候都会表现出不同形式的激动情绪，如哭泣、语调升高、反复重复该词语等。此时这个"陌生人"的概念就可以作为本土概念进行呈现。最后，那些在阅读时容易引起研究者注意的概念通常也是值得关注的，研究者要进一步体会这些概念在上下文中出现的情况、所表达的含义、体现出来的作用等。

用受访者的语言和概念来表达本土概念是最为合适的，因为它能够比较直观具体、贴近受访者自己看问题的视角，比较适合最开始的编码。但在某些时候，一些现象确实很难找到一个本土概念作为代码，研究者可以采用自己的概念作为替代。如一位受访者在被访谈的过程中反复说"我不知道这么做对不对"这句话，研究者不知道该用受访者的什么话来直接命名这个现象，这种情况下他可以选择自己熟悉的概念如"自我怀疑"来暂时替代这个概念。但是在使用研究者的概念时，一定要尽可能地和受访者所提及的含义相一致，必要时需要向受访者进行确认。

在编码过程中还应该考虑代码与代码之间的关系，注意它们所代表的不同现象之间的联系。通过在代码之间建立起相关关系，资料的内容会不断浓缩，建立的代码也会更加集中。在分析过程中需要从简单的描述性代码逐渐转变为能够解释资料的分析性代码。

当使用纸质文本编码时，可以直接在原始资料复印件的空白处进行编码。重要的词语、短语或者句子应该用笔圈出来，代码可以写在编码资料的旁边，具体做法可见表12-2中的示例。分析过的原始资料看上去应该是使用过的，而不是整洁无标识的。完成一份资料的编码后，可以将所有的代码及其所代表的意义抄到一张纸上，与原始资料装订在一起，以便今后查找。目前计算机软件也可以辅助进行这方面的工作。

表12-2 编码过程与代码举例

访谈摘要	在文本中寻找有意义的词句	形成初始代码
研究者：你能告诉我一些你初次作为家庭访视护士去家访的体会吗？	见文中画横线的部分	
护士：嗯，我第一次去家访还是有些害羞①的，我对自己在患者和他们家人前的样子非常小心①。这种感受和医院的感受完全不同②。我的第一次家访，对，第一次，去的是一对老年夫妇③的家里。老先生是92岁了，老太太是86岁了，老太太一点都不能动③，全部需要老先生的照顾③，而这个老先生的身体也非常不好。我看到这么大年纪的老人在家里的生活状况感到很震惊①，这与医院里一点都不一样②，医院里有护士呀。在医院里，我们可以照顾他们，但是他们出院后，他们照顾自己就太难了②③。我真的很震惊①。老太太看到我们没聊一会儿就哭了③，她说她很害怕她老头的身体，怕发生什么不好的事情，她到时候就不知道怎么办了。家里就老两口，没有孩子③。我后来赶紧和社区委员会联系帮着找了一些家庭志愿者④，他们可以每周帮助老人5~6天，帮着老先生照顾老太太，还帮着给两位老人做饭④。第一次家访的时候我就发现，老太太的腿肿③得特别厉害，她看起来非常虚弱③，医生给她开过呋塞米，但是她一直也没有吃，所以我赶紧打电话给大夫④问是否还用呋塞米，按照医嘱给她服用了呋塞米④，另外也赶快把她的腿抬高④。		①护士的最初反应 ①护士的最初反应 ②与医院工作的比较 ③患者的情况 ③患者的情况 ①护士的最初反应 ②与医院工作的比较 ②与医院工作的比较 ③患者的情况 ①护士的最初反应 ③患者的情况 ④护理措施 ③患者的情况 ④护理措施

访谈摘要	在文本中寻找有意义的词句	形成初始代码
研究者：这一次的经历对你有什么影响吗？ 护士：嗯，这次的经历使得我做出院计划有很大的不同⑤，特别是面对老年患者③的时候。我也让我的同事们尽量把他们的出院计划做得详细、细致些⑥，同时把社区的社会工作者纳入出院计划中⑥，他们帮着老人出院并送回到家里⑥。我曾想过上面的那位患者，如果我们当时没有及时去家访的话，那个老太太肯定很快就要被送回医院⑦。我还觉得做出院计划的时候不能就只依据患者当时的状况，还要考虑多些⑥。如问一下在家里谁会照顾他们⑥，那个照顾者能承担得了照顾的责任吗？他们胜任吗？有的时候照顾者就是不能胜任接下来的照顾工作③。	见文中画横线的部分	⑤家访经历后对护士的影响 ③患者的情况 ⑥改变护理的方式 ⑦护理照顾的结局 ⑥改变护理的方式 ③患者的情况

注：表中访谈内容来自医院内护士为社区患者进行延续性照护时的感受的研究。为了方便读者对应划线部分和初始代码之间的联系，分别用序号进行了相应的标注，研究者在自行进行编码时可以省略掉这些序号。

2. 建立编码手册　对最初几份资料进行编码后，可以将所有的代码都汇集起来，组成一个编码手册。编码手册可以将代码系统地排列起来，使研究者了解现有代码的数量、类型以及代码所代表的意义之间的联系，进而帮助判断现有代码是否合理、是否需要增加新的代码或删除旧的代码、是否需要调整代码的系统整体结构。另外，编码手册还可以为研究者今后查找代码（特别是代码所代表的具体意义）提供方便。

有时，一些研究者会在资料分析前根据文献、以往研究、概念框架、研究假设等提前制订编码手册，以帮助进行后续的资料分析。无论采用哪种方法制作编码手册，研究者需要清楚编码手册所反映的编码系统是研究者目前对资料进行分析的基本概念框架，是对资料进行解读的一种方式。分析资料时首次建立的编码手册通常只是一个初步的尝试，不必是唯一的、完全准确的。质性研究的资料分析是一个不断演化的过程，在分析过程中编码手册不是一成不变的，有可能会出现一些新的代码，也有可能需要修改或抛弃某些旧的代码，甚至还可能会调整代码之间的类属关系。

资料分析可以由2人同时进行，将提出的代码设想进行比较并达成共识，形成编码手册，然后再继续进行后续资料的编码工作。这样做的目的是避免初期所建立的编码手册过于不成熟，使得在资料分析中期研究者还要重新回到编码手册的制订这一步骤，修改并对之前已经编码的资料再次进行编码，产生巨大的重复工作量。

（三）资料的归类和深入分析

对原始资料进行编码并建立编码手册后，研究者需要对所有的资料进行归类和深入分析。归类指的是按照编码系统将相同或相近的资料合并在一起，将相异的资料区别开来，找到资料之间的联系。深入分析指的是将资料进一步浓缩，找到资料内容中的主题和/或故事线，在它们之间建立起必要的关系，为研究结果提供初步的结论。

1. 归类　当编码过程完成后，要对编码中所形成的代码按照一定的原则进行归类，形成类属。类属也是质性资料分析中的意义单元，通常是对已获得的代码的进一步提炼。类属也来源于资料，代表资料所呈现的一个观点或一个主题。

2. 主题（themes）　主题是将资料代码、类属中所呈现的经验和表现抽象化的一个名词或概

笔记栏

327

念，它可以将某一现象或者事物与其他现象或者事物区分开来。将资料类属转化为主题，是一个更高层次的抽象思考和概念化的过程，通过分析和探讨类属间的关系，并将之整合为主题。如在扎根理论研究中，主题就是在主轴性编码和选择性编码的过程中逐渐形成的。主题来源于资料，通常是来自编码过程中不同代码下的资料。由于主题涵盖较大范畴的资料，有的主题可能很快展现出来，显而易见；有些主题需要反复斟酌代码或者回到原始资料中再次体会和理解受访者所提供的信息，才能识别出来。如下表 12-3 例子中有关"教学相长"主题的形成就是经过反复斟酌和体会后产生的。

表 12-3　主题形成举例

转录内容	分析过程
"临床带教虽然很辛苦，但是把自己拥有的知识和技术教授给学生是一件愉快的事情，也会有满足感。而且，我想我每天都能从带教的学生那里和自己为教学而努力中学到很多东西。我不断地充实自己，因为我觉得如果学生问我什么问题，而自己又回答不了的话，真是很尴尬和没面子的事情，所以我想自己拥有足够的知识和各种临床护理技术都很熟练的话，就会给自己信心并能获得学生的尊重。就像我们常说"打铁先要自己硬"嘛。在过去几年中，我带过很多届护理学生，为了带好学生，我不仅要学习护理、医学方面的知识，我也在许多方面注意加强自己，如个人脾气方面呀、沟通方面、计算机应用方面等。经过这些带教我都觉得自己与过去大不一样了，也与其他一些护士不一样。我这样说因为真的觉得自己比过去知道了很多，也比其他人知道的多一些……"	作者先反复阅读这段资料，并勾画出关键的词、句 然后作者反复比较画线部分，并进行综合和归纳，构建一个类属："从临床带教这个过程中学到了东西，使自己有所提高" 随后作者将所构建的类属与画线部分再进行反复比较，以一个简单并具有结构意义的、比较抽象的单元表现出来，形成"教学相长"这一主题

寻求主题的过程不仅是在不同的信息提供者之间发现共性，同时也要寻求一些自然的变化。研究者要关注何种主题出现以及以何种形式或模式出现；某种主题是否仅适合某一类人群或者某一社区？在何种情境下发生？是否有发生的时间或者周期？什么预测了这一主题的发生？什么是这一主题发生的结果？换而言之，就是质性资料分析者要对资料间的关系保持一定的敏感性。

确认主题的过程总是循环往复的，不是简单、线性的过程。研究者从资料中获得初步的主题，再返回到资料中去验证这个主题是否和文字资料相匹配。很多时候，较早形成的比较表面化的主题被取消，取而代之的是新的更有意义的主题。如 Strang 等在研究老年痴呆患者照顾者的照顾感受时，在资料分析前期根据自己的既往经验和照顾者的描述，将照顾者和患者之间的互动隐喻为"共舞"（dancing），但是随着对资料的逐渐深入分析，"共舞"这个主题不能很好地说明随着疾病进展所呈现的照顾者和痴呆患者彼此之间互动的特点，"共舞"更多地代表的是互动者之间愉悦的互动经历，但是这种愉悦感在痴呆患者和照顾者之间的互动中是很有限的，因此研究者将这一主题取消而代之以"同步"（need for synchronicity）和"互给"（reciprocity）这两个主题，用来表示长期照顾过程中已形成的彼此之间的联系。

在逐渐确认主题后，研究者可以在这些主题的基础上再进行进一步的分析。如研究者可以将主题以故事发展的形式串在一起（见于叙事研究），或者将主题放入相应的理论模型中（见于扎根理论研究）。主题可以个案化（见于个案研究）或者将其普适于各个信息提供者的情况（见于现象学研究）。复杂的质性研究往往不仅限于主题的确定和描述，还常常探讨主题间复杂的关联性。

三、质性研究资料分析中的常用手段

在对质性研究资料进行分析时，研究者也需要根据具体的研究情境而灵活地使用一些有助于资料归类和分析的手段。常用的手段除了撰写备忘录之外，还包括使用图表、运用多种思维方式、与外界交流等。有关备忘录的内容在前面部分已经提及，在本篇第十五章还将做具体介绍，在此不再赘述。下面介绍的这些手段也仅供读者参考，质性研究者可以根据自己的具体情况，创造性地发明更多的有利于分析资料的方式和手段。

（一）使用图表

图表是对文字资料进行立体浓缩的一种方式，可以更加清楚、生动地展现出资料所蕴含的各种意义关系。质性研究中常用的图表有矩阵图、分类图、流程图、因果关系图等多种类型的图表，研究者可以根据自己的资料特点以及研究目的选择适宜形式进行资料的归类和展示。下面以矩阵图和流程图为例，帮助读者理解图表在质性资料分析中的作用。

1. 矩阵图在质性资料分析中的使用　图 12-1 是一个矩阵图，是某位研究者在理解养老机构中的老年痴呆患者发生喊叫行为的意义时所制作的矩阵图。这个矩阵图将所收集到的有关喊叫行为的资料按照两个维度进行分类，一个维度是作者通过阅读分析资料后所推测出的喊叫行为的可能含义，另一个维度是喊叫行为发生时的基本特征。根据这两个维度，研究者对每次喊叫行为发生的具体情况在图中的相应位置进行了归类。这个矩阵图使研究者非常直观地看到自己收集到的研究资料，从而进一步理解和寻找老年痴呆患者发生喊叫行为的特点以及可能蕴含的意义。

喊叫行为的可能含义	发生喊叫行为时有无面部表情		喊叫行为的同时是否伴有激越行为		喊叫行为发生的地点		喊叫行为是否被预测		喊叫行为发生时是针对他人还是针对自己	
	有	无	是	否	护士站	其他场所	是	否	对他人	对自己
不满意	●					●	●		●	
情感表达	●					●	●			●
困惑感			●			●				
疼痛						●	●		●	
有生理需求	●	●	●			●	●		●	
环境需要调整		●	●			●	●			●
满意	●			●						

图 12-1　养老机构中老年痴呆患者喊叫行为的资料分析矩阵图

2. 流程图在质性资料分析中的使用　流程图方法指的是以历史和现时发展过程为标准，对质性资料所进行的描述。这种方式的最大好处是能够很好地展现事物发展变化的过程。如某研究者在研究老年痴呆患者家庭照顾者的照顾感受时，使用流程图的方式，以既往照护和现在照护的过程为分析框架，对收集的定性资料进行描述，用"初临变化 – 适应变化 – 面对未来"这三个阶段来辅助分析和展示研究结果，使研究者和读者都能更加直观地理解和体会到这些家庭照顾者在照顾过程中动态变化的感受。

在画图表时，研究者可以询问自己以下问题："这个图表是否可以表现我所找到的资料内容？资料的各部分之间是一种什么关系？这一部分资料是否可以归到上一层次的类属或主题之中或者归到其他类属或主题之中？"在表述图表所示关系时，研究者可以用一些符号来代表特定的

笔记栏

关系，如单向箭头表示一方导致另一方，双向箭头表示双方相互作用；直线表示双方有逻辑关系，虚线表示双方有关联关系。在开始绘制图表时，可以边画边想，不求完美、准确。因为设计图表的过程其实就是一个思考的过程，可帮助研究者通过图表形式更简洁、直观地再现资料的核心内容和有关关系。

（二）运用多种思维方式

由于质性研究需要依靠研究者对所观察到的现象进行意义上的合理解释，因此研究者要注意自己的思维方式和思维特点，有意识地培养和运用多种思维方式进行资料分析，从而充分发挥研究者在质性研究中作为研究工具的作用。在质性资料分析中比较重要的思维方式常见以下 3 种：

1. 因果分析 对因果关系进行探索时需要对质性资料中事件发生的时间顺序进行描述，考察某一个因素在事情发展的过程中是如何导致另外一个因素出现的，以便让读者对所研究的社会现象有更深刻的了解。它所回答的问题是"如何"而不只是"是否"。如果研究者在分析资料时发现同一顺序发生在不同的被研究者身上，或者同一顺序在不同的情形下同样发生，那么研究者便可以就此顺序建立一个初步的假设，然后对整个假设进行检验或修正。

2. 运用直觉和想象 "直觉"是一种潜意识的活动，是一种思维的感觉，是一种突如其来的感悟。因此，直觉可以用来选择编码中的重要概念，并且对资料的整体内容建立假设。"想象"是以人的大脑中的表象为基础，进行分析、综合、加工、改造而构成新形象的一个思维过程。想象是进行模拟和类比的重要手段，可以为资料分析产生假设。在想象过程中研究者自由地使用比喻、隐喻和联想，可以将相互孤立的资料片段有机地联系起来。研究者的直觉和想象在把握质性资料的原貌，以浓缩的方式"重构"其丰富、复杂的状态方面起到重要的作用。研究者可以通过下列一些做法来提升自己的直觉和想象：①长时间地聚焦在原始资料上，以保持对资料的全神贯注；②经常进行"头脑风暴"，随时记录下脑子里闪过的灵感、图像和情绪感受；③保持思维的灵活、敏捷，设想用不同的词语、不同的概念组合和不同的思考角度呈现资料的内容，尝试使用不同的暗喻、明喻、类比来表达资料，对资料进行自由联想；④用一些不同的语句来捕捉自己已经发展出来的假设。

3. 阐释循环 指研究者在文本的部分和整体之间不断对比，建立联系，进行反复循环论证，以此来提高对文本理解的确切性。质性资料的分析过程，是一个整 – 分 – 合的过程，研究者在部分和整体之间进行反复循环论证，运用自己的想象对资料进行逐步的螺旋式提升，从而使研究者不会因为过度关注资料的整体而忽略了细节的"深描"，也不会因顾及部分细节而忘记了整体全貌。例如，在对一份访谈资料进行分析时，研究者不仅应考虑受访者所说的每一句话，而且要考虑这句话与访谈资料中其他部分是什么关系，访谈内容与受访者的个人背景、兴趣和意图是否有关联，这位受访者究竟想表达什么，为什么这样表达，表达的内容与受访者在其他地方所说的话和所做的事有什么关系，与其他受访者所说的话之间有什么联系。阐释循环的目的就是将特征性的细节与更宏观的结构结合起来，使两者同时进入研究者分析的视野，帮助研究者获得更加丰富的、多层次的、高密度的研究结果和意义解释。如前面所列举的有关 Strang 等在研究老年痴呆患者照顾者的照顾感受时，将开始所确定的"共舞"这一主题取消而代之以"同步"和"互给"这两个主题，在这一改变过程中就使用了阐释循环的方式。

（三）与外界交流

在研究过程中，特别是当资料分析进入"瓶颈"或"死胡同"时，研究者可以通过与自己信任的、对自己的研究比较了解的、有一定理解能力的其他研究者、同行、朋友、家人等交流思想，以获取灵感和启迪，帮助研究者扩展分析资料的思路、发现新的分析视角。除了与其他人交流之外，研究者与外界的交流还可以通过读书、阅读相关文献和研究报告的方式进行，以了解本领域内知名的研究者们是如何分析资料的，进而在自己的资料分析中借鉴他们的经验和教训。但是在阅读他人的文献和研究报告时，研究者要特别注意不要将自己的资料生硬地填充到前人预设

笔记栏

的理论框架中，或者受缚于前人的研究思路。研究者要时刻考虑自己所研究资料的独特性，在接收他人分析思路的同时，尽可能保持对资料分析的开放性。

总之，质性研究资料的分析需要研究者将自己的全部身心和智慧以及想象力尽可能地投入进去。Creswell在不同的质性研究方法共性的基础上，总结了一个质性研究资料分析流程图（图12-2），供质性研究者特别是初涉该领域的学者参考。在以上介绍的质性研究资料分析基本方法的基础上，研究者再根据自己的研究问题和质性研究方法选择适合自己的资料分析方法。

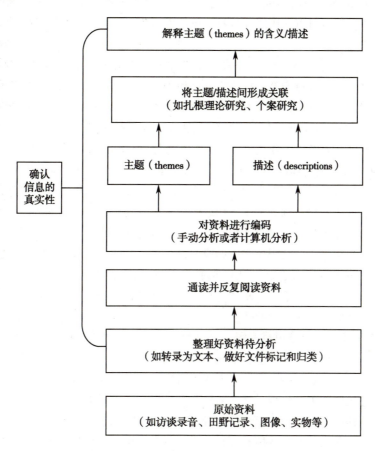

图 12-2 质性研究资料分析流程图

来源：CRESWELL J W, CRESWELL J D. Research design: qualitative, quantitative, and mixed methods approaches[M]. 5th ed. Los Angeles, CA: Sage, 2018

第三节 计算机软件在质性研究资料分析中的应用

近年来，越来越多的计算机辅助质性资料分析软件（computer assisted qualitative data analysis software，CAQDAS）得到开发，也有越来越多的研究者使用CAQDAS进行质性研究资料的分析，下面将介绍常用的质性研究资料分析软件以及这些软件的基本功能。

一、计算机辅助质性资料分析常用的软件

目前质性资料分析软件较多，质性研究者最常用的软件是 NVivo、ATLAS.ti 和 MAXQDA，另外还有其他的软件，如 Dedoose、QDA Miner、The Ethnograph、Quirkos、HyperRESEARCH 等。这些软件均有相应的网站进行该软件功能的详细介绍和讨论，还有免费的培训课程。在网站上常会

笔记栏

331

有软件的免费试用版（trial version），部分网站还设有软件设计者和软件使用者的讨论专区，使用该软件的人均可以进行相互交流。

二、计算机辅助质性资料分析软件的基本功能

1. 导入和显示丰富的文件 大部分质性资料分析软件可以将各种来源的文本、音频、视频、图像、电子邮件、电子表格以及网络内容导入软件中进行数据的管理、分析和处理。

2. 形成代码清单 有时研究者在资料分析前已经根据概念框架、研究问题或以往文献建立了初始代码清单，这时可以使用质性资料分析软件在不引用文本的情况下创建新代码，形成代码清单。

3. 编码功能 越来越多的计算机软件支持对文本资料进行编码。研究者可以在文本资料中选择一些文本，然后为其分配新的代码或预设代码。研究者还可以创建、删除、合并和移动代码并更改它们所引用的文本。这使得编码过程比使用传统的手工编码更加灵活。

4. 撰写备忘录 质性研究者在资料分析时需要对资料进行反思、标记并撰写备忘录。质性分析软件可以帮助研究者导入或创建备忘录，并将材料来源与备忘录之间建立联系。

5. 搜索文本和代码 CAQDAS软件既可以搜索文本，又可以搜索代码。搜索文本可以显示查询结果所在的文档以及所在文本中已查找到的术语。搜索文本可以帮助研究者了解收集到的资料，也可以使研究者对检索到的文本进行编码或者审查并修改所做的编码。搜索代码可以显示使用特定代码编码的全部文本。搜索代码有助于研究者对同一代码下多个个案间的相应文本资料进行比较；而且还可以将不同代码所对应的段落进行进一步阅读、理解和分析，进而发现代码间的关系。例如，研究者可以通过软件搜索同时使用"疾病"和"疼痛"两个代码进行编码的段落，进而发现在何种情境下人们会将"疾病"和"疼痛"进行关联。使用计算机软件进行资料分析要远比手工分析方法省时、省力、准确。

6. 便于绘制模型、网络图或者图表 目前很多软件都可以使研究者根据自己的归纳形成概念间的模型、网络图或者图表，节省了人工绘制图表的时间，并且在研究者需要时能迅速链接到每个概念所对应的文字、语句、段落、图片或者视频等，使研究者很容易通过这些资料反复确认自己构建的概念之间的关系是否有意义，是否有对应的质性资料的支持。

ER12-3
NVivo软件的介绍

7. 有助于团队研究 CAQDAS软件允许同时进行多用户访问，团队中的成员可以共享包括文档、音频、视频等文件在内的所有资料，而且每个人可以处理自己的资料，然后将所有的项目合并，还可以同时处理同一项目。这一点能给以小组形式开展质性资料分析的团队带来非常大的便利。

三、使用计算机软件进行质性资料分析的局限性

虽然使用CAQDAS进行质性资料的管理和分析有很多优势，但也存在着局限性。由于不同的计算机软件所针对的质性研究方法和可储存的资料类型不同，因此研究者首先要选择符合自己研究方法的软件，学习软件的使用也需要一定的时间和精力。另外由于计算机软件的应用，使得质性研究者对资料的分析从既往的纸张转变为计算机文件，这种改变可能会影响研究者的思考习惯，感觉距离所要分析的资料"遥远"，不能很好地"沉浸"其中。很多研究者对计算机的"机器性思考"抱有质疑，并且担心质性研究的新手可能会过多地依赖于计算机软件引导资料的分析，导致无法充分发挥自身的归纳和分析能力。对于将计算机软件应用于质性资料分析中的利弊，目前质性研究学者们仍有不同的争议。那么，计算机软件到底是限制，还是解放了研究者的想象力？如果研究者被淹没在一堆纸质的访谈转录稿、观察笔记、卡式录音带或者录音笔、录像机录下来的大量档案中，真能提出有想象力的分析或者理论吗？

总之，如果要使用软件进行质性资料的分析，研究者一定要明确质性研究方法、资料的类

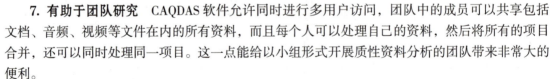

笔记栏

型，以及分析资料的方法，明确自己需要计算机软件进行什么样的帮助，最后应该自学或者参加关于软件的学习培训，以便正确地使用软件，更好地发挥软件的辅助功能。但是，研究者要注意，软件不能对全部文本进行自动编码，也不能告诉研究者如何进行质性资料的分析。即使有计算机软件的辅助，研究者仍然需要自己对研究资料进行分析和反思。

（刘　宇　吴子敬）

小　结

　　本章对质性研究中资料分析的基本方法进行了介绍。质性资料分析不同于量性资料的统计学分析，质性研究者必须遵循一定的质性资料分析原则，以保证质性研究结果的可靠性。虽然不同的质性研究方法有其各自独特的质性资料分析步骤，但也存在资料分析的共性，分析过程主要包括沉浸、编码与建立编码手册、资料的归类和深入分析三个阶段。计算机软件可以辅助研究者进行质性资料的分析，但研究者不能简单地依赖于计算机的辅助作用，而要根据质性研究方法、资料特点以及分析目的，对编码、分层及代码间的关系作出判断。

思考题

　　1. 质性研究资料的分析常用的模式有哪些？针对你自己的研究和既往质性资料的分析经验，你考虑选择哪一种？为什么？

　　2. 如何对质性资料进行整理可有助于质性资料的分析？

　　3. 将录音资料转换为文本资料时，应遵循的基本原则有哪些？请用你自己的例子进行说明。

　　4. 质性资料分析的基本过程是什么？可以使用哪些手段来促进对质性资料的分析？

ER13-1
本章教学课件

第十三章

描述性质性研究

导入案例

　　当新生儿死亡结局无法改变时，医务人员针对新生儿的诊疗重心由积极的治疗干预转为舒缓的安宁疗护，帮助终末期新生儿平静、舒适、有尊严地离世，减轻家属的丧亲悲伤。有研究团队感兴趣的是这些医护人员对新生儿安宁疗护的感受和经验，包括：医务人员对新生儿安宁疗护是怎样理解的？经历新生儿死亡事件时，医务人员是怎么做的？什么时候应介入新生儿安宁疗护？临终新生儿或家属有哪些需求，需要得到哪些支持……

　　若要解答这些疑问，研究者可以用描述性质性研究方法进行研究。通过解答这些问题，可以帮助医务人员更科学地确定开展新生儿安宁疗护的时间，理解新生儿及其家属的需求，促进有效及良好的医患沟通，为开展新生儿安宁疗护的良好模式奠定基础。

第一节　研究特点与适用范围

　　描述性质性研究（descriptive qualitative research）是一种专注于详细描述和深度理解特定现象或情境的研究方法，通过深入的描述和解释，来捕捉和理解人们的行为、经验、观点和背景，是灵活运用抽样、资料收集与资料分析等策略，应用日常语言，通过低推断性诠释（lower inference interpretation）来呈现现实（facts）的质性研究方法。这是一种基本的质性研究方法，也是实践学科中最常用的方法之一。2000年，美国学者 Margarete Sandelowski 首次提出了描述性质性研究这一概念，并将其称为"基本或基础的（basic or fundamental）描述性质性研究"，以区别于其他类型的质性研究方法，如现象学研究、扎根理论研究和民族志研究。Margarete 认为描述性质性研究本身就是一种独特的（unique）、折中的（eclectic）、可接受的（acceptable）、有价值的（valuable）方法。

一、研究特点

（一）哲学基础

　　自然主义质询（naturalistic inquiry）是描述性质性研究的重要哲学基础，主要由美国学者 Egon G. Guba 和 Yvonna S. Lincoln 提出和发展。自然主义质询强调在自然环境中进行研究，不加干预地观察并理解研究对象的行为和思想，以及研究对象所处的社会情境。Guba 和 Lincoln 在他们的主要著作《第四代评价》（*Fourth Generation Evaluation*）和《自然主义质询》（*Naturalistic Inquiry*）中阐述了自然主义质询的基本原则、数据收集和分析方法以及在评价研究中的应用。自然主义质询为描述性质性研究提供了哲学基础和方法论指南，通过尊重和理解研究对象的视角和背景，帮助研究者在自然环境中探讨和解读复杂的社会现象和个体体验。因此，自然主义质询是描述性质性研究的重要理论资源。

笔记栏

（二）研究特点

1. 在自然环境中开展研究 描述性质性研究强调在研究对象所生活的自然环境中进行研究，尽量不打扰或改变其日常生活和行为，旨在捕捉真实的行为和体验。因此，描述性质性研究通常在自然环境中收集数据，这有助于获取真实的情境数据。

2. 低推断性诠释 与现象学研究或扎根理论研究等高推断性质性研究方法相比，描述性质性研究更容易使研究者之间达成共识，并且需要较少的"概念性或高度抽象的资料呈现"。研究者在分析数据时，尽量使用原始数据中的直接描述、引语和具体细节，避免加入过多的主观解释。在解释和分类数据时，尽量用具体和直观的概念，保持对数据的直接描述和贴近原始数据的理解，确保研究结果尽可能忠于研究对象的真实观点和经验，减少因研究者的主观偏见或过度解读而带来的误差。尽量避免过多的抽象推论和复杂的理论术语，强调对表面现象的详细描述，尊重数据中显现出的直接含义，避免过度挖掘潜在的隐性意义。

3. 使用日常语言呈现现实 研究者可能会选择使用相关的理论或概念框架来指导研究，并在研究准备过程中根据需要修改理论或框架。这些理论或框架作为概念钩子（conceptual hooks），将研究过程、资料分析和资料呈现（data representation）挂在上面。研究结果以容易理解的日常语言呈现，详细描述研究者所关注的现象，力求呈现丰富的细节。

4. 完整性和解释性 研究者希望尽可能多地收集资料，通过多样化的资料收集方式（如非结构化开放式个人和/或焦点小组访谈）以获得有关体验或事件的广泛信息。研究者尽量使用和保留研究对象自己的语言和表述方式，以反映他们的真实观点和感受，捕捉并描述这些主观体验，以获取深入的理解。

（三）设计特点

描述性质性研究没有特定的实践技巧与策略，通常是抽样、资料收集、分析和资料呈现的折中且合理的组合，研究过程更为灵活，研究者需要重视研究过程及关注研究方法的特征。由于描述性质性研究经常带有其他质性研究方法（如现象学研究、民族志研究、扎根理论研究或叙事研究等）的一些色彩，因而聚焦于研究过程并予以透明化是必要的。描述性质性研究具有以下特点：

1. 理论框架选择具有广泛性 理论框架作为研究设计的组织结构，包括抽样、资料收集、分析解释和编码方案，描述性质性研究支持使用大部分理论。然而，描述性质性研究可以说是质性研究方法中最不"理论化"的，因为研究者很少会受到先前存在的理论和哲学的影响。Sandelowski 强调描述性质性研究只是对研究对象的资料进行总结，使资料分析更贴近资料本身，更直接地得到研究对象一手的关于某个特别主题的看法，这种总结未来可能为基于理论的研究提供一些建设性的假设。

2. 目的抽样 Patton 提出描述性质性研究常采用目的抽样，其中，最大变异抽样是常用的策略，研究者可以根据描述对象的特征、经验和观点，选择不同的人群，该方法允许研究者探索目标现象在各种情境下的共同和独特表现，从而获取更加全面和丰富的理解。样本量以资料饱和为准。

3. 资料收集 描述性质性研究的资料收集旨在发现"谁、做了什么、在什么地点以及事件的经历"，资料收集策略通常涉及个人和/或焦点小组访谈，也包括对目标事件的观察以及对文档和物品的查阅。

4. 资料分析 描述性质性研究最常用的分析方法是内容分析法（在许多情况下，辅以描述性定量资料来描述研究对象）。在某些情况下，主题分析法也可用于描述性质性研究。

5. 资料呈现 描述性质性研究的预期结果是通过最优的资料收集方式对所采集的信息内容进行最直接客观的描述性总结和概括，包括资料的描述性摘要和准确的细节，这些描述也是下一步研究的切入点。

笔记栏

二、适用范围

根据研究问题选择合适的质性研究方法是开展研究的关键。描述性质性研究适合于获得直接的答案，解答与实践相关的问题，特别适合回答"是什么"和"怎么样"的问题，而不是"为什么"的因果关系问题。例如：人们对一个事件的反应（想法、感觉、态度）是什么？描述性质性研究为复杂现象提供了深刻的洞见，是探索未知领域的一个重要工具，以下列 6 方面为例简单阐述描述性质性研究的应用领域。

（一）医疗和护理

描述患者和医疗提供者的互动、患者的经历、护理实践等，以改进医疗服务和护理质量。

（二）社会互动

描述和理解人们在日常生活中的行为、经验，不同背景和不同身份的人之间的互动模式。例如，研究社区生活方式、家庭动态或个人的生活经历、在工作场所的互动等。

（三）文化描述

理解和记录特定文化或亚文化的习俗、价值观、行为和信仰。例如，研究少数民族的传统文化和仪式。

（四）社会问题

描述和探讨贫困、失业、犯罪等社会问题的具体情境和受影响者的生活状态，政策实施的实际过程和效果及其对目标群体和社会的影响，提供有价值的改进建议。

（五）教育和教学过程

描述和理解课堂中的教学方法、师生互动以及学生的学习体验，为教育实践提供细致的实证和见解。

（六）创意过程和用户体验

记录和描述创新项目实施或创意设计的过程，帮助理解团队合作、创意思维和项目实施中的关键因素。描述和理解用户使用产品或服务的实际体验、情感反应和行为模式，适用于产品设计、服务改进等领域。

第二节　研究的基本步骤

一、确定研究问题

描述性质性研究主要目标是详细描述一个现象或情境。确定这种类型研究的问题时，可以遵循以下具体步骤：

（一）确定研究领域和主题

选择一个具有重要意义的领域或主题，这是确定研究问题的首要步骤。例如，在老年护理、重症监护、家庭护理等不同情境下，护理工作中常遇到的问题或现象。

（二）进行文献回顾

搜索学术数据库，如 PubMed、CINAHL 等，了解当前该领域的研究状态。查找已有的描述性质性研究，学习其方法和发现，识别研究的空白点或争议点。

（三）初步探索和观察

进行一些初步的观察、访谈或焦点小组讨论，获取一手资料以加深对研究主题的理解。这些初步步骤能够帮助明确需要进一步描述的具体现象或情境。例如，与护理人员、患者或相关方进行初步访谈，了解他们的日常经历、困惑和需求。

（四）聚焦具体现象或问题，明确研究目的

从广泛的研究主题中聚焦一个具体的、能够被描述和分析的现象或问题。例如，研究"重症监护病房中护士与患者家属的沟通策略""癌症患者社会疏离体验"。然后，阐明为什么要研究这个现象或问题，以及这项研究的理论和实际意义。解释这项研究对现有的知识体系的贡献，如何解决实际问题。例如，本研究旨在描述护士在重症监护病房中与患者家属进行沟通时所采用的策略及效果，增进对护士与患者家属沟通的理解，提高沟通培训的设计和实施水平。

（五）形成研究方案

根据确定的研究目的，使研究设计具体化，包括明确研究对象、设置研究问题、选择合适的数据收集方法（如深度访谈、非参与观察、焦点访谈等），以及数据分析的方法。多方讨论，对确定的研究问题进行评估，确保其可行性和重要性。与导师、同行或者专家讨论，收集他们的反馈意见进行必要的修正和改进。根据上述步骤形成完整的具体研究方案，包括研究设计、数据收集计划、数据分析策略等，并准备好进行实际的研究操作。

总之，确定描述性质性研究的问题需从广泛的研究主题逐步具体化，聚焦一个可描述的现象或情境，并通过文献回顾、初步探索、设计和多方评估逐步确定。这将确保研究问题明确、有意义且具有可操作性。

　研究实例

COPD 衰弱患者居家肺康复体验研究问题的来源

研究者是某三级医院心肺康复科的护士，接受过心肺康复专科护士培训。肺康复的工作指导占据研究者日常护理工作的一大部分。在日常居家肺康复患者的电话随访工作中，研究者发现 COPD 衰弱患者居家肺康复中断较多。那么这些 COPD 衰弱患者是如何认识和完成居家肺康复的？在整个居家肺康复过程中，患者的参与程度与哪些因素相关？遇到了哪些困难、又渴望得到哪些帮助？他们的体验和感受如何？这些都是研究者日常随访工作中比较感兴趣的问题。通过查阅文献，研究者发现目前国内的研究大多基于量性研究的方法探讨肺康复对 COPD 的肺功能、运动能力等的治疗效果，未能揭示肺康复过程中患者的真实感受和想法，且很难获得他们的康复动机，所以有了探究 COPD 衰弱患者居家肺康复体验的想法。

来源：张婷婷. COPD 衰弱患者居家肺康复体验的描述性质性研究［D］. 杭州：浙江中医药大学，2023.

二、归纳法和演绎法

在描述性质性研究的资料分析过程中，常使用归纳法和演绎法从部分的资料文本中推理出"整体"的理论。通过持续性的"部分"与"整体"的互动和试探性匹配，循环互验。

（一）归纳法

归纳法（inductive approach）又称归纳推理或归纳逻辑，是从一组特定的观察中得出一般结论。归纳推理是一种"自下而上"的逻辑（图 13-1），研究者从具体的观察和资料开始，生成一般原则或理论，涉及将特定前提扩展到更广泛的概括。研究者对收集到的资料进行分析，以识别模式、主题或类别。归纳不是验证已有的理论，不是试图将资料与预先存在的概念或理论相匹配，而是产生基于资料并由数据驱动的解释和理

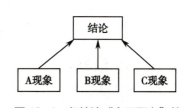

图 13-1　归纳法"自下而上"的逻辑示例

　笔记栏

解，在分析过程中发展或生成理论。例如，在一项探究"急性肺栓塞患者院间转运的阻碍和促进因素"的研究中，作者编码了"结构性和情境性障碍"（如床位不足）、"恶劣天气和条件""患者担忧"（如费用），并归纳为次主题"操作中的障碍"，又进一步将"操作中的障碍"与"低效率的沟通""转运中的主观性""数据采集的延迟"归纳为主题"肺栓塞患者院间转运的阻碍"。

（二）演绎法

演绎法（deductive approach）又称演绎推理或演绎逻辑，是从一般到个别的推理方法。演绎法通常用于验证或扩展现有的理论，是一种"自上而下"的研究方法（图 13-2），研究者从先前建立的概念、已有的理论或假设开始，通过资料收集和分析对其进行测试，进而得出主题和解释，验证和修正理论。例如，在一项探究儿童和青少年在医疗保健中表达意见和听取意见的经历的研究中，作者使用现有的理论框架 Lundy 模型识别数据中的关键概念，在演绎分析中开发了一个结构化的类别矩阵，通过模型中的"空间""声音""受众"和"影响力"四个独立元素分析文本资料，对其进行编码，并与类别矩阵的关键元素相对应。继续参考模型，确定了一个子元素：儿童和青少年在医疗保健中拥有发言权的经历。

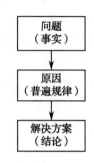

图 13-2 演绎法"自上而下"的逻辑示例

虽然归纳法和演绎法之间存在着明确的分析差异（表 13-1），但是完全排除所有预先概念或先验知识下的纯粹归纳是不可能存在的；同样，完全在客观逻辑推理意义上的纯粹演绎也是不可行的。因此，研究者可以综合使用归纳法和演绎法，充分发挥两者的优势，这种结合的方法被称为"递归方法"或"嵌套方法"，即通过不断地在归纳和演绎之间循环，使理论和数据相互补充、相互验证，以提高研究的严谨性。

表 13-1 归纳法和演绎法的差别

项目	归纳法	演绎法
方向	自下而上	自上而下
过程	由具体观察到一般原则或理论	由一般原则或理论到具体观察
资料收集	资料收集先于理论发展	理论先于资料收集
分析	对资料进行质性分析以识别模式或主题	对资料进行统计分析以检验假设
普遍性	研究结果特定于所收集的资料	研究结果可以推广到更大的人群
假设检验	资料分析后提出假设	在资料收集之前提出假设
研究重点	资料中出现的主题或模式	测试预先存在的理论或假设

来源：PROUDFOOT K. Inductive/Deductive hybrid thematic analysis in mixed methods research[J]. Journal of Mixed Methods Research. 2023, 17(3): 308-326.

三、收集资料

（一）抽样

在描述性质性研究中，最常用的抽样策略有目的抽样、标准抽样、理论抽样、便利抽样和滚雪球抽样，最大变异抽样、典型案例抽样、确认和不确认抽样策略偶尔被使用。关键信息提供者

（key informants）对找到合适的参与者至关重要，需要仔细挑选。关键信息提供者是具备所研究现象的专业知识，并且愿意与研究者分享信息和见解的人。特别是在研究群体时，关键信息提供者有助于接近参与者。此外，研究者可以向关键信息提供者验证自己的想法和看法。

（二）样本量与资料饱和

描述性质性研究的样本量通常取决于资料的信息丰富性、参与者（或研究情景、背景）的多样性、研究问题和现象的广度、资料收集方法（如个人或焦点小组访谈）和抽样策略的类型。最重要的标准是能否有足够深入的资料显示所研究现象的模式、类别和多样性。在多数情况下，研究者可以选择进行 2～3 次以上额外的观察、访谈或焦点小组讨论，以确认达到资料饱和。

（三）访谈

描述性质性研究需要收集深入、细致的资料，因此资料收集方法通常采用半结构化的开放式个人和焦点小组访谈，也包括对目标事件的观察和对相关文档资料的查阅。

尽管描述性质性研究的访谈提纲可以根据前期访谈中析出的主题进行修改，但与其他质性研究方法相比，它的访谈提纲稍显结构化。在半结构化的访谈中，从与主题相关的开放式问题开始，邀请受访者自由交谈，根据参与者的反应，问题可能会改变、省略（如果问题对体验不重要），或者可能出现新的问题。研究者需要在资料内部和资料之间寻找参与者体验的共性和差异。例如，一项针对 1 型糖尿病患儿家长的研究，有一位父亲提到自己因子女的病情而感到"压抑恐惧"，研究者随即在接下来的访谈中补充访谈问题，对其他患儿父亲询问是否存在这样的情感，从而了解这种情感是否在 1 型糖尿病患儿家长中普遍存在。同时收集观察性资料，例如，几位接受访谈的母亲在谈论她们的孩子被诊断患有糖尿病时，展示了孩子被诊断时拍摄的照片。另一位家长多次提到胰岛素泵，一边反复触摸它，一边讨论它给自己的生活带来的积极变化。她的手紧握着胰岛素泵，反映了其在她生活中的重要性。

详细总结每一次访谈以丰富后续的访谈。例如，为了解决研究问题，研究者在访谈中发现需要对 1 型糖尿病患儿的父亲，进行追加研究。父亲们会分享一些信息，这些信息在与针对母亲进行的研究不同。例如，只有父亲担心患有糖尿病的孩子会被欺负。当一位父亲在早期的访谈中分享了这种恐惧时，研究者可询问其他的父亲们是否经历过类似的恐惧，以了解恐惧在这些父亲之间是否普遍或具有差异。

四、资料分析

描述性质性研究资料分析的目的是对描述研究主题的文本段落进行编码，并在文本内部和文本之间进行聚类，以寻找共性和差异，研究结果是丰富的描述性主题和子主题的主要集群，以共同的易于理解的语言重新呈现（多次使用受访者的语言）。描述性质性研究资料分析过程包括准备分析，资料简化和资料管理计划，以及与研究问题、目的和目标相关的分析。这都依赖于研究者沉浸在资料中，同时仔细听访谈录音，并将其与资料记录和现场笔记进行比较。常用的资料分析方法如下：

（一）内容分析法

内容分析法（content analysis method）是研究者根据一定规则，系统地将书面文字、口头语言或图片等质性资料缩减为少量可重复的内容类别的一种分析技术，是描述性质性研究最常用的资料分析方法。在研究中最早使用内容分析法可以追溯到 18 世纪。该方法主要作为一种定量的分析方法，将文本数据编码为显式条目（通常指研究中明确定义和测量的变量或指标），然后使用统计数据进行描述，有学者将其称为质性研究资料的量化分析。19 世纪初期内容分析法被用于分析赞美诗、报纸内容、杂志文章、广告语和政治演讲。内容分析法在传播学、新闻学、社会学、心理学和商业领域有着悠久的使用历史，在过去的几十年里，在护理领域也逐渐受到重视，主要用于精神病护理学、老年护理学和公共卫生研究。早期描述性质性研究的资料分析被认为诠

ER13-2
内容分析法

笔记栏

释成分很少，无须研究者将资料高度凝练、抽象或概念化。20 世纪中期，学者们开始提出，仅对文本的表面内容进行分析而没有挖掘其深层含义及考虑相应的研究背景是一种简化和扭曲的量化过程，由此，内容分析法开始强调对文本内容的深入理解，重视对文本隐性内容的分析。

目前，随着内容分析法的发展，其方法主要包括 5 种，分别由 Mayring（2000）、Krippendorff（2004）、Graneheim 和 Lundman（2004）、Hsieh 和 Shannon（2005）、Patton（2015）提出。Mayring 的质性内容分析法以归纳和演绎为核心步骤，通过对比文本内容的相似性与差异性归纳出条目，再依据理论定义不断比较和修订这些条目，最终确定并应用于回答研究问题。Krippendorff 认为内容分析法是基于实证推理的探索性过程，强调其超越传统符号、内容及用意的概念，包含信息和传达渠道的概念。Graneheim 和 Lundman 的内容分析法强调分析文本的"表面内容"和"隐性内容"，用于反思群体、机构、社会的文化模式，揭示个人、群体、机构、社会关注的焦点以及描述交流内容中体现的趋势。Patton 的方法是一种综合性定性内容分析方法，该方法注重数据的丰富性和复杂性，并鼓励研究者使用多种方法来分析数据。

本节重点介绍 Hsieh 和 Shannon 所提出的内容分析法。此方法通过总结归纳资料内容，从自然主义范式解释资料，通过编码和识别主题或模式的系统分类过程，对文本资料的内容进行解读，主要包括传统内容分析法、定向内容分析法和总结内容分析法，任何一种都可以用于描述性质性研究。

1. 传统内容分析法（conventional content analysis method） 也称为归纳性类别（inductive categories）发展，其目的是描述一种现象，特点是编码类别直接来自资料，适用于某一研究现象的相关理论和文献非常有限时，用来发展概念或构建模型。传统内容分析法主要分为 5 个阶段：研究者界定分析单元；反复阅读资料，沉浸在资料中，以获得对资料的整体感；标注出资料中的重要思想和概念，开始初始编码；将相似和相关的编码归类，形成子类别，再将子类别抽象为一般类别，最后将一般类别归纳为主要类别；定义子类别、一般类别和主要类别，并从资料中找出相应的摘录范例。传统内容分析法的优点是研究者可以从参与者的阐述中直接获得信息，而不强加先入为主的类别或理论观点。然而，分析过程涉及大量的编码和分类，研究者的主观判断可能会影响分析结果，因此，其主观性和耗时性需要研究者具有较高的专业能力，并在实际操作中进行谨慎控制。研究者可通过同伴汇报、长期观察、三角测量等方式来提高分析结果的可信性和可靠性。这种方法适用于探索性研究和需要深入理解具体现象的研究。

2. 定向内容分析法（directed content analysis method） 也称为演绎性类别（deductive categories）发展，多用于验证或扩展某一概念框架或理论，当研究现象有一些已知理论或文献存在时适用于该方法。定向内容分析法主要分为 5 个阶段：基于概念框架或理论预定义初始编码类别，并对每个类别提供操作性定义；研究者逐字逐句阅读访谈资料，将与研究问题密切相关的陈述内容进行标注；使用初始编码方案对内容进行编码和归类，对无法编码的内容赋予新的编码并对现有编码方案作出修改；根据编码的相关性将编码归类，形成类别和子类别；对类别进行整理和概念化形成主题。定向内容分析法的主要优势在于可以支持和扩展现有的理论。然而，定向内容分析法也存在一些局限：第一，研究者在使用理论指导研究时可能会受到理论先入为主的影响，导致研究者更有可能找到支持理论的证据，而缺乏不支持理论的证据；第二，一些参与者在回答探索性问题时可能会受到引导或提示，以某种方式回答或同意某问题，来迎合研究者的需求；第三，过分强调理论会使研究者忽视参与者在特定语境中的具体情况、背景和影响因素，限制研究者对研究资料理解的深度和广度。因此，为了获得中立或无偏见的结果，研究者可以记录研究过程中的所有决策、步骤和方法，并对研究过程进行审查和评估，以确保研究过程中的每一步都是透明和可信的。此外，在开展研究之前，可以请 1 名审查员（auditor）审阅和检查预定义类别，以提高预定义类别的准确性。

3. 总结内容分析法（summative content analysis method） 此方法是通过计算特定词汇或

内容的频率，对计算结果进行解释和阐述，以探讨其潜在意义和背景。与其他内容分析方法不同，总结内容分析法更强调数量与质量的结合，既考虑到词汇和内容的出现频率，也深入理解其背景和隐性意义。分析时，首先要识别和量化文本中的某些词或内容，出现频率最高的词反映了研究对象最关注的内容，研究者的目的是理解这些词或内容的使用语境，此时该方法被称为表面内容分析（manifest content analysis）。但是，对于某些复杂或多义的文本内容，仅靠计算词频可能无法完全理解其深层含义，因此，在频率统计后进一步考察这些关键词或内容出现的具体语境和背景，以理解其潜在含义，这是在量化结果的基础上进行定性分析，解释这些关键词或内容在特定背景下的意义，及其与研究问题的关系，此时的方法就是隐性内容分析（latent content analysis）。总结内容分析法结合了定量和定性分析，既有数据支撑，又有深入解释，能提供更加全面的见解。此方法适用于希望在理解文本内容方面进行深入挖掘的研究，特别是当涉及探讨某些现象的频率及其潜在背景和意义时。为了确保研究结果的可信度和准确性，研究者可以在分析资料的过程中与参与者交流，确认研究者对所涉及话题的理解和观点是否准确。

　　传统内容分析法、定向内容分析法和总结内容分析法之间的主要区别在于如何开发初始编码。在传统内容分析法中，初始编码是在资料分析过程中从资料中衍生出来的，这种方法使研究者能够对一种现象有更丰富的理解。在定向内容分析法中，研究者在开始分析资料之前，使用现有理论或先前的研究来制订初始编码，随着分析的进行，产生了额外的编码，并修改和完善了初始编码方案，这种方法可以有效扩展或完善现有的理论。与前2种方法将资料作为整体进行分析不同，总结内容分析法通常将文本分解成单个词语或与特定内容相关的部分进行初始编码，通过表面内容分析和隐性内容分析，对特定术语或内容的语境含义进行解释（表13-2）。

表13-2　三种内容分析法的初始编码差异

类型	研究开始的依据	定义编码或关键词	编码或关键词的来源
传统内容分析法	观察	在资料分析中定义编码	编码来自资料
定向内容分析法	理论	在资料分析前、中定义编码	编码来自理论或相关研究结果
总结内容分析法	关键词	在资料分析前、中找关键词	关键词来自研究者的兴趣或文献回顾

来源：HSIEH H F, SHANNON S E. Three approaches to qualitative content analysis[J]. Qualitative Health Research. 2005, 15(9): 1277-1288.

（二）主题分析法

　　主题（theme）是质性资料中与研究问题相关的重要信息的概括。Braun 和 Clarke（2006）将主题分析法（thematic analysis）定义为识别、分析、组织、描述、解释和报告资料集中发现的主题的方法，强调描述与解释、归纳与演绎并重。主题分析法为定性资料生成编码和主题提供了方便和系统的程序。

　　质性研究在认识论上大致划分为本质主义（essentialism）和建构主义（constructivism）。本质主义认为心理现象存在客观的本质或核心决定其性质、面貌和发展。建构主义则提出了观念本体论和社会本体论假设，认为心理现象是被建构的产物，可以被社会背景影响。主题分析法是一种灵活的、独立于特定认识论框架的方法，在本质主义和建构主义框架下都能使用。本质主义框架下的主题分析法可以关注个体层面的动机与行为，建构主义框架下的主题分析法关注更广泛社会文化背景如何建构人的心理现象。本章主要介绍主题分析法中最常用的 Braun 和 Clarke 的主题分析法过程。

笔记栏

Braun 和 Clarke（2012）主题分析法的六阶段程序包括熟悉资料、形成初始编码、寻找主题、审查主题、定义和命名主题、撰写分析报告。这个分析过程并非是线性的，而是一种往复的过程，即在分析过程任何阶段都可返回以往的阶段。主题分析法步骤流程如图 13-3 所示。

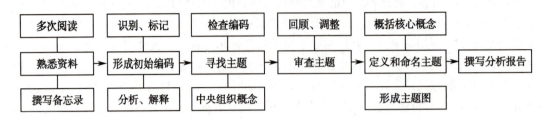

图 13-3　主题分析法步骤流程

1. 熟悉资料　研究者阅读资料，使自己沉浸在资料中。此阶段将对原始资料初步分析，并提问，例如，受访者如何定义自己的健康或疾病问题；受访者的世界观；受访者对研究问题的不同情绪反应等。研究者需要撰写备忘录，记录此阶段的分析内容，可以基于研究问题，将观察、笔记、想法或见解综合成资料集。这一阶段需要多次通读全部资料，直到完全了解资料内容。

2. 形成初始编码　编码的过程在一定程度上取决于研究是"资料驱动"（即归纳编码）还是"理论驱动"（即演绎编码）。两者在编码时都需保留一些相关的资料背景，以免缺失语境。好的编码是开放和包容的，用来识别和标记资料中所有感兴趣和相关的部分，包含关于资料提取内容的足够信息，有时还包含分析解释，对研究者有意义且与研究问题有关。编码过程是迭代的和灵活的，研究者不需要对每一行资料进行编码，一个资料段也可能被标记为多个编码，编码可以不断修订和开发，通过步骤一中的资料集来澄清或修改早期的编码，有助于提高编码的一致性。

3. 寻找主题　研究问题是研究者搜索主题时，选择相关资料段落的基础，在先前熟悉资料和编码分析的基础上，确保主题讲述一个连贯和相关的故事。

主题开发首先涉及检查编码和相关资料，识别编码的相似性和关系特征并将编码组合、聚类或折叠到一起，形成更大或更有意义的模式。在这个过程中，研究者需要确定一个中央组织概念（central organization concept），即一个"支撑主题的清晰核心思想或概念"，统一主题内的编码共享中央组织概念。不同主题中央组织概念不同，以便研究者确定主题内容和性质。此阶段是在整个资料集中识别模式，鼓励研究者利用视觉辅助工具，主题图、表格或思维导图等寻找主题，生成主题图，以便更好地厘清不同主题与编码之间的关系。高质量的主题应该具有高度异质性，主题之间的编码不重合，并与其他主题互相联系。

4. 审查主题　审查阶段类似于质量控制练习，进一步形成、澄清或删除主题，以确保主题与编码、资料和研究问题相关。研究者回顾资料和主题，证实所生成的主题是否讲述了一个独特而有意义的故事，是否回答了研究问题。回顾过程也会导致对潜在主题和 / 或主题图的调整。

首先，检查潜在主题代表的所有资料都清楚地与该主题的中央组织概念相关。同时，还需检查潜在主题是否适合整个资料集。同一主题下的编码是一致的（即内部一致性），具有整体意义，不同主题下的编码需要有明确的区别（即外部异质性），异质性不明显的主题，需要合并整合为一个主题，同一主题下异质性明显的资料，需要拆分为不同的主题。可通过询问以下关键问题进行审查：

（1）这是一个主题吗，或者它只是一个编码？

（2）如果是一个主题，这个主题的质量如何，它是否能告诉我一些关于资料集和我的研究问题相关的有用信息？

（3）这个主题的界限是什么，即包括什么和不包括什么？

（4）是否有足够资料来支持这个主题？

（5）资料是否过于多样化和广泛，主题是否缺乏连贯性？

5. 定义和命名主题　在主题定义和命名的过程中，主题所包含的实质内容和名称都应遵循精简原则，能够概括主题的核心概念，同一主题下的资料需连贯一致，避免包含太多内容，可以考虑使用子主题，以更清晰地构建主题框架，展示主题的多层次含义。同时考虑主题如何有机联系起来，形成主题图。在定义主题时，研究者需要清楚地说明每个主题的独特之处和具体之处，可以通过评估该主题是否能用几句话概括进行测试：

（1）不要尝试解决太多问题，主题应该有一个单一的焦点。

（2）相关但不重叠。

（3）直接解决研究问题。确定的每个主题都有明确的焦点、范围和目的，每个主题依次建立、发展前一个主题，这些主题一起提供了一个关于资料的连贯的整体故事。在某些情况下，主题可能包含子主题。

6. 撰写分析报告　在撰写报告的过程中需要兼顾写作的形式与内容。在生成的主题框架下，联系自身的研究问题，讲述一个简明、连贯且富有逻辑的"故事"。要恰当地选择报告的形式以更好地让受众理解。摘录选择生动的、具有代表性的例子，分析选定的摘录，产生分析报告。在内容上要基于资料，但又要"超越"资料。

五、撰写研究报告

（一）排列总结资料的方法

描述性质性研究报告的预期效果是通过最合适的方式组织资料信息，并直接产生描述性总结。一些排列总结资料的方法包括：事件的实际或反向时间顺序；渐进式聚焦，即研究者选择从描述事件的广泛背景转向具体案例，或从特定个案转向广泛背景；罗生门效应，即同一事件从多个参与者的角度来描述（如基于性别、文化背景或专业差异的观念分析等）。例如，Smeltzer 在探究"多发性硬化女性妊娠经历"时，将描述性总结按怀孕时间排序，依次描述了孕产妇在孕前、产前、分娩中和产后出现的疾病相关问题。

（二）撰写描述性质性研究报告的注意事项

1. 清晰明确的研究目的　明确描述研究的目的和研究问题，确保读者能够理解研究的焦点和重点。

2. 详细的研究方法描述　清晰地描述研究设计、样本选择、资料收集和分析方法，确保研究的可重复性和可信度。

3. 准确全面的结果呈现　对研究结果进行详细的描述，包括描述性统计、图表展示等方式，确保结果的准确性和全面性。

4. 结果解释和讨论　对研究结果进行解释和分析，讨论结果的意义、可能的影响以及与先前研究的比较，展示对研究问题的理解和深度。

5. 结论和实践意义　总结研究的主要发现和结论，强调研究的实践意义和对相关领域的贡献。

6. 客观全面的文献综述　对相关文献和先前研究进行客观全面的回顾和综述，展示研究的创新点和重要性。

7. 清晰流畅的表达　确保报告的语言简洁明了，逻辑清晰，让读者能够轻松理解研究的内容和结论。

8. 审慎评估和展示研究局限性　诚实客观地评估研究的局限性和不足之处，并在报告中进行适当的展示和讨论。

9. 尊重研究参与者和保护隐私　在报告中尊重研究参与者的权利和隐私，确保研究符合伦理标准和法律规定。

以上要点能够帮助研究者撰写一份全面、清晰、有说服力的描述性质性研究报告，展示研究的质量和价值。

六、描述性质性研究质量评价

目前常用的质性研究质量评价工具有 JBI 质性研究评价清单、提高质性研究合成报告透明度（Enhancing Transparency in Reporting the Synthesis of Qualitative Research，ENTREQ）指南和质量评估项目（Critical Appraisal Skills Programme qualitative checklist，CASP）质性研究评价清单。其中，Hyejin Kim 强调 CASP 质性研究评价清单是描述性质性研究常用的评价工具，有助于研究者检查研究目的、研究方法和研究结果之间的内部一致性以及研究结果的有用性，该工具有筛选问题和详细问题两个领域。只有通过筛选问题，才能回答详细问题。CASP 质性研究评价清单共 10 个条目，每个条目选项为"是""否""不知道"（表 13-3）。

表 13-3 CASP 质性研究评价清单

评价项目	参考因素
筛选问题	
1. 是否清楚地描述了研究的目的	• 研究的目的是什么 • 为什么研究目的很重要 • 相关性
2. 应用质性研究的方法是否恰当	• 研究是否旨在解释或说明参与者的行为和 / 或主观经验 • 质性研究是解决研究问题的正确方法吗
通过筛选问题后，才继续回答"详细问题"	
3. 研究的设计是否适合于解决研究目的	• 研究者是否合理地选择了研究设计（例如：是否经过讨论来决定采用哪种研究设计方法？）
4. 研究对象的招募策略是否恰当	• 研究者是否对如何选择研究对象进行了解释 • 研究者是否解释了所选择的研究对象最适合于该研究的原因 • 关于研究对象的招募是否存在争论（例如：为什么有些人选择不参与研究）
5. 资料收集方法是否能够解决研究的问题	• 资料收集的方法是否合理 • 是否清楚地描述了资料收集的方法 • 研究者是否合理地选择了研究方法 • 研究者是否详细地描述了研究方法 • 研究过程中是否对研究方法进行了修订 • 资料的形式是否明确地描述（例如：录音资料，视频资料，笔记等） • 研究者是否讨论了资料饱和问题
6. 是否充分考虑了研究者与研究对象之间的关系	• 研究者是否严格地审视自己发挥的作用、潜在的偏倚及产生的相应的影响 • 研究者如何应对研究中的突发事件，是否考虑了研究设计的变化所产生的影响
7. 是否充分考虑了伦理问题	• 研究是否详细地描述了知情同意的过程，以供读者判断是否符合伦理标准 • 研究者是否讨论了研究所提出的问题（例如：知情同意的相关问题） • 是否得到了伦理审查委员会的批准

续表

评价项目	参考因素
8. 资料分析是否足够严谨	• 是否深入描述了资料分析的过程 • 是否应用了内容分析法/主题分析法；提取类别/主题的方法 • 研究者是否解释了从原始样本中提取资料的方法，用以说明分析的过程 • 研究资料是否足以支持研究的结果 • 在什么程度上需要考虑资料的相互矛盾 • 研究者是否严格审视了自己发挥的作用，潜在的偏倚以及在资料分析和选择过程中的影响
9. 是否清楚地描述了研究的结果	• 研究结果是否明确 • 是否充分地讨论了支持和反对研究者观点的证据 • 研究者是否讨论了研究结果的可靠性 • 研究结果是否针对研究的问题进行了讨论
10. 研究有多大的价值	• 研究者是否讨论了该研究对现有知识和理解的贡献，例如：研究者是否认为研究结果与当前实际、政策或以研究为基础的文献具有相关性 • 是否发现了有待研究的新领域 • 研究者是否讨论了研究结果能否以及如何应用于其他人群，是否考虑了其他研究方法的可行性

第三节 实例分析

为了便于大家理解和运用描述性质性研究方法，本节介绍两个研究实例。

一、传统内容分析法的研究实例与分析

【例1】 以"患者和家属遗传性 CRC 基因检测决策过程的描述性质性研究"为例，讲解传统内容分析法。

ER13-3
科研案例分析

1. 研究题目 患者和家属遗传性结直肠癌（colorectal cancer，CRC）基因检测决策过程的质性研究。

2. 研究目的 深入了解临床医护人员遗传性 CRC 筛查的认知、态度和实践模式，探索患者遗传性 CRC 基因检测的经历以及在当前临床实践模式下基因检测的决策过程与决策需求，为循证实践方案的制订提供现实依据。

3. 研究对象与方法 采用描述性质性研究方法，本研究于 2020 年 11 月至 2021 年 4 月在长春市某三级甲等医院选取胃结直肠外科、结直肠肛门外科和肿瘤科的医务人员（包括医生、护士和护理管理者）以及 CRC 患者或由患者家庭指定的家属作为访谈对象。患者和家属的入选标准：①视听能力正常，无沟通障碍；②患者医疗决策的主要参与者；③年龄 ≥ 18 岁；④自愿参加本研究。医务人员的入选标准：参与临床工作且自愿参加本研究。本研究根据访谈对象的社会人口学资料、患者疾病特征和癌症家族史，以及患者和家属基因检测的意愿和参与等情况，采用目的抽样法，以访谈资料信息达到饱和为目的，最终选取 25 名患者和家属及 12 名医务人员作为研究对象。

4. 研究伦理问题 本研究通过伦理审查委员会的批准，严格遵循匿名保密、知情同意等原则。访谈前告知受访者本研究的目的、内容、方法和意义，告知参与者可随时退出本研究并保证

笔记栏

不会对其造成任何影响等。

5. 收集资料 采用一对一、半结构化访谈的方法收集资料。半结构化访谈是指研究者本人一定程度上控制访谈结构，与此同时允许访谈对象积极参与。在资料收集开始以前，研究者准备访谈过程中需要的资料，主要包括：知情同意书、访谈提纲、访谈对象一般资料记录表和访谈记录表。

6. 资料整理与分析 使用传统内容分析法进行资料分析，最终生成类别，具体步骤如下：①界定分析单元；②浸入原始资料，反复阅读资料；③开放式编码：在阅读时记录注释和标题，再次阅读书面资料，记录所有必要的标题以描述内容的各个方面；④创建类别：将产生的一系列编码进行比较并分组，形成子类别，再将子类别抽象为一般类别，最后将一般类别归纳为主要类别；⑤结果解释与分析，形成资料和结果间的联系，并从资料中找出相应的摘录范例。资料分析过程由 2 名研究者分别独立进行，分歧通过讨论或咨询第 3 位研究者解决。

7. 结果与讨论 患者和家属访谈资料分析结果最初确定了 122 个编码，通过归纳最终抽象为15 个一般类别，6 个主要类别（表 13-4）。

表 13-4 患者和家属访谈资料分析结果

主要类别	一般类别	子类别
1. 认知	1.1 对遗传性 CRC 的认知	
	1.2 对遗传性 CRC 基因检测的认知	
2. 态度	2.1 重要的且有益的	
	2.2 没有意义	
	2.3 精准筛查	
3. 知情决策	3.1 主治医生主导	
	3.2 基因检测公司医务人员建议	
	3.3 其他人员建议	
4. 影响决策的因素	4.1 对基因检测的认知	
	4.2 癌症家族史	
	4.3 医生的建议	
	4.4 遗传性 CRC 基因检测潜在的不良影响及局限性	4.4.1 对癌症预防的意义
		4.4.2 基因检测结果带来的心理负担
	4.5 基因检测的经济、时间和精力成本	
5. 决策支持		
6. 决策需求	6.1 加大相关知识的教育与科普力度	
	6.2 患者和家属对相关知识教育与科普的价值与偏好	6.2.1 医务人员主导
		6.2.2 多种形式科普
		6.2.3 科普内容通俗易懂

医务人员访谈资料分析结果最初确定了 78 个编码，通过归纳最终生成 14 个一般类别，5 个主要类别（表 13-5）。

表 13-5 医务人员访谈资料分析结果

主要类别	一般类别
1. 遗传学素养	
2. 态度	2.1 重要的且有益的
	2.2 没有意义
	2.3 存在潜在的不良影响及局限性
3. 遗传筛查临床实践	3.1 遗传评估的依据
	3.2 医患沟通
	3.3 患者和家属的决策
	3.4 护士未参与遗传评估与筛查工作
4. 遗传筛查临床实施障碍	4.1 患者层面
	4.2 医务人员层面
	4.3 医疗系统层面
5. 遗传筛查障碍的应对措施	5.1 增加医务人员遗传学培训
	5.2 增加患者和家属的认知
	5.3 促进患者和家属知情决策
	5.4 充分利用护士在遗传评估与筛查工作中的价值

患者在医疗活动中的知情决策越来越受重视，其参与医疗决策已成趋势，然而，由于患者、家属、医生和护士均存在对遗传性 CRC 筛查与诊断认知不足、持消极态度等问题，导致患者无法实现医疗决策参与或参与决策效果不佳。因此，加强医务人员的遗传学相关培训，加强患者和家属的健康教育和决策支持，对促进并规范临床遗传筛查与诊断模式至关重要，对促进患者及其家属决策参与具有重要意义。

来源：李焕焕. 以家庭为中心的遗传性结直肠癌基因检测决策辅助工具的构建与应用［D］. 长春：吉林大学，2022.

分析：该研究的患者和家属面临遗传性 CRC 基因检测决策困境，现有的健康教育资源未能满足患者和家属决策准备的需求，因此在该领域相关研究较少的情况下，适合采用传统内容分析法分析资料。研究者在充分考虑伦理问题的基础上，通过访谈遗传性 CRC 基因检测的利益相关者，发现患者、家属和医务人员的知识不足问题以及医疗机构缺乏遗传筛查资源阻碍了患者和家属的遗传筛查和决策参与。患者和家属希望获得以医务人员为主导的决策支持。研究者根据研究结果提出了开发并实施由医务人员主导且适应我国临床工作环境的患者和家属健康教育与决策支持措施的必要性，为未来基因检测决策辅助工具的构建奠定了基础。

二、定向内容分析法的研究实例与分析

【例 2】 以"养老机构失能老年人尊严照护体验及需求的描述性质性研究"为例，讲解定向

笔记栏

内容分析法。

1. 研究题目 养老机构失能老年人尊严照护体验及需求的质性研究。

2. 研究目的 探讨养老机构中的失能老年人对尊严照护的体验及需求，为构建该人群尊严照护质量评价体系和干预方案提供依据。

3. 研究方法 采用描述性质性研究的方法，按照目的抽样法，于 2022 年 8—11 月，选取杭州市某养老机构的 13 例失能老年人进行半结构化深入访谈。

4. 收集资料 以半结构化、面对面访谈的方式收集受访者的资料。访谈地点为养老机构失能老年人的房间。访谈前，向受访者阐述本研究的目的及意义，并强调保密和自愿参与原则，征得其同意并签署知情同意书后进行访谈。访谈者在访谈过程中始终保持中立态度，围绕访谈提纲并根据访谈过程中的实际情况适当调整访谈问题的顺序，避免引导提问。访谈提纲内容如下：①您觉得护理人员及医护人员是如何维护您的尊严的？②在尊严照护方面，您有哪些设想和需求及希望获得什么样的尊严照护服务？③您觉得养老机构在生理、心理、社会、精神等方面上应如何满足您对尊严照护服务的需求？④您认为护理人员、医护人员和机构管理者应如何提高尊严照护的质量和水平？访谈过程鼓励受访者充分表达内心的真实想法及感受，适时运用反问、追问、倾听、澄清等技巧，以提高资料的完整性和准确性。每次访谈时长为 30 ~ 60 分钟。

5. 资料整理与分析 以和谐护理理论为框架，采用定向内容分析法提炼主题：①基于前期文献研究，将提取的重要概念和变量作为初始编码类别，并对每个类别提供操作性定义；②逐字逐句阅读访谈资料，将与研究问题密切相关的陈述内容进行标注；③使用初始编码方案对内容进行编码和归类，对无法编码的内容赋予新的编码并对现有编码方案作出修改；④根据编码的相关性将编码归类形成类别和子类别；⑤对类别进行整理和概念化形成主题。

6. 结果与讨论 将失能老年人尊严照护的体验及需求提炼为 5 个主题：躯体安全（躯体健康维护、隐私保护、卫生与形象保持）；心理健康（心理疏导、心理支持）；社会交往（良好的交往环境、融洽的交往方式）；精神文化（自我实现、尊重信仰）；尊严照护需求（个性化健康需求、活动参与需求、尊严沟通需求、敬老精神需求）。

未来养老机构护理人员应关注失能老年人躯体健康状况，保护失能老年人隐私与形象；重视失能老年人心理健康，给予心理疏导和心理支持；关注养老机构的社会交往环境建设，促成相互尊重的融洽交往方式；提高失能老年人对自身价值的认可，充分尊重失能老年人的精神需求；拓宽失能老年人个性化服务与活动参与渠道，强化养老机构尊严沟通与敬老精神建设。

来源：陈灵杉，沈翠珍，朱倩寅，等. 养老机构失能老年人尊严照护体验及需求的质性研究 [J]. 中华护理杂志，2023，58（24）：3004-3011.

分析：该研究严格按照描述性质性研究的定向内容分析法分析资料，以和谐护理理论为框架，采用演绎法，提炼失能老年人尊严照护的体验及需求，为养老机构尊严照护质量的提升提供参考。未来，养老机构护理人员应关注失能老年人心理和身体的健康状况，加强无障碍环境及人文环境的建设，促进失能老年人实现自我价值，综合提升养老机构的尊严照护质量。

（孙 皎）

小 结

本章对描述性质性研究的研究特点、适用范围以及基本步骤进行了详细的阐述。在护理研究领域，该方法主要通过访谈等方式获得研究资料，直接描述一种现象、生活事件或健康和疾病状况的过程。内容分析法和主题分析法为描述性质性研究常用的两种资料分析方法。

思考题

慢性心力衰竭为心内科常见心肌损伤疾病，具有发病率高、病死率高等特点，已成为老年人死亡的主要原因。药物治疗和出院后延续护理对改善症状、提高生活质量、降低再入院率和死亡率具有重要作用，但多数患者缺乏有效的健康管理，出院后依从性差、自护能力不足。已有研究发现，约 35% 的老年慢性心力衰竭患者存在忘记服药、自行停药等不依从行为，药物依从率为 48%~53%。某护士欲探究慢性心力衰竭患者出院后居家服药等健康管理体验。请思考：

1. 量性研究方法是否适用于探究慢性心力衰竭患者居家健康管理体验？

2. 根据研究问题如何确定访谈提纲内容？

3. 如何深入了解促进和阻碍患者在居家环境中服药依从性的因素？写出具体的研究设计（包括研究问题、研究方法、研究对象的选择、资料收集及分析的方法）。

第十四章

现象学研究

📄 **导入案例**

　　护理人员接触患者及家属的机会最多，因此常常对他们的生理、心理、社会需求等有所了解。现在不妨假设自己作为一名护理人员，完全不了解他们的想法和感受，重新去观察在他们身上到底发生了什么。下面是一位神经母细胞瘤患儿母亲的体验：

　　"我真的……我是这样抱着她，我就整个这样跪在地上，然后这样开始大哭……就觉得……不可思议呀。我就想说……我的人生怎么会有这种事情发生……癌症，这不是大人的'专利'吗？怎么小孩子会得癌症？对呀……而且又是这么小的宝宝？怎么可能？怎么可能？看着她我就想说，得癌症就是要走了，我的观念就是，得癌症就是没救了……"

请思考：

1. 你从这位母亲真实的、鲜活的体验中发现了什么？
2. 探讨神经母细胞瘤患儿母亲的体验适合采用何种研究方法？

　　现象学（phenomenology）是哲学的一个分支，也是一种研究方法，由"phenomenon"及"logos"两词根组成，前者的含义为现象以本身的面貌呈现它自己；而后者代表话语（discourse），意义为透过话语让事物本身的现象完整地呈现。现象学是一种用归纳性和描述性的方法来寻找问题本质的学问。其目的是探讨人类体验的意义，主张只有当一个人的意识里感受到某些事物时，人的存在才有意义。并且认为，由于人类是有意识的，对存在的现象是有感知的，因此人类的任何经历和体验都是有深远意义的。学者Smith认为现象学是从第一人称的视角对被体验到的意识结构的研究。当研究主旨是了解个人的某些生活经历以及这些经历给他们带来的意义时，可采用此研究方法。护理强调以人为中心和整体观，因此，可以利用现象学研究对护患互动中的患者体验做深度探究，协助护理人员发现其体验的独特性，揭示其观点及需要，体现出护理人员以患者为中心，倾听需求，而不是以自我认知代替患者认知的意义。

第一节　研究的特点与适用范围

ER14-2
现象学研究的
核心概念

✏️ 笔记栏

　　现象学由德国哲学家Edmund Husserl在20世纪初创立。现象学自产生之后就以其"回到事物本身"的态度和方法，将众多有着共同见解的哲学家，如Martin Heidegger、Maurice Merleau-Ponty、Sartre等联合在一起，形成了欧洲大陆20世纪最重要的哲学思想运动之一的现象学运动。

　　现象学研究方法（phenomenological approach）是一种观察特定的现象，分析该现象中的内在成分和外在成分，把其中的要素（essence）提炼出来，并探讨各要素之间及各要素与周围情境之间关系的质性研究方法，以促进对人的理解为目标，说明行动的本质，其核心就是寻求和认识现象背后的真实含义。例如，研究初诊糖尿病患者的胰岛素抵抗心理、社区高血压患者服药依从性问题等。现象学方法多用于探讨人们的生活体验（life experience），常以"经历某种生活体验意味着什么？"的形式提出问题，如"克罗恩病患者是如何看待自我鼻饲的？"护理学强调人的整体性、人际互动与人际关系，以及与人类密不可分的生活环境，要探讨护理现象的本质，现象学研究方法是较为贴切的研究方法之一，该方法是目前国内外护理研究中常见的质性研究方法。

一、研究的特点

（一）核心概念

1. 生活世界 生活世界（lived world）是现象学的重要概念，指的是人们日常生活的世界，即未经人们反思的世界，或者说前反思的世界。与生活世界相对的是经过思考、定义、分类、概括、理论化的世界。Van Manen 把生活世界界定为直接体验（immediate experience）的世界。这一世界是已经存在于那里的，在生活的时时刻刻，人们总是身在其中。在生活世界里充满了各种各样的世界观、关系和体验。由于在生活世界中生活，人们才有生活体验。对护理来说，生活世界是护士要改进护理服务、探讨护理工作的基地。因此，护士必须关注人们的生活世界。

2. 生活体验 生活体验（lived experience）或经验是人们在一定的时间、地点生活中的当下体验。现象学关心人类对各种现象的体验，包含日常生活中所接触的人、事、物的体验，在现象学中，生活体验被当作研究的基本结构，是现象学的核心。每一种体验都是独特的，有其独特的特性（characteristics）或属性（attributes）。例如，疼痛的体验和压力的体验是不相同的；与工作相关的压力体验和亲人患病的压力体验也不大相同。

3. 意识 现象学旨在研究人们在意识层面上描述的生活经历，意识（consciousness）是现象学研究的对象。现象就是出现在意识中的内容，Amedeo Giorgi 在《现象学方法的理论、实践和评价》一书中指出，那些在生活世界中显现自身的事物，必须是意识的组成部分。这些事物的存在受到意识的认可。一个睁眼看世界的人，是有意识地看世界并获得相关知识，如果一个事物的存在没有被人们所意识到，那么它就不会成为人们生活世界的一个组成部分。例如，外界给予患者的社会支持程度与患者感知到的社会支持程度并不完全相同。在现象学中，探讨生活世界中的现象，就是探讨它在生活世界背景下呈现给意识的内容，即人们体验事物的方式。

 应用实例

个体对体验的不同意识

有位研究者访谈了一位脑性瘫痪患者，了解其对目前生活质量的看法，患者表示不满意目前的生活，因为家长很少带他出去从事休闲活动，然而访谈家长时他们却表示会经常带他出去，研究者进一步澄清之后发现，孩子认为家长带他出去从事的活动不是他所喜欢和选择的，而是单方面配合家长。由此可见，孩子和家长看待外出活动这件事情的意识不同，才会有不一致的观点，孩子期待的活动是应该经过他选择的，而家长则认为带他出去就算达到目的了。

4. 意向性 意向性（intentionality）源于拉丁语"intendere"，意思是瞄准某一特定的方向，类似于用弓箭瞄准靶子。意识的基本结构是意向性，是意识"指向"某物的活动，是一种使体验呈现出来的活动。例如，当研究者希望研究参与者分享其曾经经历过的化疗体验，研究参与者可以做一个有方向性的、认知性的回顾，来回溯当时化疗时所发生的情况。意向性有意向对象（noema）和意向行为（noesis）两个层面。意向对象是指人们对现象体验到什么，包括感知觉、思考、记忆或评判的内容；意向行为是指人们如何体验到现象（如何感知、思考、记忆和判断）。

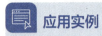 **应用实例**

由"猫玩毛线球"的故事探讨现象学中的意向性

小明到朋友晓莉家做客，看到一只猫正在玩搪瓷碗中的毛线球，小明的意向对象是这只猫玩毛线球的动作内容，意向行为是小明如何体验猫玩毛线球的现象，此现象对于小明的意义以及伴随产生感受的过程。例如，他可能觉得猫的动作很可爱，很让人着迷，是他前所未见的，对他而言的意义是：一个活生生的动物如何与无生命的物品玩耍。然而对晓莉（猫的主人）而言，该现象的意向对象和行为可能与小明不同，她聚焦在注意猫如何触碰碗中的毛线球，并且担心碗会摔破，对猫的顽皮行为感到有些生气。

现象学认为人们体验到现象包括意向对象和意向行为两个层面，只是在某些情况下人们意识到的某个层面比较明显而已，小明聚焦在猫玩毛线球的动作细节（即意向对象），而晓莉关注的是猫玩毛线带给她的担忧和恼怒的感受（即意向行为），两个人之所以会有不同的意向性，与他们所处的情境脉络、地点以及与周围人、事物的关系有关，因为晓莉是猫的主人，地点在她家，而她对猫玩物品的动作司空见惯，不再觉得那么可爱，反而对它可能导致的破坏感到厌烦。

5. 现象学还原　现象学还原（phenomenological reduction）是胡塞尔（Husserl）现象学方法的一个中心概念，是现象学研究的重要步骤，指的是把人们带回到体验世界的意义和存在的起源之处，以现象学态度完成本质的探究，即"回到事物本身"。

现象学还原分为本质还原与先验还原。本质还原是指研究者回到使事物得以显现的意识活动现象中，以得到对本质直观的证明。先验还原是指研究者站在先验自我的位置上，对原始意识活动作出反思性描述。因此，现象学还原牵涉到存而不论（epoché）及悬置（bracketing）或置入括号。"epoché"源自希腊文，其意义是判断的悬置（suspension of judgment）；而置入括号为 Husserl 运用数学观念表达悬置自己信念的一种方式，通过排除并搁置个人先前假设（prejudices）、前设立场（presupposition）、前概念（preconceptions）或信念（beliefs）等，将复杂的现象还原至现象本身的基本元素，以对此现象达到全面的了解。它要求研究人员尽可能地把有关某一现象的所有前认识放置在一边，将平日视为理所当然的思维方式，不论是科学的、不科学的还是日常生活方面对世界的看法，统统放进括号中，不作出任何预设和判断，从参与者的视角出发，充分理解参与者的体验。

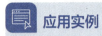 **知识链接**

为什么要先验还原

意识就像我们通往世界的窗户，我们如何知道透过窗户我们是否获得了一片美景呢？如果窗户不干净，或者有颜色，或者变形了，那么我们看到的风景会是什么样呢？如果窗户被设计的方式，或者窗户的结构，无法让我们透过窗户看见一切我们想看见的东西呢？现象学家建议我们，在研究我们透过窗户看到事物之前，我们首先应该关注窗户的条件——它是否干净，是否有颜色，是否变形，或者它的结构如此独特以至于我们只能看到对象的另一面。因此，研究意识就要注意不要被刻画意识本身的那些可能的偏见或扭曲所束缚。

6. 交互主体性　交互主体性（intersubjectivity），也称主体间性，是人们在交往活动过程中，主体之间所表现出来的相互影响、相互作用的规定性。比如，我们欣赏一幅画，就要理解这幅画，不能只是理解这个画家本身、画家本身的生活世界，还要理解这幅画是在什么时代画的。如果画家生活在 20 世纪 50 年代的欧洲，我们要问，那个时代有什么时代精神？美术界在那个时代流行什么画风？那个时代的整个艺术思潮是什么？事实上，主体所处的生活世界的意义是集体共享的，这个意义与他个人自主的行动息息相关，即引导主体背后的一套价值观与理念，并不是只与他本人相关，也非他本人在孤立中凭空制造出来，而是汲取于社会共享的意义世界，是属于那个时代所共通的交互主体性。

7. 本质或要素　本质（essence）是与某件事的理想或某件事的真实意义相关的元素，也就是赋予研究现象的一般性了解的概念。根据学者 Natanson 的看法，本质是由不同的个人在同样的行动中或同样的个人在不同的行动中，所体现的意图含义的综合。因此，本质代表任何现象中一般性了解的基本单元，即使现象变异，仍可界定固定不变的特征。例如，锅有各种各样，虽然它们不完全相同，但是有着共同的不变特征，即有把手、容器、盖子、可加热等。再如，在左倩倩等人的"安宁疗护护士职业悲伤体验"研究中，与职业悲伤体验有关的一般性了解的基本单元有：被剥夺的悲伤、回避、否认、心理脱离、寻求支持、职业倦怠和成长等。

8. 文本　文本（text）指的是人类所创造的、承载着人类文化、思想、观念等的各种符号，包括一切文字的作品和非文字事物。因此，所有的护理活动和现象也都是现象学范畴的文本。

（二）现象学主要学派

质性研究的方法论背后须有哲学理论为基础，以避免研究方法上的模糊不清导致对研究目的、研究的结构及结果有所混淆。当研究者指出自己的研究以现象学为主轴时，应对现象学的哲学思想有所了解，现象学有许多不同的学派，如描述性现象学、外观现象学、构成现象学、还原现象学和诠释（解释）现象学等。其中 Husserl 的描述性现象学和 Heidegger 的诠释现象学为两大主要学派。

1. 描述性现象学　描述性现象学（descriptive phenomenology）亦称直观现象学（eidetic phenomenology），是 Husserl 创立的方法，此学派的学者有 Giorgi、Colaizzi 及 Van Kaam 等。Husserl 指出意识是针对某个特定对象的意识，没有所谓空的想法、恐惧或希望，故欲了解意识，要理解意识是如何体验它的对象的，以及这个对象是如何呈现在人类意识的体验中的；主张知识的来源来自事物本身，"存在（being）"只在自我意识层面，且与意义不可分割；强调呈现人们的经验而不加以解释，目的是描绘真实世界；涉及直接探索、分析及对特定现象的叙述，尽可能不受未被检验过的假设所影响，最大限度地进行直觉呈现。描述性现象学激发人们对日常生活经验的观察与感受，强调这些经验的宽度以及广度和深度。

描述性现象学研究与描述性质性研究有很多相似之处，从研究的目的而言，两者都旨在描述和加强对人类经验和事件的理解；从研究的问题而言，两者都集中在与健康状况有关的经验上，有利于将研究结果转化为卫生保健提供者帮助患者和 / 或家庭的实用策略；从资料分析而言，两者的分析过程都包括准备文字转录稿进行分析和制订资料管理计划，以及与研究问题、目的相关的分析，且都依赖于研究者仔细听访谈录音并沉浸于资料中，将其与资料记录和田野笔记进行比较。虽然这两种研究方法都适用于回答护理科学问题，但它们在哲学基础、研究目的 / 目标、研究问题、理论框架、设计、资料收集和分析策略等方面是不同的（表 14-1）。

笔记栏

表 14-1 描述性质性研究与描述性现象学研究的区别

特点	描述性质性研究	描述性现象学研究
概念	灵活运用抽样、资料收集与资料分析等策略，旨在应用日常语言，通过低推断性诠释来直接呈现现实（描述体验或事件）的质性研究方法	观察特定现象，分析该现象中的内在成分和外在成分，把其中的重要要素提炼出来，并探讨各要素之间及各要素与周围情境之间的关系，旨在理解和解释现象的质性研究方法
方法论	基于自然主义质询的一般原则	现象学哲学
目的/目标	采用容易理解的日常语言直接描述一种现象、生活事件或健康和疾病状况的过程	澄清生活世界的本质结构，透过意识活动了解世界如何被经验化以及现象与意识之间必然的关系，发现生活体验的本质和意义
研究问题	一个人如何学会管理 哪些策略有助于管理	经历是怎样的感受 生活体验的本质和意义是什么
理论框架	合适的理论或框架可以指导收集和分析资料，但不局限于特定的理论或框架	不基于理论或框架开展研究
分析准备	阅读和总结文字转录稿（包括田野笔记）	现象学还原、悬置、生活世界
分析	研究者从研究资料中提取观点、想法或概念的片段，对研究主题的描述进行编码，并在文本内部和文本之间进行归类，以寻找共性和差异 常用的资料分析方法为内容分析法	以明确主题和主题间的关系为目标，研究者通过分析意义单位来识别参与者的生活世界以及他们之间的关系网络，从而理解参与者的经验，在这个过程中研究者可能会参考现象学理论和相关学科的文献（即护理学、心理学、社会学），以加深对研究主题的理解，最后，撰写生活体验的本质和意义 常用的资料分析方法有 Colaizzi 资料分析方法、Giorgi 资料分析方法
结果呈现	采用低推断性诠释，对资料的信息内容以通俗易懂的语言重新呈现（多次使用参与者的语言）	描述生活体验的本质和意义，同时需要考虑个体在生活世界中的各个方面（身体、时间、空间、关系），并将其纳入对生活体验本质和意义的理解中

来源：WILLIS D G, SULLIVAN-BOLYAI S, KNAFL K, et al. Distinguishing features and similarities between descriptive phenomenological and qualitative description research[J]. Western Journal of Nursing Research. 2016, 38(9): 1185-204.

2. 诠释现象学 诠释现象学（interpretive or hermeneutic phenmenology）是由 Husserl 的学生 Heidegger 发展起来的，相关学者有 Diekelmann、Benner 及 Wrubel 等。Heidegger 发展诠释现象学是希望清楚地了解存在的意义及本质，他认为哲学领域对"存在"的探究应关注于"人的存在"。存在与人相互依赖，通过人的诠释才有存在，因为人类是历史和现代文明的创造者，并与外界客观存在有着千丝万缕的联系，离开了人的存在，其他一切存在都将失去本来的意义。Heidegger 强调个体生活的周围环境会影响个人，诠释受环境的影响，环境因文化、语言及历史而产生，人一出生即与家庭和世界中的人、事、物互动，不知不觉中不断接受环境的熏陶，使人与人之间具有共同的世界及意义（shared meaning）。他运用前理解（pre-understanding）或前概念

笔记栏

（pre-conception）来指出文化意义及结构早在人们了解它之前就已先存在于世上。因此，个体周围总是充斥着语言、日常习俗及一些生活技能，因而无法完全如 Husserl 所说可摒除这些先前就已存在的结构（表 14-2）。他主张除了与研究参与者的深入访谈之外，还应分析与现象有关的文学、艺术作品以增进对现象的理解。

表 14-2 描述性现象学与诠释现象学比较

特点	描述性现象学	诠释现象学
对现象的定义	现象就是出现在人类意识中的内容	人类在生活世界中对生活经验诠释的内容
如何理解现象	"回到事物本身"中的事物本身，Husserl 认为是"意识"	"回到事物本身"中的事物本身，Heidegger 认为是存在，他认为存在不可能离开世界，应当是在世存在，世界并不意味着实体世界所有物的总和，而是指让人在其中生活的周围世界，即意义网络
对人的观点	将每个人视为他所生活世界的一个代表，意识是个体独有的内在观点	诠释是人与生俱来的本能，每个人能诠释存在，文化、生活运作和语言的情境脉络是人类共存的
研究现象的目的	描述现象背后的普遍本质和意义	在情境脉络中以更深入、崭新的方式理解现象
研究现象的方式	透过现象还原和描述以理解现象	透过诠释以理解现象的意义
研究者的任务	研究者自我反思和悬置其预设观点，以帮助他真正理解和描述现象	研究者运用先前理解和研究参与者或文本进一步对话，促成彼此以更深入、崭新的方式理解现象

Heidegger 认为个体与世界互动是因为关注（concern）的存在，关注包括关心（care）及牵挂（solicitude），当个人关注其周边的事物时就是关心；当个人关注的是人时就是牵挂。关注不仅是人存在于世界的一种方式（being in-the-world），也是与他人共同存在的意义（being-with）。因此，关注可决定个体重视或忽略什么，或在情境中如何反应等，如当患者需手术时，有的家人挂念的是患者的安危，有的则关心金钱问题。因此，不同人展现不同的关注，说明不同的个体存在方式和存在经历不尽相同，即存在的个体差异性和经历的独特性。

受社会、历史、文化等因素的影响，人的存在又是能动性的运动变化过程。因此，Heidegger 认为人的存在具有时间性，有意义的事件将会过去，未来与现在相联系，存在的意义会随着时间演进而有不同的诠释。因此要了解存在的意义，时间是一项重要的考虑因素，在时间因素中也应考虑其历史背景。例如，当讨论压力情境时，应与时间观念联系，因为在时间的过程中，可允许个人将压力情境转化成个人所熟悉的情境，以便适应此压力情境。

📝 知识链接

个体的体验会因情境脉络而有不同的感受

Robert Levine 在《时间地图》一书中提到："时间不是绝对的，时钟上的刻度也不会每分钟都等长，一天不见得是 24 小时，一周也不见得是 7 天。"与心爱的人在一起，你会觉得 1 小时只有 1 分钟；而在闷热的房间里坐 1 分钟，或是赶公交车去办事情，车来晚 1 分钟，你会觉得那是 1 小时，由此可见人、时间、地点和环境等状况这些情境脉络会影响人们对时间的观点。

笔记栏

Gadamer 认为诠释是一个整体到部分，部分到整体，如此循环往复的诠释学循环（hermeneutic circle）过程，即对部分意义的了解可以促进对整体意义更深入的理解，再根据对整体意义的了解返回去修正对部分意义的诠释，如此反复于整体与部分之间的螺旋状循环，使诠释越来越深入，最终现象的深层意义得以呈现和被理解。

Allen 和 Jenson 强调现代诠释现象学的目的是描述及揭示人类的现象（如健康和疾病），通过对研究现象的解释达到了解与认识。他们指出："护理知识的价值，一部分决定于它对了解人类经验的关系的重要性。为能获得这一了解，护理学者们需要能自由探索丰富经验的研究模式。诠释现象学提供了研究丰富经验的研究模式，从而能对人类存在的关系和依存意义达到更深刻的了解。"

诠释现象学在探讨护理教育和护理实践等相关现象时，是很有价值的研究方法。近年来，护理界越来越多地运用诠释现象学进行护理研究，例如，Porter 的"鳏寡老人的独居生活"、Cohen 等的"骨髓移植患者的隔离体验"、Kyung Rim Shin 的"绝经女性身体变化的诠释现象学研究"以及国内学者尹秋馨的"特大事故重伤者亲属早期照护体验的诠释现象学分析"等。

 应用实例

对糖尿病血糖控制困难的诠释学阐述

对糖尿病患者而言，在对抗疾病的过程中，其存在方式是一个在不断平衡规定的治疗和身心健康的过程。在这个过程中，疾病在不断地演变、进展，患者不断地汲取经验和信息，同时外部环境在更新、变化，这些因素都会影响患者伴随疾病生存的方式，因而患者的存在具有时间性，即随时间不断变化。那么在这样的能动变化过程中，患者对健康服务的需求同样具有时间性。另外，糖尿病患者所处的社会、历史、文化背景各异，故而其存在方式和经历具备个体差异性。如患者拥有良好的社会支持系统，便更易于保持良好的饮食、运动习惯，从而血糖控制效果也更佳；患者的文化程度较高，对糖尿病相关知识掌握较好，则更利于血糖的控制。由此可见，存在的时间性和个体差异性决定了患者对个性化医疗服务的需求。

3. Van Manen 的描述-诠释（解释）性现象学 Van Manen 是一位荷兰裔加拿大学者，一直在心理学、教育学、卫生保健、公共卫生、护理和社会工作等专业背景下从事现象学、教育学和实践现象学方面的研究，他于 1990 年在《研究生活经验》（*Researching Lived Experience*）一书中，介绍了描述-诠释性现象学方法，Van Manen 认同 Husserl 着重于意识层面的研究，认为意识层面是了解人及其世界的唯一途径，也认同社会文化及历史传统赋予人的意义，因而诠释可撷取整个生活的经验，认为现象学的描述就是一种诠释，是对生命世界的某些方面进行全面的诠释性描述，他将描述性现象学及诠释现象学方法进行了整合，主张现象学研究是对生活体验的研究、对呈现给意识的现象的解释、研究本质、对生活体验意义的描述、人类对现象的科学研究（实践现象学）、寻找对人类的意义、诗歌化活动。Van Manen 认为生活世界-生活体验的世界，既是现象学研究的来源，也是研究的对象。生活世界包括生活的人、生活的空间、生活的时间和生活的人际关系 4 个方面的体验。

（三）现象学研究的特点

1. 现象学研究的重点是研究参与者的经验以及他们对自己生活的解释方式，努力从复杂的周围事物或情境中了解人类的经验和整体的人。

2. 现象学认为人并不是被动的存在，而是有意识的，并有根据地指导自己行为的积极的存在。

3. 现象学理论与方法的基础是主观的认识，人们靠自己的理解认识世界并完成其内涵，即内涵基于社会背景并通过人和人之间持续的相互过程而形成。

4. 通过自身的体验确认他人的真实经验，即内涵的完成是由相互主观认识而形成，是通过非客观的、深层次访谈或参与观察等方法与研究参与者在共享中获得的真实资料。

5. 现象学研究追求的是研究参与者体验的本质，是共享的经验。现象学认为尽管每个人的经验是主观和相对的，但是通过共享研究参与者的体验，可以寻找出经验的本质。尽管现象学有许多方法，但其都包含了以下 4 个步骤：

（1）悬置（bracketing）：这一特点要求研究者完全沉浸于研究中的现象，且借此过程使研究者开始了解参与者所描述的现象，研究者要避免所有的批判、评论或意见，只专注于研究中的现象及其所被描述的情形。

（2）直觉（intuition）：是对研究现象的一种开放性、创造性的想象、理解和思考。

（3）分析（analyzing）：是指如何呈现所获得的资料，来确定研究现象的本质。研究者以要素或组成成分来区别现象时，就是在探讨与现象的关系。研究者倾听研究参与者对生活经验的叙述，然后沉浸于资料中，一般的主题或本质就会开始出现。

（4）描述（describing）：描述现象的目的是通过书面文字或口头语言与现象进行沟通，也是对此现象进一步明确和评判的过程。描述是根据现象的一个分类或群组而进行的，例如，在一项"肺癌患者生活质量"的研究中，现象学的描述要将所有生活质量经验中常见的要素或本质分类，先分别详细描述这些本质或要素，然后再就此环境中它们彼此间的关系进行描述。

二、研究的适用范围

现象学研究的重点是研究参与者的体验，尝试从复杂的周围事物、情境中去了解人类的体验。现象学在护理知识的发展及护理实践中扮演很重要的角色。护理根植于生理、心理、社会、精神等整体的信念系统，整体护理是护理方法的根本。而现象学研究要求从整体的角度分析现象，不主张把现象割裂成几部分，强调在自然状态下把社会现象放在背景中进行整体考察，找出现象间的关联，从而有利于从不同的角度认识研究对象，这与护理学的整体观念相一致。不少学者包括 Benner、Parse 及 Watson 等人，应用现象学作为其了解人类健康现象的哲学基础，来解释人、环境、健康及护理之间的关系。

在护理领域中，现象学研究方法主要用于探究与健康和疾病有关的价值观、世界观等主观认识或生活体验的研究中。护士利用现象学研究探究患者在疾病过程中的身心体验或护士在护理过程中的真实体验等。人类对健康和疾病的体验为护理学提供了大量的现象学问题，例如，与人类生活经验相关的探讨，如快乐、恐惧、压力、老化的体验、更年期女性的生活体验、亲属活体肾移植供者的心理体验等；与照顾者体验相关的探讨，如祖母照顾已经变成孤儿的艾滋病孙女的体验、新护士长的体验、实习护生的体验；与患者体验有关的探讨，如疼痛的意义、癌症患者的体验、慢性病患者的生活质量、失去身体某一部分患者的生活体验等；与护理决策相关体验的探讨，如 ICU 患者替代决策者的体验等。

现象学研究不仅包括个体的特殊性，也体现了普遍性，可以通过系统地分析相同经验的普遍性，找出事物的本质，并将这些知识运用在照顾患者方面。例如，患儿住进重症监护室时，对患儿、父母及其他家庭成员都是一种压力。研究发现，父母会体验到一种依附性失落感（impending loss），也就是父母一直处在担心其子女会随时有生命危险的体验中，小到治疗药物的改变、医护人员突然呼唤患儿的名字或者家属突然接到病房打来的电话，家属都会觉得是患儿可能有状况发生，此种体验也会出现在等候在手术室外的家属身上。

笔记栏

第二节 研究的基本步骤

一、研究者自身的准备

（一）界定研究现象

一个研究问题总是来自一定的研究现象。因此，研究者在选择具体的研究问题之前首先需要确定自己的研究现象。这里所谓的"研究现象"指的是研究者希望了解的人、事件、行为、过程、意义的总和，是研究者在研究中将要涉及的领域范围。研究现象就像是一张地图，事先为研究划定了一定的地域与边界。与研究问题相比较，研究现象更加宽泛一些；后者限定了前者的范围，前者产生于后者的领域，是从后者中提升出来的一个比较具体、集中的焦点。

与健康有关的人类经验都可以成为护理学的研究现象。研究者可以结合个人在护理实践、教育及管理等方面的某一特定领域去界定研究现象。例如，在临床护理方面，可以了解患者、家属、护士对某个特殊情境的体验、感受、态度等，如疾病体验、治疗感受、生活质量、照顾感受、服务需求等；在护理管理方面，可以是职业压力、职业倦怠、能级划分、工作制度、职业期望等；在护理教育方面，可以是在校教育和临床实践、培养目标、护士心态、教育需求、教学质量、择业心态、实习感受、角色认同等方面。

研究者在充分考虑研究者自身的世界观后，从研究者所具有的直觉（intuition）、观察（observation）、好奇（curiosity）出发，思考自己为什么要运用现象学研究方法进行研究。

一旦确定了研究现象，通过对下列几个问题的思考，可帮助研究者确定现象学是否为适合的研究方法：

1. 所选择的研究现象是否需要更深入地去澄清一些问题或者需要进一步了解？如果关于该问题已出版或发表的文献非常少，则可能还有许多需要澄清之处。

2. 要研究现象的最佳资料来源是不是需要个案分享他或她的生活经验？现象学研究最主要的资料是由经历过某一特定现象的人所提供的，研究者必须确定此方法能提供最丰富且最具描述性的资料。

3. 如同所有其他研究一样，研究者须思考：现有的资源有哪些？个人的特点、知识、技巧、能力如何？如何完成此项研究？此研究结果将呈现给何人？

 研究实例

界定研究现象

1. 选择研究终末期肾病（end stage renal disease，ESRD）患者的疾痛意义的缘由 在实习的过程中，有机会接触到了很多 ESRD 患者，深入这一患病群体中，才发现疾病带给他们的伤痛如此深刻，却鲜为人知。一位 ESRD 患者说："也许我们的故事永远不会被人知道，我们就是这么一群人，挣扎在死亡线之上，埋没在这匆匆的医院和家庭两点一线间，艰难地在生命的长河中爬行着，自己也不知道还能爬多久。"可见，在每个 ESRD 患者的疾痛经历中，艰难成为了他们的主题词。尽管他们经历、背景、年龄、病重程度不同，但是面对疾病，他们有很多类似的感受和反思。然而，这些却常常被医护人员忽略。

2. 选择现象学研究方法的原因 目前国内对 ESRD 患者的研究多采用量化的研究方法来关注其疾痛适应，然而标准化的量表难以深入解析患者的真实疾痛感受，也忽略了人类生活世界的复杂性、动态性和生活的完整性。本研究在具体方法上，使用"诠释学"来进行分析研究。诠释学是意义阐释的一种艺术，选择原因主要有：①诠释学主张关注人的经验产生的意义，适合于涉及内在经验及意义形成的研究发现。疾痛意义是一个持续的过程，也是终末期肾病患者重要的生命体验。②诠释学强调分析文本时，不能忽视主体所处的背景。对疾痛意义的理解，亦不能脱离患者的生命背景与文化背景。诠释现象学的研究方法鼓励研究者深入生活世界去研究，获得对日常疾痛体验的本质或意义更为深刻的理解。

来源：侯慧. 苦痛与重塑：终末期肾病患者的疾痛意义诠释［D］. 上海：华东理工大学，2015.

（二）确定研究问题、表述研究目的和意义

在确定了研究现象以后，需要确定研究的具体问题。例如，护士在护理临终患者中经历了哪些体验？学龄期儿童的快乐体验是怎样的？急性心肌梗死患者在患病早期经历了哪些体验？研究问题应是一个不仅对护理学科有意义，而且对研究者与研究参与者都有意义的问题。

"有意义的问题"一是指研究者对该问题确实不了解，并对此感兴趣，希望通过此项研究对其进行认真探讨；二是该问题所涉及的地点、时间、人物与事件在现实生活中确实存在，对研究参与者来说具有实际意义，是他们真正关心的问题，能引起他们的兴趣。比如，有关产后抑郁症影响因素的研究已经很多，如果将同一现象换个角度去思考，找出问题的所在，也许会找到真正对研究者和研究参与者都有意义，而且对增进和发展护理知识体系有很大贡献的研究问题。例如，为何丈夫陪同产妇时间长就会减少产后抑郁症？产妇是如何思考和看待这个特殊时期丈夫的陪伴的？

提出研究问题后，研究者要说明自己从事此项研究的目的与意义。例如，一项针对养老院老人慢性疼痛的研究，提出的研究问题是：养老院老人慢性疼痛的生活体验是怎样的？他们是如何应对慢性疼痛的？研究目的是通过现象学研究方法探讨养老院老人慢性疼痛及应对的主观经验，以了解他们对慢性疼痛的信念与看法。研究意义在于期望研究结果能帮助护理工作者对养老院老人的慢性疼痛及应对有较完整的认识，并归纳出老人慢性疼痛经验的本质，进而发展出老人疼痛处理的护理指南。

（三）自省研究者的前设与见解

现象学研究特别强调对研究者本人与研究问题有关的个人经历以及自己对该问题的了解与看法进行反思（包括研究者意识到的理论框架、研究者本身的价值观、生活经验及信念等），避免先入为主，在研究中做到"存而不论"。存而不论是一个研究者使自己消除或至少意识到自己对所研究的现象持有偏见、观点或假设的过程。存而不论有助于研究者对现象进行调查时能采用一种崭新的、开放的观点，不带入先前判断或过快地把意义强加在资料上。研究者要尽量避免个人的价值观影响对现象的理解和推理。因此，研究者在研究之前应思考下列问题以澄清个人的前设："我对这个研究的现象有哪些假设？有哪些现象我认为是理所当然，有可能不去加以注意的？我过去的经验背景使我对这个研究现象具有哪些偏见、了解和解释？"

对研究现象进行界定时，要特别注意不要把自己一些没有经过检验的"前设"穿插到对研究现象的表述之中。例如，将一项研究现象命名为"乳腺癌切除妇女与配偶之间的矛盾冲突"的研究，这其中就隐含了一个前设，即"乳腺癌切除"必然会导致妇女与其配偶的矛盾。如果不带着这个前设对该现象进行研究，情况就可能不同。可以将研究题目换成"乳腺癌切除妇女与配偶的生活体验"，在这种无前设的情况下，可能会有很多有意义的发现，如夫妻双方如何调适、相互支持等。因此，在对研究现象进行表述时，要注意避免自己或社会上某些想当然的前设。又如，"乙型肝炎患者受社会歧视的感受"，这样的议题描述，本身就已经有前设"乙型肝炎患者会受到社会的歧视"。

笔记栏

在进行研究设计时，研究者应自省：我自己在这个方面有哪些个人生活经历与观点？这些经历与观点会对研究产生什么影响？我应该如何处理这些影响？如有研究者准备做"癌症患者求助民间疗法的体验"的研究，研究者在开始研究前进行了如下的自省："我对癌症患者求助民间疗法是如何认识的？我怎样看待民间疗法治疗癌症的效果？我对研究参与者了解的程度如何？是否会影响研究？"再如，一项探讨癌症病房护士工作体验的研究，研究者为了解研究团队成员的前设，在组员正式访谈护士前，研究者先访谈了成员以往在癌症病房的工作经验，之后将访谈过程录音并誊写文本，如此便可了解研究团队成员存在哪些前设。

二、收集资料

现象学研究中常用的收集资料的方法包括访谈法、观察法等。此外，还可以收集现象学文献（前人的研究文献）和相关的文学、艺术作品等资料。资料收集一直持续到研究者相信研究获取的信息已达到饱和（saturation）状态，也就是从参与者那里不再有新的主题产生。

（一）选择研究参与者

现象学研究中样本量较少，通常是 10 ~ 15 名参与者。选择样本原则：所有的参与者都必须经历过这种现象，并且必须能够清楚地表达出这种经历是什么样的。另外，研究者应注意探索个体体验的多样性，必要时要寻找具有人口统计学或其他差异的研究参与者。由研究者进入现场立意取样（或目的抽样）是现象学研究最为常用的取样方法，这种取样方法优点是能够直接接近那些拥有丰富体验的参与者，样本量大小取决于资料饱和的进程，而不是统计学的概率代表性。

（二）伦理考虑

抽样完成后，应先取得参与者的知情同意。在取得知情同意以前，研究者不可以以任何形式收集参与者的任何资料。这里的"知情"，除了研究者需要向研究参与者澄清研究目的和意义、基本步骤、隐私权等以外，还应特别强调能否利用辅助工具，如利用录音或录像等获取资料。

（三）文献回顾

文献回顾可帮助研究者将研究结果与这一领域已知的知识相结合进行解释。现象学研究要求在整个研究阶段持续进行文献查阅，只不过各个研究阶段的文献查阅侧重点有所不同。资料收集前应了解研究问题的国内外进展，研究者对以往的研究设计、研究方法及研究发现有了一定了解后，才能更好地厘清在本次研究中所要寻求及预期获得的新知识；在收集资料最初阶段为了避免"先入为主"，一般不进行深入细致的文献回顾，随着收集资料的进行和资料分析开始，要在相关研究领域中进行深入、全面、细致的文献回顾，并将自己的研究和文献进行联系和比较。在这一阶段文献查阅有助于研究者：①自省/反思（reflection），即研究者在自身及资料之间不断反省，以领悟出新的思考，呈现更合适而完整的主题；②比较（comparison），即将分析的结果与现存理论或他人经验进行比较；③创造（creativity），即秉持创造性想法，放弃原有桎梏，重新对个案的经验有更深一层的体会。

（四）访谈前准备

现象学研究要求研究者有严谨的训练，由于现象学研究是以研究者本人为研究工具，在资料收集期间不断分析、比较资料，通过内省、沉淀、再分析、再比较来提取被研究者的经验本质或所处情况的真相，呈现出样本原始、真实经验中的感受与经历。因此，研究者自身的训练极为关键，在研究报告中应报告研究者具备了哪些能成为研究工具的资质。

对大多数研究者来说，在进行访谈之前，最好能得到有经验的现象学研究者的指导，形成一份完整的访谈提纲，并借此提高研究者的访谈技巧。此外，其他的用物准备也不容忽视，如访谈需要录音或录像时，应事先准备好仪器设备并调好性能。

（五）进行访谈

现象学研究者通过访谈了解受访者的所思所想，包括他们的价值观念、情感感受和行为规范；了解受访者过去的生活经验以及他们耳闻目睹的有关事件，并且了解他们对于这些事件意义的解释；对研究的现象获得一个比较宽广、整体性的视野，从多重角度对事件的过程进行比较深入、细致的描述。

要进行一次有效的访谈，访谈者必须将敏感性及灵活性有机结合到资料收集情境之中。开放式的访谈使研究者能跟随参与者的思路，使参与者更好地表达他们的生活经验和叙述他们的体验。在访谈中，研究者可通过适当提问来协助参与者做详细描述或进一步说明。随着研究的深入，可逐步转向半开放式访谈，就之前开放式访谈所得知的重要问题及有疑问的部分进行追问。如前面所述的"养老院老人慢性疼痛及应对经验"的研究中，研究者的访谈是以"请您告诉我关于您疼痛或不舒服的情形"这种开放式提问开始。访谈过程中没有特定的结构式问题，只运用了试探和引导的方法更深入地发掘受访者经历慢性疼痛的感受、关心和担忧，如"可否多告诉我一点有关这方面的事情？""当您觉得疼痛时，您会告诉谁？为什么？""面对这些疼痛，您是怎么做的？为什么会选这个方式？效果如何？如果处理没有效果，您还会怎么做呢？"等问题。

初次进行现象学研究的研究者，不能忽略了研究者作为"研究工具"的自我训练，包括沟通、观察、内省、访谈技巧、访谈资料分析等关键环节的训练，在开始进行深度的访谈前，先进行数例个案的访谈以练习沟通及观察技能，这将对日后研究的进行有所帮助，而且可以确保资料收集与分析的严谨性，不至于影响研究结果的客观性。

三、资料分析

当资料收集开始时，资料分析也随之开始。研究者要根据资料分析结果决定是否需要继续收集资料。

（一）资料分析过程

资料分析以明确主题和主题间的关系为目标，通过编码、分类、解释现象的实质和意义、提炼主题（theme）和要素或本质来完成，即首先倾听参与者的口头叙述，接着反复逐字阅读转录稿及现场笔记，然后将这些陈述转写到索引卡或记录于一个资料管理档案，理解或抓住这些陈述间的主要关系，最后形成对现象的完整叙述。准备计算机和文字处理软件等，使资料储存与提取更简便有效。

（二）常用的资料分析方法

现象学研究有多种资料分析方法，Spiegelberg、Van Kaam、Colaizzi、Girogi、Van Manen 等学者发展了各自的资料分析方法，本节主要介绍在护理研究中常用的 6 种资料分析方法。

1. Colaizzi 的资料分析方法　Colaizzi 的现象学研究资料分析方法是目前被采用最多的资料分析方法。Colaizzi 是描述性现象学学派学者，他的资料分析方法注重融入研究参与者的感受，主要分为 7 个阶段：①详细记录并仔细阅读所有的访谈资料；②摘录出与所研究现象相吻合的、重要的陈述（significant statement）；③从重要的陈述中归纳和提炼意义（meaning）/构建意义；④寻找意义的共同概念或特性，聚类主题，形成主题群、类属。注意要确保各主题间的差异分明不相重叠；⑤将主题联系到研究现象进行完整的描述，可摘取和插入一些典型的原始陈述在每个主题描述中。一般情况下，每个主题中最多可以有 3~4 个原始陈述；⑥陈述构成该现象的本质性结构；⑦将所得结果返回被访者，求证内容的真实性（图 14-1、表 14-3、表 14-4、表 14-5），这么做可以通过研究参与者提高本质性结构的效度。在核实过程中，如果有新资料出现，把它们整合到详尽的描述当中。

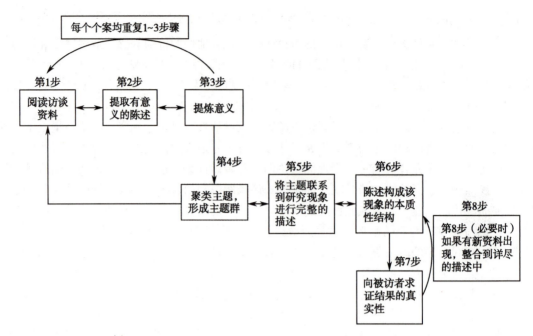

图 14-1 Colaizzi 的资料分析步骤

表 14-3 晚期癌症患者照顾者体验的分析范例

重要的陈述	提炼出的意义	主题	主题群	类属
一天 24 小时都要有人陪护我妈	24 小时陪护患者,觉得吃力			
她比较胖,搬都搬不动,我们都吃不消了		照顾任务繁重,身体疲惫		
她有时候晚上睡不着觉,比较烦躁,我们也没法好好休息,这是最麻烦的	长期照顾患者,身体疲乏			
照顾患者真的很累呀			负担感	负性应对
家里只有我一个人在照顾她,万一我妈病情更加重的话,我一个人不知道该怎么办	因家里有患者,感到有心理负担	心理负担重		
一家人都要围着患者转				
药费贵啊,10 天就花了 5 万多。还要请护工……	癌症患者花费高,感到经济上负担重	家庭经济负担沉重		

表 14-4 向被访者核实意义的范例

访谈内容	先前研究者提炼出的意义	向受访者核实后修正的意义
受访者:那时因为我不喜欢把这种事情讲出来,不想与人家说我妹妹发生了什么事,我不想让人家知道	不愿意与外人诉说	不主动对外人诉说 受访者:我又没有说我不愿意跟别人说呀,人家没有问,我干嘛说?只是不会主动说呀

表14-5 以重症监护室谵妄患者体验为例将主题联系到研究现象进行完整描述的示例

主题	描述
主题群：为了找回尊严 负隅抵抗	研究参与者们表达了作为人类连最基本的权利都被剥夺的不愉快心情，这给他们带来了重新守护尊严的紧迫感，在参与者的立场上来看，不合作或抵抗治疗的行为是为了进行自我保护
主题1：为了生存而逃离	当患者看到周围杂乱的医疗设备、电脑、椅子等办公用品后，感觉不是在重症监护室，而是被带到了仓库或实验室。监护室的环境对患者来说是不安全的地方，他们认为离开这里是保护自己的唯一方法。多名参与者都使用了"逃离"一词来表达在方向感尚未恢复时他们对自己所处空间的感受 参与者1："我觉得我必须快点逃出去。我明明看到了重症监护室和护士，但我却躺在奇怪的地方，感觉好像出了什么问题。以为自己被困在恶劣的环境中。所以我想要快点逃出去，这样才能活下去。"
主题2：愤怒爆发	在ICU，由于各种引流管或气管插管与维持生命有直接的关系，在患者因谵妄出现急剧的行为变化时，为了防止患者自行拔除管道需要使用身体约束带。参与者们在逐渐恢复的过程中意识到自己被束缚了，他们对自己被束缚而动弹不得的事实感到惊慌，觉得这种制裁太残酷，因而感到非常气愤。他们会对护士大发雷霆，因为他们认为作为一个人连基本的尊严也得不到尊重，他们会大声喊叫或挣扎进行强烈的抵抗 参与者2："刚醒过来一看，双手都被绑住了，感觉绑得太紧，便要求松开绑带。可是就是不给我松，后来我哀求给我松开一只手也行，但还是不给放开，然后我就大喊：'为什么不放我走？放开我！'我觉得我要疯了。"

2. Giorgi的资料分析方法 Giorgi属于描述性现象学学派，其资料分析方法由4个步骤组成，具体包括：①反复阅读访谈文字资料，从直觉上、整体上"把握"体验描述文本，获取整体感觉。②从心理学（专业）角度提炼意义单元（meaning units），重点把握所研究的现象。③进一步提炼类别和主题，把研究现象的日常语言转换成心理学（专业）语言。这一步骤中，主要对每一个自然意义单元（natural meaning unit）的本质意义进行考察，并以心理学（专业）的语言进行表述。④把经过语言转换后的意义单元综合成一份意义连贯的陈述，要点是把隐含在转换后的意义单元中的观点，综合成为一份意义连贯的关于该现象的描述。在这一步中，首先要对个案的思想、感受、反应进行反思，形成每个个案的情境性结构描述（situated structural），以反映研究现象以及现象各要素之间的关系；最后，综合所有参与者的体验，形成一般性结构描述（general structural）和对现象的诠释（表14-6）。

表14-6 情境性结构描述与一般性结构描述范例

癌症患者家属的体验
情境性结构描述

| 受访者：丈夫 | 该丈夫是一位公务员，妻子掌管家务事，夫妻俩过着平凡的生活。这次妻子突然得癌症住院，丈夫感到家中缺少陪护患者的人手，后悔当初没多生几个孩子。妻子当年不愿意多生孩子，丈夫没有强求妻子。丈夫在夫妻生活中处于被动地位。虽然照顾患者不容易，但是，该丈夫认为自己从事了20多年脑力劳动的工作，有能力和信心照顾好妻子。面对54岁生命就要结束的妻子，丈夫感到惋惜、怜悯，所以认为自己应该在物质上、精神上全力以赴照顾好妻子 |

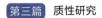

续表

癌症患者家属的体验	
情境性结构描述	
受访者：女儿	……（篇幅所限省略该段描述）
受访者：儿媳	……（篇幅所限省略该段描述）
一般性结构描述 （全体受访者：丈夫、女儿、儿媳）	癌症患者家属中担任主要照顾者的丈夫、女儿、儿媳都不约而同地感受到了核心家庭的困难和艰辛。在以往的大家庭里，子女们可以分担些责任和负担，但是现在家里一般只有一两名子女兼顾照顾患者和家庭管理，家属们觉得自身负担很重。因为家里有癌症患者，家庭结构与角色分担都发生了变化。丈夫作为配偶，感到有照顾妻子的责任，而儿媳受到传统思想的影响，责任感与负担感并存。女儿代替家中母亲的角色，担负起凝聚家庭成员的责任。相反，儿子与儿媳出现了家庭不和、家庭破碎的危机。在负担感方面，家属们感到有身体、心理及经济方面的负担。对癌症患者死亡的认识方面，有的丈夫意识到将会失去妻子，但也有的丈夫还没有想过这个问题 综上所述，丈夫方面显示出责任感、同情、怜悯等情绪化的表现。女儿方面显示出内疚、感恩、重要性、角色分担、团结家庭成员等正性的体验。儿媳方面表现倦怠、责任加重、经济负担、家庭不和、抵触等负性的情绪反应

3. Van Manen 的资料分析方法　Van Manen 的资料分析方法分为 3 个阶段。①集中经验的实质：包括对现象、研究者的理解和假定的说明；②实存现象的调查：包括语源的追迹、惯用语句追迹、艺术作品的经验性描述、研究者自身的经验描述、研究参与者个别体验描述（Van Manen 指出文学、诗歌或艺术作品等可提高现象学的实际观察力，特别是美术作品能传达可视的、可理解的含义）；③诠释现象学的反思：反思能体现该现象本质特征的主题，进行实质性的主题分析。

尽管上述的 3 种现象学研究资料分析方法略有不同（表 14-7），但是从参与者的描述转化为研究者对被访者描述的综合还是有共性之处，即下列分析资料的步骤：①认真、反复阅读被访者描述的全部文本；②识别被访者思想的变化，将文本按照思想的片段分割；③在每个思想的片段，用被访者的语句详述重要的表达；④用研究者的语言提炼重要的表达，以表达思想片段的中心意思；⑤将有相似意思的思想片段汇总；⑥针对研究现象本质初步综合汇总思想片段；⑦最终对本质的综合。

表 14-7　三种现象学研究资料分析方法比较

资料分析方法	Colaizzi 的资料分析方法	Giorgi 的资料分析方法	Van Manen 的资料分析方法
特点	侧重于说明所有研究参与者体验的共同本质	需要先分析每个个案的体验本质，然后再综合所有个案的情境性结构描述，形成一个整体的结构描述	围绕现象，所有能用的资料都可以用于分析；首先从语源的追迹、惯用语句追迹开始分析资料
资料来源	观察、访谈资料	访谈资料	访谈资料、照片、日记、诗歌、散文、文学和艺术作品等
优点	侧重于分析所有参与者的共同属性，有利发展护理理论	每个个案的体验本质都要分析，因此适合于研究参与者之间差异比较时；初次进行现象学研究者适合采用此方法进行资料分析	照片、日记、文学和艺术作品等实存现象较多时采用该方法，强调研究者必须充分自省自身对研究现象的前设与见解

笔记栏

资料分析方法	Colaizzi 的资料分析方法	Giorgi 的资料分析方法	Van Manen 的资料分析方法
缺点	初次进行现象学研究者运用起来比较困难	需要对每个个案的体验本质分别进行结构描述，由于相似的内容有可能反复地出现，读者在阅读研究报告时容易感到枯燥	由于用于分析的资料比较庞大，研究者很难做到完全悬置

4. Diekelmann、Allen 和 Tanner 的诠释现象学资料分析法　Diekelmann 等学者于 1989 年提出了诠释现象学的 7 步分析法，具体方法如下：①详细阅读所有访谈内容的文字稿，以获得整体性理解；②写出每次访谈后的诠释性总结；③研究团队共同参与分析转录的访谈文字稿；④在诠释过程中遇到分歧时重新去研读访谈文字稿；⑤比较文本内容，识别出其中的共同含义；⑥呈现主题之间的相互关系；⑦将提炼出的主题及相应典型事例发给研究小组进行讨论并加以修正，形成最终分析稿。

5. Benner 的诠释现象学分析方法　Benner 于 1994 年提出了另一种诠释现象学资料分析方法，分析步骤分为 3 步：①寻找典型个案（the search for paradigm cases）；②主题分析（thematic analysis）；③范例分析（analysis of exemplars）。

典型个案是指具备丰富资料、能清晰显现"存在于世"方式的例证，资料分析时首先寻找典型个案是为了对现象的意义获得更好的理解；主题分析是为了比较和对比类似的个案；范例是指可以用来解释典型个案和主题分析内容的范本。在最后的研究报告中应呈现典型个案和范例以供读者审视。

6. 诠释现象学分析法　诠释现象学分析法（interpretative phenomenological analysis，IPA）是 Smith 等人于 2009 年提出的以现象学、诠释学、个案研究为理论基础的方法，通常样本不超过 10 名受访者。当人们试图探索个体如何感知其面对的特殊情境，如何诠释其个人世界及社会，特别是关注个体认知、语言、情感和生理状态等复杂历程时，适合应用 IPA。要求研究者在研究过程中不断地反思自我的生活经验并与受访者访谈内容进行比较反省。IPA 主要包括 6 个步骤。①反复阅读转录文本：强调在资料分析之处，研究者应沉浸在原始资料中，这是进入研究对象个人世界的最重要一步，应反复阅读至对资料产生整体感。②初步注释与评析：此步骤是资料分析的关键环节，即放下已有概念，自由开放编码，形成描述性文本的过程。③提取主题：在研究者、编码资料及研究者拥有的心理学知识之间形成对话，询问研究对象在特定情境中所表现出的体验的意义，进一步形成诠释文本。④寻找主题间关联：从分析性或理论性视角将相关联的主题聚类形成主题群。⑤着手下一个个案分析。⑥寻找个案间主题模式，关注个案间的联系，形成最终的分析结果。

四、结果报告与文本写作

现象学研究最终的报告为描述性的，常引用研究参与者的原话描述其经历，来支持主题的内容。研究报告强调对研究的现象进行整体的、情境化的、动态的"深描"；同时，研究者要注意自己的态度和语言，不要将描述型语言（即研究者对研究现象的描述）与分析型语言（即研究者对研究现象的分析）相混淆。

写作在现象学研究中具有重要作用。现象学写作的目的在于传递和描述现象的意义，最终目标是发现现象的本质。一篇成功的现象学描述应该让读者频频点头，即所谓的"现象学点头（phenomenological nod）"，读者可以发现研究所描述的体验是自己曾经拥有或可能会拥有的并且能够认同的（例如，对特殊群体特殊现象的研究、艾滋病患者的体验研究、早产儿母亲维持泌乳经

笔记栏

验的研究等）。总括一些现象学研究者的看法，现象学写作大致有以下值得关注的几点：

1. 研究者在对现象进行描述写作的过程中，要区分和描述现象的各种属性，也要重视研究对象所具有的每一个感觉。主题中的各个要素要确保不会重复。

2. 描述应先从"悬置"开始，然后回到事物本身。这一过程中，研究者需要采用开放、自由、有利于清晰地"看"、反复地"看"的态度，以获得研究现象深层次的意义。

3. 研究者要努力描述出生活体验丰富的、多层面、多角度的一面。世界是复杂的，对现象的描述也应是多样的。现象学的文本就要让读者能够"看到"现象。这样的效果除了依赖于研究者深刻的洞察和分析外，更主要的是研究者所提供的实例的揭示性力量。

4. 描述要使体验变得"鲜活"。现象学致力于体验的描述；描述要尽可能保持事物原有的性质，阐明它的内涵，重点厘清它隐含的意义，语言一定要"鲜活"。

体验描述是现象学写作的重要方面。这是因为个人体验描述是现象学研究的起点和依赖。现象学认为，了解个人生活体验将有助于研究者了解现象的结构。而且人们对自己生活体验的认识，相比任何其他人更加清楚深刻。在具体写作中，如在描述个人生活体验时，要尽可能地用体验的语言进行描述，特别要关注于一些特殊的情景或事件的体验。不要随意对体验进行解释或概括。

下面我们看看两位母亲对与孩子"握手"的描述：

A 母亲：我的小儿子很难控制。如果我不捉住他的手，他就会跑掉，就像他爸爸一样。他爸爸一年前跑了，从没回来过。不过，走了也好。我爱我的儿子，所以当我们在拥挤的购物中心或繁华的地方时，我总是急切地抓住他的手。有时他会对此发脾气。你知道，我不是一个很随便的妈妈。有时，我见到一些父母，他们让孩子随意乱跑，也不约束。也许是他们忽视孩子或对孩子不负责任，所以我们经常听到有人说事故是如何发生的，或孩子是怎么丢失的等。

B 母亲：几天前，我带着我 23 岁的儿子在附近一家购物中心购物。正当我们边走边说话的时候，他抓住我的手，似乎很突然。顷刻间，一个记忆涌上心头，一个很具体的记忆。他握着我的手似乎就像他过去常常这么做一样。那时他还是一个小孩。也许直到现在我才意识到，当孩子握着我的手的时候，此刻是如此特别！就在这一瞬间，我重新体验了当儿子还很小的时候握着他的感觉。手中握着这样可爱的小手的感觉是很奇妙的。（现在）我不知道如何去描述这样的体验：我的手被呵护着、牵连着、信任着、在一起……因此不孤单！这种感觉与丈夫手拉着手走的感觉是不一样的。尽管那种感觉也很美好，但这是不一样的感觉。无论如何，我感到很惊奇，我成年的儿子如此自然地当众和他的妈妈手拉着手走路。他似乎没有感到任何不安。其实，说实话，当我们手拉着手走的时候，我自己都感到有点尴尬。但我没有告诉他。

同样是"握手"这一主题，A 母亲表达了太多的意见，并不断地解释和说明，它没有展示具体的体验，没有把我们带入情境当中去。B 母亲描述了具体的体验，让我们在阅读中理解了当事者的切身感受，具有情境感和现场感。

五、现象学研究评价

任何研究都应通过严格的评价，关于质性研究论文的撰写，目前国际上常用的是 2007 年由澳大利亚悉尼大学公共卫生学院 Tong 等制订的质性研究统一报告标准（consolidated criteria for reporting qualitative research，COREQ），COREQ 包括 32 项清单，评价项目分为研究团队和过程反映、研究设计、分析和结果，该报告标准比较适用于通过访谈进行资料收集的质性研究。对现象学研究的评价也可以参考 Struebert 提出的质性研究评价指南（表 14-8）。

表14-8　现象学研究评价指南

评价项目	评价指南
研究现象的阐述	• 是否清晰阐述了研究现象 • 是否阐述了该研究为何适合于采用质性研究的方法 • 研究者是否阐述了研究的哲学背景
研究目的	• 是否清晰阐述了研究目的 • 是否阐述了该研究对护理学的意义 • 研究设计与研究目的是否匹配
方法	• 资料收集的方法是否符合研究目的 • 选择研究方法能否揭示研究现象
抽样	• 是否描述了研究对象的抽样方法与过程 • 所选的研究对象能否提供丰富的资料
资料收集	• 资料收集是否聚焦于人们的经验 • 是否描述了收集资料的具体方法（如：访谈、观察、现场记录等） • 研究是否考虑了伦理方面 • 对资料达到饱和是否有描述 • 是否描述了资料收集的具体步骤
资料分析	• 是否描述了资料分析的方法 • 研究者是否能沉浸于资料中 • 资料分析过程的描述是否清晰？是否描述了资料的可信性（credibility）、可审核性（auditability）和适合性（fittingness） • 资料分析的方法是否符合研究目的
结果	• 研究结果是否与研究背景一致 • 读者能否通过研究结果解读出经验的本质意义 • 研究者提炼出的主题是否与资料相匹配
结论、意义、建议	• 是否在研究的结果中，提供了实际的建议和推荐 • 研究者是否提出了未来的研究方向 • 结论是否反映研究结果 • 是否阐述该研究对护理学的意义

　　要发挥护理学的作用，有赖于护士的专业知识与护士对护理服务对象的真正了解，并以开放、同理、关怀及敏锐的洞察去接触护理服务对象真正的经验世界，以开创良好的护理服务。而现象学研究方法中强调的开放性，对现象的追根穷源，探索生活意义与经验本质，聆听生活世界的内在声音及追求科学性的知识，都为护理研究带来了启示。

第三节　研究实例分析

　　现象学为研究者提供了一种特殊的观察、思考和行为方式，使护理工作者试着从复杂的周围事物和情境中去了解人类的经历和体验。为了便于大家理解和运用现象学研究方法，本节介绍几个研究实例。

ER14-3
现象学研究
案例分析

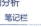

笔记栏

一、Colaizzi方法的研究实例与分析

【例1】 以"儿童亲属活体肝移植供者兼照顾者照护体验的质性研究"为例，介绍Colaizzi方法的研究实例与分析。

1. 研究题目　儿童亲属活体肝移植供者兼照顾者照护体验的质性研究。

2. 研究目的　深入探讨儿童亲属活体肝移植供者兼照顾者的照护体验，为护理人员开展针对性的干预提供依据。

3. 研究方法　采用描述性现象学研究方法，采用目的抽样法，选取××市某三级甲等医院肝移植中心收治的儿童亲属活体肝移植供者兼照顾者作为研究对象，进行半结构化访谈，并采用Colaizzi的资料分析方法分析访谈资料。样本量以资料饱和为原则。本研究最终纳入11名儿童亲属活体肝移植供者兼照顾者，其中男性5名，女性6名；年龄为（29.27±6.47）岁；日照护时间为（12.50±6.48）小时，与患儿的关系为父子女关系的5人，母子女关系6人。

4. 研究伦理问题　研究已通过××医院临床研究伦理审查委员会审查，受访者均自愿参与本研究并签署知情同意书。

5. 收集资料　采用半结构化个人访谈法收集资料，正式访谈前，研究者根据研究目的及相关文献，结合临床经验初步拟订访谈提纲，然后对2名符合纳入标准的受访者进行预访谈，基于结果对访谈提纲进行讨论、修订后确定正式提纲，具体内容包括：①肝移植术后，在照护患儿过程中您感觉如何？②在照护肝移植术后患儿的过程中，您遇到哪些难以解决的问题，您是如何应对的？③这些问题对您的日常工作和生活有什么影响？④照护患儿过程中，您希望得到哪些人或哪方面的帮助？⑤关于肝移植术后患儿的照护，您还有其他什么感受和想法？访谈地点为肝移植中心的谈话室。考虑到受访者的身体耐受状况，访谈时间选择肝移植术后1个月及以上。访谈前，向受访者解释本研究的目的及内容，填写基本信息调查表，征得其知情同意后签署知情同意书并录音。访谈时间为30~45分钟。以访谈无重复信息出现，即资料达到饱和时停止访谈。

6. 资料分析　访谈结束后24小时内，访谈者将录音转成文字，课题组其他成员负责转录信息的核对，如有异议，通过讨论并返回受访者处再次确认。采用Colaizzi七步分析法对访谈资料进行分析，采用NVivo12.0软件辅助分析资料。2名课题组成员对访谈资料进行分析和编码，有不同意见时，由课题组讨论，确定最终结果。

7. 结果与讨论　共提炼出4个主题，即身心困扰明显，包括躯体症状明显和心理负担沉重；多重角色适应冲突，包括供者－照顾者角色适应冲突、患儿照顾者－其他家庭成员照顾者角色适应冲突、家庭－社会角色适应冲突；知足与积极面对；感恩与反哺社会。研究发现，由于手术创伤、照护知识及经验缺乏、家庭经济负担重等多种原因，受访者不仅遭受躯体症状的困扰，如疼痛、疲乏以及睡眠不足等；心理负担也较重，表现为不同程度的自责、紧张、焦虑以及逃避等。由于全身心照护患儿，受访者常忽略肝移植供者的身份，导致供者－照顾者角色适应冲突。同时，部分受访者还承担其他家庭成员照顾者的角色，由于无法参与其照护而产生自责、内疚，导致患儿照顾者－其他家庭成员照顾者角色适应冲突。虽然长期照护患儿会导致照顾者产生焦虑、抑郁以及逃避等负性情绪，但也会为其带来开心、值得及感恩等积极感受，促使照顾者更好地应对照护负担，提高生活质量及照护质量。部分受访者在照护术后患儿过程中收获了积极的成长体验，重拾生活希望，主动学习、获取疾病照护知识，积极面对生活等。

来源：董丽，卢芳燕，吕斐翠，等. 儿童亲属活体肝移植供者兼照顾者照护体验的质性研究[J]. 中华护理杂志，2022，57（12）：1494-1498.

分析：该研究采用Colaizzi方法对儿童亲属活体肝移植供者兼照顾者照护体验进行了严谨、精确、系统化的探究，揭示了参与者照护心理体验的本质，发现儿童亲属活体肝移植供者兼照顾者的负担感受和积极体验同时存在。研究者提出医护人员应采取针对性的干预措施，减轻其负担

感受，调动积极体验，引导其积极面对，促进家庭成员的身心康复，研究结果对日后的护理实践具有指导意义，并可使读者在此质性研究基础上得到对未来量性研究方向的启示。

二、Giorgi 方法的研究实例与分析

【例2】　以 "The caring experience of family caregivers for patients of living donor liver transplantation from the family members（亲属间捐赠活体肝移植患者的家庭照顾者照护体验）" 为例介绍 Giorgi 方法的研究实例与分析。

1. 研究题目　亲属间捐赠活体肝移植患者的家庭照顾者照护体验。

2. 研究目的　通过现象学研究方法深入探讨亲属间活体肝移植手术患者的家庭照顾者的照护体验，并揭示其本质。

3. 研究方法　应用质性研究中现象学研究的方法，对8例参与者进行访谈。采用 Giorgi 的资料分析方法分析资料。

4. 研究参与者　采用目的抽样法，选取亲属间活体肝移植并且出院时间超过6个月，与患者及捐赠者同居或每天与他们共同生活8小时以上的8名家庭照顾者。其中男性2人、女性6人。年龄为28~63岁，其中 < 30岁3人，40~49岁2人，50~59岁2人，≥60岁1人。已婚4人，未婚4人。有工作者7人，无业者1人。参与者与受捐者的关系为，配偶3人、子女4人、姊妹1人。参与者们照顾肝移植后家人的时间为16~43个月，肝移植后的平均照顾时间为2年零3个月。

5. 研究伦理问题　研究获得某大学伦理审查委员会审批。研究参与者在知情同意的前提下接受访谈。承诺对所得资料进行匿名编码并慎重管理，保证资料仅为研究所用，录音信息或文本资料在资料分析结束后及时销毁。访谈结束后赠予参与者购物券作为补偿。

6. 研究者的准备　研究者在某大学附属医院担任了12年的手术室护士，持续参与有血缘关系的供、受者活体肝移植手术。最近采用现象学研究方法，完成了对青年活体肝移植捐赠者体验的质性研究，提升了对亲属间活体肝移植手术的家庭照护经验的理解和敏感性。研究者在攻读博士学位期间为了提高质性研究能力，研修了质性研究方法论与分析的课程，广泛查阅了与质性研究相关的国内外文献，并在学术期刊上发表了4篇现象学研究论文。

7. 收集资料　采用一对一访谈，在知情同意的前提下预约访谈时间和访谈地点，访谈地点由参与者指定，一般选在参与者家附近的咖啡厅或安静的公园内。考虑到参与者需要照顾家人，每次访谈时间控制在30分钟左右，历经6个月的时间，与每位参与者访谈了2~4次，访谈由开放性提问开始，包括："您能和我聊一聊您同时照顾患者和捐赠者家人的经历吗？""当家里决定做亲属间肝移植时您是怎么想的？""您是怎样看待同时照顾患者和捐赠者家人的这段经历的？""同时照顾患者和捐赠者家人给您的生活带来了怎样的变化？"等。访谈内容经参与者同意后，采取现场录音或笔记方式进行记录。在访谈过程中应用提问、倾听和回应技巧，密切观察并如实记录访谈内容和访谈过程中受访者的表情、语气转化、语调升降、沉默和非言语动作。

8. 资料分析　资料分析遵循 Giorgi 方法，分析过程持续到资料饱和，不再产生新的主题为止。

9. 研究结果与讨论　①研究参与者的情境性结构描述，研究提炼出了5个构成要素和21个亚属要素。5个构成要素分别是：拯救家族的双刃剑选择、艰苦的肝移植日常照护、肩负双重照护的重压感、面对逆境的支撑力量、彼此相互信任并一起追求生活复原和成长。②照护体验的一般性描述（篇幅所限节选部分内容）。

参与者们对如不立即进行肝移植手术，家人可能会死亡的现实感到惊慌失措同时又伴随着尽早进行肝移植的迫切心情。参与者们为了救治自己深爱的家人，抱着抓住救命稻草般的想法选择了肝移植。由于时间紧迫，家人们不得不作出在健康的家庭成员中选择捐赠者这个让人肝肠寸断

笔记栏

369

的抉择。参与者一边紧急做着肝移植准备，一边又担忧接受手术的患者和捐赠者两位家人，内心非常矛盾、挣扎。参与者们将两位家人送进手术室，独自忍受着有可能一次性同时失去两位挚爱的亲人的巨大恐惧……

综合起来看，亲属间活体肝移植患者的家庭照护者照护体验的一般性结构描述为："将一个人的爱奉献给两个人的长途征程"。

来源：BANG M, KWON S. The caring experience of family caregivers for patients of living donor liver transplantation from the family members [J]. Journal of Korean Academy of Nursing, 2022, 52(4): 435−450.

分析：与前面的例1中研究参与者均为儿童父母不同，该研究的参与者在年龄、家庭角色关系方面的差异比较大，因此适合采用 Giorgi 的资料分析方法分析资料，研究者综合个案的经验本质形成了一般性结构描述，增进对亲属间活体肝移植患者的家庭照顾者体验的意义和本质结构的理解。研究结果显示，家庭照顾者们带着挽救患者的殷切希望决定进行亲属间活体肝移植，他们承担着照顾肝移植患者和捐赠者的责任，而肝移植后反而比肝移植前背负了更加痛苦的双重压力。尽管如此，参与者与患者及捐赠者组成了三人命运共同体，互相扶持携手提升照护能力，一步一步迈向家庭复原和成长。为了有效地支援照顾家族间活体肝移植患者的家庭，研究者建议应构建亲属间活体肝移植家庭全程管理的综合干预项目，及时给予家庭心理情绪上的支持，提高肝移植家庭的生活质量。该研究结果有助于构建护理学知识及指导护理学实践。

三、Van Manen 方法的研究实例与分析

【例3】 以 "Using hermeneutic phenomenology to elicit a sense of body at mid-life（用诠释现象学发现中年女性身体变化的意义）"为例介绍采用非常经典的 Van Manen 方法进行了资料分析的研究实例。

1. 研究题目 用诠释现象学发现中年女性身体变化的意义。

2. 研究背景 尽管更年期身体变化对女性来说是一个不可避免的人生过程，但在专业或非专业性的媒体和书籍中常将"绝经"与"抑郁""痛苦"等概念联系在一起，让人联想到体内激素水平发生变化的女性发胖的身体，是个无用的衰退的存在，被认为是"阿朱妈（azhumma，韩语含义为大妈、大婶，在一些语境中含有贬低女性的意味）"。因此，绝经对女性的作用是消极的。更年期女性对医务人员讲述自己的身体变化时，医生往往认为这些是自然的现象；当有些更年期女性因孤独、悲伤的心理变化而来院就诊时，医生往往根据 CES-D 抑郁量表测定出来的抑郁程度，采用药物治疗。然而用美国开发的 CES-D 量表能否测出韩国更年期女性抑郁的主要因素，是值得探讨的。

研究者对女性身体变化的关注是在美国做护士的时候开始的。在美国 16 年的护理工作中，研究者总是觉得不能很好地理解来自世界各地的患者，缺乏对护理对象的社会文化、生活哲学等方面的理解，实施护理时感觉像盲人摸象一样，难以提供以患者为中心的护理。

鉴于更年期女性对身体变化的体验在不同文化中各不相同，需要结合独特的社会文化特征进行深入的研究。诠释现象学要求对影响参与者体验的社会文化和历史背景因素进行分析，这有助于对研究现象的深入洞察和更加丰富的理解。目前在韩国缺乏解释女性身体变化的与文化相关的健康理论。因此，迫切需要通过质性研究来为开发相关理论提供基础资料。

3. 研究目的 了解绝经期女性身体变化的体验；探讨其本质意义。

4. 研究方法 本研究为现象学研究设计，采用 Van Manen 的方法收集和分析资料。

5. 研究参与者 样本量按信息饱和原则确定，选择 6 名居住在韩国首尔的 40～60 岁的绝经期女性。

笔记栏

6. 研究伦理问题　访谈前以书面形式向每位受访者说明此次研究的目的、方法，在研究过程中可以随时退出，并告之对访谈获得的资料进行严格管理，不做本研究之外的任何其他之用，同时签署知情同意书。访谈前，与被访者建立信任与分享的关系。

7. 查阅文献和艺术作品　研究者首先选择了"中年期、绝经、身体"进行了语源的追踪（因篇幅所限，在这里不做详述），之后又查阅了有关描述中年女性的诗歌、散文、文学和艺术作品。

（1）东方人对身体的观念：在东方，身体不仅意味着有形的形体，也意味着有生命的器皿，具有呼吸大气、消化饮食、反射、思考等无形的功能，是由有形的形态与无形的功能相协调的生命体。"身"意味着不同于其他生物，是具有文化、哲学、信仰、原则、艺术等的整体的存在。"身"由神、气、血、精4部分构成。人的身体随着自然规律周期性地活动，如女性的月经期。人的身体是随时变化的生命体，时时刻刻在变化。在东方的阴阳理论中，中年时期意味着"金"，万物成熟，收获之意，中年又意味着"秋"，太阳落山，即"金"是经济与财产的表现，中年又称黄金时期。

（2）艺术作品中的绝经期韩国女性的日常生活：在表现韩国中年女性的美术作品中可以发现：①丈夫希望与之结婚20年的已经绝经了的妻子，能一直保持当年结婚时的清新、美丽，年轻女性的形象；②这个时期的女性比较在意别人的目光，外出时穿戴整齐，但还要记得家里的事情，下面两幅图形象地显示出女性的心中所想。图14-2中表现为妇女用水壶代替项链，用汤勺替代耳环；图14-3则显示妻子理应以丈夫为中心，从头到脚照顾好丈夫的一切。

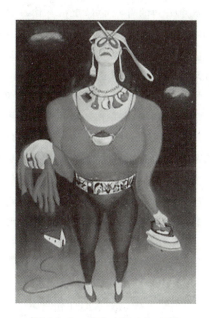
图14-2　外出中的中年女性

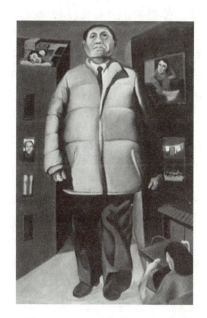
图14-3　作为妻子的中年女性

8. 访谈资料的收集　每位受访者接受了2次访谈。在征得受访者同意后，对交谈的内容进行了同步录音，并记录了被访者的非语言行为及相关资料，访谈从开放式问题"请您谈谈绝经对您的影响？"开始逐渐深入。第1次访谈每位受访者的访谈时间在1～3小时。访谈结束后当天，研究者和助手仔细聆听了访谈录音，当发现有模糊不清需要澄清的内容时，又进行了第2次访谈。所有访谈录音都逐字、逐句转录成文字。

9. 资料整理与分析　主题分析阶段包括受访者生活体验的主题分析、语源的追踪和文学艺术作品中的主题分析。

10. 研究结果　研究参与者体验到的身体变化的含义如下：

笔记栏

（1）岁月的痕迹明显，褪色的银戒指：经历过绝经的研究参与者发现身体的变化如处于黄昏的落日，新婚时闪闪发亮的银戒指随着岁月流逝变得暗淡无光。

（2）气在弱化：研究参与者逐渐觉得气在弱化、衰退。本可以当天完成的事也喜欢向后拖延，缺乏自信感。如果说年轻时追求的是理想，那么现在更在乎现实。

（3）能预测阴天的身体：研究参与者认为自己的身体像大宇宙中的小宇宙，起床时身体就能感受到自然界的现象，如气候变化。

（4）爱惜只留表壳的身体：研究参与者觉得绝经前的自己是在家中围绕子女的学业和丈夫事业的，起类似蛋壳的作用。绝经使她们开始注意身体，简单的身体变化也会惊动她们，感到应将自己在家的人生价值放在类似蛋黄的位置。

（5）珍惜过去的人生：研究参与者认为尽管随着绝经身体在衰老，但过去的人生意义是现在任何东西都不能替代的。老人们脸上的一道道皱纹反映的是其丰富的人生。

（6）舒适比魅力更好：过去追求的是在别人眼中的魅力、性感的身体，而随着绝经、体形的变化，现在比起魅力更追求舒适。

（7）迫切希望回到过去：参与者们一方面承认身体变化和绝经是人的自然发展规律，另一方面希望自己能永葆青春时代的美丽。

（8）挑战新的生活：迎接第二人生，努力实现年轻时未能如愿以偿的事情。

（9）加深同性间的友情：愿意花更多的时间与高中、大学同学或朋友相聚，特别是与中学和大学同学间交往可以相互理解老化和孤独。

11. 讨论　本研究中经历绝经的女性，随着每个月必到的月经的停止，身体每况愈下，心里常常感到空虚、悲伤。望着白头发和皱纹，面对与丈夫、孩子一起生活到独自过活的形象，将自己形容为再也不像以前一样发亮，而是褪色的、发旧的银戒指。对每个月定期到来的月经的停止有着矛盾心理，一方面感到自由，另一方面又觉得有些难以割舍，感到无望。重视传宗接代的韩国女性认为月经是传宗接代的希望、女人的生命，因此月经的消失可成为回顾作为女人的过去人生的转折点，特别是经历绝经的女性在子女的成长中寻求自己的变化，之前全身心地为家庭而生活的绝经女性们重新回顾自己的过去，开始寻找属于自己的人生。此外，在感受身体衰弱的同时，珍惜生活经验的女性们感到自己是个有价值的存在，其价值无法用年轻来兑换，是只属于自己的，将绝经比喻为收获之秋、人生的黄金时代。特别是参加面谈的参与者们随着绝经的到来，开始重新认识老人，认真听长辈的话，从人们的语言和形象中创造自己未来的形象。在韩国文化中，更年期女性更愿意与同学或同性朋友交往，与朋友相处的时间比年轻时增多。

来源：SHIN K R. Using hermeneutic phenomenology to elicit a sense of body at mid-life[J]. International Journal of Qualitative Methods, 2002, 1(2): 39-50.

分析：近年来，国内外广泛开展了以绝经为主题的病理生理、激素治疗和健康促进方面的研究，但是缺乏对绝经期女性经历的身体变化体验方面的深入研究。该研究的作者在研究背景部分详细阐述了该研究采用质性研究方法的原因，研究者遵循 Van Manen 的方法，查阅了大量与中年女性有关的文学、诗歌、艺术作品，并进行了语源的追踪，研究者提炼出的主题与收集的资料相匹配，通过该研究可以使读者发现文学、诗歌或艺术作品等可提高现象学研究的实际观察力，特别是美术作品能传达可视的、可理解的含义，研究所描述的体验是读者曾经拥有或可能会拥有的或能够认同的。

（金胜姬）

小　结

　　本章对现象学研究的特点、适用范围以及基本步骤进行了详细的介绍。在护理领域中，现象学研究方法主要用于探究与健康和疾病有关的价值观、世界观等主观认识方面或生活体验的研究。Giorgi、Colaizzi 和 Van Manen 的资料分析方法是护理研究中较为常用的现象学研究分析资料的方法。现象学研究作为质性研究方法之一，可以对事物或现象进行整体且深入的研究，通过揭示事物内涵来认识事物，这一过程有助于指导护理学实践并构建护理学知识。

●●●●　思考题　●●●●

　　1. 现象学研究为何要研究鲜活的生活体验？

　　2. 中国女性乳腺癌新发病例中，15~44 岁的育龄妇女占 22%，随着育龄妇女新发病例数的增加，更多乳腺癌患者将面临抚养未成年子女这一问题。现有的研究表明，对于已婚已育的乳腺癌患者来说，许多压力来自患病后对家庭和子女的担忧，疾病对家庭生活造成了一定的干扰，可能严重影响患者自身的身心健康。

　　乳腺外科护士小李欲了解在中国的医疗和社会环境中，乳腺癌患者面对抚养未成年子女这一问题的心理体验。请思考：

　　（1）传统的量性研究方法是否适合探究这一特定患者的心理体验？

　　（2）如何深入了解上述患者的心理体验？写出具体的研究方法（包括研究问题、研究对象的选择、资料收集及分析的方法）。

ER15-1
本章教学课件

第十五章

扎根理论研究

导入案例

　　克罗恩病患者将携带疾病度过几年甚至几十年的人生历程，在经历药物治疗、手术治疗及各种相关的检查过程中，患者遭受了种种痛苦。这对患者本人来说意味着什么？如何影响他们的生活？患者本人如何看待患病事实？患者如何与疾病共存……

　　要解答这些疑问，研究者可以使用扎根理论的研究方法揭示克罗恩病患者的患病体验，以及和疾病共存的调适过程，从而为大众理解患者、家属照顾患者以及医护人员救治患者提供参考。

　　扎根理论（grounded theory）研究作为一种质性研究方法，可以探究人际相互作用中呈现的社会过程。其目的在于克服理论与资料之间存在的隔阂，试图在经验资料基础上建立与创新理论。一方面，扎根理论强调研究的经验性，研究者在研究时不强调理论预设，而是着重从原始资料入手，逐级归纳出抽象层次不同的概念与范畴，分析概念间的各种关联，并最终建构出具有扎根性的理论；另一方面，扎根理论也强调在研究过程中对新型理论的建构，强调从经验资料中抽象出新的理论元素，而不仅仅止于对实证资料做经验性描述。可见，扎根理论旨在提出一种科学的资料分析与理论建构方法。理论建构是其最终目的，而强调扎根性是为了保证理论与现实生活的紧密关联。

　　20世纪60年代，美国芝加哥大学的 Barney Glaser 和哥伦比亚大学的 Anselm Strauss 通过对医护人员照护即将去世的患者的实地观察，在《扎根理论的发现》（*The Discovery of Grounded Theory*）一书中提出了"扎根理论"。按照 Strauss 的解释，扎根理论是用归纳与演绎的方法，在系统性收集、整理、分析经验资料基础上，验证已有理论或发展出新的理论成果。使用扎根理论方法进行研究的宗旨不仅局限于对事物的描述，还要说明类属间的关系，建构模式或理论。扎根理论的形成受社会学符号互动论以及实用主义哲学思想影响。符号互动论认为，社会、现实和自我都是由人们的行动和互动构建的，主张使用实地观察和深度访谈的方法收集资料，强调从研究对象的角度理解社会互动、社会过程和社会变化。实用主义哲学认为，知识是通过行为和互动建立起来的，强调研究者在实际中寻找和发现问题，其研究成果也主要运用于解决实际问题。

　　扎根理论经历了一个发展过程，大致可分为四个阶段。①发现阶段：20世纪60年代，扎根理论在社会学领域被发展成为一个重要的研究方法。②发展阶段：20世纪70年代，扎根理论通过研讨会等形式得到较快的发展。③传播阶段：20世纪80年代，扎根理论从社会学领域逐步扩展到其他领域。④多元化阶段：20世纪90年代以后，扎根理论的应用范围不断扩大，研究方法不断改进，呈现出多元化趋势。

第一节　研究的特点与适用范围

　　扎根理论研究属于质性研究方法，因此符合质性研究的共性特征。除此之外，扎根理论突出强调的是从资料中产生理论、使用持续比较法分析资料、研究者要具有理论敏感性、研究对象选取使用理论抽样，以及应在收集和分析资料开始后进行文献查询。扎根理论研究方法适用于过程类研究，即研究人的行为、相互作用和过程的问题。

一、扎根理论的特征

（一）在资料中建构理论

　　扎根理论注重知识的积累，认为这种积累必须基于大量的客观事实基础，在实证资料中获得实质理论，再从实质理论上升为形式理论。实证资料与形式理论之间存在着较大的跨度，而扎根法所建构的实质理论可以作为两者间的中介。许多学者认为在诸多创建理论的研究方法中，扎根理论是创建理论最有力的研究方法，是填平理论与实践脱节鸿沟的有效方式。Glaser 和 Strauss 认为，扎根理论强调理论的发展，而且该理论植根于所收集的现实资料，以及资料与分析的持续互动。可见，扎根理论强调从原始资料中发现理论，理论建构只有经过对经验资料的反复归纳、演绎才是科学的。扎根理论不对研究者自己事先设定的假设进行逻辑推演，而是从资料入手进行归纳分析。理论必须可以追溯到其产生的原始资料，必须要有经验事实作为依据。因为扎根理论者认为，只有从资料中产生的理论才具有生命力。护理领域常常使用扎根理论这一研究方法探究某一方面的中域理论或模式。例如，Madeleine Leininger 的跨文化护理理论、Betty Neuman 的健康系统模式、Hildegeard Peplau 的人际关系理论、Orlando 的护理程序理论等。

　　扎根理论在资料中建构理论的内涵可以概括为：①研究前通常没有理论假设，而是直接从实际观察入手，从原始资料中提炼经验和概括，然后上升到系统的理论。②扎根理论强调研究资料的经验性与日常生活性。资料必须源于日常生活，研究是为了解决日常生活中的实际问题。在资料收集、整理过程中，关键在于通过多元化的数据收集与对比，保证资料的有效性。③扎根理论强调理论建构与实证分析相结合。好的扎根理论研究注重实证资料的获取，以归纳为主的方式，逐步建立概念，始终保持理论与资料之间的紧密关系。④扎根理论强调扎根性地发展概念与范畴。它为研究者提供一个如何发展概念的程序，使研究者得以基于现实资料发展概念。

（二）持续比较法

　　使用扎根理论研究方法分析资料的主要思路是持续比较，持续比较是比较不同资料的相似点和差异性的分析过程。扎根理论中的持续比较法（constant comparative method）是在资料和资料之间、理论和理论之间不断对比，然后归纳出类属（category）及其属性。这种比较贯穿研究的整个过程，包括研究的所有阶段、层面和部分。扎根理论是一个不断比较、思考、分析、转化资料成概念以建立理论的过程。扎根理论不断比较的涵义包括：①比较不同的人（比如他们的观点、情境、行动、话语和经历等）；②比较相同个体在不同时间的资料；③事件的比较；④数据资料与类别的比较；⑤一个类别和另一个类别的比较。持续比较是由初级到高级的过程，在代码的特性和原始资料上的思考是描述层次的研究，是初级持续比较；以此为基础发展至在类属的属性和维度上的思考是高层次的持续比较，也常称为建构理论的比较。

（三）理论敏感性

　　理论敏感性（theoretical sensitivity）是指研究者在研究的整个过程中都要对资料保持理论的警觉，注意捕捉新的建构理论的线索，即能够抓住资料中相关议题、事件以及意外情况，对资料中的概念（代码）和类属更加敏感和有洞察力，而且能够看到类属间的关联。扎根理论特别强调研究者应对理论保持警觉，不论是在设计阶段、收集资料阶段，还是在分析综合阶段，研究者都应该对与之相关的现有一切理论保持必要的距离，而着重从实证资料中发现、建构新的理论，因此需要对理论保持足够的敏感。

理论敏感性中的"理论"指的是3方面，即研究者自己固有的理论、前人的理论（他人已经研究得出的理论）和本研究资料中呈现的理论。"敏感性"是指研究者具有的洞察力、分析资料解释意义的能力、理解能力和判断正误的能力。Corbin指出"敏感性能够让研究者抓住意义，从知识和感情上对资料描述的内容作出反应，从而能够发现扎根于资料的代码、类属和核心类属"。在研究过程中，扎根理论特别注意将经验资料与理论建构联系起来进行思考。保持理论敏感性不仅可以帮助研究者在收集资料时有一定的焦点和方向，而且可以帮助研究者在分析资料时注意寻找那些比较集中、浓缩地表达资料内容的概念，特别是当资料内容本身比较松散时。

研究者理论敏感性的强度与其自身掌握相关研究文献的程度、专业经验和个人经历有直接的关系。另外，分析资料的过程也可提高研究者的理论敏感性，因此理论敏感性的程度还与研究者自身的研究经历有关。从资料中生成的理论实际上是资料与研究者个人解释之间不断互动和整合的结果。研究者资料分析解释的深度与其文献掌握程度、专业经验和个人经历有密切关系，而这一点也可能会影响研究者正确地阅读收集的资料。

知识链接

研究者的理论敏感性与专业经验和个人经验

1. 研究者专业经验促成理论敏感性的例子　有位非常有经验的护士，做一项"关于住院患者情感体验过程的研究"。她依据多年的工作经验积累，知道患者在初次住院时会出现各种情感问题。因此她在访谈（观察）以及分析资料时，对患者的情感和认知具有敏感性。

2. 研究者个人经验促成理论敏感性的例子　有位助产士有过生第一胎的经历，因此她本人依据自己的生产经验，在分析资料时，表现了"由于信息提供不足所致的情感问题"方面的洞察力。

（四）适度运用文献

扎根理论具有注重对实证材料进行归纳、建立概念并建构理论的特点，容易使人产生错觉，即扎根理论可能不太重视文献资料。实际上，文献分析也是扎根理论的重要组成部分。Glaser认为"同一份资料，如果没有文献提供思路而产生丰富的描述，单纯依靠自己的智慧是很难将资料描述丰富的"，提示研究者注意文献的重要性。一定的文献分析有助于研究者对比原有理论的优缺点，从中发现可能的理论创新之处及研究方向。另外，扎根理论的成果也可以用来与原有理论进行对比。当然，也有学者认为研究者在进行理论建构时，不要过多使用原有理论，因为过多使用会束缚研究者的思路。前人的思想可能束缚研究者的思路，使研究者有意无意地将别人的理论往自己的资料上套，或者换一句话说，把自己的资料往别人的理论里套用，也就是人们所说的"削足适履"，而不是"量体裁衣"。

为解决这一矛盾，有的学者采用早期与后期文献回顾相结合，各期文献查阅侧重点有所不同的方式。收集资料前进行文献回顾，侧重点在于帮助研究者更好地厘清相关研究的现状，聚焦研究领域；在收集整理和分析资料时查阅文献，有助于研究者：①自省：研究者在自身及资料之间不断反省和领悟新的思考，呈现更合适而完整的主题；②比较：将分析结果与现存理论或他人经验进行比较；③创造：秉持创造性想法，放弃原有桎梏，重新对个案的经验有更深一层的体会。

研究者进行早期阅读文献时需要特别注意：将先入观念（前置观念）放在一边，从资料中得到结果，也就是常说的尽量"悬置"个人"偏见"和研究界的"定见"。另外，在分析资料中切忌将资料套入已有的框架或理论中进行分析。例如，在一项"关于低收入家庭食粮不足和饥饿"的研究中，将收集的资料套入事先设定好的 4 个方面（食粮支援以及应用、饥饿的体验、避免饥饿的策略、特殊问题）进行资料分析，这是扎根理论最忌讳并禁止的分析资料的方式。再比如，一项"关于慢性病妇女妊娠期管理过程的研究"，研究前研究者认为"风险管理策略应随着风险的程度而发生变化"（研究者固有的理论），于是研究者提出了"风险越大，越容易采取控制策略"的假说。可是这个假说与本次研究的原始资料中产生的假说不同，于是研究者探究是什么原因导致自己认为的假说与实际资料的假说不符。经过回顾性反思发现，研究者认为的风险与那位妊娠期妇女认为的风险不同，那位孕妇并没有对医务工作者认为的风险采取策略行动，她是依据自己判断的妊娠状况来采取规避风险的策略。

总而言之，适度而又灵活地使用文献资料能够使研究更具方向性。

（五）研究过程的系统性与程序化

Strauss 指出，扎根理论是一种运用系统化的程序，针对某一现象来发展并归纳式引出扎根性理论的质性研究方法。研究过程的系统性、程序化是指发现问题、收集资料、登录、转译、摘记和报告撰写等一系列步骤。在研究方法上，扎根理论主要采用观察法、访谈法、文献法等。同时，在收集与分析资料过程中，不断采用归纳、演绎、提问、对比、验证等方法。

（六）强调理解式研究

扎根理论是质性研究的一种，与量性研究的差异之一在于其强调理解式研究。一方面，研究者尽量采用"当事人"立场收集、分析资料，理解当事人行动的意义，并且在建构概念过程中也尽量考虑采用当事人的原话。另一方面，扎根理论认为研究者的个人解释在研究中也起着重要作用。研究者可以运用自身的经验性知识去理解资料。这样，原始资料在研究者与被研究者的立场之间不断得到互动性辨析与提炼。通过扎根法建构的理论，实际上是研究者将个人解释与理解资料的本来涵义两者完美结合的产物。

二、扎根理论的两种观点

（一）两种观点的背景

20 世纪 60 年代初期，美国的 Barney Glaser 和 Anselm Strauss 两位学者开始合作进行"医务工作者和临终患者相互作用"的研究，获得一系列的研究成果，并出版系列著作，如《临终护理与理论》（*Hospice Care and Theory*，1965）、《走向死亡时》（*Time for Dying*，1968）和《状态的推移》（*Status Passage*，1971）。1967 年，Glaser 和 Strauss 合作出版了《扎根理论的发现》（*The Discovery of Grounded Theory*），介绍了扎根理论的研究方法及应用。在此之后，又有 4 本扎根理论著作相继出版：《实地研究：自然社会学的策略》（*Field Research: Strategies for Natural Sociology*，Schatzman & Strauss，1973）、《理论敏感性》（*Theoretical Sensitivity*，Glaser，1978）、《为社会学者提供的质性分析》（*Qualitative Analysis for Social Scientists*，Strauss，1987）、《质性研究的基础》（*Basics of Qualitative Research*，Strauss & Corbin，1990）。

为了使初学者更容易使用扎根理论研究方法，并为建构中域理论提供更加清晰的研究方法，1990 年 Strauss 和 Corbin 合作出版《质性研究的基础》，但遭到 Glaser 的质疑。Glaser 在 1992 年出版的《扎根理论分析的基础：崛起与压制》（*Emergence Versus Forcing: Basis of Grounded Theory Analysis*）中予以反驳，他认为这种方法只是"完整的概念描述"，并不是理论的建构。尽管如此，两种方法都在被使用，尤其是医疗领域，常用 Strauss 和 Corbin 开发的扎根理论方法。

（二）两种观点的差异

目前，这两种方法护理研究者都在使用，最初的"Glaser 和 Strauss 共同开发的扎根理论研究方法"和"Strauss 和 Corbin 开发的扎根理论方法"的异同点归纳见表 15-1。本书介绍的扎根理论步骤遵循 Strauss 和 Corbin（1990）的扎根理论方法。

笔记栏

表 15-1 Strauss 和 Corbin 方法与 Glaser 方法的比较

项目		Strauss 和 Corbin 方法	Glaser 方法
不同点	学术传统	芝加哥学派的实用主义及田野研究	哥伦比亚学派的实证主义
	研究者的角色	登录的每个阶段强调研究者的参与；强调研究者的理论敏感性。研究者是积极行动者	随着不停比较的分析方式，类别和属性会自己涌现。研究者是头脑空空的机器人
	资料分析	在登录过程中，研究者不仅采用不断比较的方法，而且要不断提出问题，迫使自己追寻互动的意义	强调在每一个研究步骤都要采取不断比较的方法
	登录方式	开放式登录、主轴登录和选择式登录	实质性登录（开放式登录、选择式登录）和理论登录
	登录思路	4 个线索：条件、文脉、行为 / 相互行为的策略、结局	18 个方面：6 个 C（原因、文脉、偶发性、结局、矩阵、条件）、过程、程度、维度、类型、策略、相互作用、自我认同、切入点、方法与目标、文化、同意、主流、理论、秩序与严谨性、单位、见解、模式
相同点		1. 归纳性的质化研究方法 2. 在原始资料上建构理论 3. 多用于中域理论的建构 4. 强调对社会过程和心理过程的研究	

三、扎根理论研究的适用范围

由于扎根理论研究的宗旨是对未知现象（目前尚未形成假说的现象）进行探索，明确该现象中的主要概念和各概念间的关系，以此产生命题或理论。因此，扎根理论研究适用于未经探索的但需要探索的所有社会现象，尤其适用于有待解决的社会问题及互动过程。例如，研究人的行为、相互作用和过程，可探求新类型的结构、时间特征、原因、发生情景、范围、结果与其他类别的关系。扎根理论经常探究的内容有护理、种族关系、教育、不良行为、组织研究、非正常行为、形式组织（组织结构）、社会化、权威与权力以及社会迁移等。下面主要从研究应用领域、研究现象、研究现象具有的特征 3 个方面介绍扎根理论研究的适用范围。

（一）研究应用领域

适合使用扎根理论研究方法进行研究的领域包括：

1. **组织行为学** 研究组织中的行为和互动，例如员工之间的社交关系、组织变革的过程以及领导力的影响等。

2. **健康社会科学** 研究健康问题，例如探究健康行为的形成和维护过程，以及社会因素对健康的影响。

3. **社会学** 研究社会结构的形成和变化、社会问题的发展和解决等。

4. **心理学** 研究情感和认知的过程、行为和思维的产生和发展等。

5. **教育学** 主要应用于探讨教育问题、揭示教育规律、为教育实践提供指导等方面。

6. **公共服务** 应用于公共服务领域，例如公共政策的制定和实施、公共服务的使用和评价等。

7. **市场营销** 研究市场营销领域，例如消费者行为的形成和变化过程、品牌形象的塑造和营销策略的实施等。

（二）研究现象

扎根理论生成的多数是中域理论，其研究内容多数是服务提供者的行动以及服务利用者的反应，这种直接的、面对面的相互作用也称为社会相互作用。但并不是只分析护士和患者相互作用之类的内容，有时也以社会相互作用为前提，分析患者疾病认识的变化过程。扎根理论研究方法适用于个人、人与人之间的互动关系、个人与社会交往中的互动关系方面的研究。

（三）研究现象具有的特征

1. 扎根理论在护理领域主要研究护理实践中未知的现象或变量，其目的是将建构的理论直接应用于实践。

2. 扎根理论不仅研究服务对象双方相互作用的过程，还包括社会建构过程。因为双方的相互作用是建构在大的社会环境中的。例如，在一项"住院患者疼痛"的研究中：①相互作用方面的课题是"护士如何看待和处理患者疼痛"（现象：患者主诉疼痛，护士不信）。②组织机构方面的课题是"医院是如何执行止痛药规章制度的"。③个人生活史方面的课题是"长期慢性疼痛患者对止痛治疗有何不同反应"。下面再以 2002 年 Knobf 的研究为例，来描述和理解社会环境中出现的社会心理学过程和社会构造过程。研究者为了说明"接受乳腺癌化疗导致提前闭经的女性的反应"，使用扎根理论方法开发了理论。通过研究明确这类患者的社会问题是"易受伤害"，而"顽强"是说明"易受伤害"时如何反应的基本社会过程。

（四）使用扎根理论研究方法常见的研究课题

目前，使用扎根理论研究方法进行的护理领域的质性研究在美国非常多，在我国越来越多的护理研究者也开始尝试使用。研究课题有"审慎的权衡：老年人与移动健康交互行为的动态演变过程""博弈：静态生活方式与静态生活方式改变的互动过程模式研究""护士从离职意愿到离职决策过程的扎根理论研究""乳腺癌患者家庭韧性过程模型构建""痴呆患者与亲属照顾者情感互动过程的研究""农村老年人自我忽视影响因素的研究""分娩尊严内涵的研究""实习护生突发公共卫生事件应急准备度理论框架构建""基于扎根理论的白血病患者家庭社会支持模式理论框架的构建""基于扎根理论的养老机构跌倒管理现状与期望质性研究""新确诊乳腺癌患者网络健康信息行为模式研究"等。

第二节　研究的核心环节

扎根理论研究的操作程序一般包括：对资料进行逐级登录；不断地对资料和概念进行比较，系统地询问与概念有关的生成性理论问题；发展理论性概念，建立概念和概念之间的联系；理论抽样，系统地对资料进行登录；建构理论，力求获得理论概念的密度、变异度和高度的整合性。

一、逐级登录

在扎根理论中，对实证资料进行逐级登录是特别重要的一环。登录（coding）是资料分析中最基本的一项工作，是指将收集到的经验资料分解、辨析并赋予概念的（conceptualized）过程。登录意味着初步理论开始形成，理论反过来又会指导下一步的资料收集。在登录过程中，研究者可以对资料产生新的理解，获得进一步研究的灵感，包括获得下一步资料收集时的方向感。Strauss 和 Corbin 的扎根理论分析资料的方法可分为 3 个阶段，即开放式登录（open coding）、主轴（关联式）登录（axial coding）与选择式登录（selective coding）。这 3 个步骤的目的在于不断对经验材料进行比较、提问，建立概念、范畴，并在此基础上一步步归纳、提炼出理论。需要指出的是，开放式登录、主轴登录与选择式登录之间并不存在严格确定的先后次序，也可以将它们视为 3 种不同的登录类型。在分析程序中，3 种登录类型可以根据研究需要而打乱次序。

ER15-2
逐级登录

笔记栏

（一）开放式登录

开放式登录就是反复仔细推敲经验资料，将资料分解、验证、比较、概念化，寻找代码和类属的过程，即从资料中寻找有意义的现象，形成代码以及提炼类属，并对类属加以命名，确定类属的属性和维度，然后对研究的现象加以命名及类属化的过程。

1. 基本原则 Strauss 的开放式登录基本原则包括：①对资料进行仔细的登录，不要漏掉任何重要的信息，登录越细致越好，直到信息饱和。如果发现了新的代码，应该在下一轮进一步收集原始资料。②注意寻找当事人使用的词语，特别是那些能够作为代码的原话。③给每一个代码进行初步的命名，命名可以使用当事人的原话，也可以是研究者自己的语言，不要担心这个命名现在是否合适。④在对资料进行逐行分析时，就有关的词语、短语、句子、行动、意义和事件等询问具体的问题，如：这些资料与研究有什么关系？这个事件可以产生什么类属？这些资料具体提供了什么情况？为什么会发生这些事情？⑤迅速地对一些与资料有关的概念的维度进行分析，这些维度应可以唤起进行比较的案例，如果没有产生案例，应该马上寻找。⑥注意列出来的登录范式中的有关条目。

2. 基本步骤

（1）寻找资料中的代码：代码（code）是从原始资料中的句子、段落或篇章中提取容易引起研究者注意的、重复出现的或带有强烈情感反应的某种现象的概念，为其命名，贴上标签，编上号码，此时形成的即为代码。代码是分析资料最初形成的最基本的意义单位，常用调查对象叙述的语言或用研究者使用的一个抽象层次较高的单词或词组来概括某一方面的现象。概念应该能够准确概括经验资料的实际情况，并且具有创意。目前在我国，从原始资料最初形成的最基本的意义单位，其名称并不统一，也有学者称它为"低层次概念""概念化""标签"或"码号"等。

（2）从代码中提炼类属：将意义相同或近似的代码归为同一类别，起名为类属（category）。我国对"category"也有不同的称呼，多数学者称之为"类属"，也有部分学者称之为"范畴""较抽象概念""高层次概念"等。有的类属还可以进一步划分为下位类属。例如，"管理者的工作类型""优秀餐饮管理者的条件"等可归类为"餐饮管理者"，这个"餐饮管理者"就是类属。将代码"协商""监督""注视"归类为评估和维持工作流程而进行的"工作类型"，这个"工作类型"就是一个下位类属，它是由多个意义相近的代码组成的。

（3）发展类属：此阶段可以继续找出类属，但在找类属的同时，更重要的是要发展类属。发展类属是指挖掘类属的特性和维度。类属的特性（properties）是指与某一类属（概念或现象）相关的属性或特质，也有学者将特性称之为属性；类属的维度（dimensions）是指连续体上的特质（属性）的程度，例如特性"注视频度"的维度是"由高到低"。发展类属也可在下位类属或是构成下位类属的代码中寻找其特性和维度。

3. 登录方式 登录是与收集资料同时进行的，即将访谈或观察收集的资料随时进行记录分析。进行登录常用的方式有 3 种，可根据研究者的习惯和研究课题而选定具体的登录方式。

（1）以词或句子为单位找代码：逐词逐句分析资料，找出代码。这样可避免漏掉资料中的代码，因为它们是产生理论的基础。此时要注意的是避免研究者受固有知识的主观影响，应在资料整体环境中分析其代码的含义。

（2）以一份资料或段落为单位找代码：首先向访谈转录、现场观察记录等文字资料提出问题，如"主要的发现是什么？"将其命名，贴上标签，编上码号，形成代码。然后回到资料中，详细地分析和寻找代码。

（3）整体考察：对访谈或观察等收集的多种资料的原始记录进行整体考察，提出问题，如"在这里（资料中）看到了所发生过的事情吗？""这些记录与至今已获得的类属一致吗？"然后返回资料，详细地寻找和分析其异同点。

4. 具体操作 当研究者拿到第一份资料时，要从头到尾地阅读一遍，然后进行分析。分析资料时，研究者要走进受访者的生活中，不是分析资料表面描述了什么，简单地找资料表面呈现的概念进行代码，将代码归类成类属。研究者要侧重阅读和思考资料背后的理念和含义，感受研究对象经历的事情，从资料中倾听受访者告诉了研究者什么，通过向资料提出各种问题，不断思考发现敏感现象，给敏感现象界定概念进行代码，此时注意起名的代码不是表面含义，也有可能是抽象度较高的概念，而不是资料中呈现的语言。

在分析第一份资料形成代码和类属的过程中，要及时撰写备忘录。每个备忘录都以一个焦点为主题撰写。通过从资料中寻找敏感现象或事件，对其进行提问和比较，确定代码或类属，将这个分析过程写在备忘录上。备忘录主要记录分析发现的敏感现象，解释其含义，分析类属的特性和维度等。除此之外，还可以将敏感现象与个人经历、专业知识等进行比较，提出资料以外的类属，这个类属需要寻找相应的对象进行访谈等，对收集的新资料进行分析，这也是扎根理论强调的理论抽样。另外，研究者要反复阅读资料。

5. 注意事项

（1）思考并寻找能作为代码或类属的"名字"：给代码命名时，研究者经常使用调查对象用的（原始资料中呈现的）本土化单词或句子，或者研究者的单词或句子。此时需要注意的是，这些代码或类属应当是与研究课题相关的、有分析意义或内涵较深的、逻辑上最能够描述现象本质的代码或类属。在对类属命名时，研究者有时借用相关研究概念（照顾者疲劳、地位丧失等）或公认概念（偏见、自我形象紊乱等），这些概念可能成为研究者继续扩展某一专业领域的重要概念。但应注意的是，此时易出现一些不利的因素，如读者很容易将此研究结果使用的概念理解成一般公认概念的内涵，就连研究者自身也容易出现这种倾向，从而导致对资料的解释出现偏差。因此，研究者如果使用公认概念，应当保证其概念必须是从资料中产生的，而且要严格地界定本研究中呈现的概念与其公认概念内涵的相似、相异和延伸的意义。

（2）命名类属时，要经常向资料、代码、行动、意义、事件等提出问题。常用的方法是向资料提问，"这是什么？""这个现象和什么有关？""应当归属于哪个类属中？"等。例如，向代码"抓""隐蔽""逃避""忽视"等提出以上问题，就形成了下位类属"避免玩具共享的对策"。经常向资料提出的问题有"谁""何时""在哪儿""做什么""程度如何""为什么这么做"等。

（3）关注类属与类属之间的关系：在开放式登录时，不仅要关注哪些代码在同一个类属之中，而且要注意它们所代表的不同现象（类属）之间存在何种关系。例如，在一项中国青年择友观念的调查中，陈向明将代码"聪明""能干""温柔""善解人意"归类于（强女人）的类属中；将"聪明""能干""强悍""刚愎"归类到（女强人）的类属中。然后分析和比较了这两个类属的异同点，进行关系解释。这两个类属之间有意义的联系是，两者都很聪明、能干，但前者主要体现的是"女人"的特点，而后者则主要体现了"强人"的特点。

（4）重视细致编码，达到资料饱和应当详细编码，注意不要漏掉任何可能出现的类属，如果出现新的类属，可以在以后收集资料的过程中进一步提出新的问题或选择相应的研究对象，继续探究新出现的代码和类属，当资料出现饱和时，结束收集和分析资料。资料的饱和是指当出现下列情况时，可终止收集资料：①尽管使用多种方法收集资料，也没有新的类属出现。②类属的特性、变化和过程已经全都被描述了。③类属间关系清晰、明确和稳定。

（二）主轴登录

主轴登录（axial coding），亦称轴心登录，主要任务是发现和建立概念类属之间的各种联系，以表现资料中各个部分之间的有机关联。这些联系可以是因果关系、时间先后关系、语义关系、情境关系、相似关系、差异关系、对等关系、类型关系、结构关系、功能关系、过程关系、策略关系等。主轴登录能够将经验材料以新的、更清晰、更整合的方式组织起来。每一组概念类属之间的关系建立起来以后，研究者还需要分辨其中什么是主要类属，什么是次要类属。

笔记栏

这些不同级别的类属被辨别出来以后，研究者可以通过比较的方法把它们之间的关系联结起来。当所有的主从类属关系都建立起来之后，研究者还可以使用新的方式对原始资料进行重新组合。在主轴登录中，研究者每一次只对一个类属进行深度分析，围绕这一个类属寻找相关关系，因此称之为"轴心"。随着分析的不断深入，有关各个类属之间的各种联系应该变得越来越具体。

1. 四个线索 Strauss 和 Corbin 的扎根理论分析范式（分析策略）是以 4 个线索为主线，提出问题，分析资料中呈现的类属之间的关系。4 个线索为"条件""文脉""行为 / 相互行为的策略"以及"结局"。关于主轴登录开始的时间，从理论上讲是人为地将其划分在开放式登录后进行，而实际上在分析资料时，两者是同时进行的，往往很难分阶段区别进行。

（1）条件（causal conditions）：是指成为类属的原因或形成现象结构的环境或情境，从这些角度去探寻或发展更多的类属。分析类属时，研究者经常向该类属提出的问题是"为什么、哪里、如何以及发生了什么"，进行自问并从资料中寻找答案或进一步收集资料寻找答案。例如，研究者在分析资料时形成了"疼痛"这个类属，为了更好地理解疼痛体验，研究者要深入探究形成疼痛体验的条件因素，可提出这样的问题，在什么条件下会出现疼痛？又是什么样的环境背景导致了这些条件的产生？研究者从访谈和资料中寻找成为"疼痛"这一类属的原因是什么，如果资料中已经呈现了"关节炎"这个类属，那么就可以将这两个类属关联起来考虑，即"关节炎"引起的"疼痛"。如果资料中没有呈现有关"疼痛"原因的条件，研究者可进一步访谈收集相关资料，来寻找产生疼痛的原因，有可能是"骨癌"或是"骨折"或是"神经性头痛"等，这个原因要从实际资料中获得。如果是关节炎或骨折引起的疼痛，还要说明在什么条件和环境中易导致疼痛，"关节炎"易在寒冷和潮湿的环境中发生，"腕骨骨折"易在结冰的道路、有水的瓷砖地面或者骨质疏松患者身上发生。

（2）文脉（context）：是将与类属（现象）相关的特性和维度串联起来，用文字进行描述，写出故事线的过程。类属、特性和维度相连接的例子，例如腕骨骨折出现疼痛这一现象中，"腕骨骨折"这个类属的特性包括何时发生的（3 小时以前）、怎样发生的（走在有水的瓷砖地面不小心滑倒）、骨折数量（几处骨折）、骨折类型（复杂性或单纯性骨折）等；"疼痛"这个类属的特性包括疼痛的强度（剧烈地）、疼痛持续时间（开始的 2 小时）、疼痛部位（局限于上肢）等，其"（ ）"中的描述即为维度。将上述特性和维度连接起来，用故事线的形式描述出来，形成的文脉是，"腕骨骨折"是引起"疼痛"的原因，是走在有水的瓷砖地面不小心滑倒发生的，发生在右手腕的单纯性骨折，这种疼痛是渐进性的，刚开始的 2 小时疼痛是很剧烈的，然后逐渐减弱，疼痛局限于上肢等。资料中的文脉是按照互动、行为、情感反应的顺序呈现的，随着环境、事件或现象而变化。对资料进行理论性分析或描述性分析的质量，取决于资料的内容以及研究者的解释，因此这种分析十分必要。

（3）行为 / 相互行为的策略：是应对或处理类属的方法、原则和策略。如疼痛管理的策略为：当场就地休息、手腕用硬板固定、运送医院等。与此同时，也应找出应对不当的原因，如没有固定骨折部位、直接回家后发现肿胀才去医院等。

（4）结局（consequences）：是指应对后的结果，例如疼痛缓解。

2. 具体方法 主轴登录的主要工作是详细地推敲类属，确保每个类属都是认真和精心制作而产生的，关键是探寻形成这些代码的访谈或观察对象的意图和动机，将这些代码放到资料中，即将其放在访谈当时的语言情景或观察情景以及代码所处的文化背景中，考虑其生成的类属是否适合、是否有意义，以下是具体方法：

（1）建立类属以及类属间关系：例如，研究者分析资料建立的解释是："关节炎"患者的"关节疼痛"，是通过"自我管理"而使疼痛减轻的。这段描述是将几个类属"关节炎、关节疼痛、自我管理"用一段文字联结起来描述的，也称为故事线。寻找类属间关系的技巧，即使用

"类属和其特性和维度"以及"4个线索"的分析范式（分析策略）寻找类属间关系。①从类属的特性和维度的角度寻找关系和规律：例如，关注资料中"短暂和轻微疼痛的人与长期重度疼痛的人，在应对疼痛的方法上有所不同"的规律。这里类属"疼痛"的特性和维度为"疼痛持续时间（短暂的疼痛、长期的疼痛）、疼痛的程度（轻微的疼痛、重度的疼痛）"。通过特性和维度比较，发展类属，探索类属间关系。②以4个线索即"条件""文脉""行为／相互行为的策略""结局"为线索寻找类属间关系和规律：例如，"疼痛是由关节炎引起的，阴天下雨时，疼痛加重，强烈的长时间持续疼痛时，止痛对策不奏效，于是采取了保暖、注意休息、疼痛时听舒缓音乐等，经过一段时间之后，疼痛症状开始缓解，此时或许能奏效。"分析这个例子，以"疼痛"为轴心，将类属的特性和其维度相联结，"关节炎"和"气候"是疼痛的条件，"止痛"为行为／相互行为的策略，"不奏效"为结局，"保暖，注意休息和疼痛时听舒缓音乐"是止痛策略的改变，"疼痛症状缓解"为结局。

（2）在资料中验证类属间关系：例如，将上述类属间关系的描述拿到所有的访谈资料和记录中，验证其解释和故事线是否符合逻辑，是否正确。验证时的提问是，"疼痛是由什么引起的？""在什么情况下疼痛会加重？""主诉疼痛的人为了止痛，都做了些什么？""其中最有效的方法是什么？""其结果如何"等。如果资料中呈现的是一些资料以外的情况，如出现了至此尚未出现过的代码或类属时，如"什么也没做，等一段时间，自己就缓解了"或者是"等了很长时间，疼痛也没缓解"，这说明资料没有达到饱和，研究者尚需继续思考其不同之处会给研究带来什么启迪，应探究这里到底发生了什么。

（3）一个类属可分成几个下位类属：也有学者称之为亚类属，在主轴登录的资料分析过程中，有时可以将一个类属分成几个下位类属。例如，分析者也许将"照顾者疲劳"这个类属分解成几个下位类属"精神疲劳""身体疲劳""照顾疲劳"。同样，也有可能将开始时两个分离的类属识别为相互关联的类属。如将开始时两个分离的类属"花时间"和"我和伴侣在一起"识别为相互关联的类属"花时间与我的伴侣在一起"，合并目的是突出新类属的重要性。

（三）选择式登录

选择式登录（selective coding），亦称核心式登录，是整合和凝练分析结果，找出核心类属的过程，是对从原始资料中找出的可成为核心的类属进行登录，确认核心类属与各类属连接组成体系的关联性是否合理的过程，即形成模式和理论的过程。通俗地讲，就是将所有的研究线索（类属）进行整合，建构一个关于核心类属（如疼痛体验）合理的解释框架。选择式登录建立在主轴登录基础上，进一步选择一个核心范畴，并有系统地加以说明、验证与补充。显然，选择式登录较开放式登录、主轴登录更具目的性与抽象性。

核心类属（core category）是指浓缩所有分析结果后得到的关键词。核心类属应该具有如下特征：①核心类属必须在所有类属中占据中心位置，比其他所有的类属都更加集中，与大多数类属之间存在意义关联，最有实力成为资料的核心。②核心类属必须频繁地出现在资料中，应该表现的是一个在资料中反复出现的、比较稳定的现象。③核心类属应该很容易与其他类属发生关联，不牵强附会。核心类属与其他类属之间的关联在内容上应该非常丰富。④核心类属应该比其他类属更加容易发展成为一个更具概括性的形式理论。⑤随着核心类属被分析出来，理论便自然而然地往前发展了。

1. 具体步骤　核心类属往往在研究的后期呈现出来，但也可能在研究的中期就已经呈现，在研究后期得以确认。以下5个步骤在实际操作中没有明显的阶段区分，即这些步骤不存在先后顺序，往往是交叉进行的。

（1）形成核心类属：将研究的主要现象用一个故事线描述出来，串起主轴登录中找出的所有类属，依照一定的顺序（如时间顺序等），整合类属隐含的所有情节，将其描述出来，概念化成核心类属。具体方法：①写故事线：坐下来思考，写2~3行，将"资料中留下最深刻印象的"考虑的主要研究问题"记录下来，然后围绕这个主题写故事线，描述主要现象的整体概要。②将形成的类属全部列出来，看看是否有适合的核心类属，如果没有，考虑起一个什么名字（抽象的概念），这个名字必须将这些类属均涵盖进去。例如，Corbin在某战争体验的研究中，从"变化的自我""战争印象的转变""战争文化""回家""战争经历"这些类属都包括在内的角度，给核心类属起的名字是"协调不同的现实"。设定的假设为"生存"必须与"如何协调不同现实——战争之前、战争期间和战争之后"有关。

（2）从特性和维度的角度建立核心类属与各类属间关系：例如，在"患有慢性病孕妇的风险管理"的研究中，核心类属是"保护性管理"，其中的两个主要特性是"风险认知"和"妊娠与疾病的过程"，其维度分别是"低-高"和"良好-不良"。好的故事线都要有这样的描述。

（3）建立核心类属与类属的关联：主要通过"4个线索"（条件、文脉、行为/相互行为的策略、结局）的策略，建立其相互的关联。其方法是A（条件）导出B（现象），B导出C（文脉），C导出D（行为/相互行为的策略），以上的结果得出E（结局）。

（4）返回资料核对和检查其相关关系的妥当性：与资料核对，探讨其相关关系的妥当性。将核心类属与类属一览表比较，检查一览表，确认核心类属是否涵盖了一览表中所有的类属。

（5）补充需要进一步精选和发展的类属。

2. 注意事项

（1）核心类属的表述方式和确认方法：核心类属的表述方式有3种，一是用名词表述，如"轨迹""工作""死亡"等；二是用修饰词加名词表述，如"病房的守门人""保护性管理"等；三是由动词加名词或用词组表述，如"成为母亲""与高血压共存"等。

（2）一个理论只能有一个核心类属：如果一个理论中呈现了两个重要的核心类属，处理方法是选其中的一个视为核心类属，另一个为与之相关的类属，说明它们之间的关系，作为一个理论来描述。如果是两个完全独立的核心类属，不能分出主次，也可考虑放下一个，作为今后的研究课题。

（3）核心类属的特征：①核心类属必须与类属有关联，并能说明其行为变化。②核心类属往往可以返回资料，可作为能找出"条件""文脉""行为/相互行为的策略"和"结局"而发展的类属。③核心类属应是研究者能较容易地把它与其他类属间关系予以说明的类属。④核心类属往往在研究进入尾声时产生和发现。此时说明编码过程中理论已经全面、丰富地得到发展。

（4）建立核心类属与类属关联时的注意事项：①精选类属间关系，将其体系化，形成固定规律或模式。例如，关于"患有慢性病孕妇的风险管理"的研究中，明确的文脉是，"经过良好的低风险文脉；经过良好的高风险文脉；经过不良的未出现风险文脉；经过不良的出现风险文脉"。②进行分类：沿着发现的规律、特性上的维度，通过提问和比较进行分类。③寻找理论依据：评估从资料中形成的理论是否可靠。例如，对"保护性管理"这一核心类属形成的理论进行评估，评估"促成经过良好的低风险文脉的因素是保护性管理"这一理论是否从资料中形成的，是否有充分依据支持这个理论，使其站得住脚。具体做法是从各种描述文脉（备忘录）中厘清逻辑关系，判断其产生的理论是否合理。一个质量高的模式或理论应满足以下几点：模式或理论来源于资料，非常契合资料；实用，可用于指导实践；核心类属具有深度；能够经受时间考验；可以进行调整并具有解释力度。

下面以陈向明的一项研究作为案例，简要说明上述逐级登录的过程，她在研究中国留美学生跨文化交往活动时，对资料进行了逐级登录：

开放式登录：在初步分析留美学生访谈资料基础上，她找到了很多研究对象常用的概念：兴趣、愿望、有来有往、有准备、经常、深入、关心他人、面子、体谅、公事公办、亲密、圈子、不安全感、民族自尊等。

主轴登录：她在开放式登录发现的诸多概念中寻找各种关联，查看这些数量较多的概念能否被归为数量较少的几类抽象层次更高的范畴（类属）。经过反复比较、辨析之后，她用 7 个主要类属将这些概念统合起来，较为主要的类属分别为：交往、人情、情感交流、交友、局外人、自尊、变化。每一个主要类属之下包含着相关分类属（即原先的概念），如在人情这一主要类属下面包含体谅、容忍、关心、照顾、含蓄、留面子等；局外人这一主要类属下面包含游离在外、圈子、不安定、不安全、孤独、想家等。

选择式登录：在所有类属及类属关系被建立起来以后，她将"文化对自我和人我关系的建构"作为核心类属，在此基础上对原始资料进行进一步分析，最终建立了 2 个扎根理论：①文化对个体的自我和人我概念以及人际交往行为具有定向作用。②跨文化人际交往对个体的自我文化身份具有重新建构的功能。

来源：陈向明. 旅居者和"外国人"——留美中国学生跨文化人际交往研究［M］. 北京：教育科学出版社，2020.

二、撰写备忘录

备忘录（memo）是为呈现清晰的理论而进行分析的记录，因此也称为分析笔记，记录着原始资料的分析和解释过程，同时也是研究者思考自己的发现、想法和初步结论的一种方式，还可让研究者运用创造力和想象力，激发出新的洞见。撰写备忘录非常重要，因为它记录的内容是代码、类属和核心类属的登录和分析过程，而不是数据的记录。备忘录记录了分析的思路，使分析代码和类属能够根据演化的框架进行分类、排序、重新整理和检索。备忘录是联结收集资料到论文写作之间的关键步骤，是研究者借助纸、笔和计算机来思考，追寻研究过程，在分析资料过程中写的记录。从寻找代码一直到形成核心类属的分析资料全过程都要写备忘录。除此之外，要写观察记录（笔记和流水记录），并与备忘录分开，这主要是记录访谈和观察期间对研究对象的印象以及研究者的反应。

（一）备忘录的一般特征

扎根理论研究资料分析操作程序中，备忘录的建立有以下特征：

1. 备忘录会因为研究阶段、研究意图和编码的类型不同，而有不同的内容、概念化程度及长度。

2. 在分析的开始阶段，备忘录看起来可能很简单，因为只有研究者本人才去看这些备注。

3. 每一位研究者可能发展出他个人构建备忘录的风格，有些研究者使用电脑程式，有些使用分色卡，有些则偏好将手写的备注装订成册等。备注的记录和管理方法并不重要；重要的是备忘录必须有条理、渐进和有系统，而且很容易被提取出来进行分类或相互比较。

4. 备忘录的内容对于正在发展中的理论很重要，除了储存资料的功能外，它还有其他功能。借由构建备忘录，研究者得以发挥他们的创造力和想象力，由一个观点激发出另一个观点。

5. 备忘录就像是分析结果的储藏室，研究者可以依据演化中的理论架构来对这些资料进行分类、整理和提取。

6. 在每个分析讨论会之后，一定要有针对讨论内容而做成的备忘录。当研究者被某个观点激发出一些想法时应该停下手边的工作，马上将那些想法记录下来。这并不需要长篇大论的备注，几个画龙点睛的句子就足够了。

7. 研究者可以综合数个备忘录的内容而写成总结性的备忘录，这种做法对于研究者分析和整理前后资料非常有效，而且有助于研究者及时觉察出漏洞或不足以便随时纠正和补充。

（二）备忘录的类型

常见的备忘录有 3 种，即编码备忘录、理论备忘录和操作备忘录。值得注意的是，在研究过程中，从第一份资料起就要撰写备忘录，而且理论上讲，研究的各个阶段都要有 3 种备忘录。但也不要过分拘泥于形式，重要的是真正去写备忘录，养成写备忘录的习惯。写备忘录的框架为：①开启资料研究；②寻找和发展代码、类属以及其特性和维度；③做比较和提问；④详细说明分析资料的切入点，即4个线索（条件、文脉、行为/相互行为的策略、结局），形成故事线。

1. 编码备忘录（code notes） 也称编码笔记，是早期撰写的备忘录，主要用于探究和充填代码，分析类属、特征和维度、现象或事件的条件和文脉，以此引导和聚焦进一步收集资料。举例分析见表15-2。

表15-2 编码备忘录的举例分析

地点：205办公室	时间：2016.12.20

主题："心流状态"编码笔记

P5："看小说的时候，我超级容易入迷，就可能一下午把小说就看完，中间不会停，除了中间特别想要上厕所"

P10："像画画这个东西，一下子能坐很久，基本上都是操作性的，所以可以很投入。像之前上动物外科课程的时候，做一些手术操作的时候也会比较投入。不太会感觉到累，我能一下坚持很长时间，画画也算是坐得很久的，如果你能沉进去的话，就一下子能坚持很久，其实也不会觉得太累。（你在做一件事情很投入的时候，你当时自己是怎样一种感觉呢？）就想把它做好，其他的没什么感觉！其他的很多东西都可以忘记了，周围的东西都可以忘记了，也不会意识到身体累不累啥的"

在这几位受访者的访谈引文中研究者都感受到了个体因为极度专注于某一活动导致了忽视静态行为调节。专注于活动时个体几乎没有其他的杂念，甚至失去自我身体意识，如"也不会意识到身体累不累啥的"，对于时间的感知也出现扭曲，如"当我（全力完成工作）看那个时间的时候已经是十一点多了"。这样的情况让研究者想起曾经在一篇博士学位论文中接触到的心理学术语"心流"

上述博士学位论文中是这样描述的："心流"是一个心理学术语。1990年，哈里齐克森·米哈里在他的书（*Flow: The Psychology of Optimal Experience*）中发展了流状态理论。他观察到，某些活动，如绘画、爬山和其他休闲运动，通常只是因为我们想做于是就去做的一种没有外部、物质奖励的刺激。相反地，我们的动机则进入了流状态——基本的人类渴望。流状态是一种强烈的沉浸感，我们的注意力完全集中于某种活动，达到全神贯注、忘我、行为与意识统一的状态。当你处于流状态时，你觉得好像自己一个人就掌控了自己的命运。哈里齐克森将心流（flow）定义为一种将个人精力完全投注在某种活动上的感觉；心流产生时同时会有高度的兴奋及充实感。哈里齐克森认为，使心流发生的活动有以下特征：我们倾向去从事的活动；我们会专注一致的活动；有清楚目标的活动；有立即回馈的活动；我们对这项活动有主控感；在从事活动时我们的忧虑感消失，主观的时间感改变，例如可以从事很长的时间而不感觉时间的消逝。当然以上几点不需要完全同时发生

上述受访者引文中都体现了心流的特点，于是研究者将上述受访者的引文都编码为"心流状态"

来源：陈雪梅. 博弈：静态生活方式与静态生活方式改变的互动过程模式研究——一项扎根理论研究[D]. 上海：中国人民解放军海军军医大学，2018.

2. 理论备忘录（theoretical notes） 也称理论笔记，是记录理论敏感性的笔记。主要包括：某个潜在重要类属、类属的特性和维度、类属间关系、变化、过程、条件、矩阵等，对这些内容进行归纳性或演绎性思考的记录称为理论备忘录。理论备忘录一般在编码备忘录结束后写出。例如，编码备忘录中已经记录了关节炎所致的疼痛，在理论备忘录中，研究者自问关于疼痛还有什么其他特性和维度，然后列出暂定一览表，但一定要通过收集资料验证其妥当性。Chamaz提出以下问题对写理论备忘录有所帮助："用你的提问对资料进行跟踪和分类、描述你的类属是怎样出现和变化的、发现哪些信息和假设支持你的类属、描述从不同的角度看待这个问题的感觉并进行讨论和比较。"举例见表15-3。

表 15-3　理论备忘录的举例分析

主题	内容
潜在的类属 – 社会排斥	在转录第 22 例访谈录音时，我对患者描述的一个场景略难理解：要我也说不清楚，那么有一点是可以肯定，刚开始的时候人家还可以融入你，有时间跟他们（朋友）出去，走得快行，走得慢，人家走得快，人和人之间到底是时间长了肯定就麻烦了（笑），这肯定的，这我不是说别人，包括我自己，我自己可能也会这样，我自己可能也这样想："唉，你不行嘛就不要试了呀。你怎么怎么地……"包括我自己也会这么想，那么我自己出去，我自己知道，走路啊，差不多。在与课题组人员探讨时，一个研究生说的话让我很感兴趣：你不是我吃饭的朋友，不是我打游戏的朋友，只是打羽毛球这件事我会想到你，现在你又不能打了，我的需要你不能满足，那我可以找其他人啊，这很正常，自然现象。确实如此，我们只不过是因为兴趣爱好聚在一起的人，说得再普通一点，我们是因为共同特点聚集在一起的。现在，患者因为生病，已经不再具备属于这个群体的共同特点（属性），那么，要么是患者主动离开这个群体，要么是这个群体将患者遗忘，达尔文的适者生存、优胜劣汰，弃旧图新体现的就是这个道理

来源：周璇. 艰难的回归：脑卒中患者社会参与的变化与发展过程［D］. 上海：中国人民解放军海军军医大学，2019.

3. 操作备忘录（operational notes）　也称操作笔记，研究者及其研究成员在抽样、提问、可能性比较等方面做指示时的相关记录。理论备忘录中常常会引出问题方式的调整、改变追问的技巧、调整访谈提纲等。操作备忘录举例见表 15-4。

表 15-4　操作备忘录的举例分析

时间	主题	内容
2017.11.24	问问题方式的调整	研究者：现在觉得这个疾病对您有什么影响吗 受访者：没什么影响 反思：可以增加的问题是：能跟我说说具体哪些方面没有影响吗？要的是现象，而不是结论。比如工作的情况、家庭生活的情况。不管回答是否有影响，我要继续问下去，访谈下去，这样才会问出东西
2017.11.24	提高追问的技巧	研究者：您刚刚说右边的手不太有力气，腿部也不太有力气，那现在有什么活动或者事情做不了的吗 受访者：一般事情都是我老婆做，她不让我做，还有就是能做的事情做，不能做的事情就不做 反思：①是不是生病前不是这个样子的，生病后老婆代替他做了呢？他的心理感受是怎样的呢？是顺从，还是内心希望这些事情自己可以做？②到底哪些能做，哪些不能做，为啥我没有想到要去追问呢？而是一味地想着问下一个问题呢？访谈不是把访谈提纲上的问题问完就结束了，而是要倾听患者的声音，发现现象背后的东西。现在我意识到了，在下面的访谈中提高意识，而不是简单要求患者给我一个答案

来源：周璇. 艰难的回归：脑卒中患者社会参与的变化与发展过程［D］. 上海：中国人民解放军海军军医大学，2019.

（三）撰写备忘录的方法

下面介绍 Corbin 撰写备忘录的具体方法。

1. 给备忘录标记日期 收集资料的日期、页码、检索资料时可能利用的查找方法、访谈或观察的代码、文档等。

2. 为每个备忘录创建一个标题 例如，"备忘录 4 – 更多心理上的生存策略"，"备忘录 5– 放下情感警惕"等。

3. 将一小段原始资料或描述放到备忘录中 出现令人兴奋的观点赶紧写下来，不是只关注事件或现象本身，而要将源于这些事件或现象的概念化思考写在备忘录中。

4. 时常更新备忘录 随着分析的进展，新资料引起的更多洞见要添加到备忘录中，使之更加深刻和厚实。

5. 列出类属和其所属代码的清单 随时参考，以免重复和忽视资料。

6. 检查不同代码备忘录是否有相似之处 重新比较各备忘录的代码 / 类属的异同点，相同的可以合并，差异的进行标记。

7. 备忘录要备份 要将资料和备忘录在计算机里备份，以免资料丧失造成无法弥补的损失。

（四）观察记录

观察记录也称为笔记或流水记录。观察记录是在研究现场随时随地的记录，或研究中想到的内容的随时记录。因此也可以将观察记录看作是资料，可能有一些概念化的和分析性的语言，也可能包括背景描述和某些非正式访谈的描述。观察记录与备忘录的区别是记录的场所和记录的内容不同，观察记录是在现场，或回来后马上对现场资料的回顾性整理，主要是资料和背景的描述以及随时想到的概念化的分析性语言。而备忘录则是在现场回来后，对资料进行详细分析时撰写的，其内容是在观察记录和访谈（观察）资料的基础上进行的提炼。例如，在一项医患矛盾的研究中，深入医院进行访谈和观察，在现场研究者将观察到的医患双方所说所做的每一件事情尽可能地记录下来，还记录对背景的描述。研究者在观察结束后，对当天的观察记录进行回顾，在重温每个现象或事件的同时也获得了患者和医务工作者对其行为 / 互动的解释，并将其作为一种非正式的访谈记录和检验过程。在第 2 天，研究者会与同仁或导师一起讨论和分析每个现象或事件，在讨论之后撰写备忘录。在讨论和分析期间产生的解释和印象写在备忘录上。因此备忘录是在观察记录基础上写出来的。

三、持续比较

关于比较的步骤，Glaser 和 Strauss 归纳了 4 点。①根据概念的类别对资料进行比较：对资料进行登录并将资料归到尽可能多的概念类属下面以后，将登录过的资料在同样和不同的概念类属中进行对比，为每一个概念类属找到属性。以"亲属的社会损失（social loss）"研究为例，如丧父是一种社会损失，同样是丧父这个事件，在少年丧父和中青年丧父，社会损失是不一样的。此外，也要注意到受教育程度、死亡的方式等不同也会影响社会损失，可以根据这些特征进行比较。所以当对一个事件登录的时候，一定要将这个事件和同组的先前的事件或不同组同类的事件进行比较。②将有关概念类属与它们的属性进行整合：对这些概念类属进行比较，考虑它们之间存在的关系，将这些关系用某种方式联系起来。以上述研究为例，护士在面对"社会损失"的人时考虑优先安抚谁时的"社会损失计算"，护士可能优先考虑社会损失最大的，这种计算会因年龄、受教育程度而有所不同，这个阶段就是整合不同的类别和属性的阶段。③勾勒出初步呈现的理论：确定该理论的内涵和外延，将初步理论返回到原始资料进行验证，同时不断优化现有理论，使之变得更加精细。界定理论的原则是简约、适用范围、连续比较达到理论饱和。④对理论进行陈述，将所掌握的资料、概念类属、类属的特性及概念类属之间的关系一层层地描述出来，作为对研究问题的回答。例如，社会损失可以写成"计算社会损失""患者社会损失的故事""影响护士专业冷静的社会损失"等。这种生成理论的方法是一个不断发展的过程，即一段时间后，每一阶段都转化为下一阶段，并且每一个阶段都为其后续阶段提供持续发展，直到分析结束。

另外，按其比较的方式，常见的持续比较方法有3种。①与最初分析的几例资料中产生的代码或类属进行的比较：先分析几份资料，找出其代码、类属和其关系解释等，然后将后续资料的特性与先前资料确定的特性进行比较，判断其异同点。②与最初几份资料产生的假说进行比较：在没有假设的情况下，通过观察或深度访谈收集资料，分析最初的几份资料，呈现类属和类属间关系，设定暂定假说。在后续收集资料过程中，不断分析并与暂定假说进行比较，验证或修订假说，也可能再呈现新的假说，这是扎根理论的另一个特点。③与相关研究的理论和相似类属间的比较：将原始资料产生的类属、核心类属和相关假设与相关研究的理论、相似类属进行比较，生成新的理论。

 研究实例

举例说明持续比较内容

1. 事件与事件的比较　受访者P22将眼镜挂在胸前，每次看手机前佩戴，表示"没有眼镜这上面这么小的字我一点也看不见"；受访者P13专门购买了两副老花镜，分别放置在客厅茶几和卧室床头柜上，以方便随时取用，他表示"看书看手机都需要眼镜的，你看我用完一定要放在固定位置，不然找不到。"比较P22和P13可以得出假设：视觉的退化会影响老年人学习使用移动健康，需要佩戴老花镜解决该问题。

2. 概念与概念的比较　随着研究分析的进行，研究者发现老年人在坚持使用移动健康的过程中，他们通过"建立提醒机制""组织同伴支持小组""自我调节心态"等方式来应对使用过程中遇到的挫折。经过概念与概念的比较，发现它们共同归属于一个更高级的概念"应对策略"。

来源：汪秋伊. 审慎的权衡：老年人与移动健康交互行为的动态演变过程——一项扎根理论研究［D］. 上海：中国人民解放军海军军医大学，2023.

四、理论抽样

在质性研究中，研究者对样本能否代表其群体并不感兴趣，更多关心的是寻找什么典型样本收集资料能产生类属和其维度，最终能形成理论。理论抽样（theoretical sampling）是指在已成型或正形成的理论（概念）基础上进行的样本选取过程，是研究者在分析资料、寻找代码和形成类属以及说明相关关系形成理论的同时收集资料，随着研究的进展，选择相应的研究对象。为了概念本身更清晰、概念间的关系更清楚，理论抽样的对象是与用来建构理论的那些概念相关的事件。扎根理论研究中的理论抽样是一个需要不断持续进行的过程，它的终点是达到理论饱和，这是理论抽样的原则所在。

理论抽样在研究开始前是无法设计在整个研究中会抽取哪些类型的研究对象的，具体抽取的样本随研究过程而演变发展。在研究刚刚开始时，进行深入访谈或观察的研究对象是目的抽样获得的。随着分析，对出现的代码和类属进行不断提问，研究者如果认为需要丰富已出现的或新出现的类属，可随时选择相应的研究对象。研究者为了保证核心类属（重要主题）有代表性，基于分析资料的进展而逐渐明确的问题（事项、现象）或者依据呈现的代码、类属、理论的重要程度确定相应的研究对象。理论抽样可以在逐级登录的任一阶段进行，如同备忘录的撰写也应该贯穿整个登录过程一样。与开放式登录对应的是开放性抽样，此阶段抽样的针对性相对较弱，研究者可根据研究范围及研究对象特点进行相对宽松的样本选取工作；主轴登录阶段抽样的目的性较上一阶段强烈，研究者在抽样时比较注意区分概念间的差异关系；选择式登录阶段，发展概念、形成理论方面的目的性最强。研究者在选取样本时带有极强的针对性，目的就是为了厘清概念关系与研究脉络，补充尚不充足的范畴，以及验证成型理论的科学性、合理性。在每一阶段的理论抽样过程中，前一阶段归纳得到的初步理论，可作为下一阶段理论抽样的标准，同时也是下一阶段资料收集的依据。

　　理论抽样是从第一次访谈获得资料分析的代码开始，贯穿整个研究过程，抽样过程是沿着分析的轨迹变更访谈（观察）对象，以此丰富类属和核心类属，当研究者认为类属间关系已经澄清，此时为资料的饱和，可停止抽样，这时即可确定理论抽样的例数。然而在实践中，许多研究者常常判定饱和而不是证明已经达到饱和了，即在可能没有饱和的时候就认为类属已经饱和了。比如，一个研究者研究"肥胖妇女是否体验到屈辱"，她发现她的所有访谈都表明她们感到屈辱。如果研究者不去分析屈辱是什么以及屈辱如何产生，那么就会认为她的类属"体验屈辱"已经饱和了。不加批判或有限地分析处理可能也会导致过早的类属饱和。要评价类属是否饱和，可以考虑下面的问题：你在数据内部和类属之间进行了怎样的比较？你怎样理解这些比较？它们给了你什么样的线索？你的比较是怎样解释你的理论类属的？如果有其他方向的话，它们会把你带向哪里？如果有新的概念关系的话，你可能看到什么样的概念关系？当然，依据扎根理论的理念，任何理论不论看起来有多完善，都只是暂时的，都必须在变化了的新的社会现实面前重新证实或证伪。因此，这里所说的理论饱和也只是暂时性的。

 知识链接

Glaser 对饱和的见解

　　饱和不是一而再地看到同一模式。它是这些事件对照之后的概念化，这些事件产生了模式不同的属性，直到再没有模式的新属性出现。这就产生了概念密度，在被整合进假设中时，概念密度构成了具有理论完整性的扎根理论的主要部分。

　　理论抽样方法的举例：一项"双胞胎母亲产后一年期间育婴的研究"采用了理论抽样的方法。研究者选择了 16 位双胞胎的母亲，在其家中进行了访谈。研究者首先访谈了有 1 岁左右双胞胎的母亲，研究者认为这些母亲会很好地回忆出一年内育婴的情况，收集到本研究的相关资料。访谈时，听到母亲说"在照顾双胞胎的最初 3 个月中，感到很茫然"。研究者请母亲详细地谈谈"很茫然"的具体内容，可母亲回答这期间就是很茫然，而做不出详细解释。因此，为了深入地挖掘和了解"茫然"，研究者改变了收集资料的研究对象，选择了双胞胎出生 3 个月左右的母亲作为访谈对象，也就是选择了最初 3 个月正处于"茫然状态"的母亲作为研究对象，此时的抽样为理论抽样，由此获得了丰富和详细的该阶段双胞胎母亲是如何养育婴儿的资料，从而丰富了概念。

五、建构理论

　　实证主义关于理论的定义是将其看作关于抽象概念之间关系的命题，涵盖了广泛的经验观察领域。实证主义者把理论概念作为变量，对概念进行了操作性定义，并通过精确的、可重复的经验评估来验证假设。在这种看法中，理论的目的是解释和预测。

　　理论的另一个定义强调理解（understanding），而不是说明（explanation）。这个定义的支持者把理论理解作为抽象的和解释性的；从理论中获得的理解依赖于理论家对被研究现象的解释。解释理论允许非确定性，并不追求因果关系，优先考虑展示模型和联系而不是线性推理。

Strauss 和 Corbin 关于理论的观点有一些实证主义的倾向，但是更为强调概念之间的关系。对于他们来说，理论意味着"一套在关系命题中相互联系的完善概念，它们共同构成了一个完整的框架，可以用来解释和预测现象"，即建构理论的过程包括：①把概念作为变量；②使概念间的关系具体化；③解释和预测这些关系；④使知识系统化；⑤通过假设验证来证明理论关系；⑥为研究产生假设。

例如，Biernacki 的"摆脱毒瘾研究"，对基本社会过程提供了一个理论解释。他的理论解释了那些没有经过戒毒治疗的人当中，有些人是怎样实现从"瘾君子"到"戒除毒瘾者"的身份转变的。研究者展示了这个过程的几个阶段，并将其作为概念类属。他在代码中对这些过程进行了定义，然后把这些过程放在一起，得出了这些类属。他追踪着这一连串事件，并表明这些次级过程是怎样发生关联的。在戒除毒瘾者克制了他们对毒品的渴望，保持了一种禁欲状态时，研究者认为，他们进行着一种微妙的社会心理过程，其中包括对他们生活和世界的象征性重构和社会学重构。这些象征性重构和社会学重构通常会给瘾君子带来非常痛心的问题和没完没了的麻烦，但是克服这些困难始终是完成他们身份转变的一个前提条件。这样，类属"变成并保持'正常状态'"就成为 Biernacki 理论一个完整概念。他展示了研究对象经历这个转型的过程，提供了一个关于吸毒者身份改变的完整的实质理论。

六、扎根理论研究的评价

人们很难对质性研究成果进行评价，因为质量是难以捉摸的，很难具体说明。但是质性研究是一种科学的探索，也是一种创造性和艺术性的努力，因此质性研究需要进行质量评价。Corbin 指出，高质量的质性研究应当是：研究者与读者和访谈对象的生活经验产生共鸣；研究结果有趣、清晰、富有逻辑，启发读者思考并想进一步阅读；研究结果不只是相同陈旧资料的重复或某些在文献中常常出现的内容，应当是内涵深刻，富有洞察力，显示敏感性；将概念和详细描述的细节融合在一起，让读者自己从资料中得出结论，判断研究者资料分析的可靠性。

（一）高质量质性研究具备的条件

那么如何做到高质量的质性研究呢？Corbin 提出高质量的质性研究应当具备以下的条件：

1. 一致的方法论贯穿研究始终 避免将不同的方法论混在一起使用，或者使用某些程序中的一部分，不使用另一部分。

2. 研究目的清晰 研究者应当定位自己的研究目的是描述，还是理论建构。

3. 研究者对自身的偏见和假设保持清醒的认识。

4. 研究者需要经过训练 从资料中提取类属和核心类属，并将其关联形成理论是一件非常困难的事。研究前需要进行相应的训练，研究过程中，需要有老师或有研究经验的同行的指导。

5. 研究者对资料中的现象或事件以及访谈对象有"感情"和"敏感性"。

6. 研究者愿意努力工作，并为实践和教学而研究。

7. 研究者愿意触及自我 研究者愿意做头脑风暴、换角度看待事物、做理论比较、用新的方式思考。

（二）扎根理论研究的评价标准

1. Strauss 和 Corbin 的扎根理论研究的评价标准 ①有代表性的样本选出过程和选择依据。②对产生的主要类属的描述。③有代表其主要类属的事件、现象和行为。④理论抽样的类属依据，即范式如何引导收集的资料？理论抽样后类属代表性的明确程度。⑤表明类属间关系的假说的呈现、产生假说的依据、假说验证的程度。⑥有无不支持假说的个案、分歧的说明、对假说的影响。⑦选择核心类属的理由、经过及依据，获得的难易度，是逐渐获得的还是偶然获得的。

2. Corbin 的扎根理论研究的评价标准 ①符合性：研究成果（解释）无论是专业读者或访谈对象都认为"真实"，符合实际，产生共鸣。②实用性：研究成果有新的解释和洞见，可用于发展政策、改变实践或增加专业基础知识。③概念性：研究成果围绕类属和核心类属组织，从特性和维度的角度发展类属和核心类属，让其有特性和维度的变化。成果内涵深刻，解释清晰，能使读者辨认其赋予的意义。④类属的条件化：没有条件，读者不能理解事件或现象是如何发生的，为什么赋予它这样的意义等。⑤逻辑：有一个符合逻辑的思维线，逻辑上未出现断裂或联结环节通畅。⑥深度：描述的细节增加了研究的丰富性和变化形式，使结果从普通领域提升出来，使研究具有深度。⑦特殊性（变化形式）：研究结果中呈现了不符合模式或不同维度和特性的案例，从而捕捉其生活的复杂性。⑧创造性：成果中有新的东西呈现，或者以新的方式将旧的思想结合在一起。⑨敏感性：研究者谨慎地将偏见放到一边，从资料中推断出假设，而不是将资料套入固有假设。⑩备忘录证据：研究报告中含有备忘录的证据或讨论。

第三节　实例分析

【例1】　以"基于社会资源理论大学生健康状况及影响因素研究"为例，说明如何进行逐级登录。

1. 研究目的　第一部分研究的研究目的是通过访谈建构大学生群体社会资源的内涵概念和测量维度，并分析影响大学生健康状况的因素，为实证研究方案的设计提供理论基础。

2. 研究设计　使用扎根理论研究方法，采取目的抽样和理论抽样相结合的方式，分别选取××省3所理科、文科和医学院校各18名大学生开展深入访谈。

3. 资料分析　研究应用NVivo11.0软件分析定性资料。分析步骤包括开放式登录、主轴登录以及选择式登录3个过程。

4. 结果

（1）开放式登录：在开放式登录阶段，研究者通过对18位医学专业、18位文史专业和18位理工科专业大学生深入访谈资料的概念化、编码化，并运用不断比较的方法，将医学专业、文史专业和理工科专业访谈的资料中有关的"文本块"聚类为一系列类别（概念），并且对各个类别深入发展为"属性"与"面向"。经过归纳，最终将54位大学生的访谈资料发展为以下的类别，见表15-5。

表15-5　开放式登录统析表（节选）

范畴	原始资料语句
1. 家人支持	家庭成员心甘情愿帮我解决遇到的各种问题和困难，也可以和家人谈论自己遇到的难题，也能切实具体地给我帮助（家人帮助）
	平时和父母几乎不沟通，遇到问题基本是通过自己解决（自己解决）
	每个月家人给的生活费相对比较多（物质帮助）
	寒暑假经常和父母出去旅游（精神支持）
2. 学校支持	当我有困难时，老师、同学能真正地关心、帮助我（关心、帮助）
	班级同学很多，老师无法顾及每个人，遇到问题自己寻找解决办法（自我调节）
	学校每学期会开设心理健康方面的选修课程，能帮助我们调节心情，对我们的身心健康有重要影响（学校课程教育有助于身心健康）
	学校每年给贫困生补助（物质帮助）

范畴	原始资料语句
3. 朋友支持	遇到一些事情时，经常会有朋友和其他人给予一定的帮助和支持（经常给予帮助）
	性格比较内向，几乎没什么朋友，遇到问题都是自己消化（性格内向，少有朋友帮助）
	经常与朋友聚会，谈心，结束后心情很愉悦（与朋友聚会心情愉悦）
……	
19. 遗传因素	来自父母的某些性格和情感状况因素一定程度会传递给子女（性格等遗传因素）

（2）主轴登录：围绕"大学生健康状况影响因素"的研究问题，通过发展类属这一基础，研究者先将某些重点的研究类属与其他的类属关联起来，然后各级亚类属将会被逐步提炼出来，最终呈现出 5 个类属，即社会支持资源、学校资源、家庭资源、行为生活方式和个体因素。如表15-6 所示，各类属包括了若干亚类属，亚类属包括了若干次级的亚类属。各类属均通过资料分析自然提炼获得，其层级数没有严格的限制，据此本研究找了大学生健康状况的 5 个影响因素。

表15-6　主轴登录框架（节选）

主要范畴	范畴	内涵
社会支持资源	家人支持	家人帮助、自己解决、物质帮助、精神支持
	老师、同学的支持	给予帮助支持、自我调节
	朋友和其他人的支持	经常给予帮助、性别内向孤僻、很少有朋友帮助、与朋友聚会心情愉悦
	网络沟通	网络好心人帮助
学校资源	健康教育课程设置	关心帮助、自我调节、学校课程教育有助于身心健康、物质帮助
	学校卫生保健服务与设施	医务室设备齐全、药物便宜、小病一般都去医务室
	与同学的关系	同学关系紧张、影响心情、同学关系和谐
家庭资源	父母文化程度	父母文化程度高，注重心理健康；与父母沟通少，自己排解烦恼
	家庭居住地、经济条件	家庭经济条件差影响就医
	家庭结构	家庭结构不完整，导致性格内向孤僻；家庭氛围和谐，身心问题及时和父母沟通
行为生活方式	吸烟饮酒	吸烟和饮酒影响身体健康
	睡眠	睡眠不足影响身心健康
	早餐	饮食不规律影响身心健康
	缺乏体育锻炼	缺乏体育锻炼影响身心健康
个体因素	生活自理能力	自理能力差影响心情
	沟通能力	沟通能力差影响心情
	学习能力	通过阅读，调节心情；学习能力弱，易导致抑郁
	遗传因素	性格等遗传因素

笔记栏

（3）选择式登录和模型建构

选择式登录的阶段，首先将主轴登录的各类属进行整合并对其分析，进而挖掘出"核心类属（概念）"和其他关联类属间的联系，再验证其关系，然后形成"故事线"，并建构出相应的理论框架。在确定"大学生健康状况影响因素"这一核心范畴后，其所对应的内在的结构关系可以概括为：社会支持资源、学校资源、家庭资源、行为生活方式和个体因素，同时这5个主范畴对大学生健康状况的影响存在显著影响。大学生个体因素是内因，社会支持资源、学校资源、家庭资源是外因。行为生活方式通过个体因素中的生活自理能力、家庭资源中的经济条件、学校资源中的学校卫生保健服务与设施以及社会支持资源中的朋友和其他人的支持来影响大学生健康。以此故事线为基础，建构了"大学生健康状况影响因素"的理论模型。

5. 讨论　结合扎根理论研究的基本思路，研究者通过对18位医学专业、18位文史专业和18位理工科专业大学生获得的资料进行开放式登录、主轴登录和选择式登录，形成了相关"故事线"，并据此明晰了大学生健康状况的影响因素和对应的扎根理论框架，为下一步实证研究的开展提供参考依据。基于扎根理论质性研究构建的理论框架，大学生社会群体的社会资源可以凝练为3个维度，分别是家庭资源、学校资源和社会支持资源。质性研究也发现，社会支持资源、学校资源、家庭资源、行为生活方式、个体因素5个主范畴对大学生健康状况的影响存在显著影响。大学生个体因素是内因，社会支持资源、学校资源、家庭资源是外因，行为生活方式可以直接影响大学生健康状况，也可以作为中介因素起到影响作用。

ER15-3
扎根理论研究
逐级登录案例
分析

来源：颜时姣. 基于社会资源理论大学生健康状况及影响因素研究［D］. 武汉：华中科技大学，2019.

【例2】 以"博弈：静态生活方式与静态生活方式改变的互动过程模式研究——一项扎根理论研究"为例，说明如何进行理论抽样。

1. 研究目的　旨在探索个体静态生活方式形成和转归过程、该过程中采取的策略和方法以及该过程的影响因素。本研究期望为政府、医疗卫生机构、健康照护者构建以患者/居民为中心的静态生活方式促进方案提供参考。

2. 研究问题　主要围绕以下几个问题展开：①个体静态生活方式形成和转化的互动过程是如何的？②该过程中涉及了哪些策略和方法？③该过程受到哪些因素的影响？其机制如何？中国特色因素有何体现？④如何满足被研究者的需求，提供针对性的健康促进干预方案？

3. 研究方法　研究采用扎根理论研究方法，通过目的抽样、理论抽样、便利抽样、最大变异抽样等方法抽取包括上海等6地城市、农村的静态生活方式高危者以及从静态生活方式转变到非静态生活方式的人共31名进行了39人次的深入访谈；同时融入观察法，收集了6名被观察者静态生活方式相关资料作为补充。资料分析阶段，通过三级登录（开放式登录、主轴登录、选择式登录）的方式进行登录，同时采用提问和不断比较等分析技术及借助条件矩阵、编码范式等分析工具进行分析，并通过撰写备忘录记录分析过程，帮助逐步形成类属和建构类属间关系，并最终形成静态生活方式与静态生活方式改变的博弈过程的概念框架。

4. 访谈提纲　主要问题包括：你维持静态生活方式不改变，是出于哪些原因？有的人说很享受静态生活方式，那你对此有什么看法？有的人说工作对于静态生活调节有影响，你对此有什么看法？

5. 理论抽样　研究者从收集到第一份资料开始就进行了分析，在逐步形成概念的过程中，根据概念化的具体情况（新的概念、概念的属性和维度）提出问题，并基于问题确定下一次资料收集重点，决定下一步抽什么样的对象，从哪里获得抽样，直到最后资料分析显示资料饱和为止。表15-7、表15-8和表15-9举例说明了研究者是怎样进行理论抽样的。

表 15-7　理论抽样举例 1

受访者 P5 情况说明	研究者反思与分析
收集 P5 资料后分析发现，P5 每天静态工作时间 8～9 小时，工作期间无主动起身活动，科研之余也无主动锻炼，仅通过增加交通性运动（走路上班）维持一定运动量 P5 多次提到科研压力大导致太忙没时间是阻碍运动的原因，P5 多次提到注意力集中时特别容易出现久坐不动情况。P5 提到目前自感健康状况尚好，所以对于久坐行为本身没有主动调节	改变静态生活方式中使用的策略：改变交通方式。还有其他策略吗？后续访谈、观察中注意收集相关资料 静态生活方式改变的阻碍因素： （1）时间似乎是一个重要的影响因素，在后续访谈中注意收集时间相关信息。如：其他受访者是否也受到时间因素的影响？哪些情况导致了时间不足？在时间不足的情况下个体如何应对 （2）"专注"似乎是一种使研究对象易于处于静态行为的情况。后续资料收集中可继续关注这一点

在完成 P5 的分析后，研究者访谈的另一位研究对象 P6 也较忙，但是能够保持较规律运动，在一般访谈问题的基础上，针对上述问题进行针对性的资料收集。

表 15-8　理论抽样举例 2

P6 受访者情况说明	研究者反思与分析
因为临近毕业任务重，P6 每天进行 9 小时左右的静坐工作，久坐中间不会主动起身活动。但 P6 每天晚上 10：00 左右会跑步 3km，跑完步后回宿舍洗澡，尽量将运动与现有生活合理安排，不占用过多时间 P6 自诉最初运动的动力来自学校政策——研究生必须在规定时间内完成 3km 才能拿到毕业证，再后来运动是因为想要减肥，最近动力来自通过跑步缓解压力 P6 专注于课题研究时也会出现久坐不起身 P6 也提到感觉自己没有因久坐出现颈椎病，所以不太关注久坐本身的调节	P5、P6 的调节策略：改变交通方式、增加休闲性运动。那么还有没有其他的调节策略呢？资料中静态生活方式调节的动力：涉及缓解压力、强制性政策要求、提升自我形象等，其中大致包括了内部动力因素和外部动力因素两个方面。在后续资料收集中通过理论抽样发展内外动力的不同体现形式（充实概念类属的维度） 阻碍调节的因素：P5、P6 的资料印证说明了"精力专注"会使研究对象易处于静态行为 P5、P6 都提到自感健康较好一定程度上阻碍了静态生活方式改变。那对于其他个体身体健康状况又对静态生活方式起着怎样的作用

随后作者对自感健康状况欠佳的 P7、P8 进行了访谈。同样的，在对 P7、P8 的访谈中除了了解一般性访谈问题外，研究者还针对上述问题进行了聚焦性的资料收集。

表 15-9 理论抽样举例 3

P7、P8 受访者情况说明	研究者反思与分析
P7 脖子因为长期对着电脑久坐有轻度颈椎病，自感体质下降后主动参加锻炼（饭后散步），并借助运动手环来提醒自己每久坐半小时起身活动一下。但是后来因为膝盖受伤限制了其运动 P8 本来不运动，后来因为想要减肥和通过运动缓解身体疼痛，开始进行运动锻炼，并较好地坚持运动，同时也通过站立姿势看电视节目、通过电脑锁屏软件控制久坐时间	健康状况的多重影响：健康状况下降，使个体感知到健康威胁，发展成个体改变静态生活方式的动力；同时有的健康损伤也可能会限制改变的行为 P7、P8 涉及的策略：增加休闲性活动、借助工具 静态生活方式调节的动力：提升自我形象、治疗疾病（恢复健康）

来源：陈雪梅. 博弈：静态生活方式与静态生活方式改变的互动过程模式研究——一项扎根理论研究[D]. 上海：中国人民解放军海军军医大学，2018.

（邹海欧）

小 结

　　扎根理论研究是探究人际相互作用中呈现的社会过程，目的是超越描述性研究，进入解释性的理论性框架领域，从而对研究现象进行抽象性和概念性理解。本章第一节阐述了扎根理论研究方法的特征、两种观点以及适用范围；第二节阐述了扎根理论研究方法的核心环节，包括逐级登录、撰写备忘录、持续比较、理论抽样、建构理论以及理论评价；第三节则用 2 个例子具体阐述了扎根理论研究中最重要的逐级登录以及理论抽样。

●●●● 思考题 ●●●●

　　1. 举例说明扎根理论研究方法的"资料饱和"。

　　2. 寻找 1 篇利用扎根理论研究方法的论文，分析其研究设计、资料收集、资料分析过程以及主要发现。

　　3. 阅读 1 篇扎根理论研究论文，结合本章评价的相关知识，评价其论文的质量，并说明依据。

　　4. 自设一个扎根理论研究的课题，进行 2 例研究对象的访谈，试使用 Strauss 和 Corbin 的分析资料方法分析资料，初步得出代码、类属，说明相关关系。

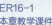

ER16-1
本章教学课件

第十六章

民族志研究

 导入案例

  护理学科是涉及人类健康的一门学科。不同的民族、不同的人群有着不同的健康行为、健康观念。某社区护士在进入当地传统社区提供护理服务的时候，希望了解这个社区的文化传统和社区居民的日常保健行为及居民治疗病痛的传统方式。在工作过程中，这名护士进一步发现，社区中某些特殊团体的独特生活方式可能对居民的健康有较大的影响。

请思考：

1. 该社区护士可以运用什么样的研究方法来理解不同人群的不同文化？

2. 这些不同的文化模式是如何影响健康的？

第一节　研究的特点与适用范围

  民族志研究是最基本的质性研究方法，是质性研究最传统和最常用的方法之一。通过这种研究方法，护理人员可以更深刻地了解与健康和护理有关的各种文化现象。

一、研究的特点

（一）起源

  民族志学（ethnography）起源于文化人类学和社会学，是人类学的一个分支。人类学（anthropology）是社会学的一个特殊分类，目的在于发现文化知识。早期的社会学家发现传统的科学不适用于发现居住在一起并有着类似经历的人群的细微差别，促使民族志学成为用于研究一群人的生活方式的方法。其中，ethno 是指一个民族、一群人或一个文化群体，graphy 是指描述。"ethnography"即描绘人类学，也被称为人种志学、民族志学，是对人以及人的文化进行详细、动态、情境化描绘的一种方法。

  19 世纪 70 年代，民族志学开始用于护理文化研究，是用人类学的方法去研究一些不适于演绎或量化的护理文化现象，研究不同社会文化背景下人们的健康信念、态度、行为模式等。

（二）概念和分类

  民族志学用于描述文化或文化场景（scene）。文化是指在探寻某一群体日常生活的模式时，研究者归纳出来的该群体的某种品质特征，并被当作这一群体的标志。文化场景，即民族志学中所特指的所要研究的文化单位。民族志包括宏观民族志和微观民族志。宏观民族志（macro-ethnography）描述的是广义的文化，是将一个文化整体（部落、城镇、社会机构、种族）作为研究的对象，对其中那些对于理解该文化十分重要的部分（社会结构、经济、家庭、信仰、政治关系、象征仪式、社会化过程、礼仪行为）进行重点考察。考察的目的是找到共同的文化模式，例如某群岛各个村落文化的研究。而微观民族志（micro-ethnography）描述的是狭义的文化，即对

笔记栏

397

一组或一个文化中的较小的单位进行详尽细致的研究，如流浪者避难所的文化，或对组织机构单位中的特殊活动行为进行研究，如急诊室护士如何与患儿交流。

民族志研究的本质是决定观察到的行为和事件，或者一个仪式对某人群的特殊意义，通过描述和解释文化形式来刻画某个文化群体的肖像（portrait）。文化肖像是汇集了所了解的一切资料，通过展现其复杂性而形成的某个群体的整体的文化景观。民族志研究通过描述、记录、分析和阐释某种文化条件下的文化共同群体（shared culture）的行为、风俗、人工制品、生活方式、语言以及成员的互动，试图辨别普遍性的模式，从而揭示文化主题，建立文化规范（culture rules），以探索社会互动的意义，总结人类社会生活。民族志通常以著作的形式表达，是一种研究过程，也是一种研究结果。

民族志研究包括主位和客位的观点。主位的观点（emic view）是指当事人、被研究者的角度和观点，自然的本土（native）的观点，反映了特定文化人群的语言、信仰和经历。研究者通过收集特定文化群体的杂志、录音或其他文化制品来接触自然的观点。客位的观点（etic view）是指外来人的观点，是经过解释的外部观点。研究者对文化的解释必须由强烈地理解其他个体的生活愿望来指引，研究者必须成为特殊文化场景的一部分，不仅要研究人群，还要从人群中学习。研究者要对特定群体进行参与式观察，花费大量时间进行访谈和观察，才能解释文化。

（三）特点

1. 研究者是研究的工具　研究文化要求亲近研究对象，要求研究者长期与研究对象生活在一起，通过切身体验获得对文化的理解。民族志学提供了这样的机会，使研究者成为研究的工具，显示了研究者在确定、解释和分析文化中的重要角色。研究者首先通过观察和记录文化资料成为工具，还经常成为一个文化场景的参与者，成为文化的一部分以感受人们在某种情况下的感觉，即参与式观察。参与式观察不仅是一种研究技巧，还是一种研究者融入实地的特征方式。研究者必须明确他们在发现文化知识这一研究过程中的角色是一种工具。研究工具的角色要求研究者参与文化，观察研究对象，记录观察内容。研究者成为文化场景的一部分还不足以完全拥有内部人员的观点。观察不仅是看，还要听、问，研究者还要通过收集特定文化群体的杂志、录音或其他文化制品，访谈文化群体的成员来接触这个文化群体的自然客观的观点。同时还要作为参与式观察者分析、解释文化，提供外来人的观点。在一定的时间内，研究者的投入可能或多或少，要明确什么时候参与，什么时候进行观察。

2. 实地工作　是指经过专门训练的研究者亲自进入某一社区，通过参与式观察与居住体验等方式获取一手资料的工作。民族志研究的地点是在实地（field）。研究者要去到感兴趣的社区，沉浸于当地文化之中。由于语言、日常生计活动、季节以及社区活动周期等因素，成功的实地工作通常需要1年甚至更长时间，以便深入和完整地了解当地社会。

3. 资料收集和分析的循环　在民族志研究中，人类在不同文化中的不同经历导致研究者去研究这些不同。然而，人类经历的异同并没有明确界限。因此，研究者收集的有关文化异同的资料会引发其他关于文化的疑问，提出其他需要再次确认的问题。要回答这些疑问又必须收集其他资料，因此形成了资料收集和资料分析的不断循环。通常情况下，研究的终止不是因为已经回答了所有的研究问题或者已经全面地描述了文化，而往往是由于时间和资源的限制。

二、适用范围

护士可以选择民族志学的研究方法去描述和解释文化及文化行为。民族志学的目的之一就是明确文化的内涵，也就是要理解人们做什么和说什么，怎样与其他人联系在一起，风俗习惯和信仰是什么，如何从经历中推论出意义。因此，护士可以运用民族志学的方法探索整体的、自然的社会，探索护理或与护理有关的文化或亚文化，提出与护理实践有关的问题。自然的场所提供了护士看待真实世界的机会，研究对象所在的没有经过外部解释的自然场所是探索很多护理实践问题的丰富的资料来源。病房、ICU、养老院、学校都可以是研究的场所，糖尿病患者、经历过肿瘤手术的患者、遭受家庭暴力的妇女、吸烟的少年、HIV 感染者都可以是研究的文化群体。护士开展民族志研究时要接受研究设计的反省性（reflexivity），即研究者作为参与者和调查者的双重身份。在研究过程中研究者与研究对象是持续地互相影响的，研究者既是研究调查者，又是参与者，要从不同的角度去理解研究现象，以得到更深层次、更充分的认识。要用护理世界观探索文化，要重视人类的感性和主观性，同时要清楚地认识到自己带入研究的个人偏见、价值观和经验。反省性可以对生动的、特定的研究现象和文化中所发现的关系有更充分的理解。

研究前应先思考为什么运用民族志学的方法进行研究？当研究者准备进行民族志研究时，通常首先要确定希望了解或解释的文化知识是存在的。另外，要考虑是否有足够的时间进行实地研究？是否有足够的资源？收集的资料是否能对护理专业带来新的观点？民族志学的研究方法适用于：

1. 记录现存的有关事实 用研究人群的语言去描述这些事实。民族志学的研究方法可以用于描述现存的某个社会或某个特定文化群体的某些社会现象、行为、文化事件等，以增加对这些文化的了解。

2. 发现扎根理论 民族志学的研究方法通过对某些文化现象和文化中的关系的分析，可以建立和发展进一步的扎根理论研究。

3. 更好地理解复杂的社会 对于某些复杂的社会现象和社会文化关系，可以通过民族志学的研究方法进一步深入探讨和分析，以得到更清晰的认识和理解。

4. 理解某一人类行为 民族志学的研究方法可以深入探讨某一文化群体的行为方式和动机。

 知识拓展

护理研究中常见的民族志研究方法

在护理领域，研究者常使用不同类型的民族志方法进行研究：

1. 护理民族志研究（ethnonursing research） 研究和分析当地或本土人群中与护理行为相关的观点、信念和实践活动，以及特定文化的过程。通常会运用一个广泛的理论模式来指引研究。

2. 机构民族志研究（institutional ethnography） 从服务对象或一线工作者的看法来审视、研究专业性服务的组织机构；用于理解人们的日常经历，尤其是机构工作过程中的社会决定因素，聚焦于社会组织和机构的过程，研究发现可用于指导组织的变革。

3. 自传式民族志研究（autoethnography） 亦称为内部或同行民族志研究（insider or peer research），是对研究者自身所属文化或群体的研究，是一个自我详查的过程。自传式民族志研究在接触和纳入研究对象、获得信任、发现内部细微差别等方面具有优势，但是需要注意研究的客观性、对研究者自身的角色保持觉醒、随时审视与他人的互动等。

4. 评判性民族志研究（critical ethnography） 通常有政策改进的目的，以加强对权力不平衡的意识、对自我权益的赋能等。例如，对某外科 ICU 患者尊严的研究，研究结果提示护理专业人员的行为不应忽视患者的整体性。

第二节 研究的基本步骤

民族志学的研究可以遵循一定的研究步骤，分为实地工作前、实地工作和实地工作后几个环节，但和所有质性研究方法一样，各个步骤之间不是按部就班的，而是可以在研究过程中灵活、机动地进行调整。

一、实地工作前

（一）选择研究场所，确定研究问题

首先要确定研究领域和对象。研究者根据研究的焦点来决定研究范围。如果是小型的研究，研究范围可以是单一的文化场所、几个文化场所、单一社区，大型的研究可以是涉及多个社区的研究或复杂的社会的研究。

在提出问题之前，可以运用理论来帮助研究问题的确定。研究者将某种文化理论作为研究的指导思想或工具引入研究中，这种文化理论被称为文化透镜（cultural lens）。文化透镜界定了初期的观察实地和研究问题。它在研究过程中还可以不断进行调整和变化。例如，观念理论（ideational theories）将社会现象视为精神活动和观念的一种结果；唯物主义理论（materialistic theories）则认为物质条件，如资源、货币、生产方式，是社会变化的第一推动者。运用不同的文化透镜在进行民族志研究时就会侧重于观念或者物质。

研究的问题可以是：①某个特定的已知存在的人群，但该人群尚缺乏人种学的记录；②某个特定的文化议题，还未在某特定人群中描述，例如研究儿童这一特定人群的健康观念的习得；③需要研究的特殊的理论问题，例如研究健康信念和行为的文化冲突；④需要确定可能的解决方法的实践问题，例如研究某人群妇女中避孕方法的低使用率的问题；⑤以往研究过的社会问题，需要进一步再研究，以了解过渡时期发生的变化。

研究者综合考虑以上理由，结合个人兴趣、能力以及实际情况来决定研究问题。确定研究问题之后，要对研究问题进行陈述，要说明为什么要对某一文化进行描述和阐释。

（二）回顾文献

通过回顾有关知识获得有关研究对象和研究问题的信息。这些知识可以是学术性的，也可以是非专业的，可以来源于不同类型的资料，如地方的、历史的、民族志学的、地理的资料，或者新闻、期刊。这些准备工作有助于研究者了解要研究的文化背景，也有助于形成研究计划。

（三）形成研究的系统计划

要计划如何进入研究现场，如何与研究人群建立关系，什么时候开始描述文化；如何进行资料收集，尤其是注意计划要始终聚焦于特殊的所要研究的问题；计划还应包括分析和解释资料的各个环节，例如要如何重新回到研究场所进行资料的再次核对。

（四）准备

要考虑到实际工作中可能遇到的问题，如语言、经费、政策的阻碍等。可以提前进驻研究现场做好准备工作。

二、实地工作

在这一阶段，研究者进入研究现场，选择研究对象，深入文化，收集资料。研究者可以通过"守门人"（gatekeeper）获得进入现场的方法、途径，获得关键知情者（key informants）的信任以获取信息。民族志研究主要运用目的抽样的方法来选择研究对象。资料收集的对象可以是某个文化群体中的成员或代表性人物。通常运用参与式观察与访谈的方法来收集资料。具体步骤如下：

（一）获得接触

研究场所确定之后，研究者要取得研究场所和研究人群的信任和接受，才能获得与文化的接

触，然后才能对人们的活动和生活的场所进行深入研究。这也许是此类研究最困难的环节之一。由于研究者通常不是文化群体的成员，要研究的文化中的个体可能会不愿意与研究者进行接触。在研究中，某些文化场所可以不经过允许而进行研究。例如，研究去当地药店买药的个体的文化就不需要场所的允许。但如果要研究某诊所卫生人员的文化，就需要得到允许。通过清楚地表达研究目的、保护研究对象的秘密等策略，可以增加获得接触的可能性。另外，某种程度的参与也有助于研究者进入文化场所中，例如去诊所做志愿者。

（二）驻扎，确定角色

研究者要确定自己在研究场所的角色，这个角色必须是在现场的一个稳定的角色，能熟悉文化群体的日常生活规律，可以最大限度地揭示整体的文化以及特定的文化主题。

（三）画出体现文化特征的地图

在适应研究场所的过程中就要开始获取信息，开始记录当地日常活动的内容，或者了解社区的人口学资料或组织结构，画出体现文化特征的地图，以帮助下一步的资料收集。

（四）观察与记录

参与式观察是民族志研究最常采用的资料收集方法。真正的实地工作始于研究者对所要研究的文化进行提问。通常会从一些广泛的问题开始，例如谁在诊所工作？然后根据这些问题开始进行观察。描述性观察（descriptive observation）开始于研究者进入文化场所时：开始描述文化场所，获取大概情况，并决定如何继续下一步工作。然后进行更有目的的描述性观察，即焦点观察（focused observation）。焦点观察来源于开始的描述阶段所提出的问题，需要观察某些特殊的活动。基于此，可以进行更有选择性的观察（selected observation）。这些观察和访谈不一定完全按照以上顺序进行，在任何观察过程中，如进一步的焦点观察或选择性观察中也可以产生广泛性的问题，从而引导下一个循环的观察和访谈。

1. 描述性观察　每次当研究者置身于文化场所时，都要进行描述性观察。描述性观察不是根据某个特定的问题，而是根据普遍性的问题来指引。基本的观察对象包括文化场所的 9 个基本要素：地点、人物、活动、物体（文化制品）、个体的单独行动、时间、事件、期望目标以及感受。这些要素可用来指引观察和提问，同时要将这些要素相互联系起来进行观察，分析文化的一般特征。

2. 焦点观察　根据描述性观察的结果，可以进行新的观察，以收集更多的资料。也就是研究者确定需要发展的领域和分类，再次回到研究场所，进行焦点观察。这个阶段研究者继续参与式观察，主要与特定的、少数的信息提供者一起工作，与他们建立长期的、紧密的社会关系。这些信息提供者可以提供或澄清某些文化信息，可以提供进一步的信息，可以帮助研究者确认解释资料的方式是否合适，因此有助于研究者探究所观察到的现象的深层次文化含义，以及了解某些既往存在或突然改变了的生活方式。

在这个过程中要确定主要的领域和分类，重点获取所选择问题的相关信息。可以运用目的抽样的策略来确定研究地点和人物，寻找典型样本。例如遍地撒网法（bit net approach）、通过自己的判断来选择、机会抽样、标准抽样（确立标准来选择对象）等方法。为进一步收集资料，还可选择其他技术，如人口调查、文件分析、事件分析、访谈等。

3. 选择性观察　收集到的资料需要通过选择性观察进一步确认分类。选择性观察是确定类别之间的异同，即"相反的维度"（dimensions of contrast）。有几类问题可以帮助研究者辨别"相反的维度"。①分类的不同：A 与 B 有何不同？这两件事在什么地方不同，方式有什么不同？②3 个分类如何相互联系：ABC 中，A 与 B 更接近或 A 与 C 更相似？③卡分类：多种分类中，哪一些类别更相似？研究者将类别写在卡片上，根据相似程度分组，更加容易对比。研究者通过继续进行参与式观察，对现有资料核实这些问题，并且指引研究者回到研究场所探求进一步的问题，进行选择性观察。在这个不断重复的过程中对资料进行核对：新的资料是否能支持和确认前期所提出的要素；资料是否具有代表性，是否能广泛、全面地反映整个文化群体？

4. 进行民族志学记录 完成每次的观察都必须记录。这些观察的记录称为实地笔记或现场备忘录（field notes）。要注意在研究的过程中，尤其是开始阶段，不要太快地聚焦，或者认为一些评论、文化制品、互动是偶然发生的而忽略了记录。任何经历都应该记录，以形成对文化丰富的描述。除了记录细节，还应该记录个人的看法、感受和解释。运用广阔的视角可以提供细节，还可以提供内涵，理解文化场所到底发生了什么，要关注文化场所的所有方面才能进行丰富的描述。研究者先要确定记录所使用的语言，记录时要逐字逐句地记录，用谈话者所说的文字记录，要具体、不经解释地记录所看到和听到的一切。可以手工记录，分类按时间保存，或运用计算机程序储存和分类、管理资料。

> **知识拓展**
>
> ### 民族志研究实地工作的要求
>
> 1. 强调整体论。
> 2. 时间上要求 1 年以上的周期。
> 3. 空间上限制在一个小的范围。
> 4. 技巧上要求参与观察和深度访谈。
> 5. 理论概括上要求由具体经验事实上升为一般性的理论。

（五）分析

在民族志研究中，资料的收集和分析是紧密联系在一起的，在进行观察的同时进行资料分析。例如，研究者根据描述性观察的结果进行领域分析，再根据领域分析的结果确定焦点观察的对象。民族志研究的整个过程中都需要不断地分析资料。在实地工作中同时进行资料分析，有助于今后与社会群体的进一步接触。要理解文化的意义，研究者必须分析所观察到的文化情景（social situation），也就是研究对象在特定场所的行为活动的方式。民族志学的资料分析就是分析这些文化情景，寻求形式典范（pattern），这些形式典范就构成了文化。Spradley 提出的以下资料分析方法较常应用于民族志研究：

1. 领域分析 分析的第一步是领域分析（domain analysis）。首先确定在特定的场所，要分析的人种的类别，再确定文化场景中不同概念的语义（semantic）以及语义之间的关系，有助于下一步的分析。也可以将概念进行再次分类。无论用什么方法，目的都在于发现人、地点、文化制品和活动的文化意义。在这个环节利用尽量广泛的分类清单有助于资料的分析。为保证分类清单的详尽，可参考前文所述的文化场所的 9 个基本要素来进行分类整理。领域分析引导了下一步的问题和观察，也就是说，要去探索文化群体成员的角色和关系。

2. 分类分析（taxonomic analysis） 是比领域分析更深层次的分析，它探求领域所包含的更详尽全面的分类。分析要寻求的各分类之间的关系，以及各分类与整体的关系。这个过程需要进行进一步的观察和提问。可以用焦点观察和访谈来确定分类是否准确。

3. 成分分析（componential analysis） 是系统地寻求与文化类别有关的属性特质（attribute）。每个领域都需要核实检查其中的成分，这些成分也就是文化的属性特质。同样也需要询问对比性问题（contrast question）来确定这些成分。同时研究者还要寻找遗漏的资料，根据遗漏的资料，再进行选择性观察。根据对比，将资料再次进行分类，再根据相似和不同进行分组，从而确定不同领域的不同成分。这个过程可以提供很多有关文化的重要信息。

要完成成分分析，研究者必须有序地来进行：

笔记栏

（1）选择要分析的领域（domain）。

（2）详细列出以前发现的对比（contrast）。

（3）把具有不同特征的对比进行分类。

（4）把具有相似特征的对比合并。

（5）对遗漏的特征进行对比性提问。

（6）进行选择性观察和访谈以发现遗漏的资料，来确认或发现假说。

（7）形成一个完整的范式（paradigm），构建分类系统，体现概念间的关系。通过人类学的图表（chart），可用清晰、简洁的方式提供大量的信息，体现重要的文化特质。

4. 主题分析（theme analysis） 即发现文化主题。在文化主题中把各领域联系起来，以获得对所研究文化的整体看法。主题分析的结果就是发现文化的意义。例如，在某个诊所文化的研究中，首先决定要分析哪些在诊所工作的人员——领域分析，分析他们的类型，根据前文所述的9个基本要素分析人员的角色和关系；下一步，对人员中的主要类别——护士，进行分类分析，分析护士的不同类型、教育背景、工作职责，在这个过程中进一步提出问题：为什么他们要做这些工作呢？这些工作有什么不同？这些工作与诊所的上级机构有什么关系？等等。根据这些问题进行访谈和观察，不断对比，提出诊所文化中"注册""监督""直接提供服务"等成分，然后根据这些成分进行具体描述，就可以得到诊所不同护士提供不同服务的文化场景。在这个过程中，分析和观察、提问等环节是重复和循环进行的。

ER16-2
民族志资料
分析

三、实地工作后

（一）完成资料分析和阐释，形成要素和推论

虽然在实地工作时研究者就已经开始分析资料，由于资料分析贯穿资料收集的全过程，因此在实地工作结束后，研究者还需要进一步对资料进行整理和分析，提出对文化的阐释。

资料分析过程也是一种分类整理（sorting）的过程。可以先创建一些文件夹，系统整理资料信息，再通读全部资料，做备忘录，以逐步形成对资料的初步感受，然后开始理解资料，对资料进行描述和分析。

可通过分类法（taxonomies）来形成语义表，或进行模式化分析。还可以将研究的文化群体与其他群体进行比较；以某种标准来评价文化群体；在文化群体与重要的理论框架之间建立联系；或对研究过程进行反思，并提出新的研究设计。在这个分析过程中，目的在于发现文化要素（cultural themes）。要完成对这些要素的分析，研究者必须沉浸在资料中，要有足够的时间专注于资料。6类经常使用的要素包括：①社会冲突：在社会场景中人们之间会发生哪些冲突？②文化矛盾：从文化群体中得到的信息有矛盾之处吗？③社会控制的非正式行为：是否有不正式的行为方式导致了文化控制？④管理人际关系：人们如何进行人际沟通？人际关系是怎么样的？⑤如何获得和保持现有的状况？⑥如何解决问题等要素。

结合上述的资料分析方法，研究者通过强调在描述阶段提到过的特定的素材以及通过图、表和数字来展示研究结果。资料呈现的次序要反映出分析的思路和步骤。可以按编年史或其他顺序来呈现资料，展示的重点是对日常生活进行描述，还包括一些重要的关键时间点，一些完整的有时间、地点、人物的故事，某个难以理解的事物，互动中的群体等。也可以按某个分析的框架来描述并根据众多知情者的观点来展示不同的视角。最后，通过写一个关于文化场景的总结，确定文化群体的经常性的规律方式，从而阐释这一文化群体。这些方式无论是明显的还是隐晦的，都构成了文化。在阐释过程中要注意从资料中得出推论，并发展理论，使阐释具有结构性。人们接触文化知识的途径是通过文化推论（cultural inferences），也就是研究者根据在研究另一种文化时所看到或听到的作出结论。做推论是学习群体文化模式或价值观的方式。通常，文化行为（人们做什么）、文化制品（人们制作和使用的东西）、谈话信息（人们说什么）这3类信息可以用于产

笔记栏

生文化推论。还有一类文化并不真正以实体的形式存在，即无言的知识（tacit knowledge），是人们知道但不谈论或直接表达的，但也是必须描述的知识。

分析和阐释资料时需要注意，不同的研究者描述文化的方式是不同的。因为研究的文化问题不同，研究时期不同，研究者得到的信息也不同。但如果在研究过程中采用合适的、严谨的方法来收集和分析资料，这些发现就可以提供对文化的重要的、深入的看法，同样可以反映出事实的一方面。同时，由于文化也是变化的和动态的，资料的分析和阐释不能脱离文化背景，文化的发现也要运用于文化背景中。

（二）撰写民族志

先列出文化清单（inventory），这是写民族志的第一步。清单提供了整理、组织资料的机会。清单包括：列出文化领域，列出分析的类别，收集有关地点或活动的草图，列出文化要素，完成个案清单，确定类别，完成资料的索引或表格，完成各方面资料的清单，建议今后研究的领域。完成文化清单后，就可以准备撰写民族志了。

撰写民族志的目的在于与研究人群分享，试图唤醒人们自身文化方式的意识。研究者首先要问：我为谁写作？在这个问题的指引下，作品会非常不同。为学术界写作，细节非常重要。为公众写作，深入的例子就很有用。如果为某个组织写正式的报告，就要反映与其需求相关联的关注点。然后，研究者要决定资料如何展示？如何组织？可以用自然的历史、编年史或空间的（spacial）顺序来组织，或根据重要的要素来组织信息。写作的方式可以是写实性故事；可以是自白式故事，其重点在于研究者的实地调查经验；而批判式故事则强调在研究过程中发现问题及反省；或者印象派式故事，即以戏剧性的形式进行描述。无论采取何种方式，都要注意在报告中体现民族志写作的三要素，即描述、分析和阐释。

传统的民族志的报告内容为：

1. 导论 说明研究领域和研究问题，对研究地点和人群进行简单回顾，对研究问题进行回顾。

2. 研究程序 报告实地研究程序，讨论实地工作，说明为什么采用民族志的方法，说明资料收集、分析的过程和研究结果。

3. 描述文化 描述特定的文化，回答"这里正在发生什么"。

4. 对文化主题的分析 用丰富的、细节的、顺序的资料（佐证材料）来说明整体文化以及特定的文化主题。要注意反映文化整体，而不是过度描述某一个个体的细节，要反映文化特征而不是个人特点。在展示研究结果时要重点突出，根据确定的模式或主题来展现资料，要与已知案例比较并对资料进行评价。

5. 阐释、启示、提出问题 在阐释过程中要进行分析和解释；要探索其他的阐释方法；要在研究者的经验情境中以及结合与这一论题有关的更为广泛的文献来阐释结果。同时，还要进一步提出启示或下一步研究的设想。

第三节 实例分析

在护理领域，研究者应用民族志的研究方法开展了相关研究。

【例1】 以 "Lost in translation-silent reporting and electronic patient records in nursing handovers: an ethnographic study（信息的丢失——护士交接班中使用无声报告和电子病历：一项民族志研究）"为例，讲解民族志研究在护理领域的应用。

1. 研究背景 电子信息的应用日益普遍，在交班中使用电子病历而缺乏口头交流，被称为"无声的报告"，可能会影响临床工作者对患者病情的认知，造成信息的丢失。护士需要通过对不同来源、不断变化的患者信息进行综合判断，从而掌握患者动态的病情。

2. 研究目的　通过探讨护士在交接班过程中如何使用电子病历及表达患者信息，以进一步了解电子病历的使用对护士认知工作的影响。

3. 研究方法　采用民族志研究方法，以使用无声报告进行护士交接班的某个挪威医院肿瘤科室为文化场景。该研究采用滚雪球抽样法，选取了来自3个不同科室的10名护士作为研究对象，应用参与式观察与半结构化访谈收集资料。采用质性研究的主题分析方法进行资料分析。

4. 结果　研究提炼出4个主题：护士工作的复杂性和多变性，需要在交接班时进行交谈；通过交谈，护士能够了解患者的社会心理问题等敏感信息；通过交谈，护士能够解决不适合记录在电子病历中的不确定性信息；护士通过交接班时的交谈或共同商讨，得到同伴的专业支持和情感支持。

5. 结论　无声报告及电子病历会对护士的认知工作和专业知识产生影响，丢失的不仅是护士动态地精准地掌握患者情况所必需的信息，还包括护士在患者社会心理及人际交往方面护理工作的可视性和合理性。护士们在交接班时进行交谈，弥补了依赖电子病历进行交接班而造成的信息丢失，同时也提高了电子病历作为信息中介的相关性和实用性。

来源：IHLEBÆK H M. Lost in translation-silent reporting and electronic patient records in nursing handovers: an ethnographic study[J]. International Journal of Nursing Studies, 2020, 109: 103636.

分析：该研究采用民族志研究方法，通过深入的参与式观察与民族志学记录，发现护士在交接班过程中使用电子病历的方法及无声报告的经历，能够代表性地反映其对护士认知工作的影响，从而将视角聚焦于实施无声报告的护士交接班中。研究者再将收集到的资料通过选择性观察进一步确认分类，以此形成访谈提纲。研究者为获取文化场景中的主位观点，花费大量时间，通过扮演一个护理学者的角色驻扎在该研究的文化场景中，与研究对象、患者、家属都建立了良好的关系。在此过程中，研究者从一个观察者变为一个日常护理的积极参与者，从而弱化了研究者的存在对该研究可能产生的影响。在实地工作中，研究者的观察与记录过程从描述性观察逐步缩小到焦点观察，并随时记录实地笔记。最终，将观察范围聚焦到护士交接班中的信息共享及护士使用电子病历的方法，并将其作为正式访谈的主题。研究采用质性研究传统的主题分析方法，分析与观察、访谈以及记录同步进行。第1步，通过反复阅读讨论，从复杂的社会交往及多样的日常生活中挖掘出与研究问题有关的活动和事件，罗列出想法，在观察过程中着重于对这些想法进行记录。再根据对护士交接班的深描以及非正式访谈结果进行正式访谈。第2步，对现有的信息进行查找、回顾、命名文化主题以及编码，并根据研究问题，分析这些主题之间的相互关系以及与整个数据集的关系。最终总结出4个主题，归纳出交谈在护士交接班工作流程中的必要性及重要性。最后得出结论，即护士在交接班时进行交谈，可以弥补在无声报告中护士因依赖电子病历而出现的信息丢失，从而确保护士认知工作的有效进行。

【例2】以"'互联网＋母乳喂养指导'护士上门服务体验的民族志研究"为例，讲解民族志研究在护理领域的应用。

1. 研究背景　"互联网＋母乳喂养指导"护士上门服务项目，是由在医院注册的执业产科护士通过倾听、共情和评估，帮助产妇寻找母乳喂养困难的原因，从而实施个性化的纯母乳喂养护理实操指导。目前，由于各省市经济发展水平的差异，"互联网＋护理服务"开展情况各有差异。而母乳喂养指导的护理服务项目的开展，因其专业的特殊性，也存在耗时耗力等诸多难题。

2. 研究目的　了解护士上门进行母乳喂养指导服务的真实体验，为深入推进"互联网＋母乳喂养指导"护理服务项目提供参考依据。

3. 研究方法　采用立意抽样法，样本量以资料饱和为标准，选取8名已开展"互联网＋母乳喂养指导"护理服务的上门护士为研究对象。采用焦点民族志研究的方法（即微观民族志），通过回顾经验总结文档以及视频、课件，以及对上门护士进行为期1个月的参与式观察、半结构

笔记栏

405

化深度访谈进行资料收集。采用 Spradley 的民族志分析法进行资料分析，包括范畴分析（即领域分析）、分类分析、成分分析和主题分析。

4. 研究结果 该研究提炼出负性体验、正性体验、高质量的上门服务发展需求背景下护士的压力与动力并存、优化改进与鼓励支持满足产妇及护士对上门服务的期待等 4 个主题。

5. 结论 该项目可提高母乳喂养成功率，维护母婴健康。提示管理部门可通过重视形成良好母乳喂养环境氛围、重视人才培养和提高护士获得感、护患安全管理、政策鼓励及优化流程等方式增进上门护士的获得感，减少其面对的困难和负性体验，提升和拓展护士的专业价值，以利于该项目推广应用及可持续发展。

来源：周芸，杨丽，覃桂荣，等. "互联网＋母乳喂养指导"护士上门服务体验的民族志研究 [J]. 护士进修杂志，2022，37（21）：1996-2003.

分析："互联网＋母乳喂养指导"护士上门服务项目迎合了医疗服务发展趋势，但面临着项目开展耗时耗力等难题。该研究运用民族志学的研究方法，在确定研究场所及研究问题后，研究者经过上门服务培训，获得相关资格和认可，以产科病房为文化场景，进入研究场所开展研究。研究者以产科护士的身份，在研究开始前就与研究对象建立密切且相互信任的关系。研究者通过扮演上门护士的角色进行实地工作，进行参与式观察及半结构化深度访谈。参与式观察的内容均在现场记录，记录内容包括当时的情景因素、被观察者和受访者的用字遣词和语调以及行为表现等，并于观察结束后 24 小时内完成田野笔记。同时，在参与式观察期间进行深度访谈。通过文献查阅、专家咨询、预访谈后形成正式访谈提纲。并进行再次访谈以求证首次访谈中表述不清之处，或进一步访谈新出现的主题。在访谈结束后 24 小时内，将访谈录音转录为文本，并撰写实地笔记。笔记描述了在互联网支持下，护士上门进行母乳喂养指导服务场景中的真实体验。再通过范畴分析（即领域分析）、分类分析、成分分析和主题分析等民族志学分析方法，总结出护士上门服务的负性、正性体验及其他影响因素，并针对各类影响因素提出项目优化方案，为该项目的推广和发展提供了建议和方向。

（刘 可）

小 结

民族志学方法为希望了解文化，用自然的方式汇报资料的研究者提供了一个很好的研究途径。护理工作的场所存在着不同的文化或亚文化，可以作为开展民族志研究的起点。民族志研究以实地工作为主，可以按照实地工作前、实地工作和实地工作后的基本环节灵活开展。实地工作前主要确定研究问题、形成研究计划；实地工作中进行参与式观察和记录，同时进行资料的分析；实地工作后主要是进一步完成资料的分析和阐释，形成民族志报告。

● ● ● ● 思考题 ● ● ● ●

1. 选择一个文化群体，确定这个文化群体的研究对象、研究问题，这个研究问题的理论基础是什么？如何进入场所？如何获得信息？

2. 选择一篇民族志研究的学术论文进行分析：这篇论文是否符合民族志研究方法的特征？研究过程如何？研究者是如何进行反省的？

笔记栏

个案研究

第一节　研究的特点与适用范围

　　个案研究（case study）起源于一种将个案所得的资料变成教材的教学方法。最初用于医学和教学领域，用来研究患者案例，后逐渐扩大到心理学、社会学、人类学、经济政治学、护理学等领域。

一、研究的特点

（一）概念

　　个案是一个完整的系统，是一个有界限的系统，系统中存在某种行为形态，研究者可以借此行为形态或活动性质来了解系统的复杂性和过程特征。个案可以是一个人，一个群体，可以是一个事件，一个行为，一个过程，也可以是一个机构或一个社区，一个国家，一个社会或社会生活的任何一个单位。

　　个案研究就是对这个有界限的系统，对一个或一系列实体（entity）做全貌式的描述和分析，进行深入研究。个案是研究的中心，对这个特定的有清晰界限的个案需要限定其时间、地点、范围；要掌握有关的情境背景，需要收集与个案有关的大量多样化的资料来深度描画，包括访谈、观察所获得的资料、文件、人工产品等。个案研究关注的是个案本身或者通过个案所要说明的某个问题。个案研究是自然主义的、描述性的质性研究。

　　通过了解个案发生发展的规律，可以为解决类似问题提供经验，可以重视和关注以往被忽略的相关关系；可以澄清概念；还可以产生假说，便于今后研究的进一步验证；也可以发展一般性理论，以概括说明社会结构与过程。个案研究使研究者对研究个案有深入、直接的了解，但由于研究者过于熟悉个案，也可能导致结果的主观偏差，研究的推广性也比较受限。个案研究有别于实验性研究，但同样具有科学性。

（二）个案研究的类型

1. 以个案数量划分

　　（1）单一个案研究（single case study）：该类型的个案研究主要针对一个个体、家庭、团体

笔记栏

或社区进行资料收集,目的是对个案进行深入了解。单一个案又可分为以下 5 种类型:①评判性个案(critical case),即符合研究目的,满足所有条件,能够支持理论前提假设的个案;②极端性个案(extreme case),与理论规范或日常事件相背离,为了今后的实践起到累积经验和借鉴作用的个案;③典型性个案(common case),是具有典型性、代表性的个案,以了解某一日常事件出现的环境和条件;④启示性个案(revelatory case):可以提供许多有启发意义的信息,这些信息可供研究者进行进一步的深入观察和分析,用于观察和分析先前无法研究的科学现象,或得出一个新的理论;⑤纵向个案(longitudinal case),是研究两个或多个不同时间点上的同一个案,揭示所研究的个案是如何随着时间的变化而发生变化的。

(2)多重个案研究(multiple case study):该类型的个案研究同时针对几个个体、家庭、团体或社区进行资料收集,着重于进行个案之间的比较。多重个案研究需要耗费更多的时间和精力来收集更广泛的资料。多重个案研究的结论更有说服力,但占用的资源和时间较多,对研究者的能力要求也更高。多重个案研究遵循的是复制法则,所选择的个案要么能产生相同的结果,即逐项复制(literal replication),要么能由于可预知的原因而产生与前一个案不同的结果,即差别复制(theoretical replication)。

无论是单一个案研究或者多重个案研究,都可以采用整体性研究设计(holistic design)或者嵌入性研究设计(embedded design)。整体性研究设计就是对整个个案的整体状态进行全面研究,嵌入性研究设计是对个案的多个次级分析单元进行研究。

ER17-2
个案研究中
个案的选择

2. 以研究目的划分

(1)本质型个案研究(intrinsic case study):研究目的不在于发现理论或概念,而是深入了解个案的本质,是对特定的社会现象或特殊事件进行深入和全面的了解,并不适合对一般社会现象的探讨。

(2)工具型个案研究(instrumental case study):研究者通过对特定个案的研究,深入了解问题或现象本身的意义,将个案作为工具说明问题。个案本身不是研究兴趣所在,常扮演支持性的角色,在研究过程中促使研究者进一步了解现象,所以个案选择的标准在于其必须有助于研究者进一步深入了解现象本质。

(3)集合型个案研究(collective case study):强调运用多重个案研究,通过对多重个案的比较分析,深入了解研究对象本身的异同,从而还原研究对象的本质。

3. 以目的和数量来划分 Robert 将个案研究分为以下 3 种类型:

(1)探索型:目的是强调对问题的界定,或用于决定研究设计或步骤的可行性。往往作为预研究。

(2)描述型:目的是对研究对象或行为的脉络进行详细、完整、全面的探讨。

(3)解释型:目的是强调对研究资料进行因果关系的确认、分析和解释。

以上 3 种类型的个案研究又可进一步分为探索型单一个案研究、探索型多重个案研究、描述型单一个案研究、描述型多重个案研究等。

(三)特点

个案研究的目的在于探讨个案在特定情境下的活动特性,通过分析对个体或个体问题的历史、发展或照护来说非常重要的现象,去理解个体为什么以某种特殊方式进行思考、采取行动和发展行为,而非关注个体的行为是什么,最终旨在理解个体的独特性和复杂性。研究的兴趣在于了解过程、了解脉络。个案研究主要运用目的抽样的方法,选择可以从不同的视角来展示所要描述问题的个案,或者选择普通的容易进入的个案或者不同寻常的个案。个案资料的收集不仅包括当时的状态,还包括过去的经历、情景和环境的相关因素等。运用多元的资料来源,深入探讨个案在真实生活情境中的各种现象、行为和事件。个案研究需要提出假设,分析证据与假设的一致性,寻求竞争性解释。个案研究通过分析归纳得出理论,而不是通过统计进行归纳。具体而言,

笔记栏

有以下特点：

1. 在自然情境下探讨问题 在没有试验设计和控制的情况下，个案研究者进入研究对象的生活环境，在不干涉研究对象的自然情境下进行有关研究现象或行为的观察，并通过收集丰富资料，对研究现象进行概念建构。

2. 深入式 个案研究通过全方位的研究策略，针对某一研究对象，通过多种方法收集资料，来了解研究现象以及行为的意义。因此在研究过程中，研究者不仅要深入探究研究对象的生活复杂面，同时也要进一步了解其内在信念与行动的互动关系。

3. 整体性 个案研究的目的是对研究对象进行全面、深入的了解，希望在一个完整的情境脉络下对某一特定个案的发展历程和生活模式进行长时期的审视并充分掌握研究个案，深入了解和观察个案与政治、经济、社会文化等的关联，对个案进行多方位、多维度、多层面的研究。

4. 独特性 个案研究关注一个特殊的情境、事件、方案和现象。其目的不是扩展或推广某个个案研究的发现以了解其他情境或对象，不是由个体推论总体，而是要深入、细致地描述一个具体个案全貌和具体的社会过程，强调的是"这个个案"，表现的是该个案的特殊性，重视每个个案独有的特质。

5. 丰富的文字描述 个案研究的兴趣在于探讨现象的过程，对其意义进行诠释和理解，因此要对研究的个案做全面和丰富的文字描述。所以个案研究更多的是描述性的，较少进行判断。

6. 启发性 个案研究虽然不能对总体进行推论，但通过研究结果可以定性地认识更多的个案。对研究者而言，个案研究可以将研究者个人的经验融入个案发现中而产生一种新的理解，从而可以对个案原有的认识进行修正，探索未知的关系和内容，甚至可以发展出新的理念并成为构建理论的基础。个案研究对读者亦具有启发意义，可以向读者提供新的发现，对已知的事物或事件发现新的意义，同时还有助于读者对研究对象的再认识。

二、适用范围

Yin认为，选择研究方法要考虑：①研究需要解决的问题类型，判断研究问题属于探索性，还是解释性或描述性的；②研究者对研究对象的控制能力；③关注的重心是过去的事情还是当前正在发生的事件。

当需要回答"怎么样""如何""为什么"的问题时，这类问题更富有解释性，需要追溯相关事件，找出联系；当研究者几乎无法控制研究对象时，或关注的焦点是当前现实生活中的实际问题时，适合运用个案研究的方法。也就是说，个案研究偏重对当前事件的研究，对目前正在发生的事件或行为进行研究，个案研究者不能对研究对象和行为有任何的操控性。具体来说，个案研究适用于：①用个案对一个广为接受的理论进行验证、批驳或扩展，判断某个理论是否正确，或是否存在比这个理论更恰当的理论；②对某一极端个案或独特个案、不常见个案进行分析；③研究有代表性的典型个案，了解典型个案出现的环境和条件，以加深对同类事件的理解；④研究启示性个案，对之前极少进行过深入的观察和研究的现象进行研究；⑤对两个或多个不同时间点上的同一个案进行纵向研究，反映其在不同阶段的变化情况。

第二节 研究的基本步骤

一、确定研究问题

首先，要明确研究何种类型的问题，个案研究者试图回答的是"怎么样""如何""为什么"的问题。要确定该个案研究的性质，是推测、解释，还是讨论。要将研究主题逐步发展成明确、具体、可行的研究问题。从研究主题到研究问题的发展过程是一个聚焦的过程。可以通过相关研究报告和文献的阅读，厘清研究的焦点；也可以通过接触研究对象的方式，进一步帮助研究者对研究主题产生比较清晰的轮廓；还可以通过和相关领域的人士交流，进一步厘清研究问题的重点。

然后是陈述研究问题，说明研究个案的理由。可以用一幅画面初步描绘个案，帮助发现个案中未被探究过的细节。

二、理论假设

个案研究可以在收集资料前构建理论假设，也就是研究假设，这一点与其他质性研究方法不同。在收集资料前要对研究的有关理论进行了解，提出需要验证的理论假设，然后收集资料进行分析性归纳。如果研究结果支持理论，不支持竞争性理论（rival theory），研究结论就具有可重复性和说服力。理论假设可以引导研究者关注研究问题，不会把精力导向与研究无关的东西。只有明确提出具体的假设后，研究才会有正确的方向。理论假设可以反映出理论基础，也可以指导下一步对相关资料和数据的收集。在研究中由于不可能把研究对象的所有资料纳入研究范围，因此理论假设越具体，研究的范围就越小，也越具有可行性。理论假设多用于解释型个案研究，探索型个案研究不需要假设。也有学者认为个案研究关注个案的独特性和复杂性，提出假设反而会减少对个案的了解和认知。

 知识拓展

个案研究的优点及局限性

1. 优点

（1）个案研究来自人们的生活经验和实践，通过充分的描述过程来形象地展示个案，因此有很强的真实性和说服力。

（2）运用多种方法收集资料，可以得到比较完整的资料，从而可以了解个案问题的原因及其相关因素。

（3）在收集资料和观察时，可以根据情况改变个案研究的重点，制订新的研究问题，或者重新决定研究程序或方法。

（4）通过对个案深度、详尽、连贯地描述，可充分掌握个案的个别差异。

（5）个案研究者与个案进行互动，会促使个案反思，进而更了解事物背后隐含的意义，让研究者更加了解社会生活的复杂性。

2. 局限性

（1）要取得个案的信任和配合，研究者必须具备一定的知识水平、人际交往能力和良好的心理素质。

（2）从众多的资料中确定与个案有关的因素有一定的困难性。

（3）要避免研究者先入为主的观念影响对资料的解释。

（4）个案研究探讨的是个案的特殊性，因此结果的普遍性和推广性较差。

（5）伦理问题：研究过程中可能对个案有某种程度上的伤害。

三、资料收集

提出研究问题之后就可以开始进行资料收集，以避免在研究过程中过度失焦。研究者可以运用已掌握的知识来规划研究设计和资料收集工作。在研究过程中，应以开放的态度面对研究现象和各种可能发生的状况。资料收集过程是一个不断循环的过程，不同的资料不断被整合，并引发研究者使用其他方法去进一步收集资料。

（一）收集资料前的准备工作

收集资料前的准备工作包括：研究者要具备资料收集所需的技能技巧；参加有关特定个案研究的培训；制订个案研究方案（protocol）；筛选研究个案；实施预试验。

1. 资料收集的技巧

（1）提出问题：个案研究者要提出好的问题，同时也要对这些问题做适当的回应。在整个收集资料的过程中都要保持探究精神，发现并提出好的问题，并尝试回答问题，这样可以引发更多的问题，从而引出重要的发现。例如，要问一些"发生了什么？""做了什么？""你是怎么做的？""经历了什么？""有什么不同？"等问题。

（2）倾听：好的研究者在倾听过程中不会将自己的意念或价值观强加给受访者。个案研究者要在不带个人好恶的前提下获得大量信息，同时仔细观察，从研究对象的用词、语气、表情变化等去理解倾听到的信息。

（3）灵活性与适应性：在研究过程中，个案研究者可及时调整、修改研究方案，但不能偏离研究目的。研究者要具有高度的环境适应力，要以开放的态度与研究对象或研究情境互动，将新的情境或刺激视为机会，而不是潜在的威胁。

（4）议题掌握：在收集资料过程中，个案研究者要对研究问题保持高度的敏感性。要能随时掌握研究主题，抓住研究问题的本质，将收集到的资料与研究问题相联系，剔除无关信息，把握研究范围。

（5）减少偏见：个案研究者应尽量避免因个人偏见而影响资料的收集或对研究结果的诠释。

2. 培训 通过专题研讨会，让研究人员对研究目的、需要收集的证据、方案、文献等进行讨论。然后制订方案，发现研究设计中存在的问题：例如不同研究者的理念是否一致？研究问题的界定是否清楚？样本量是否合适等。

3. 确定研究方案 方案包括工作内容（研究目的、问题、假设、理论框架等的介绍）、工作程序（收集资料的地点、对象、计划、准备工作、具体要回答的问题等）、个案报告的大纲（资料证据的呈现形式）等。尤其在进行多重个案研究时，制订方案更加重要。

4. 筛选个案 在收集资料前要确定合适的个案。可以向熟悉备选个案的人请教，或者收集这些个案的初步资料，用一些可操作的标准来区分哪些是合格的个案。

个案选择的基本标准是选择最能服务于研究目的的个案，选择检验理论力度大的个案。可以选择资料丰富的个案，选择极端的个案，选择对人类或历史具有重要内在意义的个案，或者选择现有理论难以解释的个案。在多重个案研究中要注意研究设计遵循的是复制法则，而不是抽样法则。挑选的个案要么能产生相同的结果（即逐项复制），要么能由于可预知的原因而产生与前一研究不同的结果（即差别复制）。在多重个案研究中要注意合理安排这两类个案。如果个案结果有矛盾之处，就要修改最初的理论假设，再运用另外的个案，对修改的理论假设进行再次检验。

5. 预试验 预试验能够在资料收集的程序和内容方面发现问题，提供经验，以修正研究方案。可选择方便的、易接近的或能够提供大量资料信息的个案进行预试验，或者选择复杂个案以期在实验过程中暴露可能的一些问题。

（二）资料的收集

个案研究的对象是一个"限定系统"，因此首先要确定资料收集的地点和人物，要限定研究的时间、事件、过程。要决定收集的是单一个案还是多重个案的资料。同样的，在收集资料前可以通过某些关键人物获得进入研究场所的途径，获得参与者的信任，主要运用目的抽样的策略来寻找典型个案、极端个案或非典型个案，并通过各种广泛的形式来收集资料。在资料收集过程中要注意进行记录，包括现场记录、访谈与观察记录等，可以用现场备忘录、手工记录、计算机文

笔记栏

411

件来储存资料，可以用图表来呈现用不同方法所获取的资料。

个案资料的来源可以是：

1. 文献　包括文件、报告、记录、文章、录像资料等。在个案研究中，文献可以确认和增强其他来源的证据或证伪其他来源的资料。要注意核实文献的真实性、片面性和准确性。

2. 档案记录　如病例档案、居民档案等，是比文献更精确和量化的信息资源。

3. 访谈　可以是开放式访谈，让受访者提供事实和观点，也可以是焦点访谈，根据一组特定的问题来提问，或者是结构化的可获得量性资料的访谈。

4. 直接观察　可以是正式的直接观察或在访谈的同时进行的观察。

5. 参与式观察　个案研究者可以实际参与研究事件，在研究场景中承担一定的角色。例如，在社区中做一些社区服务工作、成为医院病区中的一员等。通过参与，可以深入场景内部，从局内人的角度进行观察。

6. 实物证据　是指实体的或文化的人工制品、技术装置、仪器设备、艺术品等。

（三）资料收集的原则

1. 使用多种证据来源　个案研究要灵活使用多种方法，收集各种资料，并且这些资料要能相互印证。

2. 建立个案研究数据库　数据库可以让其他研究者直接使用，而不局限于只使用研究报告。数据库包括研究记录、文献、图表、研究者在研究过程中作出的各种描述等。

3. 组成一系列证据链　各种证据要能相互联系，要有引证材料，要有具体的时间地点，要用某些方式来组织这些材料，要能体现时间线索或主题线索，要有助于从研究问题到结论的双向推导。

4. 资料要具有完整性、连续性、可比性、有效性　要根据目的来选择研究对象，并做好各种准备工作，如准备好记录、储存资料的工具等。记录资料要准确、客观、简明、清晰、易于参考分析，要使用多种方法来收集记录资料。

四、资料分析

个案研究的资料分析同样可以遵循质性研究资料分析的基本步骤，即创建文件夹，系统整理信息，通读全部信息，做备忘录，以逐步形成对资料的初步感受，然后开始理解资料、描述和分析资料，用资料呈现的次序来反映出分析的步骤。

个案研究的资料分析要在分析过程中体现描述、主题和结论。首先，对个案及环境进行详细描述；按时间顺序呈现资料，对各种来源的资料进行解析，为确定个案演变过程中的每一个步骤或每一个阶段提供材料证据。其次，要体现出主题与资料的关系。根据研究主题，从研究对象的行为和事件中获取与主题相关的线索和资料，从而描述或解释主题与资料之间的内在联系。要通过检查、归类、列表、检验，或将定性与定量资料结合起来证明最初的理论假设。最后，得出结论以及对个案意义进行阐释，得到启示。分析过程中要记住在个案的背景下进行分析，不能脱离背景。而在多重个案研究的分析中，不仅要有个案内部分析（within case analysis），即对每一个个案及其主题进行详细的描述，在单一个案的内部确认主题，还要有跨个案分析（cross case analysis），即综合若干个案，找出所有个案的共同主题，对跨个案的主题进行分析。同时，要注意避免忽略了对每个个案进行整体和深入的分析。

（一）分析单位

资料分析前，首先要确定研究内容在什么层面进行分析，即界定所要分析的资料的单位是什么。分析单位的界定与研究问题类型相关联，对分析单位的不同界定会导致采用不同的分析方法或不同的资料收集方法。要对研究问题进行更精确的分析，就要选择合适的分析单位。如果研究问题太模糊或数量太多，就很难选择到合适的分析单位。分析单位要与研究的个案联系起来，首先应界定所要研究的个案，再对分析单位进行更细致、更明确的界定。如果研究对象是个体，则个体就是分析的基本单位。分析单位也可以是事件或实体。如果分析单位是某个群体，那么群体内的人和群体外的人（背景）就要进行明确的区分，要有时间范围或地理区域范围的明确界定。随着资料收集过程中不断地会出现新问题和新发现，分析单位应该进行不断的修改和完善。

分析单位有主分析单位和嵌入性分析单位。整体性分析（holistic analysis）是针对整体个案进行分析，仅包括单一层次的分析单位，目的在于揭示个案的整体属性。个案研究也可以包含多层次的分析单位，例如组织是主分析单位，组织中的个体是次级分析单位。这些次级分析单位可通过抽样或整群技术抽取出来进行嵌入性分析（embedded analysis），即对个案中的某一特殊方面进行分析。次级分析单位可以拓展研究范围，对个案进行更深入的分析，但要注意对次级分析单位进行分析之后，重点要回到主分析单位上来。

（二）基本策略

在分析过程中，可以采取以下策略帮助建立分析思路：

1. 依据理论支持观点，以理论假设为基础，指导资料的收集，寻求证据，提出可能的解释并对之进行验证，或者产生新的假设和理论。

2. 在竞争性解释的基础上建立框架，在分析资料时考虑竞争性解释，并一一验证、排除。

3. 通过建立个案描述的框架，组织并衔接对个案的分析。

（三）分析技术

以上 3 种策略可以灵活地应用于下列 5 种分析技术：

1. **模式匹配（pattern matching）** 将建立在实证基础上的模式与建立在预测（或几种可能的预测）基础上的模式相匹配，观察这些模式相互之间是否能达成一致。还可以将其他可能的结果或竞争性解释作为模式进行对比，若这些可能的结果均不能解释预测模式，则证实预测模式是有效的。

2. **建构性解释（explanation building）** 建构性解释也是一种特殊的复杂的模式匹配，目的在于通过构建一种关于个案的解释来分析资料。主要用于解释型个案研究。解释一个现象，就是提出一套有关该现象的假定存在的因果关系。建构性解释不是精确的因果关系的评定，而是通过解释反映出一些具有理论意义的观点或建议。首先提出一个原创性的理论观点，再将个案的结果与之进行比较，修正该观点，然后将个案的其他细节与修正后的观点比较，再修正，再与其他个案比较，不断重复这个过程，每次重复都可以从新的角度来分析资料。值得注意的是不要偏离原来的研究目的。

3. **时间序列分析（time-series analysis）** 时间序列用来分析时间跨度中的变化轨迹，而不是静态评估。可以编制大事年表，其不仅用来描述一段时间内所发生的事件，还需反映与时间之间的因果联系，反映原因的发生、事件的发展和影响在时间上的联系。要注意不仅是观察时间趋势，而且要回答"怎么样""为什么"等问题。

4. **使用逻辑模型** 逻辑模型可以反映一定时期，多个事件之间复杂而精确的联系，分析某一事件是不是下一阶段的另一事件的原因，从而建立一个因果循环的事件序列，体现"原因 – 结果 – 原因 – 结果"的重复和循环。在收集资料前应选定模型，再通过分析资料验证是否支持这个模型，包括竞争性解释资料，来进行模型检验。

5. **跨个案分析** 跨个案分析用于多重个案研究分析。对一系列个案的结果进行综合，可以建立文档表格，构建总体框架来呈现每个个案的资料。在逐个分析个案的基础上列举出整体特征，探讨不同个案之间的共同点。

在分析的过程中，要注意尽可能获得所有可能得到的资料，分析所有的资料；分析主要的竞争性解释；重点分析最重要的问题，说明个案研究中最有意义的方面，主次分明。

（四）资料阐释

在进行个案资料的阐释过程中，研究者可以先对研究对象的特点进行描述性说明，再运用以上分析资料的方法，将收集到的资料有效地整合起来，根据匹配、比较、对比的结果对研究资料进行阐释。要尽量找出足够资料，作为佐证材料。

Stake 提出了资料分析和阐释的 4 种方式：

1. 翔实描述（categorical aggregation） 研究者从资料中寻找某一类型的全部事例，希望相关问题的意义能从中浮现出来。

2. 直接阐释（direct interpretation） 针对单个事例，从中提取意义，而不需要研究多种事例。直接阐释是将资料分离，然后又以一种更富有意义的方式将它们重新聚集在一起的过程。

3. 建立模型 建立模型，探寻两个或两个以上变量之间的对应关系。

4. 自然主义的概括（natural generalization） 从资料的分析中逐步形成自然主义的概括。从特定个案中获得的概括，既是为了对个案的理解，也是为了将其运用于有关个案中的某些人群。

五、撰写个案研究报告

个案研究报告是把研究的结论和新观点呈现出来的最终结果。报告的准备工作可以提前进行，例如可以在资料收集和分析过程中就着手撰写文献综述和方法设计部分。也可以在收集资料之后、分析资料之前，就开始起草描述性的资料，包括个案的量性和质性资料，然后在后续的资料收集过程中不断加入和更新有关的所有细节证据。资料收集过程中写备忘录、列提纲、建立写作的时间表等都有助于个案研究报告的撰写。个案研究报告要生动地展现个案，要使用简明、清晰的语言对个案进行描述，使读者能充分地了解个案。

（一）界定读者对象

首先要确定个案报告的读者是学者、政策制定者或其他非专业人士，还是论文评审委员会。不同的读者感兴趣的内容不同，可能需要不同版本的研究报告。对学者来说，个案之间的联系、研究的新发现是最重要的。对政策制定者或非专业人士来说，重要的是对真实情景的描述，例如对经典个案研究的经验总结。而对论文评审委员会来说，看重的是对研究方法和理论的掌握，以及对研究过程的投入。要以读者的需求为导向，考虑读者在重点、细节、行文形式、文章长度等方面的需要，而不要以自我为中心的方式进行写作。

（二）报告的书面格式

1. 经典的单一个案报告 用单数人称叙述。

2. 经典的多重个案报告 分别用独立的章节描述每一个个案，再用专门的章节做综合分析，得出结论。

3. 问答格式 不用传统的陈述，而是提出一系列问题，给出答案，答案包括所有相关证据，包括图表、引文等。

4. 对多重个案研究的跨个案分析 每个章节讨论的是某一个跨个案分析问题，每个个案的信息分散在各章节中。

（三）写作的结构

1. 线性分析式 适用于解释型、描述型和探索型个案研究。按照问题、综述、研究方法、结果、结论和意义的顺序进行写作。

2. 比较式 适用于解释型、描述型和探索型个案研究。重复对个案的叙述，对相同个案从不同角度、不同方法作出的陈述或解释进行比较。再联系不同的理论，证明哪种模式最适合。

3. 时间顺序式 适用于解释型、描述型和探索型个案研究。对包含时间跨度的事件，按时间顺序进行陈述。

4. 理论构建式 适用于解释型、描述型和探索型个案研究。按照理论构建的逻辑来安排写作，来解释因果论证的几个方面，或探索可能的假设或命题。

5. 悬念式 适用于解释型和探索型个案研究。先写答案或结果，然后再解释结果的形成。

6. 无序（混合）式 适用于描述型个案研究。用独立的、无序的章节来描述个案不同的部分，改变章节的顺序不会改变叙述的结果。例如对某个组织机构的描述型个案研究，对机构的组成、政策、管理等方面分别进行描述分析，不同的顺序对整体结果的影响不大，但要注意描述的完整性。

（四）传统的报告方式

1. 引言 开头可以用一个小插曲来引入，介绍个案的时间地点，使读者能立即反省不同的经验，了解研究所在的地点和时间。

2. 导论 介绍研究问题、研究目的和方法，告知读者研究的概要、研究者的背景，有助于了解该个案的研究问题。

3. 全面描述个案和背景 以故事描述的方式进一步界定个案和情景脉络：借此呈现描述一些一致或冲突的资料，让读者产生兴趣。

4. 论题的陈述 在研究过程中，研究者会继续发展一些关键的论题，提出一些需要进一步深入研究的要素或特征，以便了解个案的复杂特性。研究者也可以将其他的研究或对其他个案的了解在此进行描述。

5. 探究论题，详细描述选定的观点 详述细节、文件、引文，借助各种方法寻找一些资料来确认观点。同时也要提供一些反证的资料，进一步探究论题。

6. 作者对个案的理解、概括和结论 重申研究重点，对结果的阐释，以及获得的启示，以供读者重新思考由此个案所获得的知识，修正原来的已知。

7. 结束语 研究者做最后的说明，分析研究的经验心得。

知识拓展

如何提高个案研究的质量

1. 用理论指导。
2. 形成研究方案。
3. 资料的合众。
4. 资料提供者对报告进行核实。
5. 模式匹配。
6. 分析竞争性解释。
7. 形成证据链。
8. 形成数据库。

来源：YIN R K. Case study research and applications designs and methods[M]. 6th ed. Sage Thousand Oaks: CA, 2018.

第三节　实 例 分 析

本节介绍 2 例不同地区的护理个案研究。

【例1】 以 "Integration of family caregivers in delirium prevention care for hospitalized older adults：a case study analysis（在住院老年患者预防谵妄护理中整合家庭照顾者：一项个案研究分析）" 为

笔记栏

例，讲解个案研究在护理领域的应用。

1. 研究目的 了解骨科手术住院老年患者家庭照顾者如何参与老年患者的谵妄预防护理；探讨护士如何让家庭照顾者参与护理。

2. 研究方法 采用多重个案研究法，在瑞士2家医院的骨科病房采用目的抽样法招募老年手术患者、家庭照顾者、护士和病区护士长。最终样本包含8组个案，每组个案含有老年患者、家庭照顾者、护士各1名。在老年患者住院期间或出院2周内对患者及家庭照顾者、护士和护士长单独进行半结构化访谈；家庭照顾者在老年患者住院期间撰写日志，记录他们参与护理的情况（描述自己做的事情，与护士的互动，他们对自己做的事情对患者及其护理影响的看法）；研究团队进行非参与式观察并做现场笔记。研究的资料收集与分析同时进行，采用个案内部分析和跨个案分析。个案内部分析使用 QSR NVivo 12 定性数据分析软件对每个个案的定性数据（转录文本、日志内容、研究团队的笔记）进行主题分析。应用跨个案分析寻找个案之间的异同点，剖析其中的联系。

3. 研究结果 研究提取了2个主题：①尽管存在意见分歧和不良情绪，家庭照顾者仍然参与老年患者的护理；②家庭照顾者会与护士沟通，但护士没有意识到他们在谵妄预防护理中所起的作用，也没有主动让他们参与到患者的护理中。

4. 研究结论 在老年患者谵妄预防护理中整合家庭照顾者对患者有积极影响，他们可以和护士形成良好的护理伙伴关系。在老年患者谵妄预防护理中整合家庭照顾者不足，表明护士的谵妄预防护理能力以及和患者家庭照顾者的沟通能力有待提高。

来源：COHEN C, PEREIRA F, KAMPEL T, et al. Integration of family caregivers in delirium prevention care for hospitalized older adults: a case study analysis[J]. Journal of Advanced Nursing, 2021, 77(1): 318-330.

分析：谵妄对患者及其家庭和社会有众多消极影响，家庭照顾者参与护理可以有效减少住院老年患者谵妄的发生，并对患者产生积极影响。然而目前研究表明，护士缺乏与家庭照顾者建立有效沟通的能力。因此作者提出了此次研究问题，采用个案研究的方法，了解骨科手术住院老年患者家庭照顾者在预防谵妄护理中的参与度，并探讨护士如何让家庭照顾者参与到护理之中。研究采用了 Hill 的护理伙伴参与模型作为理论指导，该模型为研究问题的提出和访谈方案的构建提供指导。研究纳入了8组个案，采取了多种资料收集的方法，并对不同来源的数据（社会人口学资料和疾病数据、访谈内容和观察记录等）进行了混合验证，确保了研究的内部效度。在资料分析时，对多重个案进行了个案内部分析和跨个案分析，以理论框架为基础，指导资料的收集，提出可能的解释并进行验证，进行模式匹配。为控制主观影响，另一位研究者独立参与分析过程。资料收集和分析过程严谨，主次分明，围绕研究问题和目的进行。研究结果凝练了2个主题，讨论部分作者结合理论框架，对研究的结果进行深度剖析，提出应促进与患者和家庭照顾者的交流，采取以患者为中心、以家庭为中心的方式，更好地整合家庭照顾者进行护理，预防谵妄。

文章采用线性分析式写作。引言部分介绍了研究背景。在此背景下，作者指出了本研究的研究问题、目的，然后报告了研究设计方案，明确个案的时间地点。通过收集个案资料，了解个案中不同对象的经历与想法，形成情景脉络。尽管文章没有全面描述个案，但最终提出了2个关键主题，对主题进行深度剖析，最后提出了结论和建议。

【例2】以"乳腺癌患者一级亲属健康行为改变模型构建的研究"为例，讲解个案研究在护理领域的应用。

1. 研究目的 探索乳腺癌患者一级亲属健康行为改变情况，构建乳腺癌患者一级亲属健康行为改变模型。

2. 研究方法 采用个案研究法，遵循理论抽样，通过复制法从典型性、最大变化和便利性3个方面选择在行为表现上有典型表现、得知家族史后作出重大行为调整、排斥家族史等特点的一级亲属为个案，纳入10例乳腺癌患者以及21名一级亲属、5名熟悉患者及一级亲属的医护人员（3名护士和2名医生）进行访谈。采用访谈、文档和实物、观察3种方式收集相关信息，实现资料证据进行了混合验证。采用主题分析法对访谈资料进行分析。

3. 研究结果　乳腺癌患者一级亲属的健康行为改变包括"得心应手型""潜移默化型""有心无力型""依然故我型"4种类型，影响行为改变的因素包括个人限制、暴露因素、不利环境、应对能力、社会支持、关键事件6类。研究者根据上述结果提出6个相关命题假设，构建了乳腺癌患者一级亲属健康行为改变模型。

4. 研究结论　乳腺癌患者一级亲属的健康行为受较多因素影响，其健康行为改变模型提示医护人员为乳腺癌患者一级亲属提供支持时可从影响行为改变的因素着手，增强有利因素，减少不利因素，促进健康行为往"得心应手"和"潜移默化"方向改变，以降低乳腺癌患病风险。

来源：陈少华，刘均娥，郭冬梅，等. 乳腺癌患者一级亲属健康行为改变模型构建的研究［J］. 中华护理杂志，2023，58（16）：1932-1939.

分析：在乳腺癌发病率逐年上升的大背景下，家族史是乳腺癌发生的高危因素之一。通过采取健康行为，可减少和避免诸多非遗传性危险因素。然而仅有部分一级亲属能积极主动采取行为改变。基于此，作者确定了研究问题，采用多重个案研究深入探讨一级亲属在得知乳腺癌家族史后的健康行为改变情况。研究者基于研究问题，结合多种理论和模式，建立了一个开放式的研究框架。研究者制订了详细的研究方案，通过MAXQDA软件建立个案数据库，采用3种方式收集资料，并进行相互印证，保证了资料的完整性、可比性和有效性。在资料分析时，研究的主分析单位为乳腺癌患者一级亲属，次级分析单位为一级亲属的健康行为改变。研究者先逐一分析每个个案后再进行跨个案分析。遵循质性研究"自下而上"的资料分析逻辑，先将访谈资料经逐字转录，进行初始编码，通过不断比较和归类的方式寻找编码中出现的共同模式，形成初始主题，最终重新回到转录文本进行主题检查和命名。对于文档和实物、观察资料的处理则是与研究问题联系起来，"自上而下"，将其中与研究框架相关的概念陈述进行标记、分类和概括。采用简单匹配模式分析这两部分资料。研究结果将一级亲属的健康行为改变归纳为4种类型，明确影响一级亲属的健康行为改变的因素。最终，基于命题假设，通过综合分析，构建了一级亲属为应对乳腺癌患病风险而作出的健康行为改变模型。研究提示，医护人员可从影响行为改变的因素着手，在为一级亲属提供支持时，努力增强有利于行为改变的因素，同时避免不利因素，促使健康行为改变的发生，降低乳腺癌患病风险。

与传统的个案研究报告不同，本文通过个案研究得出结论和新观点，并根据研究结果构建模型，指导临床实践。在介绍研究背景之后，作者确定了研究问题及目的。文章详细介绍了研究的方法，包括研究对象的选择、资料收集和分析方法。最终归纳出一级亲属的健康行为改变类型，分析得出影响一级亲属的健康行为改变的因素，构建了一级亲属为应对乳腺癌患病风险而作出的健康行为改变模型。讨论部分，作者对结果进行了进一步的阐释，从构建的乳腺癌一级亲属健康行为改变模型中获得启示，为临床实践提供科学指导。

（刘　可）

小　结

个案研究是社会学等学科常用的研究方法，在护理研究领域的运用尚不普遍。不能简单地认为个案研究是一个个案的故事，而是要在充分了解个案研究这一科学研究方法的基础上，达到通过对具体的个案理解来阐释和发展理论，扩展知识的目的。个案研究可以帮助研究者深入地了解个人和组织等。个案研究中要注意避免对个案产生伦理伤害。

笔记栏

●●●● 思考题 ●●●●

1. 选择一个个案进行个案研究，确定这个个案的研究问题具体是什么，是否适合运用个案研究的方法？这个个案属于哪种类型的个案？如何对这个个案进行限定？可以从哪些角度、哪些方面收集资料？资料分析的单位是什么？

2. 选择一篇个案研究的学术论文进行分析：这篇论文是否符合个案研究方法的特征？研究过程如何？运用了哪些资料收集的方法以及资料分析的单位是什么？研究过程中研究者采用了哪些方法来提高研究的质量？

ER18-1
本章教学课件

第十八章

行动研究

 导入案例

关注早期青少年性生殖健康意义重大。在一项针对某农村地区中学生性生殖健康知识的调查研究中，研究者发现：学校教师担心有些性生殖相关内容在课堂上公开讲授会引起尴尬，认为有限的教学时间应该分配给考试相关的重点科目；学生家长认为这些知识等学生长大后就会自然明白；而对学生的调查结果显示相关知识正确知晓率很低。为此，研究者希望通过发展适宜的健康教育项目解决这些问题，促进青少年性生殖健康。

请思考：

1. 哪些教育内容是学生最需要的？何种教育方式是学生易于接受的？

2. 作为护理研究者，面对这样一个敏感的公共卫生问题，如何才能与学校、家长、学生一起合作，达到最佳的护理结局？

第一节　研究的特点与适用范围

一直以来，护士面临着提供证据以证明他们所采取的护理措施如何真正地改变了服务对象健康状况的挑战。尽管护理实践应该让护理对象积极地参与，然而，实际情况并非总是如此。传统的研究方法注重实证主义（empirical paradigm）所倡导的"客观性"价值，因此，很多护理研究侧重于实施护理措施后的干预效果测量，而不是和护理对象一起合作去创造最佳的护理结果。行动研究法给护理研究者提供了机会，让他们可以和护理对象一起工作以寻求最佳的护理结局。20世纪90年代以来，行动研究法在国外以及我国台湾、香港地区的护理研究中已受到关注。目前，我国学者将此方法运用于护理领域的研究报道也逐渐增加。

一、研究的特点

（一）行动研究概述

行动研究（action research）是"行动"（action）和"研究"（research）两个词的组合。"行动"是指实际工作者的实践活动，如护士对患者的照护、教师的教学、学生的学习等；"研究"主要是指受过专门训练的研究人员对人的社会活动和科学的探索。西方学者将这两个概念结合起来，指一种参与式的研究方法。

1. 行动研究的概念　关于行动研究的概念，至今尚无统一的定义。行动研究被赋予多种名称，包括合作性探究（cooperative inquiry）、行动性探究（action inquiry）、基于社区的行动研究（community-based action research）、协作性研究（collaborative research）和参与式探究（participative inquiry）等。有学者认为"行动研究"和"参与式行动研究（participatory action research）"可以互相替换。被称为"行动研究之父"的Kurt Lewin提出行动研究是将研究者与实

笔记栏

践者的智慧与能力结合起来，以解决某一问题的一种方法。Kemmis 等认为行动研究是实践者在社会情境中进行自我反思探究的一种形式，旨在提升他们自身社会或教育实践的合理性及正义性，并帮助研究者理解实践工作和情境。Hart 则认为，尽管行动研究有着不尽相同的定义，但较为普遍接受的定义是"行动研究是以问题为中心的，参与式的，包含行动干预措施，是基于研究、行动、反思和评价之间连续的相互作用的过程"。Webb 认为行动研究是将研究与解决工作中的实际问题密切结合的一种研究方法，是对现实世界活动的一种小规模介入，并对这种介入产生的影响进行仔细考察。Elliot 对行动研究的定义比较明确，认为行动研究是对社会情境的研究，是从改善社会情境中行动质量的角度来进行研究的一种研究趋势。行动研究最先被教育学领域采纳，在《国际教育百科全书》中，行动研究被定义为由社会情境（教育情境）的参与者为提高所从事的社会或教育实践的理性认识，为加深对实践活动及其情境的理解而进行的反思研究。

在行动研究中，研究对象被称为"实践者"，从某种意义上来说，他们不再是被研究者，而是以合作参与者的身份作为研究者。通过对过去行动的反思研究和新的"行动"的实施，所有的参与者将研究的发现和收获直接运用于实践中。对于行动研究，可以从以下几方面进行理解：第一，行动研究的人员组成是实践者（practioner）和科研人员（researcher）的结合；第二，所研究的问题是社会情境中的实际问题，在通常情况下是对特定问题的分析和研究，或者将理论应用于实际，或者是对已诊断的问题加以补救，以改进实际工作；第三，行动研究是在社会情境中进行的一种自我反思的研究方式，目的是解决实际问题和提高实践者的素质。由于行动研究综合了自然科学和人文科学的研究方法，将理论的关注点与解决实际问题直接结合起来，因而被称为理论、研究、实践之间的桥梁。

2. 行动研究的根源 行动研究作为一种社会科学研究方法，可以追溯到 19 世纪末 20 世纪初。当时，美国著名教育家 Dewey 批判传统的科研方法不适合于当时的教育研究领域，认为教育研究过程直接涉及教育实践过程，教育研究不能与自然科学研究如出一辙。他指出，在教育研究中，教育研究者、教育实践工作者及教育活动涉及的其他工作人员应该共同合作，探索和搜集有关数据信息，以共同解决教育中存在的问题。

然而，行动研究作为一个明确的术语和概念有两个来源。一是在 1933—1945 年，Collier 等在致力于美国印第安人居住区域内的教育重建与生活改善时所提出的，他们认为研究的结果应该为实践者服务，研究者应该鼓励实践者参与研究，通过行动解决自身问题。二是在 20 世纪 40 年代，由美国社会心理学家 Lewin 提出。Lewin 及其他美国社会工作者在多项研究工作中发现：研究者仅凭个人兴趣从事的研究工作难以满足社会需求，而实践者如果只凭一腔热情工作，不去研究自己面临的问题及身处的环境，如得不到研究人员的帮助，那么他们只能无序蛮干，无法高效工作。为了改变这种状况，Lewin 及其学生在研究不同人种之间的人际关系时，与犹太人和黑人合作进行研究，让这些实践者以研究者的身份参与研究，积极地反思自身的境遇和面临的问题，并努力改变现状。据此，Lewin 于 1946 年正式提出了"行动研究"这一研究方法。Lewin 使用此方法建立了一系列有关社会系统的理论。他将行动研究描述为一个螺旋状逐步进行的过程，其中包括计划、行动、观察、实施、评价等步骤。

📝 知识拓展

Collier，Lewin 与"行动研究"

第二次世界大战期间，Collier 担任美国联邦政府印第安人事务部主管。为了保护印第安土著文化并支持印第安人区域自治，他成立了一个"种族事务研究所"，并提出了"行动导向的研究"（action-oriented research）方法，让研究人员和社会人士根据自身需要，共同作为研究主体进行合作研究。他称这种方法为行动研究，被认为是最早正式提出"行动研究"概念的学者。

第二次世界大战结束时，美国社会心理学家 Lewin 将行动研究策略引入社会科学研究领域。1946 年，他发表了《行动研究与少数民族问题》一文，提出了"没有无行动的研究，也没有无研究的行动"的观点，强调行动与研究之间的密切关系；并阐述了行动研究的特征，包括研究人员与实践人员的共同参与、研究过程的循环往复等。

20 世纪 50 年代，行动研究被逐渐引入美国的教育科学研究领域。然而，到了 20 世纪 60 年代中期，由于实证主义在社会科学中盛行，技术性的"研究 – 开发 – 推广"模式开始占据主导地位，行动研究一度沉寂。直到 20 世纪 70 年代，经过英国学者 Elliot 等人的努力，行动研究在西方社会再度兴起，特别是在教育研究领域。20 世纪 90 年代以来，人们越来越意识到实证研究已经难以解决复杂社会问题，理论与实践的分离已经成为社会科学领域面临的一个重大危机。行动研究因其能够提供可行的社会变革途径而日益受到人们的重视。目前，行动研究已逐渐应用到组织管理学、心理学和护理学等重要研究领域。

（二）行动研究的基本特点

行动研究作为一种研究方法，具备一些共同特征："为行动而研究，对行动的研究，在行动中研究"。具体特征包括以下 5 个方面：

1. 以情境为基础，研究推论有限制性 行动研究的目的是解决实践中存在的问题，而不是为了推广研究结果。因此，研究者必须以情境为基础，并鼓励参与者共同确定实际存在的问题，进而寻求解决问题的办法。行动研究以实践者的实践情境为依据，情境范围局限，因此其研究结果不宜做情境推论。

2. 合作性 行动研究要求实践者与研究者两个从事不同性质活动的主体进行合作，实现行动过程与研究过程的结合。实践者需要积极反思并参与研究；而研究者需要深入实地并参与实际工作；两者需要相互协作，共同研究，参与从计划到行动、从反思到评价的全过程，使研究者从"局外人"变为"参与者"。因此，行动研究是理论与实践的结合，是行动与研究的结合，是研究者与实践者的合作。

3. 行动或变革是研究过程的关注点 行动研究过程中重要的一环就是行动或者变革。行动研究的最终目的是通过行动或变革解决存在的问题并提高行动质量。传统研究是研究者在研究计划之前提出研究假设，根据研究计划进行推论，进而发表研究成果。而行动研究的目的不在于研究成果的推广，而是将研究成果应用于实践中，通过实践不断反思研究过程和结果，及时修改存在的问题，并进行持续评估和变革。

4. 注意研究过程对研究对象生活的影响 行动研究产生的变革或行动会对实践者的生活产生影响，改变他们的现状。研究者需要认识到这种影响在行动研究中是必然的，研究者要协助实践者认识存在的问题，而不是以先入为主的态度和方式去改变参与者，引导他们自发改变观念和自我反省，主动实施变革。

5. 行动或变革的决定权取决于所有参与者 行动和变革的决定权取决于所有参与者，包括研究者和实践者。行动研究强调决策过程是由所有参与研究的人员共同决定，而不是由研究者或实践者独自决定。决策是由研究相关人员的集体思考形成的。

（三）选择行动研究作为研究方法

行动研究既是一种研究方法，又是一种解决问题的具体途径，在研究过程中，研究者要根据具体情况（如研究问题、所需信息及情境）选择适合的行动研究类型。不同学者对行动研究类型

笔记栏

的划分有相似之处。Mckernan 提出的 3 种类型为科学－技术型行动研究、实践－商议型行动研究、批判－解放型行动研究。Holter 等提出行动研究的 3 种类型为技术合作型、相互合作型、提高解放型，该分类方法在护理研究中得到广泛应用，以下将重点分析。

1. 技术合作型 技术合作型（technical collaborative approach）行动研究的目的是测试某项行动干预措施的有效性。这种干预是基于预先设定的理论框架的，研究问题是检验这种干预措施是否适用于实际情境。研究者与实践者的合作性质为技术辅助型，研究者带着预设的问题和干预措施进入特定情境，与实践者建立联系的目的是引起实践者对研究的兴趣与认同，并协助实施行动干预措施。此类型的优点在于能产生有效的即刻实践变革，不足之处为当组织成员的热情逐渐消退，原先的组织结构和实践形式会重新出现，因而导致行动缺乏长期效果。

2. 相互合作型 相互合作型（mutual-collaborative approach）行动研究要求研究者与实践者共同发现潜在问题、可能的原因和可行的干预措施。研究的结果是研究者与实践者对问题和原因达成新的共识，并计划变革过程。此类型的优点在于能产生相对较长时间的变革，而不仅仅是变革本身带来的短暂热情。不足之处是当参与的实践者离开或大量新的组织成员进入情境时，变革将难以维持。

3. 提高解放型 提高解放型（enhancement approach）行动研究，也称为参与式行动研究。在此类研究中，研究者帮助实践者对自己的社会和历史进行批判性反思，了解深藏在自身文化中的价值观念，从而辨析所处情境中的问题而进行行动。在此过程中，解放被传统观点所束缚的思想，提高实践者解决问题的能力。相较于前 2 种类型，这种变革具有一定的可持续性。

二、适用范围

行动研究在护理工作中的研究领域主要涵盖护理实践、护理教育以及护理管理。广义而言，只要从特定情境出发，研究者和实践者一起合作、共同行动，采用科学的研究方法解决某个实际问题，就可以采取行动研究方法。具体而言，在临床护理实践中，患者究竟希望护理人员提供哪些层面的专业性支持？为什么单向信息传递的健康教育方式收效甚微？慢性病患者该如何进行自我管理？这些问题的解决都要求护士作为研究者和实践者，能够与患者一起共同讨论、分析所存在的问题及患者的需求，找出解决问题的最佳策略，并在行动干预中进行观察和反思，这些实例都是行动研究的关注领域。在护理教育方面，研究者需要充分考虑到：各种不同的护理岗位需要什么样的护理人员？何种课程体系能够弥合理论与实践的差异？作为教育研究的主体——学生，他们更愿意接受何种教育教学方法？对于护理管理而言，何种管理理论能够运用于特定的情境中？什么样的管理方式能够调动被管理者的积极性而取得较好的预期效果？凡此种种问题，都可以通过行动研究方法进行探讨。

以下列举了行动研究在不同护理领域的应用情况。在实际工作中，研究者可根据特定的情境适当进行选择。

（一）护理实践

临床护理实践一直是护理研究者关注的重要领域。目前，临床实践领域中的行动研究主要体现在弱势群体的健康照顾、慢性病患者的自我管理以及临床护理干预等方面。

1. 弱势群体的健康照顾 近年来，弱势群体健康照顾的不平等性日趋明显。行动研究因其特征，可作为满足弱势群体健康照顾需要的有效研究方式。作为研究者，如果能够以实践者的角度去理解健康问题，并与实践者共同合作，分享信息资源，共同创造行动或者变革，则可能会成为提供有效管理当地健康问题举措的关键。一项印度农村地区的行动研究给出了很好的例子。该研究主要针对印度农村女性艾滋病患者，通过研究者与实践者之间的相互合作，女性艾滋病患者在情感支持、交通帮助和抗病毒治疗方面得到指导，获得了较好的预期成果。

2. 慢性病患者的自我管理 自我管理是患者为保持和增进自身健康，监控自身疾病的症状和征兆，减少疾病对自身社会功能、情感和人际关系的影响，并持之以恒地管理自身疾病的一种健康行为。慢性病患者长期受到疾病的困扰，有效管理慢性病成为慢性病治疗和康复的关键。在"行动研究法在老年期痴呆患者进食护理中的应用"的研究中，李红等分享了如何使用行动研究方法去改善老年期痴呆患者进食的护理实践，显著改善了患者的进食困难问题，增加了自主进食行为和食物摄入量，改善了患者的营养状况。

3. 临床护理干预 行动研究目前在临床护理干预中的应用相对较多。Breimaier 等运用行动研究的方法，评价针对性实施预防跌倒指南的策略在急诊护理实践场所的有效性，结果显示，护理人员参与预防跌倒意识得到提高；预防跌倒知识、态度和指南的使用策略明显改善。在国内，尹慧珍等运用行动研究制订了提高深静脉血栓高危患者早期活动依从性的方案，通过每日床旁观察和询问，了解患者早期活动状况和影响早期活动的原因，制订解决问题的方法，并在实践过程中不断改进解决问题的方案。经过三轮行动研究循环，研究结果显示，行动研究的指导可以提高深静脉血栓高危患者的早期依从性，从而降低深静脉血栓的发生率，促进患者的髋关节功能恢复。

（二）护理教育

行动研究最先被教育学领域采纳，目前国内外护理教育中行动研究的应用主要体现在学校教育和临床护理教育中，具体包括护生能力培养、护理课程改革、教学方法改进、护理教育体系评价以及护理师资培训等方面。

1. 护生能力培养 行动研究已成为护生能力培养的重要方法。护生是护理教育的参与者，宽泛的研究范畴为他们提供成为研究者的机会。王婷等认为在参与式、合作式、反思式的研究与学习中，护生的创新能力、学习兴趣、批判性思维、观察与分析问题的能力、科研能力以及自主学习能力等得到了培养与提高。

2. 护理课程改革 行动研究也被广泛运用于护理课程改革。传统护理教育课程设置存在理论与实践脱节、人文素质教育薄弱、缺乏护理特色等问题。行动研究可以弥合理论与实践的差距，实践者参与变革的过程在一定程度上保证了护理课程设置的实用性。李芳芳等采用行动研究的方法，通过与相关实践者的合作，包括研究生教育主管和教学管理人员、课程主讲教师、研究者本人及使用该课程体系学习的研究生，经过两轮行动研究，构建了上海市 3 所大学护理学硕士研究生专业课程资源共享体系。研究结果提示，相关实践者均可获益。

3. 教学方法改进 近 20 年来，反思性教学在国际护理教育中兴起，而行动研究是实现反思性教学的重要方法。在行动研究中，研究者和实践者不断对实践进行反思、批判，提出问题并进行实践的变革，进而提高行动的质量。我国香港的 Chien 等将行动研究运用于本科护生临床实习阶段的教学，结果发现学生的自主性与积极性都明显提高。李娟等进行了基于角色扮演和 PBL 的护理本科生问诊教学行动研究，研究显示，行动研究有效提高了学生的问诊技能。

4. 护理教育体系评价 行动研究逐渐成为护理教育评价体系的新策略。传统的教育评价体系常采用形成性评价与总结性评价相结合的方式，"评""教"分离。行动研究使学生、专家、教师成为评估者，在民主、平等的协作氛围中从多方面即时收集资料，使评估的每一具体步骤与整个评估方案得到即时、连续、彻底、全面考察与评价，并有机结合诊断性评价、形成性评价和总结性评价，为建立多维、公正、开放、民主并具有实际指导意义的护理教育评价体系提供了新思路。

5. 护理师资培训 面对护理师资数量及质量存在严重不足的现状，护理师资培训仍然是当前护理教育急需解决的问题。行动研究使护理教师在"行动研究化、反思化，研究行动化"的教学实践中结合教育学理论、对教学各环节进行审慎思考，可在潜移默化中提高教育学理论水平与教师专业素养并提高教育科研能力。Arieli 等的研究表明，行动研究有助于建立和谐的护理学术团队。国内沈宁等也认为"教师成为研究者"是我国护理师资培训的有效路径。赵书敏等将参与式行动研究应用于临床护士分层级继续教育培训中，取得了较好的培训效果。

笔记栏

（三）护理管理

在护理管理领域，行动研究正逐渐受到国内外研究者的重视与应用。Brynat 等描述了他们如何使用行动研究创建一个评价高级护理实践者的框架。国内邵芳等进行了基于行动研究的护士职业倦怠干预实践，依据 Lewin 提出的行动研究框架，探讨护士职业倦怠的有效干预途径及其成效，研究中研究者与被研究者共同参与讨论并设计整个干预过程。研究结果显示，干预实践 1 年后，被干预护士群体的职业倦怠及压力源感知均有显著改善。

行动研究是社会研究中的一种重要方法，因其变革性、实践性、参与性和协作性，在护理研究领域得到了广泛应用，对护理学科的发展具有积极意义。然而，在国内，护理研究人员对该方法的理性认识仍有待加强，整体而言，国内行动研究案例仍较为缺乏。作为一种有效结合理论和实践的研究方法，护理研究人员需要增加对行动研究的关注，不断将其应用于护理实践、护理教育和护理管理等领域中，丰富护理领域中的研究方法，推动学科发展。

第二节　行动研究的基本步骤

行动研究的具体实施步骤因受不同理论模式的指导而有所差异，但基本步骤存在共同之处，均体现一些基本要素。另外，在采用行动研究时应遵循一些基本工作原则。

一、行动研究方法的要素及诠释

很多学者从不同的角度对行动研究作出相应的阐述，并提出各自的操作模式。其中比较有影响的包括：Lewin 螺旋循环模式、Ebbutt 行动研究模式、McKernan 行动研究模式、Elliott 行动研究模式、Deakin 行动研究模式。尽管操作模式存在差异，但在实施行动研究的具体步骤上，体现的基本思想是相通的。首先，行动研究的起点应是对问题的界定与分析；其次，行动研究的过程是螺旋式深化的发展过程。以 Lewin 提出的行动研究螺旋循环模式为例，Lewin 认为行动研究是一个发展过程，是一个螺旋循环圈（图 18-1），每一个螺旋循环圈都包括计划、行动、观察、反思 4 个相互联系、相互依赖的基本环节；同时，行动研究的终点应包含对计划及其实施情况与结果的评价，并在

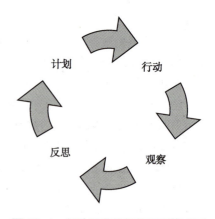

图 18-1　行动研究的螺旋循环模式图

此基础上加以改进。如果经过反思后进行了修正，则修正后的计划将成为另一循环的开始，如图 18-2 所示，构成行动研究的基本框架。行动研究的基本要素包括：确立研究问题、计划、资料收集与分析、行动、观察与反思、评价。

（一）确立研究问题

发现与确立研究问题是行动研究的起点。作为一种以问题为中心的研究方式，行动研究直接关系到改进实践者的工作效果，因此是从实际工作情境中存在的问题入手，确立研究问题。

在护理工作中，研究问题通常是涉及护士本身或护理工作有关的问题，如护理管理、临床护理、护理教育等方面。护理实践者或护理研究者发现某一问题后，若要采取措施来解决这些问题，首先需要明确和分析相关问题，即明晰问题的类型、范围、性质、形成过程及可能的影响因素，以便深入理解问题的本质。

行动研究问题的提出和确立过程与其他质性研究有明显区别。行动研究要求首先识别"实践者"和"研究者"在确立研究问题中的角色。"实践者"是在研究特定情境或场所中的"内部"

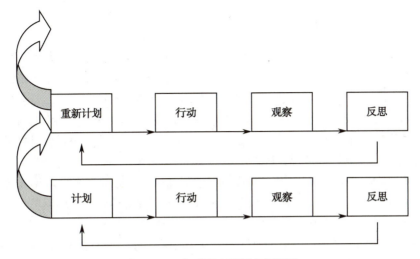

图 18-2　行动研究的基本框架图

注：上一箭头表示为开放性的，指如有问题没有解决，可重新进入下一轮循环。

人员，对问题具有独特理解与认知。而作为在理论和研究方面有专长的"外部"人员的"研究者"，则是带着特定目的进入情境，但并不属于其中，因此无法有效地将这种情境与问题内化。此外，实践者也是研究过程的实施者及研究结果的直接应用者。双方上述背景的差异可能导致对问题理解的差异，但这种差异可以使得对问题的理解更加全面客观。因此，为了全面把握问题，确定最终的研究问题，讨论双方的观点则显得极为重要。

确定研究问题后，下一步是考虑如何解决问题，即制订研究计划。

（二）计划

在行动研究中，"计划"是指以大量事实和调查研究为前提，形成研究者对问题的认识，然后综合有关理论和方法，制订出研究计划。

在制订研究计划之前，研究者要从文献综述、现状调研、问题诊断入手，弄清楚以下方面：第一，现状如何？产生的原因？第二，存在哪些问题？第三，关键问题是什么？它的解决受哪些因素的制约？第四，众多的制约因素中哪些虽然重要，但一时改变不了？哪些虽然可以改变，但不重要？哪些是重要的而且可以创造条件改变的？第五，创造怎样的条件，采取哪些方式才能有所改进？第六，什么样的计划是切实可行的？

一般而言，研究计划应包含以下内容：①预期目标：这是计划实施后可能达到的目标状态，包括"总体目标"和"每一步具体行动目标"。在描述预期目标时，应尽量具体、客观，确保具有可操作性和可监测性，避免模棱两可。②拟改变的因素：即行动者为了解决问题而采取的方式方法，如采用新的护理管理方法或改变健康教育内容的呈现方式等。这种改变应在全面了解问题现状，深入分析问题的基础上，结合行动者的理论知识和经验提出。同时，应注意避免一次性改变的因素太多。③行动步骤与行动时间安排：即研究中具体行动措施实施的先后顺序及每一步骤所需时间。如先做什么，需多长时间，再做什么，需多长时间。确定行动步骤与时间安排非常重要，因为行动研究中可能会出现一些始料未及的因素影响研究结果，因此要求行动者在安排行动步骤与时间时表现出开放性和灵活性，计划应具有可修改性。④研究人员及任务分配：研究人员的纳入应能够代表研究情境中的所有人员。此外，任务分配尤其重要。⑤研究地点的安排：可以相对灵活，以满足"实践者"的需求为原则。⑥收集资料与分析资料的方法：确定用哪些方式和方法来收集资料，并初步制订分析资料的方法。

行动者在计划环节应注意：①任何行动必须是行动者能够做到的；②行动研究不能干扰正常的护理活动；③所采取的行动研究，必须在一段时间内能测量出结果；④应考虑到伦理问题；

笔记栏

⑤保证研究相关内容的效度，即研究结果的真实性。

（三）资料收集与分析

1. 资料收集 资料收集是非常重要的步骤，贯穿行动研究的全过程。如在制订行动研究计划之初，研究者可以通过对以往相关研究资料如文献或实践经验进行全面收集、归纳、分析，制订初步的研究计划。但是，"解决实际问题"作为行动研究的基本特点之一，要求行动研究应满足情境适应性，要求参与者参与到研究中，避免忽略每个组织的特殊文化和影响因素。因此，研究者不仅需要将以往的相关研究资料或经验作为制订研究计划的依据，还需要对处于研究情境中的参与者本身以及情境问题等进行资料的收集，根据具体情境产生的资料与分析结果来修订先前的"计划"，为行动提供"行动指南"，从而有助于保证研究内容的真实性以及研究方法的针对性、可行性、有效性。此外，行动研究要求对行动的过程和结果作出及时的反思和评价，其前提依据则是行动过程中通过各种资料收集方式获得的原始资料。

由于行动研究是结合了传统量性和质性研究方法的优势的一种研究方法，因此在行动研究中多采用观察法、个人访谈法、焦点小组访谈法、量性调查（如问卷、测验）等方式收集资料。其他资料收集方法可能包括详细的行动记录、实务工作者互动时产生的主观印象，以及会议的田野笔记。研究人员还可以利用和分析相关的文件，例如医疗记录、时间表或是医疗护理计划等收集资料。资料的记录方式有录音、录像、书面记录或照片等。例如，在"基于行动研究的护士职业倦怠干预实践"研究中，研究团队为了在行动研究实施干预之前能够制订出针对医院护士职业倦怠感的干预方法，先成立了由医院内研究者与外来研究者组成的研究小组，讨论开展本项目的可行性并明确分工。在资料收集阶段，由医院内研究者通过问卷调查、半结构化访谈等方法来评估干预前被干预群体的倦怠水平、影响因素及对干预内容的需求。外来研究者则负责文献查阅并提供相关的理论指导。

为保证资料的真实性与可靠性，现提倡多种资料收集方法相结合，通过相互对照和比较对内容进行纠正、补充，可以有效避免单一资料收集方法导致的两极化的看法和见解。

2. 资料分析 在研究过程中，将会不断产生数据资料，包括研究事实、对事实的解释或阐述、对某些现象的因果解释以及中肯的评价。这些研究资料产生于实际环境中，具有一定的信度和精确度。若实践者与研究人员共同合作分析研究资料，则对资料的解释和由此建构的概念或理论模式更为精确。

资料产生后，应根据各种资料收集方法相对应的资料性质进行分析。量性资料，可以利用传统的统计学方法来分析，质性资料需用质性研究资料分析方法进行分析，具体参见相关章节。资料的分析工作应由整个研究团队共同进行，特别是最后对资料的阐述及解释工作。实践者的参与可以使研究所得的解释更准确地表达真实情况。在资料分析过程中，所有的参与者应不断讨论，找出存在的问题，并寻求解释。

（四）行动

和其他质性研究不同的是，行动研究并不是以问题的发现及资料分析结果的整理为研究终点，而是寻求建立在资料分析基础之上的行动或变革，如在行动中促进工作的改进、认知的改进、情境的改善等。因此，行动研究中的"行动"并不是为了检验某一计划，而是解决实际问题。行动研究过程是一个持续调整的过程，因为实际情况可能动态改变，且随着对行动及背景认知的逐步深化，研究者应适时对行动作出合理的修改与调整。

（五）观察与反思

行动者在行动过程中应注重对行动的观察，才能够不断发现问题并获得反馈意见，从而作出合理的修改与调整。观察主要是指对行动过程、结果、背景及行动者特点的考察，其实质是搜集研究的资料、监察行动的全过程。行动者在观察时应注意：①观察的内容要全面，如行动背景因素及其制约方式、行动过程各要素、行动结果等；②收集的资料要全面，包括背景资料、过程资料、结果资料；③观察的方式要灵活有效，一般说来，可根据具体情况选用以下 3 种方式之一或合用：行动者可邀请同事或相关领域的专业研究人员来帮助观察和记录，也可委托一个或几个研究对象对情况进行观察和记录，或者采取现代化的记录观察手段，如录音、录像等。

行动研究的核心在于通过实践去学习，因此反思是关键。观察可为反思提供基础性材料。反思（reflection）是行动研究基本环节中一个螺旋圈的结束，是过渡到另一个螺旋圈的中间环节，是对行动过程及行动结果的思考，以调整下一步行动计划和工作构想。反思可通过日志记录、小组会议和面谈等方式进行。

（六）评价

评价是对行动的监控和对结果的评鉴，贯穿行动研究的始终。评价的方法、时间、标准等均应在计划阶段拟好。在评价过程中，研究者们有责任和义务负责指导评价过程，而其他所有的参与者均应当清楚、认同及参与评价，因为他们的参与能够保证评价的正确性和准确性，为修订、调整研究计划提供依据。

二、行动研究方法中的基本工作原则

（一）良好关系

良好的工作关系可以促进参与研究的各方之间的信任，激发从事研究活动的动机。要建立良好的工作关系，研究各方应该做到：①平等对待每位研究参与者；②坚持人性化的原则；③无论何时均要最大限度地避免矛盾的发生；④一旦矛盾出现，应采取公开化的对话形式去解决；⑤接受对方的本色，而不是你头脑中所想象的他应该的样子；⑥鼓励建立一种合作型的研究关系，而非没有人情味的、充满竞争性的、矛盾的或者突显权威性的人际关系；⑦时刻关注任何参与者的外显行为。

（二）充分交流

研究中各方交流的质量、次数、连续性以及合理性等将会对他们从事研究活动时的互动性产生非常关键的影响。如果人们以一种藐视的态度与对方进行交流，或者不能有效地向对方呈现自己的活动，或者故意曲解、有选择性地交流信息，那么这种研究活动将会是短暂的、无效的。相反，若所有的参与者能够做到以下几点，那么他们之间的沟通效果将会是非常有效的：①积极、认真地倾听对方的谈话；②接受并且对听到的话语有所反馈；③能够理解听到的话语；④表现真诚与信任；⑤表现出与文化和社交相适应的交流方式。

（三）积极参与

如果人们能够积极、认真、能动地参与到研究工作中，不仅可以充分体现他们自身的价值，而且可能使研究效果超出预期的时间和效益的规划。要提高人们的参与水平，应该：①强调积极参与的重要性；②允许人们去从事相对来说较为重要的任务；③向参与者提供关于行动研究的相关内容；④鼓励人们从事他们力所能及的一些计划和活动；⑤与所有参与者，而非一些代表性的人物互动。

行动研究偏重对实际问题的解决，注重情境性，因此其研究过程并没有统一的、明确的和固定的步骤，应视具体情境而有所不同，但都应注意遵循其基本工作原则。

 知识拓展

行动研究的优点和缺点

1. 优点

（1）适应性和灵活性：适合于各种护理情境；具体实施时允许适时地调整方案。

（2）评价的持续性和反馈的及时性：各种评价方式如诊断性、形成性、总结性评价可

笔记栏

综合运用，并贯穿整个研究过程；同时，各种评价结果可及时反馈到行动中，表现为一种动态的评价与反馈。

（3）实践性与参与性：研究与实践紧密结合，注重解决实践中存在的问题。研究人员不仅包括专业研究人员，还包括直接应用研究结果的相关人员。

（4）可综合运用多种研究方法：行动研究不拘泥于某种研究方法，相反，可根据研究需要综合使用定性和定量的方法。

2. 缺点

（1）情境的特定性及推广的限制性：由于行动研究注重某个特定情境中问题的解决，因而研究结果很难推广。

（2）缺乏对研究条件的控制性：因缺乏传统科学研究中对实验条件的严格控制，因此，其研究效度一直为人所诟病。

第三节　实　例　分　析

本章第一节概述了行动研究的 3 种类型，本节选择相应的研究实例帮助大家理解和分析 3 种类型的行动研究的特点。

所选择的 3 种类型行动研究的区别，一方面表现为实践者参与的程度不同，另一方面则在于研究所需达到的目的不同。技术合作型的行动研究旨在讨论技术性地解决社会情境中的实际问题。由外来研究人员提出某个理论基础上的操作技术并取得实践者的理解和配合，评估该技术的有效性、实用性和推广性。相互合作型的行动研究旨在发展参与者的实践推理能力，从而改善实践。研究者和实践者在有效沟通和对话的基础上，注重研究者的专业理论知识指导和实践者的反思，发展实践者推理、理解、判断和实践的能力。提高解放型的行动研究旨在创造一个批判性分析问题的环境，让参与者在完全授权的情况下，超越主观认识，对实践进行批判与反思，寻求揭示具有压迫性和支配性的事物，并且要把批判性的意识付诸行动，进而创造一种可能的改变与进步。行动者需要在促进和解放的过程中产生积极的作用，要主动地促进社会的转化。3 种类型的行动研究特征如表 18-1 所示。

表 18-1　3 种行动研究类型的特征

行动研究的类型	哲学基础	问题	合作的焦点	与理论的关系	产生的知识类型
技术合作型	自然科学	提前界定	技术性	确认、提炼、演绎	预测性的
相互合作型	历史－诠释性	情境中界定	相互理解	新理论、归纳	描述性的
提高解放型	批判性科学	在价值观澄清的基础上，在情境中界定	相互解放	确认、提炼、新理论、归纳、演绎	预测性的、描述性的

一、技术合作型行动研究实例

ER18-2
行动研究
案例分析

笔记栏

【例 1】 以 "Development of a theory-based sexual and reproductive health promotion and HIV prevention program for Chinese early adolescents（发展以理论为基础的促进中国早期青少年性生殖健康与艾滋

病预防项目）"为例，讲解技术合作型行动研究的研究过程。

1. 研究目的　①设计适用于中国早期青少年的促进性生殖健康和预防艾滋病的项目；②实施该项目；③评价该项目的应用效果。

2. 研究背景　在中国，大多艾滋病和性病患者都是在青春期被感染的。青春期是一个脆弱敏感期，也是形成责任感和健康观念的重要预备时期。然而在中国，是否进行性教育是一个长期存在的矛盾，目前的性教育远远落后于青少年的需求和他们的性行为现状。

3. 研究设计　选择技术合作型行动研究法，研究者深入研究场所与实践者合作，取得参与者对该研究的兴趣以及对研究设计的知情同意，了解参与者的需求，发展一个基于理论框架上的干预项目，共同推进项目的实施，从而改善实践活动，达到研究目的。

4. 研究参与者　102名早期青少年（10~14岁）、15名教师、12名入选的早期青少年的家长。

5. 研究步骤　研究持续时间为15个月，分8个步骤。

（1）接触疾病预防和控制中心、教育局、学校管理人员，进入研究地点。

（2）建立核心工作小组：小组成员包括招募的2名学校教师、2名助理研究者和10名青少年培训者。

（3）招募参与者：包括15名教师、12名学生家长和102名早期青少年。

（4）实施需求评估：通过教师组、家长组分别进行的焦点小组法，早期青少年组的参与式活动法，以及102名早期青少年填写调查问卷进行需求评估。

（5）分析解释数据：包括质性研究数据和量性研究数据。

（6）设计项目内容和活动：研究者在信息－动机－行为技能的理论模式和需求评估的基础上，与核心工作小组成员合作，发展项目提纲，该提纲由咨询专家提出草案，学生、教师、家长给予建议并修改最终确定。

（7）项目应用：对青少年培训者进行计划实施培训之后，使用参与式学习法实施该项目，每次培训之后青少年培训者进行小组反思，改善后续的项目实施策略，提高干预效果。

（8）评价该项目：使用调查问卷测试干预后的102名早期青少年性生殖健康相关信息、动机、行为技能；同时，进行焦点小组活动反馈，了解他们的全部感受，以及对培训内容、形式和培训者的意见；并通过召开所有实践者参与的会议获得对该项目的建议。

6. 资料收集与分析　培训各个阶段均举行小组会议，研究者作为咨询者和促进者，不断为青少年培训者提供支持和鼓励，学校和老师也为学生提供各种资源，如场地、多媒体教室、实践等。采取质性与量性两种方式评价和分析应用结果。量性研究资料收集通过相关变量的自测工具获得，该问卷由研究者发展，测量6个方面：性生殖健康促进的相关信息、HIV预防的相关信息、个人态度、感知的社会支持、行为动机、行动相关的自我效能感。使用描述性分析法分析相关数据。通过参与式活动、焦点小组法和反思日记获得质性研究数据，使用内容分析法进行分析。

7. 研究结果　包括3部分：促进性生殖健康和预防艾滋病项目的3个关键要素；项目实施过程；项目应用的结果。

结果显示，项目的3个关键要素包括：信息、动机和行为技能。项目实施过程包括4个方面：提高青少年培训者的培训能力；使用参与式学习法；学校支持保障项目的实施；青少年培训者在各个阶段反思项目内容、应用过程的感受和经历。项目应用的结果包括两大方面，即青少年对该项目相关的信息、动机和行为技能的改变；参与者对项目的意见。统计分析显示，项目实施后的一周，信息、动机和行为技能较项目实施前有显著提高。参与者对培训项目的质性资料反馈显示：该项目内容全面且有益；培训者态度友好且知识丰富；寓教于乐的参与式学习方式让他们印象深刻。此外，早期青少年表示他们会将培训的知识和技巧应用到日常生活中，帮助自己、家人和朋友。

8. 结论　技术合作型的行动研究方法对于评估实践者的自身需求、在理论基础上设计合适的

笔记栏

内容和活动、获得参与者对实施项目的支持、达到研究目标都很实用。通过项目实施，青少年增长了知识，培养了积极的态度，并掌握了基本行为技能；此外，还证实了信息－动机－行为技能的理论模式适用于非西方的文化环境中。

来源：HONG J F, FONGKAEW W, SENARATANA W, et al. Development of a theory-based sexual and reproductive health promotion and HIV prevention program for Chinese early adolescents[J]. Nursing & Health Sciences. 2010, 12(3): 360-368.

分析：在该项研究中，研究者预先设立了问题、行动措施计划和期望达到的变革。在行动过程中，强调在获得参与者的理解、认可、合作的基础上，依据实践者的需求调整并修订行动计划，实施易于接受和采纳的干预措施。参与者的认可与合作是该研究项目能够实践的前提。

二、相互合作型行动研究实例

【例2】 以"脑卒中个案管理实践模式的发展：一项行动研究"为例，讲解相互合作型行动研究的研究过程。

1. 研究目的 通过探索脑卒中患者健康管理中存在的问题，构建脑卒中个案管理实践模式，实施并评价所构建的模式对患者、照顾者结局及专科护理实践的影响。

2. 研究背景 居家康复的脑卒中患者及家庭照顾者在居家照护知识与技能方面存在持续需求，如何开展规范的连续性照护以满足需求已成为慢性疾病照护中亟待解决的难题。国内外个案管理模式的应用结果显示个案管理可以改善脑卒中患者康复结局、促进照顾者的身心健康。目前个案管理模式在我国逐步开展，主要聚焦肿瘤疾病等，尚未涉及脑卒中患者全过程个案管理的研究。

3. 研究设计 选择上海市某医院的脑卒中中心与神经内科为研究场所。遵循行动研究方法的基本环节，研究者与实践者共同从现有的脑卒中院内院外连续性照护实践中发现问题，并探索解决问题的方法，依据 Boult 指导照护模式为理论框架，形成个案管理实践模式，并通过实践评价反思该模式对于患者、照顾者结局和专科护理实践的影响。

4. 研究参与者 由2名有行动研究背景的研究者、2名护理管理者、2名护士长、4名护士、2名医生、1名康复师、1名营养师、1名心理咨询师及1名药剂师共计16人组成行动小组。研究对象包括在神经内科接受治疗的脑卒中患者、家庭照顾者及提供服务的医护人员。

5. 研究方法 使用行动研究法进行小组活动监管，研究者与实践者是一种合作关系，同时研究者具有双重角色：既是计划实践者又是观察记录者；该论文的作者是整个行动研究的监管者。结合质性研究方法包括个人深度访谈、焦点小组访谈、知情人访谈、参与式观察，量性研究方法包括类实验研究方法、问卷法、生物医学测量法等进行资料的收集。

6. 研究步骤 具体将研究分为诊断、计划、实施与修正、实施与评价、反思5个阶段。

（1）第一阶段：诊断。通过文献回顾、多角度访谈与参与式观察了解脑卒中护理实践现状，明确存在的问题和原因。通过诊断发现，脑卒中患者及家庭照顾者在疾病照护与社会支持等方面存在持续需求；医疗护理工作在多学科协作、连续性护理服务人员资质要求、连续性护理服务质量等方面存在缺陷，导致患者及照顾者缺乏个体化、连续性的护理服务。

（2）第二阶段：计划。通过小组讨论、焦点小组会议建构脑卒中个案管理实践模式的初步行动方案，并在此阶段明确了脑卒中护理实践的变革方向和可能遇到的问题与难点。

（3）第三阶段：实施与修正。研究者在行动开始后进入研究现场参与式观察该模式的实践过程，在模式实施后定期召开患者及行动小组访谈与动态讨论，就个案管理流程、实践环境、实践内容等进行了行动方案的修正。

（4）第四阶段：实施与评价。运用自身对照试验设计，分析脑卒中个案管理实践模式实施后的效果和影响。

（5）第五阶段：反思。通过相关实践者的访谈，从患者、家庭照顾者、医护实践者、卫生资源利用及护理专业层面反思行动研究的效果及存在的问题。

7. 研究结果　对脑卒中患者而言，个案管理实践促进了脑卒中患者疾病照护结局，患者的疾病康复指标（如血压、血脂）、日常生活活动能力、神经功能等得以改善。对家庭照顾者而言，个案管理实践提升了照顾者照顾能力和生活质量。对临床医护人员而言，该模式提升了医护人员对脑卒中个案管理实践模式的认知与接受程度、专业价值感及工作自主性。从卫生资源利用层面，该模式可有效改善医患、护患关系，减轻医疗负担，提高卫生资源利用度，优化卫生服务模式。对护理学科而言，个案管理实践拓展了护理专业的实践内涵，使连续性护理服务有效延伸。

8. 结论　该项行动研究表明，研究者与实践者共同参与构建的个案管理护理实践模式是较为有效的医疗卫生服务形式，促进了脑卒中患者的整体康复。行动研究可以有效评价理论的实用性，还可以为未来的研究和实践提供借鉴。

来源：朱晓萍. 脑卒中个案管理实践模式的发展：一项行动研究［D］. 上海：中国人民解放军海军军医大学，2022.

分析：在该项研究中，研究者作为监管引导者和观察记录者，深入实践场所与实践者共同分析寻找存在的问题，以 Boult 指导照护模式为理论框架，讨论并结合特定情境的医疗卫生服务现状，构建了适用于脑卒中患者的个案管理护理实践模式，提升了实践者的连续性照护能力。

三、提高解放型行动研究实例

【例3】 以 "Nurse-led shared decision-making on complementary therapy use by patients with diabetes：an participatory action research（护士主导的共享决策对糖尿病患者使用辅助治疗的影响：参与式行动研究）"为例，讲解提高解放型行动研究的研究过程。

1. 研究目的　形成、实施和评价护士主导的共享决策模式对糖尿病患者辅助与替代治疗（complementary and alternative medicine，CAM）使用的影响，促进医护人员参与患者 CAM 使用的讨论，改善患者的照护决策。

2. 研究背景　除接受常规医疗外，多数糖尿病患者会自行使用 CAM 方法如营养补充剂、服用中药等维持健康，但就 CAM 的使用很少与医疗专业人员展开讨论。患者常因无法判断 CAM 使用的有效性和安全性而使用了不恰当的 CAM，或与常规药物合用时产生了不良的药物相互作用，影响患者安全。因此，专业医护人员与糖尿病患者同样作为实践者，需要关注患者 CAM 的使用情况，参与患者 CAM 使用的共同决策，讨论并明确哪些 CAM 适合使用。另外，研究证实护士在共享决策过程中可以发挥主导作用，促进跨专业医疗团队人员的意见整合并形成共享决策模式。该研究通过参与式行动研究来形成、实施和评价由护士主导的共享决策模式对糖尿病患者 CAM 使用的影响，从而促进患者疾病管理，确保 CAM 的使用安全。

3. 研究设计　该项目共包含两个周期的螺旋式反思过程。每周期含 4 个阶段：确定研究主题（计划）、在日常生活中进行运用（实施）、参与该项目的感受（观察）及重新制订和修订计划（反思）。随着参与式行动研究的螺旋式进展，每周期均进行数据收集、反思建议以形成和完善共享决策模式。

4. 研究参与者　遵循参与式行动研究原则，该项目参与人员包括研究者和实践者。研究实践者包括跨专业医疗团队人员（医生、药剂师、主管护士、糖尿病专科护士和营养师）和糖尿病患者。

5. 研究方法　使用参与式行动研究。结合质性研究方法包括焦点小组访谈、团队会议、参与式观察及量性研究方法包含风险－收益评估来进行资料的收集。

6. 研究步骤　研究包括两个周期。每个周期分为计划、实施、观察与评价、反思 4 个阶段。

（1）第一阶段：计划。通过焦点小组访谈明确糖尿病患者 CAM 使用管理的变革方向，并商

笔记栏

431

议患者与医疗专业人员共享决策的模式和流程。

（2）第二阶段：实施。该阶段共持续3个月，主要为糖尿病专科护士进行CAM使用的风险－收益评估，使用共享决策模式促成共同决策。具体实施过程为：①糖尿病专科护士通过系统回顾13个CAM使用的案例，加强对CAM的了解和沟通技巧的掌握。②研究者进入研究现场监督糖尿病专科护士行CAM使用风险－收益评估的一致性与评估质量。③糖尿病专科护士结合风险－收益评估的结果与患者进行针对性讨论，并提出解决问题的策略。④糖尿病专科护士辅助患者完成决策并评估决策是否适用。

（3）第三阶段：观察与评价。研究者在行动开始后进入研究现场参与式观察该模式的实践过程及实施的有效性，并在实施前后收集患者与跨专业团队人员决策的参与程度，CAM使用的风险－收益评估等问卷结果。

（4）第四阶段：反思。通过召开研究者团队、跨学科专业团队会议，对行动方案的效果进行反思，并为下一周期的行动研究指明方向，最终形成了糖尿病患者CAM使用管理的标准化建议。

7. 研究结果　对服务对象而言，CAM使用的合理决策有助于促进患者参与疾病管理，减少CAM不当使用的危害；对临床医务人员而言，该共享决策模式充分发挥护士的主导作用，提高了实践者的能力；促进了医护人员参与CAM使用的讨论，弥合了患者和医护人员间的沟通鸿沟；对临床实践而言，该模式形成了糖尿病患者CAM使用管理的标准化建议，丰富了临床实践内涵。

8. 结论　该行动研究表明，基于护士主导的共享决策模式有助于促进医护人员与糖尿病患者讨论CAM使用并完成决策。行动研究可以有效地完善临床管理规范，为未来的研究和实践提供借鉴。但如何使该决策模式推广使用，尚需进一步的实验性研究，以检验该模式对患者结局的有效性。

来源：CHANG H Y, MAO P L, HUANG C Y. Nurse-led shared decision-making on complementary therapy use by patients with diabetes: an participatory action research[J]. Journal of Clinical Nursing. 2023, 32(17−18): 6310−6321.

分析：在该项研究中，研究者帮助与特定情境相关的实践者（护士）认识到自身在共享决策中扮演的重要角色作用，参与共享决策讨论并进行跨学科团队成员观点的整合，构建了护士主导的共享决策模式，提升了实践者的实践决策能力，同时所构建的共享决策模式在行动研究中也得到了实践与发展。相对而言，即使研究者离开研究现场，实践者应该也可以保障项目的可持续性。

行动研究作为一种研究方法，不仅将理论、研究与实践有机地联系起来，而且通过实践者的参与，促发实践中有效的变革而改善护理对象的生活。上述实例显示，行动研究法可以有效地运用于护理研究以及公共卫生服务研究中。如果发展护理知识的最终目的是改善护理实践，那么通过在实践中运用经过证实和修订的知识，对护理学科而言则更为重要。对于发展包含实践性和人文性的护理学科而言，行动研究有着积极的意义，值得护理研究者的广泛关注。

> **知识链接**
>
> **行动研究的评价指南**
>
> （一）计划
>
> 1. 研究者是否说明为什么采用行动研究？
> 2. 研究是否从分析情境开始？还是开始于实施行动？

笔记栏

3. 谁发起的研究, 是实践者还是研究者?

4. 研究团队是否表现出对一个共同设定目标的承诺, 实现资源共享和行动?

5. 情境分析

（1）是否描述了足够的研究场所细节?

（2）什么样的资料收集方法用来形容实践的情况? 质性和量性研究方法是否运用适当?

（3）是否描述样本的选择方法? 是不是恰当的研究对象?

（4）在研究的分析阶段, 研究者和参与者之间的协作程度如何?

（5）研究对象的保护是否有记录?

（6）是否描述了资料分析方法? 应用是否得当?

（7）参与者是否参与了资料的诠释?

（8）资料的诠释是否反映了对情境的理解?

6. 行动计划

（1）是否详细描述了预期的改变?

（2）是否详细描述了实施策略?

（3）是否描述了评价的方法?

（4）参与者是否参与了行动计划?

（二）实施

1. 预期发生的改变是否在问题发生的场所实施了?

2. 是否制订了实施时间?

（三）反思

1. 是否制订了协助反思的方法?

2. 是否描述了反思的结果?

（四）评价

1. 是否描述了评价改变的策略?

2. 是否评价了实施的过程及结局?

3. 数据评估方法是否适合于评估的事实? 质性和量性研究方法是否运用恰当?

4. 参与者是否参与了评价?

5. 使用分析评估数据的方法是否适当?

6. 研究是否关注了量性研究结果的信度与效度、质性研究结果的可信度?

（五）结论、应用和建议

1. 结论是否反映了研究结果?

2. 从研究结果中是否可以形成特定情境的理论?

3. 是否详细描述了应用性?

4. 研究者是否讨论了研究的伦理和道德应用?

5. 有无对研究/实践的建议?

6. 研究者是否描述了参与者从研究中获得的益处?

来源: STREUBERT H J, CARPENTER D R. Qualitative research in nursing: Advancing the humanistic imperative[M]. 4th ed. Philadelphia: Lippincott Williams & Wilkins, 2007.

（洪静芳）

笔记栏

小 结

本章主要介绍了行动研究的特点、适用范围以及步骤，说明了行动研究的情境特点，强调了"实践者"与"研究者"合作的重要性；通过解析行动研究在护理实践、护理教育和护理管理中的运用实例，体现出行动研究作为一种研究方法在护理领域研究中的契合性；并结合 3 个行动研究的实例具体阐述行动研究的操作过程。

● ● ● ● 思考题 ● ● ● ●

1. 行动研究属于量性研究还是质性研究？
2. 行动研究中，理论、实践、研究三者之间的关系如何？
3. 在实际研究中，能否将行动研究与临床随机对照试验研究有效地结合起来？

笔记栏

第十九章

质性研究的可信度

 导入案例

在一项描述脑卒中患者家庭照顾者体验的现象学研究中，研究者通过目的抽样法从某市社区中选取脑卒中患者的家庭照顾者，采用半结构化访谈，收集研究对象在脑卒中急性期、出院后的照护体验，使用主题分析法进行资料分析。结果提示脑卒中患者家庭照顾者的照顾体验是承担所有照护责任、孤独、照顾倦怠、对未来的不确定性。阅读者可能提出以下问题：研究者本身是资料收集者，但同时又是资料分析者，研究者在分析资料时如何保证内容分析的客观性？如何判断研究结果是否客观反映了真实世界的特定情境？如何判断资料收集是否饱和以至于可以终止？质性研究的结果如同研究者思维加工后落在笔端的一个个"故事"，读者如何判断这些内容确实是"可信的资料"？这些研究结果可能仅仅来自某些特定的个案或群体，研究者的结果诠释是否具有推广性？

第一节 概　述

在量性研究中，通常可以通过内部效度、外部效度、研究质量的控制等评价研究质量的优劣，通过心理测量学属性来评价研究工具的可靠性和准确性。质性研究同样面临着对研究质量的要求和评判问题。那么，在质性研究中，如何判断研究质量的好坏？如何保证和提高研究的质量呢？

一、有关质性研究可信度的争议

（一）信度和效度的概念是否适用于质性研究

由于质性研究和量性研究的认识论不同，对质性研究的信度和效度问题一直存在争议。质性研究者认为，信度和效度的概念主要源自实证主义的量性研究，量性研究的目的在于找到共同点，因此测量工具本身的客观与可信就成为尤其重要的评估指标。然而，质性研究缺乏量化的方法对可靠性和准确性进行验证，如果从量化的观点来评价质性研究，就有失公允。由于研究思路的不同，评价研究结果的方法也应有所不同。

首先，信度和效度是传统实证主义量性研究的判断标准，通过客观测量与量化推论而得出，但这些标准不适用于后实证主义和建构主义哲学体系下的质性研究。质性研究关注的是社会事实的建构过程，以及人们在不同的、特有的社会文化脉络下的经验与解释。对这种关于脉络的情境过程、互动、意义以及解释的探索研究有其独特的评价方法。其次，质性研究中更多的是运用参与式观察，由于时间、地点、情境等变化，很难对原来的研究对象进行重复研究或观察，因此可信度存在争议。在质性研究中，复制不是目标，也不可行。同时，研究者主动参与可能会降低资料的效度。另外，量性研究采用的随机抽样与质性研究要取得特定信息的目的抽样也存在冲突。最后，质性研究的结果不是用于量化推论，而是为了体现人类经验的独特性。

目前大多数研究者达成共识，认为质性研究不应过度讨论信度问题。信度这个概念来自量性研究，是指研究结果的可重复性。而质性研究认为事物不可能以完全相同的方式重复发生，质性研究是高度个性化的，每个个案都有其特殊的脉络，强调研究的独特性和唯一性，因此信度对质性研究的意义相对受限。相比之下，质性研究更偏重效度，效度可以用来讨论质性研究结果的真实性。与量性研究的效度不同，质性研究的效度是指研究报告与实际研究情境的相符程度。这种意义上的效度不仅包括研究方法的有效性，还包括结果表述所展现出的研究过程中所有方面、层次与环节之间的协调性、一致性和切合性。

（二）如何评价质性研究的质量

质性研究同样面临如何检验研究质量的问题，也有自己的定义和方法来保证研究的严谨性和可信性，包括结果的真实性、可靠性、代表性以及有关的伦理问题。评价质性研究的质量时，先要了解研究所依据的范式，从研究范式的角度来探讨质性研究的质量评价标准。

概括而言，研究范式主要有两种视角。一种是仍以实证主义和后实证主义的语言为主，发展出不同的信度、效度指标。例如，Denzin 和 Lincoln 认为质性研究的信度包括研究者分析呈现出的资料可信程度以及不同研究者之间对资料阐释的一致程度，可通过观察的稳定性、平行模式以及评定者信度来描述。观察的稳定性是指研究者在不同时间和地点是否能作出相同的观察与阐释；平行模式是指当研究者在观察期间注意到其他现象时，是否还会对之前所见的现象作出相同的观察和阐释；评定者信度是指不同观察者以相同的理论架构来观察相同现象时，是否会以相同的方式来阐释。Maxwell 提出质性研究的效度是指研究结果的真实性，包括：①描述型效度：对外在可观察到的现象或事物进行描述的准确程度；②解释型效度：指研究者了解、理解和表达被研究者对事物所赋予的意义的确切程度；③理论效度：又称为诠释效度，指研究所依据的理论以及从研究结果中建立起来的理论反映所研究现象的真实程度；④评价型效度：指研究者对研究结果所做的价值判断的确切程度；⑤推论效度：指可在特定群体或情境范围内部或外部加以推断的程度。其他的信度、效度的概念还包括 Kirk 和 Miller 以及 Lincoln 和 Guba 提出的狂想信度、历史信度、同步信度、明显效度、工具效度、理论效度等。另一种是创立新的判定概念和语言，是诠释学的观点，例如 Guba 和 Lincoln 提出用"可信度"（trustworthiness）来代替效度，Hammersley 提出效度即反省的观点，Altheide 和 Johnson 提出效度即文化、效度即意识形态等观点。

知识拓展

其他学者提出的关于信度、效度的概念

1. 历史信度　在不同时间点所测得的结果之间的相似性。
2. 同步信度　同一时间内产生相似的研究结果。
3. 明显效度　研究的测量工具与观察的现象常常吻合，并能够提供有效的资料。
4. 工具效度　运用研究测量工具获得的资料，与某一项被证实有效的工具所测量的结果相似。

实证主义一般认为，一个外在的真实是可以被观察与被描述的，可以使用与量性研究相对应的标准。实证主义用严谨度（rigor）来判定研究的质量，其是指研究具有真实性与解释可信赖的程度，可以用内部效度、外部效度、信度以及客观性来体现。而建构主义强调知识不是被发现的，而是被创造出来的，强调可信任度与反省审查，即研究是否可被信赖和反思研究伦理的层面。因此，大多用公平性、真实性、可信性、确实性等来代替信度和效度的概念。尽管在后现代思潮的影响下，质性研究的客观性受到了挑战，但其仍然认为外在的世界是可以被实证以及认知

的，只是我们很难完全获得事实本身，而是了解"部分的真实"。

Lincoln 和 Guba 提出了以下概念来替代信度和效度。①确实性：即可信性（credibility），是指研究者在研究过程中汇总所收集到的资料的真实程度；②可转换性（transferability）、迁移性：是指研究者描述研究对象所表达的感受与经验，通过对资料的描述、深描与诠释，将研究对象的感受与经验，透过文字、图表与意义的交互运用过程，转换成文字陈述，有效再现特定情境的程度，即资料的可比较性与诠释性；③可靠性（dependability）：即内在信度，是指研究者运用有效的资料收集策略收集到可靠资料的程度，强调个人经验的重要性与唯一性；④可确认性（confirmability）：是指研究的重心在于对研究伦理的重建，在研究过程中获得资料的可信赖程度。

综合以上观点可以看出，质性研究的效度是指一种"关系"，是研究结果与研究的其他部分，包括研究者、研究的问题、目的、对象、方法与情境之间的一种"一致性"。当我们说某一研究结果是否真实可靠时，并不是将这一结果与某一个可以辨认的、外在的客观存在相比较，而是指这个结果的表述是否真实地反映了在某一特定条件下，某一研究者为达到某一特定目的，而使用某一研究问题以及与其相适应的方法，对某一事物进行研究的活动。因此，质性研究的效度所表达的关系是相对的，也是多元的，不是绝对的真实有效性。

（三）质性研究效度的威胁

质性研究效度的威胁是指研究过程中可能影响研究质量的各种因素。在质性研究的设计中，研究者应该介绍自己如何考虑信度、效度问题，在研究过程中可能存在的对效度的威胁，以及如何处理这些可能的效度威胁。

由于研究者本人是研究的工具，因此，回应性、研究者偏差以及被研究者偏差是影响质性研究效度的关键。

回应性是指由于研究者在研究场所的出现而产生的潜在扭曲效应，这种出现干扰了自然场所，也称为研究者对情境或个人的反应。也就是说，研究者在资料收集过程中，因其本身对研究场所或研究对象的反应，影响了研究的效度。研究者必须深入了解这些反应如何影响了研究对象，以及如何影响研究的结论。

研究者偏差是指研究者本身的观点可能对研究结论的效度产生威胁。研究者可能会因为自己的预设想法和主张，导致研究内容被过滤，从而影响研究的观察与解释。例如，研究者选择其喜爱的资料，问一些问题并引导得出想要的答案，忽视一些不支持自己结论的资料，对某一领域过度深入，或与研究对象或研究场所太疏远等。研究者偏差对研究结论效度的威胁主要有两种情况：第一，研究者在研究的诠释中选用的资料，是以研究者本身已经知道的或先入为主的想法为基础的；第二，研究者在研究结果的诠释中刻意选择一些特别突出的资料作为诠释的基础。为消除这种偏差，研究者应与研究场所或研究对象保持适当的情绪距离，必须时刻反思个人主观观点如何影响了研究过程及对研究结果的诠释。

被研究者偏差是指被研究者不愿给予资料，或因保护个人隐私而说谎，或避免提及一些事实，或者被研究者可能出于"对研究有帮助"的考虑而给予研究者想要的答案。

Maxwell 提出提高效度的关键在于减少对效度的威胁，并针对不同的研究类型提出了主要的效度威胁。

1. 描述性的质性研究 描述性的质性研究中，对效度的主要威胁在于资料本身是错误的或不完整的。研究者在研究过程中应使用录音机、录像机等影视设备，协助研究者收集更完整的资料，并通过逐字逐句地转录手稿来减少对效度产生影响的因素。

2. 阐释性的质性研究 阐释性的质性研究中，对效度的主要威胁在于研究者在整个资料收集的过程中未能深入理解研究对象的观点与感受，而将研究者本人的意识形态与观点强加于资料的分析与阐释过程。因此，为避免这种威胁，研究者必须以严谨系统的视角来理解研究对象对事件本身的感受与看法，而不是用研究者熟悉的语言或个人观点限制研究对象的语言与行为反应。

笔记栏

3. 理论性的质性研究 理论性的质性研究中，对效度的主要威胁在于研究者本身因忽略而未收集相互矛盾的资料，导致在研究过程中对资料的诠释完全忽略了其他可能的解释或原因。

质性研究中的效度是某一特定条件下的产物，效度威胁是具体、个别和动态的，因不同情况而有所不同，是研究过程中可能发生的事件。对效度的处理发生在研究开始后，只有在研究开始后通过对研究过程的各个环节与层面进行考察，才能确定哪些因素可能成为效度威胁，并设法排除，这是一个不断循序渐进的过程，贯穿研究的各个层面与环节。本章将采用可信度的观点来评价质性研究的质量。

二、可信度的定义

质性研究的严谨性体现在研究者注重和确认信息的发现，其目的在于真实地反映特定情境和研究对象的经历。

Guba 提出，对于所有的研究方法而言，都必须保证研究的可信度（trustworthiness）。判断研究的可信度可通过真实性、应用性、一致性以及中立性 4 个标准来衡量。在量性研究中，这些标准分别是内部效度、外部效度、信度和客观性；而在质性研究中，则体现在可信性、可依靠性、可确认性和可转换性 4 个方面。

本章采用 Guba 提出的可信度的概念来评价质性研究的质量。可信度也就是质性研究的信度和效度，是指研究结果的呈现应尽可能地接近被研究者的经历。当研究结果正确反映了研究对象的经历时，质性研究就是可信任的，也就体现了质性研究的严谨性。

第二节 常用评价指标

Guba 提出了质性研究"可信度"的评估指标：可信性、可依靠性、可确认性和可转换性。因此，在研究过程中如何取得可信的资料，是运用资料收集策略的重点。研究者必须将整个研究过程与决策加以说明，说明如何在研究过程中获得可信的资料，并提供判断资料可信度的信息。在研究中，要注意通过翔实的记载与陈述以及提供合理的解释，来提高研究的可信度。

一、可信性

（一）定义

可信性（credibility）是指所收集资料真实性的程度。要增加可信的结果产生的可能性，一方面要加强研究结果的可信程度，另一方面要证明可信程度。资料和结果的可信性是资料质量的重要部分，是方法学关注的重点。

（二）提高可信性的方法

1. 延长沉浸和持续观察 提升可信性的最好方法就是通过与研究对象进行长期接触。延长沉浸是指投入足够的时间去收集资料，以获得对研究人群的文化、语言、观点的深入理解，并检查错误和歪曲的信息。延长沉浸也是与信息提供者建立信任和融洽关系的根本。延长在研究场所的时间可以改善回应性与被研究者的偏差，使研究者容易被接受，同时被研究者拒绝提供信息或说谎的可能性也会减少，但会增加产生研究者偏差的危险。例如，由于过度深入而忽略某些问题，或偏差地看待被研究者或偏差地解释所获取的资料。可信的资料收集还包括持续观察，关注与研究现象有关的情景或对话的特征，关注收集和记录的资料的显著性和突出性。延长沉浸提供了资料收集的广度，而持续观察提供了资料的深度。

2. 合众法 合众法（triangulation）也可用于提高质性研究结果的可信程度。合众是指运用不同的参照（referents）以得出构成事实的结论，也就是运用多种研究对象、资料来源、方法与理论观点，来收集相关的资料，以减少因使用单一研究方法所产生的系统化偏差和错误，也称为多元验证。包括以下几种方法：

（1）资料合众：在一个研究中运用不同的资料来源，获得不同的观点，相互印证，力求验证同一事实或现象以得到整合的意义，从而提高结论的效度。例如实地备忘录、访谈与档案资料汇集于一点并相互支持，对观察与结论就更有信心。

（2）方法论合众：使用多元的研究方法，或运用不同的方法论。

（3）理论合众：使用多元的理论或观点去解释一组资料。从不同的理论视角去分析资料可以产生不同的发现，扩展对现象的理解。

（4）研究者合众：在同一研究中使用一个以上的观察者，以取得大家共同一致的看法。在分析资料时，也可以使用多个译码者，即分析的合众，以确保类别与主题是由译码者交互讨论而达成一致意见之后形成的。

（5）跨学科合众：指在一个研究中使用一个以上的学科合作，如护理学研究者与社会工作研究者、心理学家或人类学家合作。

合众法可以提高可信度，但当资料有所冲突时，应审慎判断如何诠释和应用。有时，冲突的资料也会激发产生新的观点。例如，在研究中发现男性和女性对婚姻的看法非常不一致，这本身就可以成为继续研究离婚对男性和女性的不同意义的起点。

3. 回访受访者　又称为成员审核（member checks），是指研究者再次回到研究场所中，与研究对象再次确认译码和解释是不是研究对象的本意，确定每件事情都是准确无误的，系统地向研究对象征求有关资料与结论的意见，确认研究发现是否符合他们的真实经历。成员审核可以避免"研究者偏差"，还能增进研究者与研究对象之间的信任关系。回访时，受访者可能会产生不同的观点，或者不同意研究者对于资料的解释，此时研究者应在此基础上修正或进一步澄清原有的解释。研究者可以在资料收集过程中进行非正式的确认，也可以在资料收集和分析完成后再进行更加正式的确认。

4. 反例分析　反例分析（negative case analysis）是指研究者寻找矛盾的证据或反面案例来判断分类或推论有无错误。通过全面收集并严格检查矛盾性资料，评估这些资料对修改或保留推论是否有帮助。可通过目的抽样找到能提供冲突的事件或观点的样本，增加对现象的全面描述。相反的证据可用来反驳需要验证的推论，从而再确认、再发展以及完善推论。例如，在一项研究中，研究者发现患抑郁症的女性在儿童期有被性侵的经历，从而推论成人期的抑郁症是由儿童期的受虐经历所引起的。但在下推论之前，需要找到例外的个案——即患有抑郁症但儿童期没有受性侵经历的妇女来做进一步分析。当研究者发现可证明推论是错误的个案时，并不是要完全否定原来的推论，而应在作出整体分析之后，发现其他的相关因素来完善、修订推论。

5. 研究者的可信度　研究者的可信度是对研究者的信心和信任。质性研究者是资料收集的工具，也是分析过程的创造者。因此，研究者的训练、素质、经验等对确定资料的可信性就非常重要。有学者建议研究报告中应报告研究者个人或专业的背景，以及与资料收集和分析解释有关的信息，如资历、与研究对象或场所的关系等，以判断研究者的可信度。

6. 同行的参与讨论　同行的参与讨论（peer debriefing），也称为同行评议，是指对研究方法、研究现象有经验的同行集合在一起，对研究的不同部分进行回顾、探索，给予回馈，提出一些新的视角和想法。同行团体可以对研究者的设计提供反馈，可以阅读资料和代码，判断是否合理，或者阅读实地备忘录和日志，评价研究者的观察能力，促使研究者的自我反省，减少偏差。同行团体可以是相同学科的同质性团体，也可以是不同学科的异质性团体，也可以请教对研究对象或场所完全陌生的人，并相信他们所提供的意见会很有价值。这种方法对于辨识研究者本身的偏见或预设立场是非常有效的。

笔记栏

二、可依靠性

（一）定义

可依靠性（dependability）是指资料在不同时间、不同地点的稳定性。研究结果在多大程度上可靠，是通过研究结果的可信性来保证的。类似于量性研究的稳定性。在量性研究中，信度是保证效度的基础（没有信度就没有效度）。类似地，在质性研究中，可信性是保证可依靠性的基础（没有可信性就没有可依靠性）。

（二）提高可依靠性的方法

1. 逐步重复（stepwise replication） 可通过逐步重复的方法来评价可依靠性。类似于量性研究中的折半技术，可将研究组的两个及以上的成员分成两组。这两组成员分别对资料进行独立的研究和比较。持续、经常地进行组间交流可以保证这个过程的成功。

2. 调查审核（inquiry audit） 是指用外部人员来详细检查资料和有关的佐证材料。这个方法也同样适用于可确认性。

3. 逐字解说（verbatim accounts）与低推论描述（low-inference descriptions） 是指直接引用研究对象的表述或其他文件，具体、精确地进行实地记录，对正面和负面的信息给予同等关注。

另外，成员审核、反例分析、同行评议等方法也可以提高研究的可依靠性。

三、可确认性

（一）定义

可确认性（conformability）是指资料的客观性，指相互独立的人对资料的关系或意义的意见一致程度。可确认性是一个过程的标准，其重点不在于研究者是否客观或无偏倚，更多强调的是资料本身的客观性。

（二）提高可确认性的方法

提高可确认性可通过调查审核的方法。调查审核（inquiry audit）时可以展示审查过程（audit trail），以开放的态度，系统地说明资料收集与分析的每个步骤，不同时间的各种活动，以便其他审核者能够使用这些线索和资料，复制和验证研究结果，得出结论。记录的内容包括：原始资料，如实地备忘录、访谈手稿（transcripts）；资料归纳和分析的产物，如理论性的笔记、有关假说形成的文件；过程笔记，如方法学的笔记、同行审核的笔记；分析期间的代码、日志、备忘录及有关意向和倾向的个人笔记；工具开发的有关文件，如初步的版本；资料再次构建的产物，如最后报告的草稿等。调查审核类似于财务审计（fiscal audit），目的是留下审查线索，以便其他研究审核者使用类似于财务审计的方法审核资料的可信度和意义，因此需要尽可能清晰地解释证据和推导结论的整个过程。但同时要注意，不同的研究者可能会得出不同的结论。

审核使其他研究者能够审查，并记录了研究过程中采用的其他增强严谨性的策略。审核的重点在于：研究发现是否源于资料？编码与主题是否有逻辑性和有效性？对立假设是否发挥功能？是否进行了反例分析？实地备忘录是否趋向中立？研究者与被研究者的偏差是否在日志或备忘录中记录？样本来源、资料收集与分析的决策是否合理？在研究过程中是否进行了一些改变，这些改变是否有合理的理由或说服力？虽然审核过程复杂，却具有非常宝贵的说服力。

四、可转换性

（一）定义

可转换性（transferability），是指研究结果对其他类似情境中的群体的适用程度，也称为适合性（fittingness），意味着资料的可推广性，即研究结果可以转换到其他地点或群体的程度。研究结果的可转换性取决于可能使用这些结果的人，而不是研究者。研究者无须提供可转换性的索引，研究者的职责在于为潜在使用者提供判断可转换性的基础资料，即在研究报告中提供足够的描述性资料，以便他人评价资料在其他背景中的适用性。在某种程度上，可转换性更多的是抽样和设计的问题，而不是资料的可靠性。虽然无法明确说明研究的外部效度，但可以提供深入的描述以供其他感兴趣的学者进行转换或评估是否可能进行转换。

（二）提高可转换性的方法

1. 深描（thick description）　即详尽地呈现资料的细节，而非只是重点式的记录。提供关于研究场所或背景、研究过程的全面丰富的信息和证据，以便判断背景的相似度。

2. 使用相同或类似的理论　研究者可以使用相同或其他类似学科的理论来解释研究结果，以扩展研究结果，转换适用范围。

判断质性研究的严谨性时，可信性、可依靠性、可确认性和可转换性是很重要的标准，它们可保证研究结果具有更广泛的读者。然而，在关注这些标准的过程中，需要注意伦理问题并避免过度描述。例如长期投入、同行咨询、回访、审查时会侵犯隐私，过度描述或记录可能会耗尽研究者的创意、创作力、洞察力。研究者在研究报告中应介绍其采用的标准和方法，并反思在研究过程中是如何思考、甄别和处理这些问题的。

 知识拓展

Marshall 提出的质性研究质量的评价标准以及方法

ER19-2
质性研究可信度案例分析

1. 明确、翔实的设计和方法　研究者要详细而明确地陈述研究的设计和方法，以便读者可以自行判断设计和方法是否恰当；要清楚地陈述任何可能影响研究的预设，并清楚地表明个人立场以及初步的反省；要说明如何运用竞争性解释、反例、合众等方法；以及要有对预试验的描述。

2. 明确而严谨地论证研究问题和资料的关联性　研究者要讨论如何形成研究问题，如何从原始资料中获得丰富的证据，说明从这些资料中所给出的阐释是合理的。

3. 研究者学术背景　可帮助读者了解研究结果的可推广性。

4. 妥善保管研究记录　描述资料如何记录和保存，以利于今后的再次分析。

（洪静芳）

小　结

质性研究与量性研究在方法和评价标准上存在差异，因此对于质性研究的质量评价也需要有不同的标准和方法。虽然可以采用信度、效度的概念，但其实际内涵和评价方法与量性研究间存在差异。不同的学者对质性研究质量的评价标准以及方法提出了不同的观点，本章采用了较为普遍接受和操作性较好的可信度的观点，从可信性、可依靠性、可确认性和可转换性等方面来体现和提高质性研究的严谨性。

思考题

1. 对比量性研究和质性研究关于信度、效度的概念，挖掘它们之间的联系和区别。

2. 选择一篇质性研究的学术论文进行分析，思考研究过程中研究者采用了哪些方法来体现和保证质性研究的质量？

笔记栏

第二十章

质性研究计划书和研究报告的撰写与评价

ER20-1
本章教学课件

 导入案例

某研究生想要探究克罗恩病患者本人如何看待患病事实？如何与疾病共存……要解答这些疑问，她想使用质性研究方法揭示克罗恩病患者的患病体验，从而为大众理解患者、家属照顾患者以及医护人员救治患者提供参考。在开展研究前，该研究生需要提交一份完整的研究计划书并进行开题，完成研究后将结果整理成结题报告。

请思考：

1. 研究计划书以及研究报告该如何书写？

2. 如何对研究报告进行评价？

第一节　质性研究计划书的撰写

研究计划的关键是说明研究者计划开展的研究并论证该研究的合理性，撰写研究计划书应是研究的第一步。研究计划是一种特殊设计，为了获得资金支持和承担某种任务，以便描述和解释某一特殊问题。一份质性研究计划就是完成系统性探究的计划，为更好地理解社会现象，并进一步改变社会现状中存在的问题做好准备。研究计划书有利于帮助研究者厘清思路，明确研究范围，促进形成论文的主要框架。虽然质性研究强调运用开放式或探索式的研究思路，但这并不表示质性研究者就不需要对研究过程做系统的规划。相反，质性研究与量性研究一样，研究者必须系统地思考研究问题，包括研究现象的界定、问题的表述、研究方法的选择，运用何种资料收集方法，研究进度的规划等。

一、质性研究计划书的撰写原则

研究者首先要非常清楚所感兴趣的问题或现象，清楚描述开展这项研究的必要性，澄清研究目的，为研究计划的发展提供合适的方向。研究计划书有几个重要的功能：①对研究者将要从事的项目或方案的书面陈述，让他人了解该研究的计划和目的。②说服工具，试图说服研究基金组织提供财政支持，并使研究项目合法化。③研究者给科研基金组织的许诺，以保证研究按照计划定期完成和研究经费的合理使用。④行动计划，作为项目组织和执行的指南。

美国学者 Locke 在其著作《如何撰写研究计划书》中总结出了质性研究计划书应该重点解决的 12 个要点问题。如果质性研究计划书能够对下列陈述的 12 个要点给予清晰的解释说明，那么就能够在很大程度上帮助研究者成功地解决研究中的具体问题。

1. 选择质性研究的理由　一定要澄清质性研究不仅适合研究的一般目的（研究者为什么做该项研究），而且适合更具体的研究目标（如正式提出的研究问题）。许多机构审核委员会成员都注重量性研究，而质性研究方法的抽象性特点是无法用量性研究的思维方式来评判的。因此，研

笔记栏

究者必须在计划书中清楚、充分、深刻地对研究方法进行描述、解释，通过有逻辑的描述与解释，使读者能够判断选择此方法的充分理由。

2. 研究计划要有弹性 研究计划要把研究者从研究开始到研究结束准备做什么详细地介绍给读者。质性研究过程中经常会遇到一些特殊的情境，需要研究者有所准备，因此保持研究计划的弹性是明智的。必须要有一些操作步骤来应对资料收集过程中所发生的事情。研究者要明确指出自己对其他可能发生的问题都已经慎重考虑过并提出了相应的应对策略。

3. 建立一个框架 呈现一个能够说明和澄清研究者研究设计的概念框架，定义主要的概念并展示它们之间的关系，以及它们和研究问题、研究方法、相关文献的关系。应该注意概念框架不是文献综述的延伸。文献能够提供概念定义、理论框架、用在类似环境中的成功研究策略的例子，以及展示计划的研究在哪些地方适合当前学者之间的对话。但是，这里主要应强调的是和自己的研究相似的概念及关系。用图表格式呈现可以很好地澄清概念及关系。

4. 澄清各部分之间的关系 要特别注意，每一个步骤都要写一个简短而又明晰的说明，解释各部分是如何结合在一起的，如研究目的和研究问题之间、研究问题和研究框架之间、研究框架和研究方法之间，以及资料收集和分析方法之间。

5. 对"效度（validity）"进行说明 开门见山地讨论研究效度问题，在计划书中明确说明研究设计所面临的效度威胁（validity threat）。在质性研究中，研究者至少要处理 3 个效度威胁问题：①研究者将如何保证对参与者和情境的描述是准确而完整的？②研究者的个人偏见是一个威胁吗？如果不是，为什么不是？如果是，研究者打算如何处理这个问题？③参与者对研究者的反应（以及对研究过程的反应）在哪些方面以及在什么程度上妨碍资料的获得？研究者如何处理这样的问题？从预试验中引用相关的经验（和资料）进行说明，是非常具有说服力的方式，它们体现了研究者具备可以有效处理研究效度威胁的能力。

6. 说明如何记录 要确切地说明研究者将如何进行一份书面记录。例如，如果研究者准备用某种形式的分类系统对录音资料进行分析，那么研究者将如何以及何时确切地对每种类别进行录音？同样的，当研究者对资料、参与者、研究过程有一些自己的想法，而这些思想却不能放到田野笔记或访谈记录中时，研究者将如何处理这些思想？这样的记录在数周或数个月之后写报告时是非常重要的。大多数质性研究内容丰富，结构复杂，如果没有很好的设计，不能迅速而详细地记录下来，研究者肯定会丢失很多重要的信息。

7. 说明操作过程 质性研究无论是方法学基础还是具体操作过程都存在大量较为专业的术语。如果计划书中仅仅告诉读者研究将采用"扎根理论研究"的方法，或者使用"持续比较分析""资料来源的三角验证"或"同伴检验"，而不具体说明操作过程，那么对读者来说如同天书一般。因此应注意解释研究者为什么使用这样的操作，具体地展示研究者准备如何在其设计的情境中使用该操作过程，以及给出研究者标引的参考文献的出处，这将在论证过程中更具说服力。

8. 不要预测研究结果 注意语言的使用，避免将个人期望的研究结果带到研究过程中。例如，像"实习生如何处理和老师之间的敌对感情？"这样的研究问题就假设了参与者会经历这种敌对情感状态。无论假设正确与否，这样的研究问题很容易变成访谈问题，这样就会提示参与者他们"应该"怎样感觉。当然，大部分研究中，概念框架本身直接或间接地反映了研究者猜测将会发生什么，或至少他/她相信什么值得注意。但是，当研究者没有意识到这些预期并对它们进行监督和检测时，这些预测就变成了偏见（效度威胁）。撰写计划书时应对这些危险保持敏感。

9. 阐明关系 计划书应表明研究者已经充分考虑了和参与者之间关系的性质，而且在整个研究过程中都将谨慎地监控。研究参与者对研究者说什么以及他们对研究者的信任在很大程度上都取决于彼此之间关系的性质。研究者怎样和参与者建立关系将会影响研究者所收集的资料。那些阅读计划书的人必然会问研究者，这些社会交往行为是否会有助于研究者顺利完成研究。

10. 安排好进入和退出　计划书中应考虑研究者如何进入现场以及如何从现场抽身出来（既包括现场又包括人际关系），并明确写出具体过程。协商进入和离开的条件可能是一件非常微妙的事情，其中既有伦理问题，又有实际的后果。

11. 慎重对待推广（generalization）　对质性研究结论的推广的可能性要持谨慎态度。对研究背景和参与者，详细而完整的描述可以帮助读者理解研究结论适用的具体情境和人群。

12. 澄清研究者的视角　在文章的主体或是在计划书的附录中，研究者要有一个简短的个人自传，包括工作经历、教育背景、重要事件等，它们形成了研究者的研究视角。这个阶段，评审专家以及那些后来准备阅读研究报告的读者有充分的理由知道，研究者的有关信念、价值、关注、责任和意向形式等给研究带来了什么样的影响？在质性研究中，研究者是研究工具之一，因此公开地提出研究者和研究的关系在撰写质性研究计划书中是一个重要的组成部分。

二、质性研究计划书的基本内容和格式

质性研究计划书的内容和格式要根据具体需求进行调整，一般通用的格式和内容常包含以下几个方面：

1. 封面　写明研究标题、研究者及研究单位等详细信息。

2. 研究背景　该部分应包含本研究的研究问题、理论基础、研究假设及研究目的等内容。解释研究计划的意义，包括促进知识发展，以及有助于解决实践、理论、方法、政策、组织或程序方面的问题。而后界定研究现象，描述研究相关的特殊问题。详细说明本研究所涉及的理论或概念框架，包括有关基本概念、其间的关系及其具体表现形式，通过梳理指明从事的研究目的或问题。此外，还可界定研究范围，说明研究局限等。

3. 文献回顾　回顾和讨论与所研究问题相关的研究和文献。

4. 研究方法　详细说明用于获得和分析资料的研究路径、方法和步骤。

5. 研究计划　描述研究整体计划安排、时间框架、预算。展示研究结果推广的明确计划，体现本次研究的可行性，显示研究者完成研究计划书的能力。

6. 参考文献。

7. 附录　需要进行展示解释的补充材料，包括访谈提纲、知情同意、资料整理分析的编码记录等内容。

三、质性研究开题报告撰写

（一）封面

一般而言，封面上应该呈现科研项目的名称、研究题目、研究项目负责人的姓名及所在机构名称，联系方式（包括地址、电话、传真、电子邮件等），以及该研究计划实施和完成的时间等。

（二）研究背景

背景部分应说明研究方案的重要性及紧迫性，应强调该研究与以往相关研究相比的特殊性，指出该研究的必要性。此部分应该包括前言、意义、合理性以及目的四部分。在"前言"中，介绍该研究的主要概念，必须简洁，但又能适当地导入主题。引用的参考文献必须有助于解释健康或社会问题的确切本质和范围，引导开展该研究的必要性。"意义"相对比较简短，但必须表明这个方案为什么重要和对谁重要。"合理性"为读者或评审专家提供撰写研究报告的原因，包括哲学导向、设想，也涉及理论或概念框架。莫尔斯指出，在强调该研究的必要性和合理性时，回顾和批判性分析有关的重要文献是十分必要的。"目的"需要指出该研究方案的总体目的，也应指明建立该研究项目的内在基础和与其他研究的关联，研究者应当冷静思考为什么进行这项研究？研究能得到什么样的结果？结果对谁有什么样的影响？背景部分要尽量做到简明扼要，直接点出研究的着眼点、重要性和合理性。

笔记栏

【例1】 以 "When the baby falls！: the cultural construction of miscarriage among Hmong women in Australia（澳大利亚 Hmong 妇女对流产的文化构建）"为例，讲解质性研究开题报告背景部分的撰写。

流产或"自然流产"这个医学术语已经引起心理学家和临床工作者的注意，尽管有从社会性差异如教育水平和婚姻状况来研究妊娠失败的尝试，但主要关注的仍是个体层面的研究；已有一些社会学家来考察这个问题。此外，少数研究从男女平等这一视角来研究流产，一个研究以妻子曾有流产史的男子为研究对象，但这些被研究的妇女背景多为英国凯尔特人。从文化视角来调查流产的研究非常少，人类学家以往忽视了流产，仅有很少的研究。莱恩指出这种情况部分可能与流产问题的敏感性和忌讳性有关。但最近喀麦隆、印度、牙买加和坦桑尼亚已有一些从文化背景来调查流产的研究。正如马登指出，西方社会移民妇女的流产是一个被忽视的问题。我们不知道移民妇女怎样看待流产、流产后的感受、怎样防范或处理流产、文化在保护或增强流产妇女的感情中的角色，该研究将试图解决这些问题。本研究试图探索传统 Hmong 人群对流产有关的医学知识和实践的看法。正如塞茜尔评论的那样，如何看待流产、对流产的经验和管理依赖于社会和文化因素。本研究将探索 Hmong 社会中文化信仰和实践对流产反应的影响。

来源：RICE P L. When the baby falls!: the cultural construction of miscarriage among Hmong women in Australia[J]. Women Health. 1999, 30(1): 85-103.

分析：该背景部分说明了移民妇女如何看待以及处理流产的重要性及紧迫性，强调了该研究与以往相关研究相比的特殊性，指出了该研究的必要性。

（三）文献回顾

研究者应在开题报告中陈述在将要探讨的研究现象与问题的范围内，目前学术界已经完成的相关研究及发现，结合个人经验等描述对研究问题的看法。研究者个人的经验性知识对于研究问题的提出和整个研究过程的投入非常重要，通过个人身份的反思一方面有利于梳理研究思路，另一方面也可以避免研究者个人经验和角色意识对研究的影响。如果研究者前期进行了相关的预研究，也可以放在这一部分进行讨论。

对于质性研究而言，理论基础对于研究问题的提出和具体研究策略的设计和实施至关重要，恰当的理论基础能够增加研究的可信性，体现研究是有价值的。理论基础或概念架构可以用文字或图表的形式展示，描绘与该研究相关的理论基础和涉及的知识范畴，帮助读者以及研究者本人厘清研究的背景知识；此外，讨论即将开展的研究与已有研究的关系，即已有研究成果如何借鉴到此次研究，以及此次研究如何在已有研究基础上进行创新，对研究问题的解决会有什么贡献。质性研究开题报告中的文献回顾可以简略一些，但是哲学基础及某些重要的前人研究而且打算借鉴到此次研究中的方法不应过于简略。

目前也有学者建议以"概念框架"代替"文献回顾"部分，因为质性研究更加倾向于通过从与本研究相关的文献回顾、个人经验和预研究中整合各种方法、研究线索或理论，从而形成一个支持和丰富研究者研究的概念、假设、期望、信念的尝试性理论。这一理论可以启发研究者后面的研究，帮助研究者评估明确的目标、提出现实的及相关的研究问题、选择合适的研究方法，并寻找那些对结论具有潜在威胁效度的问题，进一步论证研究的合理性。Maxwell 建议通过绘制"概念图"的形式，以更加清晰、直观地展示研究的概念框架。在他所论著的《质性研究设计：一种互动的取向》一书中有大量概念图的例子，可参考阅读。

（四）研究问题

质性研究开题报告的中心问题是对研究问题的陈述。对于质性研究而言，只有在预研究、理论和经验背景得到说明之后，才能够明白为什么要集中讨论这些具体问题。质性研究的过程是一个不断聚焦的过程，因此随着研究的实施和研究者的不断反思，研究问题也会不断深入、明晰。Marshall 认为研究的问题既要具有足够的概括性，又要保留探索的空间，同时又必须具有焦点，限制研究的范围。研究者最好以一种不断发展的方式提出研究核心和说明研究问题，在这个过程中，通过讨论相关文献资料不断架构并修正具体研究问题。研究者应该根据自己的研究目的选择合适的问题类型，如意义类问题、描述性问题、过程类问题等。

在质性研究中，比较合适的研究问题一般是以"什么"和"如何"为开头的问题，而非"是 / 否"的问题。例如："乳房缺失对乳腺癌患者意味着什么？""注册护士是如何理解护理关怀行为的？"此外，研究问题的表述要注意反映研究的焦点和覆盖的范围。对研究问题表述之后，研究者还需要对该表述中的重要概念进行定义，使这些概念在研究中具有可操作性。

【例2】　以"Mexican immigrants' explanatory model of latent tuberculosis infection and treatment（墨西哥移民对潜伏结核感染及治疗的解释模型）"为例，讲解质性研究开题报告中研究问题部分的撰写。

1. 墨西哥移民如何理解潜伏期肺结核和肺结核之间的关系？

2. 美国－墨西哥边境地区的历史、社会文化、政治、经济背景等是如何影响移民对潜伏期肺结核的理解的？

3. 美国肺结核控制项目的哪些方面有效地促进了这些移民顺利接受并完成预防性治疗，又有哪些方面阻碍了移民对预防性治疗的依从性？

来源：MCEWEN M M. Mexican immigrants' explanatory model of latent tuberculosis infection and treatment[J]. Journal of Transcultural Nursing, 2005, 16(4): 347−355.

分析：质性研究开题报告的中心问题是对研究问题的陈述，本研究中作者提出了上述3个研究问题。

（五）研究方法

1. 研究设计的类型　研究者需要说明采用的是什么类型的研究，并给出选择这种研究类型的理由。研究计划应表明该方法的恰当、充分和可行性。质性研究者根据所探讨的研究问题作为分类的标准，将质性研究分为不同的研究类型，如现象学研究、扎根理论研究、民族志研究、行动研究等。不同类型的研究所适用的研究问题不同，与之对应的具体研究策略也不同。研究者应重视研究问题和研究方法的匹配，根据研究目的、研究问题或现象特点选择合适的质性研究方法。其中，现象学研究方法在国内外护理领域的质性研究中较为常见，适合于护理范畴中涉及价值观、世界观等主观认识方面或生活体验的研究，主要用于探究患者在疾病过程中的身心体验或者护士在护理过程中的真实体验等。例如对慢性病患者家属来说健康意味着什么？如果研究的目的是建立理论，则可以采用扎根理论研究的方法。例如慢性病患者家属面临什么挑战？他们是如何管理（适应）这个挑战的？

2. 参与者和场地的选择　介绍研究的特定现场，以及如何进入研究现场并与研究对象取得联系。另外要说明研究对象的来源和选样原则。虽然质性研究并不像量性研究那样需要严格的纳入和排除标准，但是在研究对象部分也应说明大概的"标准"，以便筛选出能提供最佳资料的人群类型。一般在质性研究计划中研究者并不规定样本的大小，一般可以参考"饱和量"为标准。抽样方法也应与研究路径一致，例如个案研究抽样时，考虑先确定"个案"的类型，如个体、小群体、事件等，然后界定个案的边界，之后再进行目的抽样。

【例3】　以"化疗期卵巢癌患者创伤后成长的质性研究"为例，讲解质性研究开题报告中研究对象部分的撰写。

本研究为了使收集的资料信息更完整化、具体化、细节化，故采用目的抽样。抽样策略：

（1）临床上以来自上皮和生殖细胞的卵巢癌患者居多，而对于来自特异性性索间质的肿瘤，以及其他转移性的肿瘤较罕见，考虑到样本的可获得性，故本研究以组织学类型来自上皮和生殖细胞的卵巢癌患者作为本研究的访谈对象。

（2）虽然近年来临床上就诊的未成年卵巢癌患者比例也在逐年上升，但是考虑到青少年卵巢

笔记栏

癌患者在心智发育上尚未成熟，对自己卵巢、子宫等特殊意义的器官还未有较明确的认知，故本次研究将未成年患者排除在外。

（3）通过查阅相关文献得知个体出现创伤后成长多为经历创伤性事件后的3~9个月之后，即个体在遭受创伤性事件后大多需要一个让自己接受事实的时期，只有当其重拾心情开始与癌症进行抗争时，才能在抗争的过程中得到成长。故本研究的访谈对象病程均≥3个月，以确保访谈对象已经出现创伤后成长。

（4）由于本研究旨在深入了解化疗期卵巢癌患者创伤后成长发生历程，从而分析其在化疗期间如何进行自我调整及自我成长，挖掘出有效促进其成长的有利因素和创伤后成长内涵，因此为确保访谈对象有足够的经历和观点与研究者分享，即能够为研究提供最大信息量或最具有价值的信息，故基于前期课题组成员的调查结果，本研究选择创伤后成长量表（post-traumatic growth inventory，PTGI）得分≥60分（高分组）的卵巢癌患者作为研究对象。

本研究的纳入标准：

（1）组织学类型诊断为上皮/生殖细胞的卵巢癌化疗患者。

（2）年龄≥18岁。

（3）病程时间≥3个月。

（4）创伤后成长得分≥60分。

（5）患者明确自身病情，能清楚表达自己的观点。

来源：耿玉芳. 化疗期卵巢癌患者创伤后成长的质性研究［D］. 合肥：安徽医科大学，2021.

分析：该部分说明了研究对象的来源和选样原则，质性研究并不像量性研究那样需要严格的纳入和排除标准，但是在研究对象部分作者还是说明了标准，例如年龄、病程等，以便筛选出能提供最佳资料的研究对象。

3. 资料收集方法 研究者应向科研机构或其他读者阐述准备如何获得用来回答研究问题的资料。这些介绍应该包括何种访谈、观察方法或其他计划要用到的方法，研究者为什么选择这种方法以及这种方法对研究的具体作用，同时应说明如何实施此种方法。比如研究者采用访谈法进行研究，则应说明访谈的具体方式，访谈的时间、地点、人数、次数，是否打算录音，如果对方不同意录音应如何处理等，将拟定的访谈提纲附在附件部分。此外，在此部分还应该介绍由何人进行资料的收集、资料收集人员的培训等。

4. 资料分析方法 在这部分应说明计划如何分析收集的资料，使用何种分析方法以及软件工具，以及如何保证资料分析的严谨性等。资料分析的讨论经常是研究开题报告中最弱的部分，有些研究案例中，这种讨论完全是从一般性或从方法论的文本中摘取一些"样本式"的语言构成，对理解如何真正分析资料毫无意义。因此在撰写开题报告中，研究者应尽量避免出现这种问题。

【例4】 以 "Mexican immigrants' explanatory model of latent tuberculosis infection and treatment（墨西哥移民对潜伏结核感染及治疗的解释模型）"的研究为例，讲解质性研究开题报告中资料分析部分的撰写。

资料分析从资料收集即开始，贯穿整个研究过程。资料分析的具体步骤如下：①认真、反复阅读访谈资料。②对访谈资料进行提炼，挖掘重要故事线索并进行文化重构。③不断比较、归纳产生次级类属、类属、核心类属，并最终形成文化主题。资料分析过程中认真考虑任何可能出现的研究关系不平等、意识形态霸权等导致效度威胁的问题，并加以控制。助理研究员将资料录入ATLAS.ti软件进行资料的管理和分析。本研究邀请 Dr. Joyceen Boyle，一名具有丰富研究经验的民族志研究专家作为方法学顾问。同时，为保证资料的文化一致性和转录的准确性，本研究将邀请一名具有双语、双元文化背景的转录人员对所有访谈资料进行审阅。

本研究获得的资料将与本项目之前一项针对已成功完成结核分枝杆菌潜伏感染预防性治疗的

墨西哥移民的研究资料进行对比分析，探索可能影响该人群治疗依从性的因素，进一步为日后的干预计划提出建议。

来源：MCEWEN M M. Mexican immigrants' explanatory model of latent tuberculosis infection and treatment[J]. Journal of Transcultural Nursing, 2005, 16(4): 347-355.

分析：该部分应该详细说明了资料的分析方法以及软件工具，以及如何保证资料分析的严谨性等。

5. 效度　控制效度威胁的问题以及如何处理这些威胁是质性研究开题报告中的关键问题。研究者应避免只是用一般化、理论化的概念，提出一些抽象的方法如"证伪法""同伴检验""合众法"等。而是应该结合研究本身认真探讨可能出现的效度威胁，并描述能在所计划的研究情境中恰当解决具体威胁的方法，即自己打算在整个选择对象、收集资料及资料分析过程中如何解决可能出现的效度威胁。

6. 伦理考虑　质性研究是以"人"，即研究者为研究工具，更加深入地探讨社会现象、行为、体验等对研究对象的意义。基于质性研究的复杂性，伦理问题更应引起研究者和伦理审查委员会的重视。伦理原则主要包括自愿原则、保密原则、公正合理原则、公平回报原则等。研究者应在研究开题报告中澄清研究可能涉及的伦理问题，以及在研究过程中如何保护研究对象的人权，以及其他相关伦理考虑。包括：如何对研究对象做到知情告知，是否承诺资料的严格保密，以及是否打算与对方分享研究成果，计划如何回报被研究者对研究的支持与帮助等。

（六）预期研究成果

虽然在开题报告中，很难明确提出研究结果的成文或发布方式，但是大部分研究经费资助机构或科研审查机构均要求研究者提供预期的研究成果，如研究结果报告书、大会交流、发表论文、编写成书、组织专题会议或学术研讨班等。对于研究生而言，除了毕业论文外，还应有在地方、国家或国际刊物上发表文章的计划。此外，在这一部分还需要说明研究结果将如何在护理实践、教育、管理及研究等方面得到应用。

（七）研究进度安排

与量性研究相比，质性研究往往需要投入较长的时间、较多的人力和精力。合理的研究进度计划可以帮助研究者明确每一阶段的研究任务，使研究有条不紊地开展下去，保证按时完成研究计划。因此，质性研究的开题报告也应该像量性研究一样，给出具体的研究活动和相应的时间、人员安排。例如准备并提交伦理审查文件的时间、与收集资料场所人员沟通协调的时间、研究人员培训时间、招募研究对象的时间、资料收集、资料分析、准备结题报告的时间等。

（八）经费预算

经费预算向研究经费资助机构的评审专家提供了为完成研究所需的资金使用计划。在申请资金资助时，研究者必须明确解释预算的必要性和怎样制订的预算。研究预算必须清楚反映研究方案所需财力及其合理性，应切合实际，而不能毫无根据地加大预算数额。

（九）参考文献

同量性研究一样，质性研究开题报告在正文最后应列出所参考的文献目录，参考文献的格式要求与量性研究一致，如果科研审查机构有特殊要求，则可以按照具体要求列出。

（十）附录

质性研究开题报告的附录常包括以下内容：介绍信或许可协议；知情同意书；访谈提纲、观察计划或其他工具；分析方法或工具软件的介绍；从预试验或已经完成的研究中列出观察记录样例或访谈记录、研究项目负责人简历以及其他需要补充说明的材料。

笔记栏

第二节 质性研究报告及论文的写作

质性研究的写作包括研究报告、期刊论文、学位论文等形式。质性研究报告和论文的写作不同于量性研究，量性研究论文由简明的研究方法和结果组成，然而质性研究论文"必须使用系统的、令人信服的资料，以支持研究者的观点，反驳不支持者的观点"。无论是研究报告还是论文，一般都较量性研究长，文章中必须包含足够细节来向读者阐述这项研究及其结果。Newman 指出质性研究论文较量性研究论文长的原因为：①质性研究资料以文字为主而非数据，并有许多引文和扩展案例，因此难以压缩文字。②质性研究对研究场所、研究对象进行详细的描述，才能使读者较好地理解研究背景。③质性研究的目标是探索新思路，建立新理论，需要对理念的发展及其间的联系进行详细阐述，也增加了报告的长度。④质性资料的特点（如生活史、案例研究等形式）可让作者灵活地运用文学手段来吸引读者的兴趣和将其意义准确地表达给读者，但增加了报告长度。

质性研究报告及论文中一般都包含一些重要的要素，而这些要素与质性研究开题报告中的要素基本一致。本节主要就这些基本要素展开阐述。

一、质性研究报告及论文的撰写

（一）题目

质性研究的题目应抓住读者的注意力，力求简明清晰，指明研究的现象或主要问题，让读者了解研究的焦点。例如："化疗期卵巢癌患者创伤后成长的质性研究""家庭照顾者对居家痴呆患者使用身体约束态度的质性研究"。若文题较长时，可以采取简明的主标题加一描述性副标题的形式展现，主标题和副标题之间用破折号分开，如"护理是什么——诠释植根中国文化的护理概念"。

（二）摘要

质性研究摘要的格式与量性研究论文的要求基本一致，作者应简明扼要地描述研究的目的、方法、结果、结论及对护理实践的启示。一般摘要都有字数限制，期刊论文通常要求摘要在 200 字左右。

【例1】 以"癌症患者社会疏离体验的质性研究"为例，讲解质性研究报告及论文的摘要部分撰写。

目的：描述癌症患者社会疏离的体验，旨在为该人群护理支持方案的制订提供参考依据。方法：采用描述性质性研究，按照目的抽样法，于 2021 年 11—12 月选取在上海市某三级甲等肿瘤医院复诊治疗的 20 例癌症患者进行半结构化深入访谈，并以内容分析法归纳和提炼主题。结果：将癌症患者社会疏离的体验提炼为 3 个主题：社交退缩（癌因性症状的困扰、健康受损的忧虑、病耻感的影响、社交兴趣缺乏）；隐匿心声（自我忍受痛苦、担心影响他人、沟通交流不畅）；渴望支持（依赖家庭支持、感恩朋友支持、需专业支持）。结论：癌症患者由于生理健康受损、心理状况不良、社会支持不足等存在社会疏离，医护人员应加强对该人群的症状管理和心理疏导，强化家庭及社会支持，以帮助其重返和适应社会。

来源：董朝晖，卢惠娟，陆箴琦，等. 癌症患者社会疏离体验的质性研究［J］. 中华护理杂志，2023，58（6）：670-675.

分析：作者简明扼要地描述了研究的目的、方法、结果、结论等。

（三）背景

在背景部分，研究者要说明其感兴趣的研究主题以及研究问题，即探究的焦点是什么，并对研究涉及的重要概念进行解释说明。同时研究者要进一步阐述研究目的，并说明为什么值得开展此项研究。背景部分展现了研究问题提出的过程，可以帮助读者了解研究问题提出的社会文化背景以及研究的意义所在。

【例2】 以"肝移植受者支持性照护需求的质性研究"为例，讲解质性研究报告及论文的背景部分撰写。

同种异体肝移植术是挽救自身免疫性肝病、肝硬化、肝癌及肝衰竭等各种终末期肝病患者生命的治疗方案之一。肝移植手术是腹部特大手术，术后患者常受疲乏、腹胀及入睡困难等不适症状群的困扰。复杂不适的症状体验导致其产生负面的主观感受，降低日常活动能力，对疾病预后产生不利影响。研究表明，移植受者的生存质量不仅依赖于合适的器官配型、高超的移植技术，术后特异性、多模式的护理照护方案也是康复的必要措施。Fitch 提出支持性照护的概念，即为患病人群针对其实际需求提供的各种护理支持，已用于指导医护人员协助孕产妇及癌症人群更好地适应和应对疾病所带来的困扰。然而，目前国内外关于肝移植的研究主要聚焦术后症状体验及照顾者的需求现状，鲜有关于肝移植受者支持性照护需求的研究。研究发现，对支持性照护需求进行准确评估，明确需求的内容、程度，进而提供针对性治疗与照护较为重要。本研究基于支持性照护需求理念，采用质性研究的方法，挖掘肝移植受者的真实感受，了解其照护需求，为护理人员实施针对性的措施提供依据。

来源：赵洋洋，潘文彦，周子琳，等. 肝移植受者支持性照护需求的质性研究［J］. 中华护理杂志，2023，58（22）：2741-2746.

分析：研究者说明了所感兴趣的研究主题以及研究问题，清晰地阐述了研究目的，并对研究涉及的重要概念——支持性照护需求进行了介绍。

（四）文献回顾

不同于研究开题报告，质性研究报告及论文中的文献回顾一般是在研究实施和资料分析之后对文献重新整理、精读之后撰写的，因此应该更有针对性。文献回顾要有高度的选择性，应把注意力放在与界定的研究问题相关的研究上。而对于文献的报告，不能仅仅是对既有研究结果的概述，而应该带着批判性的眼光，在已有研究观点、理论、贡献的基础上审视现有研究存在的不足，让读者了解现有观点、理论与本研究的关系，了解本研究的理论基础，同时也进一步明确开展本研究的必要性。

（五）研究方法和过程

要保证质性研究的严谨性，就要对研究的方法和过程进行深入、细致的描述和反思。质性研究报告的方法部分一般包括两部分内容。

第一部分应介绍质性研究的一般概念，之后说明采用的具体研究方法和理由，如现象学研究、扎根理论研究、民族志研究、行动研究等，其目的在于告诉读者所选择研究方法的理论基础。

研究方法的第二部分应详细描述研究目标是如何实现的，即要描述研究场所与样本的选择、如何进入研究现场并与研究对象建立关系、资料收集的过程、资料的储存与处理、资料分析等。此外，研究者还需要反思研究者个人在研究过程中的角色以及如何保证研究过程的严谨性等。

1. 研究对象和场所　研究场所是研究实施的具体情境，不仅包括访谈或观察实施的具体地点，而且应包括研究对象所处的工作或生活环境。对研究场所的深描有助于读者了解研究所处的情境，而且会给读者"身临其境"的感受，加深对研究结果的理解。对研究对象的描述应包括研究对象纳入的"标准"以及招募的过程，最终获取的样本量大小及如何决定样本量大小是否合适。在这一部分可以采用表格或文字的形式描述研究对象的一般资料（也可以放在结果部分的开端进行呈现），以帮助读者了解该研究结论适用推广的人群。由于质性研究的样本量一般较小，因此对一般资料的描述可将研究对象的信息按照代码一对一地展现各项基本资料。

2. 资料收集方法　应描述资料收集的具体方法。如采用访谈法，应具体说明何种访谈，访谈的主要内容是什么，由谁担任访谈者，具体如何操作的，是否录音，访谈的持续时间、频次，如何决定资料收集的结束时间等。

笔记栏

451

3. 资料的整理和分析 对资料分析步骤的描述要注意规范、细致，结合研究特点，避免泛泛而谈。应具体描述对收集的资料如何整理储存，是否采用质性研究分析工具，如何编码、提炼和归纳类属与主题，以及理论的发现、发展和验证的具体过程。此外，还应介绍由何人进行资料的分析，如何保证分析过程和结果的严谨性，如有无使用同伴检验，是否将研究结果反馈给被研究者以进行参与者检验等。

（六）研究结果

研究结果的呈现可以采用类属型（categorization）和情境型（contextualization）。类属型主要是使用分类的方法，将研究结果按照一定的主题进行归类，然后分门别类地加以报道。情境型注重研究的情境和过程，注意按照事件发生的时间序列或时间之间的逻辑关联对研究结果进行描述。此外，还可以结合这两种方式进行报告。比如，研究者可以使用类属型作为研究报告的基本结构，同时在每一个类属下面穿插以小型的个案、故事片段和轮廓勾勒。目前护理领域的质性研究论文多采取类属型的方式描述研究结果，因为这种方式可以有重点地呈现研究结果，逻辑性较强，层次分明。

具体书写时，应注意质性研究资料分析后所形成的"主题（theme）"是真正比较抽象和概括性的，而不可以将访谈问题或研究问题转换成研究结果中的"主题"。同时应注意提出主题的同时，要有支撑该研究主题的原始资料的呈现。质性研究强调对研究现象进行"深描（thick description）"，研究结论应该有足够的资料证据，不能只是抽象地、孤立地列出几条结论或理论。作者在论证自己的研究结论时，必须从原始资料中提取合适的素材，然后对这些素材进行"原汁原味"的呈现。引言应该用引号标出，以示与正文的区别，同时应标出引言的出处，即被访者的代码和访谈的轮次等。如"护理SARS患者真实体验的质性研究"一文中，作者每次引用研究对象的原话都会给出代码："我觉得在患病的同事身边支持他们是十分重要的……有些'熟悉'他们的人在身边支持，使他们知道自己并不孤独……"（金）。

此外，对研究结果的展示也可以采用图表的形式，例如"乳腺癌患者坚强的概念结构及对护理的意义"一文中，作者将研究发现的主要类属和核心类属以及它们之间的关系以图示的形式更加清晰地展现在读者面前（图20-1）。

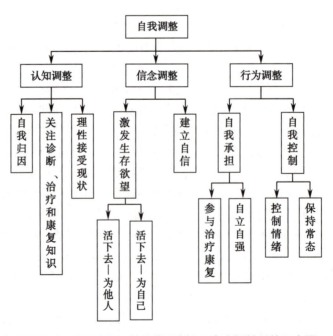

图20-1 主要类属和核心类属以及两者之间关系的示意图

来源：林岑，胡雁，钱序，等. 乳腺癌患者坚强的概念结构及对护理的意义［J］. 中华护理杂志，2008，43（2）：107-110.

（七）讨论与建议

质性研究报告及论文的讨论部分主要包含两方面的内容。一方面，应探讨本研究的成果、意义。研究者应分析研究结果呈现了什么样的社会、文化或实践的意义或问题。同时要结合文献探讨该研究所形成的理论与既往研究的联系，以及对既有理论、观点有何贡献，进一步阐明本研究的意义，对护理实践、教育、管理或科研领域的启示和建议等。另一方面，应探讨本研究设计的严谨性以及结果的可信赖性如何，讨论研究的效度、推广度和伦理等问题，阐明研究的局限性以及对日后进一步研究的建议等。

（八）参考文献

同量性研究。

（九）附录

这部分内容不是必需的，可以根据科研机构的结题审查要求准备。一般在质性研究报告的附录部分可以提供研究的知情同意书、伦理审查结果、访谈提纲或观察表、访谈转录稿片段或观察记录样例、与研究相关的论文发表情况或其他成果等。

二、质性研究报告及论文写作的实例分析

【例3】 以"化疗期卵巢癌患者创伤后成长的质性研究"为例，讲解质性研究报告及论文写作。

（一）题目

从研究的题目，即"化疗期卵巢癌患者创伤后成长的质性研究"中可以看出，研究的核心问题是"创伤后成长"，人群为"化疗期卵巢癌患者"，虽然并未说明研究具体基于何种质性研究方法但是在题目中提到了"质性研究"。

（二）摘要

目的：本研究旨在深入了解化疗期卵巢癌患者创伤后成长发生历程，分析在其成长历程中是如何进行自我调整及自我成长，从而挖掘出有效促进化疗期卵巢癌患者成长的有利因素和创伤后成长内涵。方法：2019年9月至2020年11月，采用质性研究中的诠释现象学分析法，在某病区通过目的抽样选取符合本研究纳入和排除标准的18例化疗期卵巢癌患者（样本量以资料达到饱和为标准）进行面对面半结构化访谈，访谈全程录音并且配合笔录。运用Smith资料分析法对转录的word文本资料进行内容分析和主题提炼。结果：本研究访谈录音18次，录音转录文本约10.2万字，经诠释现象学分析发现卵巢癌患者创伤后成长历程主要有5个主题，因此将其创伤后成长历程划分为5个阶段，分别为善意谎言阶段、现实世界阶段、低谷崩溃阶段、绝处逢生阶段以及主动成长阶段。

（三）前言

作者将背景、文献回顾等部分皆归纳在前言部分中。首先解释说明了研究中涉及的概念，详细回顾描述了卵巢癌患者与创伤后成长间的关系，解释关注卵巢癌患者创伤后成长的重要性。通过国内外研究现状提供的依据引出本研究的目的在于探索化疗期卵巢癌患者创伤后成长历程，分析在其成长历程中是如何进行自我调整和自我成长，从而挖掘出促进其成长的有利因素。本研究基于Tedeschi的创伤后成长模型拟定访谈提纲。引言部分逐层展开研究依据的解释，在为读者展现研究背景、既有理论的基础上，层次鲜明地提出了研究的必要性和研究的意义所在。

（四）研究方法和过程

1. 研究设计　作者首先介绍了本研究运用质性研究中的诠释现象学分析方法对化疗期卵巢癌患者进行半结构化访谈，而后详细解释了选择质性研究方法解决研究问题的原因，展开说明了诠释现象学分析方法是什么，解释了本研究基于诠释现象学分析（interpretative phenomenological analysis, IPA）能够实现探讨化疗期卵巢癌患者内涵及成长历程。研究设计所选方法依据充分，

笔记栏

解释详细。

2. 研究的具体过程和方法

（1）研究对象的选择：本研究"采用目的抽样"。接着作者又进一步说明了对研究对象选择的考虑，并给出具体详细的抽样策略："考虑到样本的可获得性，故本研究选择组织学类型来自上皮和生殖细胞的卵巢癌患者""……考虑到青少年卵巢癌患者在心智发育上尚未成熟，对自己卵巢、子宫等特殊意义的器官还未有较明确的认知，故本次研究将未成年患者排除在外""查阅相关文献得知个体出现创伤后成长多为遭受创伤性事件后的 3~9 个月之后……故本研究的访谈对象病程均 ≥ 3 个月""基于前期课题组成员的调查结果，本研究选择 PTGI 得分 ≥ 60 分（高分组）的卵巢癌患者作为研究对象"。同时，作者也给出了研究对象的纳入和排除标准，但并未描述参与者的招募方式。

（2）样本量：文中作者提到，"本研究的样本量以收集到的资料达到饱和状态为标准"，即样本量的大小和资料收集的停止时间是根据资料的饱和性决定的。

（3）场所：如文中所述，"访谈前研究者应选择环境安静、易于交谈、不受到外界打扰的地方进行访谈"。

（4）资料收集方法：研究主要采用非结构化的深度访谈收集资料，说明了收集资料所用的工具。作者对访谈的一般程序也进行了具体说明。在访谈前准备部分，研究者进行了理论知识贮备、与参与者建立信任并取得知情同意，做好环境物品的准备后开始访谈。在正式访谈前，研究者进行详细介绍及说明，访谈结束后再让患者填写一般资料调查表，"最后留下患者或家属的联系方式，以便研究者之后转录、分析资料时及时确认信息。"尽管研究者未说明是否进行第二次访谈以核实信息。但说明了"在结束前，研究者应问患者还有没有其他方面需要分享或者补充的信息，如果有可适当延长时间"说明了访谈记录核对的环节。

（5）资料的整理和分析：作者对资料整理分析的过程有较为细致、规范的描述。"研究者首先对访谈录音进行逐字转录和校对，整理出各研究参与者的访谈稿。研究者反复阅读访谈稿，并将笔记中记录的内容补充到 word 文本资料中，在此基础上，研究者提取 word 文本资料中有意义的信息进行编码。将具有群聚特征的信息进行类聚，即寻找编码之间的关系。"以此产生主题并寻找个案间的主题模式。

（五）研究结果和发现

首先作者采用表格的形式展示了研究参与者的一般情况和背景因素。对访谈结果的呈现按照创伤后成长的阶段模型进行了归纳总结并以图表形式直观展示。作者首先介绍参与者基本资料和背景。然后分析发现"化疗期卵巢癌患者从诊断开始到当前状态的成长历程主要有 5 个主题，因此将化疗期卵巢癌患者的成长历程划分为 5 个阶段，分别是善意谎言阶段、现实世界阶段、低谷崩溃阶段、绝处逢生阶段、主动成长阶段"。在每个阶段，研究者不仅展示了阶段特征，还将典型的编码结果清晰呈现作为证明分析结果的数据，提供了研究参与者的原始资料，让读者有种身临其境的感受。

结论：化疗期卵巢癌患者创伤后成长内涵体现在欣赏生活、新的可能、生死释然、认知提升、灵性改变 5 个方面，其创伤后成长历程可分为 5 个阶段：善意谎言阶段、现实世界阶段、低谷崩溃阶段、绝处逢生阶段、主动成长阶段。但值得注意的是，这 5 个阶段并不是固定、一成不变、缺一不可的，阶段与阶段之间可以具有重叠性，且绝处逢生阶段是化疗期卵巢癌患者能否成长的关键阶段，该阶段中的性格特质、应对方式和社会支持是促进化疗期卵巢癌患者成长的主要因素，临床护理人员可从性格特质、应对方式、社会支持 3 个方面制订出个性化的护理措施以帮助卵巢癌这一人群主动面对疾病、重建生活希望、积极度过化疗期。

作者从研究目的、研究方法、主要研究结果等几方面对研究进行了摘要性回顾，起到了提纲挈领的作用。

（六）讨论与建议

1. 研究的意义 作者结合研究结果，深入分析了化疗期卵巢癌患者创伤后成长发生历程、化疗期卵巢癌患者创伤后成长发生历程的内涵、化疗期卵巢癌患者创伤后成长的有利因素。

2. 对研究的总结和反思 作者首先概括了研究结论，分析本研究的价值及意义，但缺少分析自己从事此项研究的优势和劣势，以及如何针对劣势采取措施进行弥补。

3. 研究的质量控制 作者通过认真转录访谈录音、反复阅读访谈资料、撰写访谈记录等多种方式及时整理访谈资料，保证资料的完整性和分析的连续性。

4. 研究的局限性与后续研究的建议 作者从研究结果的推广性、资料收集与分析方法说明了研究的局限性，并基于研究结果提出了对后续研究的建议，"今后应增加对化疗期卵巢癌主要照顾者的访谈，从主要照顾者的视角（亲密旁观者的视角）收集受访者创伤后成长历程等有关信息，以补充完善到本研究结果中去，进一步增加本研究结论的可靠性"。

（七）参考文献

略。

（八）附录

作者在附录部分提供了研究说明书、知情同意书、伦理审查报告以及研究参与者一般资料调查表等文件。

来源：耿玉芳. 化疗期卵巢癌患者创伤后成长的质性研究［D］. 合肥：安徽医科大学，2021.

第三节 质性研究报告及论文的评价

目前学术界对于"什么是好的质性研究"尚没有形成各方都认可的评价标准。基于质性研究的特殊性，评价量性研究的标准并不适用于质性研究，这些标准至少要经过某种程度的修正才能契合质性研究所探索的复杂社会现象。比如，有学者指出，用信度标准对某一质性研究进行评估面临着困难，因为质性研究的不可重复性使信度评价不太适合于这类质性研究。还有学者指出，质性研究的目的在于将该事实或真实予以最接近的呈现，而不是要去再生产"实在"或"真实"。每一个质性研究都是基于特殊的理论背景而做的具体性研究，一个好的质性研究就应是最接近、最科学地呈现这一特定的事实，因此评估质性研究质量的标准不能简单地化约为其是否符合某种固化了的标准，而是要考量整个研究过程是否适当。虽然目前不同的专家学者、期刊或科研机构均提出了不同的质性研究论文的评价标准，但其基本要素大体一致。

知识链接

质性研究论文评价基本要素

1. 总体 ①研究方法是否适用于所研究问题的特点？研究目的是什么？如果使用量性研究会不会更好？②参考文献是否充足？文章内容是否与最新理论相一致或对其提出挑战？

2. 方法 ①是否对研究对象选择、资料收集以及分析标准进行了清楚的阐述？②是否在理论上对研究对象选择给予确认？③是否考虑到研究者与观察对象的关系？④是否向观察对象说明研究过程？⑤有无资料收集和保存系统，方法是否恰当？

3. 分析 ①分析是否具有系统性？②讨论中的主题、概念和类别是否来自本文资料？③是否对赞同或反对观点，特别是反对观点的资料进行合理的讨论？是否查找反驳该文结论的例证？④是否验证研究结果的真实性？即是否将结果反馈给观察对象或给予验证？

笔记栏

⑤是否采取措施让观察对象理解分析过程？特别是探讨研究的意义？

4. 表达 ①文章的上下文联系是否密切？即有没有提供研究场所以及观察对象的社会背景的相关信息？②研究数据间的界限和相互关系是否清晰？特别是结论是否源于资料？③有没有足够的原始资料让读者弄清资料与结论的关系？④研究者的地位（如角色，可能存在的偏见以及对研究的影响因素）是否阐述清楚？⑤结果是否可信和恰当？即研究的问题是否被解释？结果是否可信，在理论上和实践中是否重要？

5. 伦理问题 有没有考虑伦理问题？

ER20-2
质性研究论文评价的核心要素

一、质性研究报告及论文评价的核心要素

（一）研究者的身份及反思

1. 研究者身份和角色 质性研究把研究者作为研究工具，把社会事实作为研究者选择或构造的结果，特别强调通过研究者本人与研究对象之间的互动而获得对研究现象的理解。因此，研究者在从事研究时所反映出来的主体意识对研究的设计、实施和结果都会产生十分重要的影响。

陈向明将研究者的个人因素分成两部分：①研究者的个人身份，如性别、年龄、受教育程度、社会地位、性格特点等。②研究者的个人倾向和在研究中的角色，如研究者的角色意识、看问题的视角、个人与研究问题相关的生活或工作经历等。对研究者的身份和角色进行反思，不仅可以使研究者更加"客观"地审视自己的"主观性"，同时也可以帮助读者分析可能存在的影响互动、研究结果真实性的因素，进而为研究结果的可靠性提供一定的评价标准和"事实"依据。对于质性研究来说，这些影响是不能完全避免的，但关键是研究者在研究过程中做到身份和角色的反思，尽量减少研究者个人因素对研究的影响。

2. 研究者与研究参与者的关系和互动 研究者和参与者建立的关系以及在研究过程中的互动直接影响参与者研究过程中的反应和研究者对研究现象的理解。正如陈向明所说，在质性研究中，研究的问题和方法都是在研究者与被研究者的关系中协商和演化出来的，对研究结果的判断也依赖于双方互动的方式。研究关系的定位和变化不仅决定了双方如何看待对方，而且还影响双方如何看待自己以及如何看待研究本身。研究者正是在这些丰富的互动关系之中与被研究者一起协商和建构着一个构成性的、不断往前发展的"现实"。因此，在评价质性研究论文时要注意研究者是否说明研究关系建立的过程，建立了什么样的研究关系，研究参与者对研究者的熟悉程度及参与研究的原因，以及研究者对研究问题是否有个人前设等。

（二）研究设计

在质性研究中，设计的严谨表现在对其理论基础深刻的理解、选择合适的研究对象、进入研究现场的程度和持续时间、深入的资料收集等方面。

1. 理论框架 研究者应澄清该研究的理论框架，以帮助读者理解研究者是如何探索研究问题并实现研究目的的。具体的评价依据包括：①此质性研究方法属于何种研究设计类型。②在文献回顾的基础上，是否建构一定的理论框架或理论假设，从而成为选择此种研究方法的理论基础。③此研究方法与研究的理论架构理念是否相契合，研究方法是否适合回答研究的问题等。

2. 研究对象的选取 研究者应该清晰地报告是如何对研究参与者进行选择的。对质性研究而言，为了获得丰富多样的原始资料，一般采用目的抽样法，即根据研究者对研究对象所拥有特征的判断，有目的地选取研究对象。这个"特征的判断"其实也有一定标准，并非一个特征就决定了纳入标准，应根据研究目的细化。此外，有的研究者也会根据实际情况选择方便抽样或滚雪球抽样的方法，但是都应该说明采取这种抽样方法的原因以及可能存在的问题。研究者还应说明

笔记栏

与研究对象的接触方式，如面对面的交谈或观察，还是通过电话、电子邮件等媒介进行。研究者也应该对样本量大小的确定给出合理的解释。此外，还应如实报告多少人拒绝参与研究及其原因，以帮助读者判别是否因研究对象的"偏倚"影响了研究结果的可信性。另外，研究者应该给出研究对象的基本资料，一方面可以帮助读者了解研究的观点、结论来源于何种人群，另一方面有利于帮助读者评判对某一现象的解释性理解，是否有来自多种群体，如患者、家属和医护人员的研究资料的支撑。

3. 研究场所　研究者应描述具体的研究情境，参与者在不同的研究情境中可能会对研究问题作出不同的反应。比如，对患者进行的研究如果在医院环境中开展访谈，研究对象可能会更加谨慎、保守，以免影响资料的真实性和丰富性。另外，如果除了研究者和参与者外有其他人员在场，也会影响资料的真实性。例如开展一项儿科肿瘤患者家长照顾体验的质性研究，如果收集资料时患儿在场，患儿的家长往往会拒绝回答敏感性问题。因此，研究者应清晰地交代资料收集的场所和具体情境，帮助读者判断研究场所是否有助于资料收集的完整性和真实性。

4. 资料收集方法　研究者应清晰地交代资料收集的过程和方法。主要的评价标准有：①访谈问题：研究者是否提供访谈问题，访谈问题是否能体现研究的焦点，访谈的问题是否足够开放，允许参与者自由表达他们的观点等。②访谈频次和持续时间：研究者应报告每次访谈持续时间，是否有多轮访谈以保证资料的丰富性。③录音情况：是否采用录音设备进行录音，如未采取录音，应说明原因。④现场笔记：是否进行现场记录并及时整理好现场笔记，以补充研究资料。⑤资料的饱和：资料收集的停止时间是否依据资料的饱和。⑥资料反馈：访谈转录稿是否反馈给参与者进行检验。

（三）资料的分析与解读

资料的分析和解读部分是质性研究论文的核心。研究者是否清晰陈述资料分析过程，研究结果是否有足够的原始资料论证，资料的分析和阐述是否具有逻辑性，直接影响质性研究论文的质量。

1. 资料的分析　评价的依据主要包括以下3点：①资料分析的人员：是否清晰交代由某人或某一组人做资料的分析？质性研究一般要求对于同一份资料，应由2位或2位以上研究者分别进行分析之后再将不同分析者的结果进行比较与融合，即研究人员的合众法。②资料分析的过程：资料的编码、类属和主题的推导、提炼过程是否有清晰描述。③分析结果的反馈：即资料分析的结果是否反馈至参与者予以验证，以减少研究者个人经验和观点对研究结果的影响。

2. 研究结果的报告和解读　主要的评价标准包括：①对每个研究主题的呈现是否有来自多位参与者的原始资料论证。②是否清楚地描述研究的核心主题和次要主题。③原始资料和研究结果之间的一致性如何。④是否对研究产生的新理论进行清晰的阐述等。

二、质性研究的报告规范

目前针对质性研究常用的报告规范有 COREQ（Consolidated Criteria for Reporting Qualitative Research）32 项清单和 SRQR（Standards for Reporting Qualitative Research）。COREQ 于 2007 年出版，包括 32 项清单，适用于访谈和焦点小组的研究。SRQR 于 2014 年发布，纳入了 5 位独立专家的审查结果，并产生了 21 项标准清单，可以应用于任何质性研究设计。

（一）COREQ 32 项清单

个体访谈法和焦点小组访谈是质性研究中较为常用的资料收集方法，研究者在报告研究时可遵循 COREQ 32 项清单。但 COREQ 32 项清单不适用于人种学或叙事研究等。COREQ 将研究报告分为三大部分，即研究团队和过程反应、研究设计、分析和结果。表 20-1 为 COREQ 32 项清单。

笔记栏

457

表 20-1　COREQ 32 项清单

第一部分：研究团队和过程反应	
研究者个人特质	
1. 访谈者 / 主持人	哪位 / 哪些作者进行了访谈或焦点小组访谈
2. 学位 / 学历	研究者的学位 / 学历是什么？例如，博士学位、医学博士学位
3. 职业	在研究期间，研究者的职业是什么
4. 性别	研究者是男性还是女性
5. 经验和培训	研究者的经验和培训情况如何
与参与者的关系	
6. 建立的关系	与参与者的关系是在开始研究前就建立了吗
7. 参与者对访谈者的了解	参与者了解访谈者的哪些信息？如个人目标及研究依据和理由
8. 访谈者特征	文中报告了访谈者 / 组织者的哪些特征？如偏倚、研究结果猜测、进行研究的原因和兴趣
第二部分：研究设计	
理论框架	
9. 方法学观念和理论	文章报告了何种在研究中被应用的方法学观念、理论方法？如扎根理论、话语分析和内容分析
参与者选择	
10. 抽样方法	如何选择参与者？如：目的抽样、便利抽样、连续抽样、滚雪球抽样等
11. 与参与者沟通的方法	如何与参与者沟通？如面对面、电话、信件或电子邮件等
12. 样本量	研究中有多少参与者
13. 未参与情况	多少人拒绝参加研究或中途脱落？原因何在
场所	
14. 资料收集场所	在哪里收集的资料？如家里、诊所、工作场所
15. 在场的非参与者	除了参与者与访谈者外，是否还有其他人在场
16. 样本描述	样本的主要特征都是什么？如人口学信息、日期
资料收集	
17. 访谈提纲	访谈中所用到的问题、提示和提纲等是否由文章作者提供？是否经过预访谈检验
18. 重复访谈	是否进行了重复访谈？如果是，多少次
19. 音像记录	研究是否通过录音或录像收集资料
20. 现场笔记	在个体访谈 / 焦点小组访谈过程中和 / 或结束后是否做了现场笔记
21. 时长	个体访谈或焦点小组访谈的时长是多少
22. 信息饱和	是否讨论了信息饱和问题
23. 转录文字及返还	访谈转录成文字后是否返还给参与者征询意见和 / 或纠正错误

笔记栏